创新型新形态精品教材

应用微生物与免疫学教程

主　编　陈辉芳　广东岭南职业技术学院
　　　　　　　　广西师范大学
　　　　谭绍早　暨南大学
　　　　徐冬梅　河北工业职业技术学院

副主编（排名不分先后）
　　　　姚　莉　广东科贸职业学院
　　　　杨思远　黑龙江民族职业学院
　　　　曹美香　广州华夏职业学院
　　　　兰小群　广东创新科技职业学院
　　　　程哲灏　广东岭南职业技术学院
　　　　徐晓可　广东岭南职业技术学院
　　　　李　岩　广东岭南职业技术学院

参　编（排名不分前后）
　　　　龙正海　浙江广厦建设职业技术大学
　　　　　　　　浙江药科职业大学
　　　　陆建林　清远市德圣健康职业技术学校
　　　　陈清乐　清远职业技术学院
　　　　魏龙俊　惠州经济职业技术学院
　　　　江燕妮　广东岭南职业技术学院
　　　　宋　成　潮汕职业技术学院
　　　　欧丽红　广东岭南职业技术学院
　　　　魏明斌　黑龙江农业经济职业学院
　　　　陈杏晔　广东岭南职业技术学院
　　　　黄德美　广东岭南职业技术学院
　　　　潘美华　广东岭南职业技术学院
　　　　易志彬　佛山市顺德区李兆基中学

主　审　叶伟明　中山市石岐苏华赞医院

北京理工大学出版社
BEIJING INSTITUTE OF TECHNOLOGY PRESS

内 容 提 要

本书除绪论外，共包括微生物与微生物学、人体寄生虫学、医学免疫学、未来的应用微生物与免疫学四篇。本书紧密联系当今时代背景，编写了与课程内容密切相关的课程思政内容，给学生以"润物细无声"形式的人生观和世界观的熏陶；同时在书中插入了大量的案例分析，增强了微生物与免疫学知识的应用，还安排了大量的微课视频，增加了学习者的感性认识。

本书可用作高等学校药学、医学、中医学、护理学、食品、中医养生保健、医学营养、健康管理等专业的应用微生物与免疫学（或病原生物与免疫学或微生物与免疫学）课程的教学用书和教学参考书，也可作为相关从业人员的自学用书。

版权专有　　侵权必究

图书在版编目（CIP）数据

应用微生物与免疫学教程 / 陈辉芳，谭绍早，徐冬梅主编. -- 北京：北京理工大学出版社，2024.1（2024.9重印）

ISBN 978-7-5763-3604-7

Ⅰ.①应… Ⅱ.①陈… ②谭… ③徐… Ⅲ.①微生物学—高等学校—教材②免疫学—高等学校—教材 Ⅳ.①R37②R392

中国国家版本馆CIP数据核字（2024）第045974号

责任编辑：阎少华	**文案编辑**：辛丽莉
责任校对：周瑞红	**责任印制**：王美丽

出版发行 /	北京理工大学出版社有限责任公司
社　　址 /	北京市丰台区四合庄路6号
邮　　编 /	100070
电　　话 /	（010）68914026（教材售后服务热线）
	（010）68944437（课件资源服务热线）
网　　址 /	http://www.bitpress.com.cn
版 印 次 /	2024年9月第1版第2次印刷
印　　刷 /	河北鑫彩博图印刷有限公司
开　　本 /	787 mm×1092 mm　1/16
印　　张 /	25.5
字　　数 /	596千字
定　　价 /	59.80元

图书出现印装质量问题，请拨打售后服务热线，负责调换

前　言

为落实党中央提出的"立德树人"的根本任务，深化"三全育人"改革，增强教材的适用性、科学性、先进性，结合新时代学生的特点，以及应用微生物与医学免疫学最新研究成果，我们编写了本书。

本书遵循"理论必需、知识够用"及"好教易学"原则，在内容取舍上满足护理、助产、医学检验、食品生产技术、食品检测、药学、中药学、医学营养等专业学生的"岗课赛证创"要求和后续课程的需要。尤其是第一主编充分精选自己35年来在学习和工作中应用微生物与免疫学的心得沉淀，按初学者认知规律设计教材架构，反映前沿进展，让学习者能看得懂、理得清、记得牢、用得上。编写时做到了突出重点、追踪前沿、重视数据、化繁为简、重视历史、启发思考、利读易记、紧缩篇幅、特色鲜明、"岗课赛证创"五位一体相互融合，邀请医药等相关行业企业专家结合岗位编写；同时匹配二维码资源，是一本纸数融合新形态教材。

本书除绪论外，共包括微生物与微生物学、人体寄生虫学、医学免疫学、未来的应用微生物与免疫学四篇。为了让正确的世界观和价值观潜移默化地影响学生，紧扣素质目标，将思政教育巧妙融入课程当中，实现"三全育人"，并做到了每篇都配有与教学内容相关的思政内容，以培养学生民族自豪感、爱国情怀、爱岗敬业的大国工匠精神。

为了充分培养学生作为学习主体的积极性和主观能动性，本书各章节设有知识目标、素质目标、案例导入、知识链接等内容。为了帮助读者梳理知识脉络、总结章节知识点及便于读者随时学习和检测学习效果，本书每章均配有思维导图、PPT、微课视频、目标测试及参考答案等数字资源，以二维码方式呈现；同时，本书还涉及科学轶事、当今社会热点问题、药物相关运用及新技术等，这些内容能拓宽学生的知识面、增加课程趣味性。

本书在编写的过程中，得到了同行和参编院校的热情鼓励和支持，以及参与编写的专家们的辛勤付出，在此一并表示衷心的感谢！同时也对引用参考文献及有关资料的作者深表谢意！

因水平所限，时间仓促，书中难免存在疏漏和不足之处，敬请专家和使用本书的师生批评指正。

2024年1月

目　录

绪　论 ·· 1
　　第一节　应用微生物学绪论 ··· 1
　　第二节　人体寄生虫学绪论 ··· 3
　　第三节　医学免疫学绪论 ·· 4

第一篇　微生物与微生物学

第一章　应用微生物学概述 ·· 9
　　第一节　微生物概述 ·· 10
　　第二节　微生物与人类的关系 ··· 16
　　第三节　微生物学的发展历程 ··· 16

第二章　原核微生物 ··· 21
　　第一节　细菌 ··· 21
　　第二节　放线菌 ·· 55
　　第三节　蓝细菌 ·· 66
　　第四节　超级细菌 ··· 67
　　第五节　其他原核微生物简介 ··· 69

第三章　真核微生物 ··· 81
　　第一节　真核微生物概述 ·· 81
　　第二节　酵母菌 ·· 90
　　第三节　丝状真菌 ··· 95
　　第四节　产大型子实体的真菌——蕈菌 ·· 101
　　第五节　与人类关系密切的其他几种常见真菌 ··· 103

· 1 ·

第四章　病毒和亚病毒······115
第一节　病毒······115
第二节　亚病毒······131
第三节　病毒的人工培养······133
第四节　噬菌体······134
第五节　抗病毒药物······137
第六节　常见致病性病毒······141

第五章　微生物的营养和培养基······168
第一节　微生物的营养要素······168
第二节　微生物的营养类型······173
第三节　营养物质进入细胞的方式······174
第四节　培养基······177

第六章　微生物的生长繁殖······186
第一节　测定生长、繁殖的方法······187
第二节　微生物的生长规律······188
第三节　影响微生物生长的主要因素······196
第四节　微生物培养法概论······202

第七章　微生物的控制······209
第一节　消毒与灭菌的基本概念······209
第二节　消毒与灭菌方法······213
第三节　消毒与灭菌效果的影响因素······226
第四节　消毒与灭菌效果的评价与保证······228

微生物在生物制药中的应用（二维码）······233

化妆品微生物（二维码）······233

第二篇　人体寄生虫学

第八章　人体寄生虫学概述······237
第一节　寄生现象、寄生虫和宿主······238
第二节　寄生虫的感染与免疫······240
第三节　寄生虫病的检查方法与防治原则······241

第九章　常见的人体寄生虫学 ··· 244
　第一节　医学蠕虫 ·· 244
　第二节　医学原虫 ·· 266
　第三节　医学节肢动物 ·· 281

第三篇　医学免疫学

第十章　医学免疫学概述 ··· 293
　第一节　传染 ·· 294
　第二节　非特异性免疫 ·· 302
　第三节　特异性免疫 ··· 307
　第四节　免疫学方法及其应用 ··· 317
　第五节　生物制品及其应用 ·· 326

第十一章　免疫系统 ·· 332
　第一节　免疫器官 ·· 333
　第二节　免疫细胞 ·· 335
　第三节　免疫分子 ·· 338

第十二章　抗原 ·· 340
　第一节　抗原的特性 ··· 340
　第二节　医学上重要的抗原 ·· 342

第十三章　免疫球蛋白与抗体 ·· 344
　第一节　免疫球蛋白与抗体的概念 ··· 344
　第二节　免疫球蛋白的分子结构 ·· 345
　第三节　免疫球蛋白的特性 ·· 347
　第四节　免疫球蛋白的功能 ·· 348
　第五节　人工制备的抗体 ··· 349

第十四章　补体系统 ·· 351
　第一节　补体的组成和理化性质 ·· 351
　第二节　补体的激活途径 ··· 352
　第三节　补体的生物学功能 ·· 354

第十五章　人类主要组织相容性复合体 ·· 356

第一节　MHC结构及其多基因特性 ······ 356
第二节　MHC分子的作用 ······ 358
第三节　HLA的医学意义 ······ 359

第十六章　免疫应答 ······ 360
第一节　免疫应答概述 ······ 360
第二节　体液免疫应答 ······ 361
第三节　细胞免疫应答 ······ 364

第十七章　超敏反应 ······ 366
第一节　Ⅰ型超敏反应 ······ 366
第二节　Ⅱ型超敏反应 ······ 369
第三节　Ⅲ型超敏反应 ······ 370
第四节　Ⅳ型超敏反应 ······ 372

第十八章　免疫学防治 ······ 374
第一节　免疫预防 ······ 374
第二节　免疫治疗 ······ 378

第十九章　免疫学检测 ······ 380
第一节　抗原抗体反应 ······ 380
第二节　免疫细胞功能检测 ······ 384

第四篇　未来的应用微生物与免疫学

微生物在解决人类面临的五大危机中的作用（二维码） ······ 389

附录（二维码） ······ 390

参考文献 ······ 391

本书配套二维码资源索引

序号	资源名称	资源类型	对应页码
1	医学微生物学的发展现状	微课	1
2	微生物的五大共性	微课	9
3	点滴积累	图文	15
4	点滴积累	图文	16
5	课堂互动	图文	16
6	知识拓展	图文	16
7	科赫关于病原体研究实验的图解	彩图	18
8	小贴士：巴斯德与狂犬病	图文	19
9	点滴积累	图文	20
10	本章小结（第一章）	图文	20
11	目标测试（第一章）	图文	20
12	参考答案（第一章）	图文	20
13	细菌的基本形态	彩图	22
14	革兰氏阳性菌细胞壁肽聚糖结构	彩图	25
15	G-细胞壁结构示意图	彩图	26
16	课堂互动	图文	26
17	杆菌二分裂过程模式图	彩图	35
18	知识链接：细菌分离纯培养技术的发明	图文	36
19	细菌的变异机制	图文	45
20	知识链接：国内外重要的菌种保藏机构	图文	46
21	课堂互动	图文	47
22	药敏试验的影响因素	图文	48
23	药物的体外杀菌试验	图文	48
24	药物的体外抑菌试验	图文	48

续表

序号	资源名称	资源类型	对应页码
25	大肠埃希菌(革兰染色阴性)	彩图	50
26	点滴积累	图文	54
27	放线菌	微课	55
28	几种代表性放线菌菌落形态图	彩图	57
29	难点释疑	图文	59
30	知识链接	图文	62
31	点滴积累	图文	65
32	超级细菌	微课	67
33	知识链接–梅毒螺旋体的致病性	图文	73
34	点滴积累	图文	80
35	本章小结（第二章）	图文	80
36	目标测试（第二章）	图文	80
37	参考答案（第二章）	图文	80
38	真菌的特性	微课	81
39	线粒体构造的模式图	图文	89
40	酵母菌细胞的形态和构造	图文	91
41	点滴积累	图文	107
42	几种常见的药用真菌	彩图	112
43	点滴积累	图文	114
44	本章小结（第三章）	图文	114
45	目标测试（第三章）	图文	114
46	参考答案（第三章）	图文	114
47	病毒的感染与免疫	微课	115
48	点滴积累	图文	134
49	点滴积累	图文	137
50	点滴积累	图文	141

续表

序号	资源名称	资源类型	对应页码
51	拓展知识：病毒与实践	图文	141
52	课堂互动	图文	153
53	知识链接：手足口病	图文	153
54	知识链接：艾滋病病毒感染的窗口期	图文	165
55	点滴积累	图文	167
56	本章小结（第四章）	图文	167
57	目标测试（第四章）	图文	167
58	参考答案（第四章）	图文	167
59	微生物的六大营养要素	微课	168
60	营养物质运送入细胞的4种方式	彩图	176
61	本章小结（第五章）	图文	185
62	目标测试（第五章）	图文	185
63	参考答案（第五章）	图文	185
64	细菌生长曲线	微课	188
65	知识链接：自由基	图文	199
66	微生物在白酒酿造中的应用	微课	207
67	本章小结（第六章）	图文	208
68	目标测试（第六章）	图文	208
69	参考答案（第六章）	图文	208
70	热力消毒与灭菌法	微课	213
71	本章小结（第七章）	图文	233
72	目标测试（第七章）	图文	233
73	参考答案（第七章）	图文	233
74	知识链接：消毒与灭菌研究的展望	图文	233
75	化妆品微生物的污染	微课	233
76	沙门氏菌食物中毒	微课	233

续表

序号	资源名称	资源类型	对应页码
77	微生物发酵	微课	233
78	微生物食物污染的途径	微课	233
79	知识链接：微生物在生物制药中的应用	图文	233
80	目标测试（微生物在生物制药中的应用）	图文	233
81	参考答案（微生物在生物制药中的应用）	图文	233
82	知识链接：化妆品微生物	图文	233
83	目标测试（化妆品微生物）	图文	233
84	参考答案（化妆品微生物）	图文	233
85	寄生现象	微课	237
86	目标测试（第八章）	图文	243
87	参考答案（第八章）	图文	243
88	间日疟原虫生活史	彩图	275
89	知识链接	图文	276
90	知识链接	图文	280
91	临床病理分析与讨论参考答案	图文	288
92	目标测试（第九章）	图文	289
93	参考答案（第九章）	图文	289
94	素养高地	图文	289
95	免疫学简史	微课	293
96	课堂互动	图文	294
97	传染	微课	294
98	目标测试（第十章）	图文	331
99	参考答案（第十章）	图文	331
100	中枢免疫器官	微课	333
101	目标测试（第十一章）	图文	339
102	参考答案（第十一章）	图文	339

续表

序号	资源名称	资源类型	对应页码
103	抗原	微课	340
104	目标测试（第十二章）	图文	343
105	参考答案（第十二章）	图文	343
106	人工制备的抗体	微课	349
107	目标测试（第十三章）	图文	350
108	参考答案（第十三章）	图文	350
109	补体的生物学意义	微课	351
110	目标测试（第十四章）	图文	355
111	参考答案（第十四章）	图文	355
112	固有免疫	微课	356
113	目标测试（第十五章）	图文	359
114	参考答案（第十五章）	图文	359
115	HLA的医学意义	微课	359
116	细胞免疫应答	微课	364
117	目标测试（第十六章）	图文	365
118	参考答案（第十六章）	图文	365
119	超敏反应	微课	366
120	目标测试（第十七章）	图文	373
121	参考答案（第十七章）	图文	373
122	免疫预防	微课	374
123	国家免疫规划疫苗儿童免疫程序说明	图文	378
124	目标测试（第十八章）	图文	379
125	参考答案（第十八章）	图文	379
126	检测抗原或抗体的体外试验	微课	380
127	医学免疫学课程素养	图文	385
128	目标测试（第十九章）	图文	385

续表

序号	资源名称	资源类型	对应页码
129	参考答案（第十九章）	图文	385
130	知识链接：微生物在解决人类面临的五大危机中的作用	图文	389
131	微生物在解决人类面临的五大危机的作用	微课	389
132	目标测试（微生物在解决人类面临的五大危机中的作用）	图文	389
133	参考答案（微生物在解决人类面临的五大危机中的作用）	图文	389
134	新技术新方法在微生物学发展中的广泛应用	微课	389
135	附录1 革兰氏染色法操作考核评分标准	图文	390
136	附录2 职业院校学生专业技能大赛（高职组）鸡新城疫抗体水平测定赛项竞赛规程	图文	390
137	附录3 2024 一带一路暨金砖国家技能发展与技术创新首届生物制品检验技术职业技能赛项（BRICS2024-ST-031 高职组）	图文	390
138	附录4 菌种传代与复苏	图文	390
139	附录5 菌种的保藏方法	图文	390

绪 论

微课：医学微生物学的发展现状

第一节 应用微生物学绪论

一、微生物的概念、分类及与人类的关系

微生物是一群形体微小、大多数用肉眼无法看见、必须借助光学显微镜或电子显微镜放大几百倍、几千倍甚至几万倍才能看到的微小生物。微生物具有个体微小、结构简单、种类多、分布广、繁殖快、与人类关系密切等特点。按其结构与组成等，可将微生物分为以下三类。

(1)非细胞型微生物。非细胞型微生物体积微小，能通过滤菌器，无细胞结构，由单一核酸(DNA 或 RNA)和蛋白质外壳组成，缺乏酶系统，只能在活细胞内增殖，如病毒。

(2)原核微生物。原核微生物仅有原始核，无核仁和核膜，缺乏完整的细胞器。原核细胞型微生物包括细菌、放线菌、支原体、衣原体、立克次氏体和螺旋体。

(3)真核微生物。真核微生物细胞核分化程度较高，有典型的核结构，如核膜、核仁和染色体，胞质内有多种完整的细胞器，如内质网、线粒体、核糖体等。真菌属于此类微生物。

微生物在自然界分布极广，土壤、江河、湖海、矿层、空气等中都有分布。在人和动植物体表及与外界相通的腔道中也存在大量的微生物。绝大多数微生物对人类是有益的，有些甚至是必需的。自然界物质循环离不开微生物的代谢活动。例如：土壤中的微生物能将动植物的有机物转化为无机物、固氮菌能固定空气中的游离氮以供植物生长需要，而植物正是人与动物的主要营养来源，如果没有微生物，人类和动物将难以生存；在农业方面，利用微生物制造菌肥、植物生长激素、杀灭害虫等；在工业方面，微生物用于食品、酿造、化工、石油、工业废物处理等；在医药方面，利用微生物来生产抗生素、维生素、氨基酸、辅酶、ATP 等。微生物在基因工程技术中也有广泛应用。但是也有少数微生物可引起人或动植物的病害，这些具有致病性的微生物称为病原微生物。在病原微生物中也有一些属于机会致病菌。研究病原微生物的生物学性状、致病性与免疫、诊断与防治的学科称为医学微生物学。学习医学微生物学的目的是掌握和运用微生物学的基本理论、基本技能，控制和消灭有关疾病，为临床医学、临床药学、医学检验及临床护理打下坚实基础。

二、医学微生物学的发展与现状

远古时代，在长期的抗传染病斗争中，人们渴望认识病因。最初，人们以为传染病是神罚；在经受地震、洪水之后的传染病后，也有人认为传染病是空气不洁所造成的，前459年至前377年，有人提出了瘴气学说；北宋末年刘真人提出肺痨病是由小虫引起的；16世纪，人们发现传染病是经接触、媒介、空气3种方式在人与人之间传播的，意大利人吉罗拉莫·弗拉卡斯托罗提出了传染生物学说；明隆庆年间(1567—1572年)有人发现人痘能预防天花，当时虽无条件让人真正看到病原微生物，但有些观点符合今天的流行病学规律。

1674年，荷兰人列文虎克(Leeuwenhoek)自磨镜片，创造了世界上第一架(放大约250倍)原始显微镜，他从自然污水、牙垢和粪便等材料中观察到各种微生物，并描述了它们的基本形态，对微生物的客观存在提供了直接证据，揭开了微生物学时代的序幕。法国科学家巴斯德(Pasteur)在1857年证实酿酒过程中的发酵与腐败均是由微生物引起的，并创立了巴氏消毒法，此法沿用至今。巴斯德还证明鸡霍乱、炭疽病和狂犬病为微生物所致，开创了微生物生理学时代。同期，德国学者科赫(Koch)率先用固体培养基从环境和患者排泄物中分离出各种细菌纯种，又从人工感染的实验动物体内重新分离细菌纯种且培养成功，并进一步创建了细菌染色法。到1900年，各地相继分离出炭疽杆菌、结核分枝杆菌(俗称结核杆菌)、霍乱弧菌、白喉杆菌、伤寒杆菌、脑膜炎球菌、破伤风杆菌、鼠疫杆菌等传染性病原体。因此，巴斯德与科赫是微生物学和病原微生物学的奠基人。

1892年，俄国学者伊凡诺夫斯基(Iwanovski)发现了第一种病毒，即烟草花叶病毒。与此同时，德国的洛沸勒(Loftler)和弗罗施(Frosch)发现口蹄疫病毒。人类病毒是在1901年美国科学家沃尔特·里德(Walter Reed)首先分离出黄热病毒时发现的。1915年，英国的特沃特(Twort)发现了细菌病毒即噬菌体。19世纪40年代电子显微镜问世后，病毒的研究有了很大发展。1971年，美国植物病理学家迪纳(Diener)发现了比病毒结构更简单的无蛋白质外壳的环状RNA分子，即类病毒。而后，一种感染性蛋白称为朊病毒的传染因子相继被发现。后来，在研究类病毒过程中又发现某些植物病害的拟病毒。1983年召开的"植物和动物的亚病毒病原：类病毒与朊病毒"国际学术讨论会上，这些微生物被统称为亚病毒。

半个世纪以来，细胞生物学、分子生物学、分子遗传学、医学免疫学及其他基础学科的发展，以及与医学微生物学相关的计算机技术、各种生物学技术等的飞速发展，极大地推动了医学微生物学的发展。随着组织细胞培养、微生物自动化分析、气相与液相色谱、免疫标记、核酸杂交、单克隆抗体等技术的创建与改进，对病原微生物形态结构的研究，已突破亚显微结构水平，可以在分子水平上探讨基因结构的功能、致病的物质基础。自动化、微机化、微量化的快速诊断方法的迅速崛起，使人们对病原微生物的活动规律有了更深入的认识。在此基础上，30余种新的病原微生物不断被发现，如1976年从肺炎患者标本中分离出军团菌；1982年分离出传染性蛋白因子朊粒；1983年从慢性胃炎患者活检标本中分离出幽门螺杆菌；1992年在霍乱流行时期分离出非O1群霍乱弧菌O139菌株；1974年从莱姆(Lyme)病患者分离出伯氏疏螺旋体；1986年分离出肺炎衣原体；1981年发现人类免疫缺陷病毒(HIV)，即艾滋病(AIDS)的病原体。

我国在医学微生物学的研究方面取得了巨大成就：最早发现旱獭为鼠疫耶尔森菌的宿主；首先用鸡胚培养分离出立克次氏体；中华人民共和国成立后，成功地分离出沙眼衣原体；20世纪70年代分离出流行性出血热病原体；较早地消灭了天花，有效地控制了鼠疫、白喉、麻疹、脊髓灰质炎、结核、霍乱等传染病。近年来在肝炎病毒、流行性出血热病毒的研究上，在基因工程疫苗、干扰素、抗生素、维生素、菌体制剂、白细胞介素、胰岛素、氨基酸、生长激素等生物制品的生产应用等方面，均有快速发展。

第二节 人体寄生虫学绪论

一、人体寄生虫学的概念与分类

人体寄生虫学是指研究病原寄生虫和与寄生虫病传播有关的节肢动物的形态结构、生活史、致病机制、试验诊断、流行及防治的科学。其研究对象由以下三部分组成。

（1）医学原虫。医学原虫为单细胞真核动物，具有独立和完整的生理功能。寄生于人体的原虫均属原生动物门，有40余种，其中有一些对人体是致病的，包括叶足虫纲的溶组织内阿米巴、鞭毛虫纲的利什曼原虫、孢子虫纲的疟原虫、纤毛虫纲的结肠小袋纤毛虫等。

（2）医学蠕虫。医学蠕虫为多细胞无脊椎动物，体软，借肌肉伸缩蠕动。寄生于人体的蠕虫有160多种，其中重要的有20~30种。医学蠕虫包括扁形动物门的吸虫纲和绦虫纲、线形动物门的线虫纲、棘头动物门的棘头虫纲。

（3）医学昆虫。医学昆虫主要是指属于无脊椎动物中的节肢动物门，有13个纲，与人类关系密切的主要有蛛形纲中的蠕螨类和昆虫纲中的昆虫。

寄生虫病具有分布范围广、患者多、危害性大等特点。特别是在热带和亚热带地区，寄生虫病依然威胁着人们的健康。联合国开发计划署、世界银行和世界卫生组织热带病研究与培训特别规划署重点提出的6种疾病中，除麻风病外，皆为寄生虫病，即血吸虫病、丝虫病、疟疾、利什曼病和锥虫病，其中前4种与钩虫病曾是我国五大寄生虫病。据估计，热带地区有10亿寄生虫病患者；有21亿人生活在疟疾流行区，约1亿人为现症患者；血吸虫病流行于76个国家和地区，患者为2亿~2.7亿人；丝虫病患者约为2.5亿人；锥虫病患者约为5 500万人；全世界蛔虫、鞭虫、钩虫、蛲虫感染人数分别约为12.83亿、8.7亿、7.16亿和3.60亿；阴道毛滴虫、弓形虫、蓝氏贾第鞭毛虫病和囊虫病的感染特别严重。我国地跨寒、温、热三带，自然条件差别大，人们的生活习惯复杂多样，寄生虫病是不容忽视的。学习寄生虫学的目的是控制和消灭严重危害人民健康的寄生虫病，实现人人享有卫生保健的全球战略目标。

二、人体寄生虫学的发展与现状

寄生虫的历史至少不短于人类历史，但人类对寄生虫的认识则取决于文化与科技的发展。显微镜的问世(1674年)无疑对寄生虫病学起了很大的推动作用，但较完整的蠕虫学始于1780年前后，原虫一词则到1820年才出现。而寄生虫学作为一门独立的学科始于1860年。寄生虫病的发展更后于寄生虫学，在寄生虫和疾病的关系逐渐被认识时，医学家才逐渐对之产生了兴趣。

近30年来，由于新技术、新方法的应用，试验寄生虫学的发展和其他学科知识的相互渗透，寄生虫的超微结构和生理生化及寄生虫感染的免疫、血清学诊断、流行病学、细胞遗传学、基因工程、治疗和预防等方面的研究都有了很大的发展，如寄生虫的形态观察已进入亚细胞水平，新细胞器或新结构也不断被发现。吸虫和绦虫的表皮的电镜观察，不仅显示了结构特点，而且阐明了吸收营养的功能。生理生化研究的开展对一些寄生虫的能量代谢有了较系统的了解，而且在实际应用中有助于杀虫或驱虫药物的筛选及药理研究。寄生虫感染免疫的研究大量来自试验动物，从免疫学观点解释寄生虫与宿主之间的相互关系，如寄生虫抗原的分析、宿主的免疫反应、免疫病理、寄生虫在免疫宿主体内的存活机制、寄生虫疫苗的研究等都有了较多进展。寄生虫病的血清学诊断方法已较多地用于临床诊断、流行病学调查和疫情监测。酶标记或核素标记抗原或抗体的方法已用于多种寄生虫病的诊断。另外，寄生虫病治疗的研究成果也很显著。

人体寄生虫学的研究需要继续结合防治工作实际，进行生物学、生态学、免疫学、血清诊断学、试验寄生虫学及防治措施等方面的研究。以分类、形态、生活史等为主要内容的基础寄生虫学研究也不应忽视。寄生虫病的防治工作仍任重而道远。

第三节　医学免疫学绪论

一、免疫的基本概念与功能

免疫学是一门新兴的边缘科学，免疫(Immunity)一词来源于拉丁文 immunitas，其原意是免除赋税和差役，在医学上引申为免除瘟疫。因此，传统免疫学起源于抗感染的研究，原属于医学微生物学的一部分。免疫的概念也局限于对传染病的抵抗力。随着免疫学研究的深入和发展，人们逐步认识到免疫现象的本质，例如免疫除对传染性异物抵抗外，对许多非传染性异物(如动物血清、异体组织细胞及移植物、自身衰老细胞、肿瘤细胞等)也可发生类似于抗感染的免疫反应，使免疫的概念从抗感染中解脱出来，形成现代免疫的概念。

免疫是指机体免疫系统识别自身与异己物质并通过免疫应答排除抗原性异物，以维持机体生理平衡的功能。免疫通常对机体是有利的，但在某些情况下，免疫系统的不适当应答会导致过敏性疾病、严重的感染及自身免疫疾病等，均会对机体造成损害。

免疫功能主要表现在三个方面。

(1)免疫防御：是指机体抗御病原体侵入机体，抑制其在体内繁殖、扩散，并从体内清除病原体及其有害产物，保护机体免受损害的功能，即通常所指的抗感染免疫。该功能若有缺陷，可发生反复感染，若反应异常强烈，则会造成自身组织损害，引起超敏反应。

(2) 免疫自稳：是指机体免疫系统清除体内变性、损伤及衰老的细胞，防止形成自身免疫性疾病的能力。若该功能失调，可引发自身免疫性疾病或超敏反应性疾病。

(3) 免疫监视：是指机体免疫系统识别、杀伤与清除体内的突变细胞和受病毒感染的细胞的能力。若该功能失调，突变细胞可逃避免疫，可引发恶性肿瘤或病毒持续性感染。

二、医学免疫学的发展与现状

医学免疫学的发展伴随着微生物学的发展与科学的进步而得以发展。我国自唐代开元年间(713—741年)就创造并应用了将天花吹入正常人鼻孔预防天花的人痘苗法。15世纪人痘苗法传到中东，改为皮下接种。18世纪末，英格兰乡村医生琴纳(Jenner)经一系列试验后，于1798年成功地创制出牛痘苗，这是世界上第一例成功的疫苗，为人类最终战胜天花作出了不朽的贡献。

19世纪后期，微生物学的发展推动了免疫学的发展。1880年，法国的巴斯德偶然发现接种陈旧的鸡霍乱培养物可使鸡免受霍乱感染，并创制了炭疽杆菌减毒活疫苗和狂犬病疫苗，从此开始了免疫机制的研究。1883年，俄国学者梅契尼柯夫(Metchnikoff)发现了白细胞吞噬作用并提出细胞免疫学说。1890年，德国学者贝林(Behring)等创用了白喉抗毒素治疗白喉。德国科学家埃尔利希(Ehrlich)提出了原始的体液免疫概念，认为血清中有抗菌物质。1891年，科赫发现感染过结核杆菌的豚鼠，再次皮下注射结核杆菌后，可出现局部组织坏死，为细胞免疫的研究奠定了基础。1894年，菲佛(Pfeiffer)等发现溶菌素即抗体，同年比利时细菌学家包尔蒂(Bordet)发现了补体与抗体的协作产生溶菌作用，为体液免疫奠定了基础。1897年，埃尔利希提出了以抗体为主的体液免疫学说。从此细胞免疫与体液免疫两种学说一度论战不休，直到1903年，英国学者莱特(Wright)在研究吞噬细胞时，发现了调理素，才将两种学说统一起来。但是，随着研究的深入，更多现象的出现使人们对经典概念产生了动摇。如1902年法国生理学家里歇(Richet)等给动物两次重复注射有毒的海葵触角提取物时，动物出现了过敏症状而致死，据此提出了过敏反应和免疫病理的概念。1905年，用马的白喉抗毒素血清治疗白喉病时，发生了发热、皮疹、水肿、关节痛、蛋白尿等血清病；常见的血型不符引起输血反应等。这些促使人们开始研究免疫应答的病理反应，即医学免疫学的开端。与此同时，经典血清学技术逐渐建立，1896年、1898年和1900年分别发现了凝集反应、沉淀反应、补体结合反应和溶菌反应等，并广泛地用于传染病的诊断及防治中。1916年，世界上第一本免疫学杂志(*Journal of Immunology*)创刊，宣告免疫学由传统免疫时期进入近代免疫学时期。

1940年后，随着分子生物学、分子遗传学等学科的理论与技术渗透到免疫学领域，免疫学被推向飞速发展时期。1942年，蔡斯(Chase)等用结核杆菌感染豚鼠，迟发型超敏反应试验成功。1945年，欧文(Owen)发现同卵双生的两只小牛的不同血型可以相互耐受，1948年发现了组织相容性抗原，1950年证明了抗体的分子结构，1953年人工耐受试验成功，1956年建立了自身免疫动物模型，1958年提出抗体生成的克隆选择学说，认为胚胎时期与抗原接触的免疫细胞可被破坏或抑制，称为禁忌细胞株，1961年发现了胸腺的功能，提出了与之相关的T细胞，1962年提出了骨髓和B细胞，并揭示了机体存在完整的中枢与外周免疫器官及免疫系统，1966年区分出T细胞、B细胞及亚群并证明了它们的免疫协同及主要组织相容性复合体(MHC)限制性，1975年用B细胞杂交瘤技术制备出单克隆抗体,1976年建立了T细胞克隆技术。与此同时,出现了以荧光标记、酶标记和放射性核素标记为主的各种免疫标记技术,以及细胞与细胞因子检测技术等,标志着现代免疫学的完善。

20世纪80年代至今主要是分子免疫学发展时期,包括MHC基因表达及限制性,抗体多样性的遗传基础,T、B细胞抗原受体结构及基因控制,独特型抗体疫苗,发展最快的各种细胞因子及黏附分子的相继发现,补体系统各种调节因子的扩展,单克隆抗体及其标记技术广泛应用于微生物、毒素、激素、神经递质、药物等微量抗原的免疫学检测等。另外,从整体和分子水平综合探讨神经、内分泌、免疫系统的相互调节。DNA重组及聚合酶链反应(PCR)的扩增技术用于生产基因工程抗体,免疫印迹技术、大规模基因测序、新型基因分析技术、噬菌体库、计算机分子模拟等技术也已展现出广阔的前景。

回顾免疫学发展史,免疫理论和技术的发展是相关学科相互渗透的结果;免疫学的理论和技术也渗透到相关学科,带动了医学发展,从而也使免疫学出现了许多新的分支,如免疫生物学、免疫病理学、免疫遗传学、分子免疫学、临床免疫学、肿瘤免疫学、生殖免疫学、检验免疫学和血液免疫学等。

现代免疫学发展极为迅速,免疫学基础理论和应用领域不断取得引人瞩目的新成就。近年来,在APC加工、处理抗原的胞内机制,T/B细胞在骨髓内外的分化发育,TCR/BCR特异性识别抗原的分子机制,T/B细胞激活信号的胞内传导途径,免疫细胞的凋亡机制及其生物学意义,MHC生物学作用的本质,各种免疫分子的生物学特征及其功能,移植排斥反应的机制及移植耐受的建立,HIV感染和致病的免疫学机制等方面,均获得新成果。同时,基因工程抗体和其他新型免疫分子的研制、现代免疫学技术的建立、分子疫苗的研制等应用领域,也获得长足进展。相信在21世纪,免疫学仍将继续成为基础医学研究的热点。免疫学的进展必将为人类消灭传染病、防治免疫性疾病、解决移植排斥、征服肿瘤等方面作出新贡献。

第一篇

微生物与微生物学

第一章　应用微生物学概述

知识目标

1. 掌握微生物的概念和特点；三大类微生物的类型及其特点。
2. 熟悉微生物学及其发展简史。
3. 了解微生物与人类的关系。

技能目标

1. 能够掌握微生物、微生物学的定义。
2. 能够掌握原核微生物、真核微生物、非细胞型微生物的特点。

素质目标

1. 了解应用微生物与免疫学知识和技能对国家振兴的意义。
2. 培养学生科学、认真、严谨的学习态度和微生物思维素养。

微课：微生物的五大共性

案例导入

美科学家首次在太空测定出未知微生物 DNA 序列

2018 年 9 月，美国国家航空航天局（NASA）的宇航员和生化学家首次在国际空间站（ISS）上鉴别出太空未知微生物的基因序列。在地球上空有数以万亿计的细菌生活在国际空间站上。由于此前已发现细菌在微重力环境下依旧具有顽强的生存能力，能够快速鉴别它们将有助于确认是否为地外生命。在此次任务中，宇航员和生物化学家从空间站各个角落收集样本，并采用聚合酶链式反应（PCR）技术将待测 DNA 片段放大扩增出多份样品。最后，将培育一周的微生物样本转移至微重力科学手套箱中进行 DNA 测序与鉴别。这对研究微重力对生命的影响、寻找地外生命都有着巨大的帮助。根据微生物的进化水平和各种性状上的明显差别，微生物可分为原核微生物（Prokaryotes，包括真细菌和古生菌）、真核微生物（Eukaryotic Microorganisms）和非细胞型微生物（Acellular Jerorganisms）三大类群。原核微生物是微生物中的一大类，其中与人类关系密切的主要有细菌、放线菌、螺旋体、支原体、衣原体和立克次氏体。在人体内外部和人们的四周，到处都有大量的细菌集居着。

第一节　微生物概述

提起动物和植物，许多人会滔滔不绝。但如果说到微生物，恐怕熟悉它的人就不太多了。在大自然中，到处都有微生物的身影，它与植物、动物及人类共同组成了繁荣的生物大家庭，使地球充满了勃勃生机。

一、微生物的概念

微生物（Microorganism）是存在于自然界中的一群形体微小、结构简单、大多数用肉眼无法看见、需借助显微镜才能观察到其个体形态，具有一定的形态结构，能在适宜的环境生长繁殖，以及发生遗传变异的微小生物的总称。

二、微生物的五大共性

微生物与动物、植物一样，具有生物最基本的特征——新陈代谢、生长繁殖、遗传变异。另外，微生物还有其自身的一些特点，其中种类繁多、个体微小、繁殖迅速、容易变异和结构简单是微生物最典型的特点。

1. 分布广、种类多、数量大

微生物种类繁多，迄今为止，人们所知道的微生物有十余万种。但由于微生物的发现和研究较动物、植物迟得多，科学家们估计目前已知的微生物种类只占地球实际存在的微生物总数的20%，据此推测，微生物很可能是地球上物种最多的一类生物。

虽然仅凭肉眼看不到微生物，但人们生活在一个充满微生物的环境中。在自然界里，除"明火"、火山喷发的中心区和人工制造的"无菌场所"外，可以说微生物是无处不在。人类正常生活的地方是微生物生长的适宜场所，其中土壤是多种微生物的大本营，1 g肥沃的土壤中微生物的数量可达到千百万乃至数亿。此外，甚至在85 km的高空、2 000 m深的地层、近100 ℃的温泉、－250 ℃的极寒冷环境等地方，均有微生物的生存。人体的皮肤上、口腔里，甚至胃肠道里，均有微生物存在。因此，人类生活在微生物的汪洋大海中，但经常是"深在菌中不知菌"。

2. 体积小、比表面积大

绝大部分微生物的个体极其微小，需借助显微镜放大数十倍、数百倍甚至数万倍才能看清楚。微生物的大小常以 μm（$1\ \mu m = 10^{-6}$ m）或 nm（$1\ nm = 10^{-9}$ m）来表示。但也有极少数微生物是肉眼可见的，如一些藻类和真菌。近年来，人们还发现两种个体较大的细菌，它们是费氏刺尾鱼菌和纳米比亚嗜硫珠菌。

微生物体积微小，相对而言其比表面积却大。微生物的比表面积是指某一微生物体单位体积所占有的表面积，微生物的体积越小，其比表面积就越大。微生物与大型生物相区别的关键在于其具有巨大的比表面积（微生物的表面积和体积之比），如果将人的比表面积值设定为1，则大肠埃希菌的比表面积可达30万。

微生物有巨大的比表面积，这有利于微生物在其生命活动时与环境中的物质、能量和信息的交换，表现为对营养物质吸收多、转化快。微生物能利用的物质十分广泛，是其他生物望尘莫及的。凡动物、植物能利用、不能利用，甚至对动物、植物有毒的物质，都可以被微生物所分解利用。

人们可以利用微生物"胃口大""食谱广"的特性，发挥其"微生物工厂"的作用，使大量基质在短时间内转化为有用的医药产品、食品或化工产品，使有害化为无害、无用变为可用。

这一特点也是微生物与一切大型生物相区别的关键。

3. 吸收多、转化快、生长旺、繁殖快

微生物的新陈代谢能力特别强，具有极其高效的生物化学转化能力。据研究，乳糖菌在 1 小时内能够分解其自身质量 100～1 000 倍的乳糖；大肠埃希菌每小时消耗自身体重 2 000 倍的糖；1 kg 酵母菌在 1 d 内可发酵几千 kg 的糖，生成酒精。

微生物的这一特性为其高速生长和繁殖提供了充分的物质基础，它以极高的速度生长繁殖。绝大多数微生物的繁殖方式为无性"二分裂法"。如大肠埃希菌在合适的条件下约 20 min 分裂 1 次，若不停地分裂，一个大肠埃希菌 10 h 可繁殖成 10 亿个。但实际上，由于营养缺失、竞争加剧、生存环境恶化等条件限制，这种几何级数的繁衍只能维持一段时间，不可能无休止地繁殖。即便如此，微生物的繁殖速度也是不容小觑的。人们可利用微生物这个特性在短时间内将大量基质转化为有用产品，实现发酵工业的短周期、高效率生产，在科学研究中缩短试验周期。但是也有不利的一面，如传染病的流行传播很快、粮食极易腐败等。

另外，微生物的代谢类型多种多样，既可以 CO_2 为碳源进行自养型生长，也可以有机物为碳源进行异养型生长；既可以光能为能源，也可以化学能为能源；既可以在有氧条件下生长，又可以在无氧条件下生长，甚至可以兼性需氧或厌氧。微生物代谢的中间体和产物更是多种多样，可用于生产各种各样的工业产品，如酸、生物碱、醇、糖类、氨基酸、维生素、脂类、蛋白质、抗生素等。

4. 适应力强、易变异

在长期的生物进化过程中，为了适应多变的环境，微生物形成了灵活的代谢调控机制，表现出对各种环境极其惊人的适应力。微生物可以在各种环境条件下，尤其是恶劣的"极端环境"中生存，繁衍后代。在高温、低温、高酸、高碱、高盐、高压等极端环境中都有不同种类的微生物生活。例如，海洋深处的某些硫细菌可在 250 ℃甚至在 300 ℃的高温条件下正常生长；大多数细菌能耐－196～0 ℃的低温；一些嗜盐菌可在 32%的饱和盐水中正常生活；细菌的芽孢可在干燥条件下保藏几十年。

微生物的个体一般都是单细胞、简单多细胞或非细胞，且生长旺、繁殖快，有巨大的比表面积，因此容易受外界的影响而发生性状变化。虽然微生物对环境的适应力很强，但是环境发生改变时，它们的易变性也十分突出。尽管变异的概率只有 $10^{-10}\sim10^{-5}$，但微生物仍可以在短时间内产生大量变异的后代。在外界环境条件发生剧烈变化时，变异了的个体就适应了新的环境存活下来。有益的变异可为人类创造更多的经济效益和社会效益，如产青霉素的菌种 *Penicilum chrysogenum*（产黄青霉），1943 年，每毫升发酵液仅分泌约 20 单位的青霉素，至今早已近 10 万单位了；有害的变异则是人类各项事业中的大敌，如

各种致病菌的耐药性变异使原本已得到控制的相应传染病变得无药可治,而各种优良菌种生产性状的退化则会使生产无法正常维持等。微生物的适应力强、易变异的特点也是造成其种类繁多的原因之一。

5. 结构简单

微生物的结构简单,绝大多数是单细胞或个体结构简单的多细胞,甚至没有细胞结构,仅有 DNA 或 RNA。微生物虽然结构简单,但承载生命活动的功能。随着生物科学研究的深入,人们逐渐认识到微生物不是一个独立的分类类群。由于它们个体微小、形态结构简单、生长繁殖快速、代谢类型多样、分布广泛、容易发生变异,生物学特性比较接近,它们大多数能够生长在试管或三角瓶中,且便于保存;而且,对它们的研究一般都要采用显微镜、分离、灭菌和培养等技术方法,微生物的代谢过程也与高等动物、植物的代谢模式相同或相似,如酿酒酵母的乙醇发酵机制和脊椎动物肌肉的糖酵解十分相似,可见其酶系统是相同的,这些特征使微生物当之无愧地成为研究阐明许多生命基本过程的理想材料。科学家以微生物作为研究材料,已经获得了许多有关生命机制的著名的研究成果,特别是在遗传学研究方面。如在深入研究肺炎双球菌的基础上,发现遗传物质的化学性质是 DNA,明确了生物遗传物质的本质问题。

近年来,各学科之间积极渗透和交叉,生产实践中大量有关问题被提出,各种新方法、新技术在微生物学研究中的广泛应用,如基因工程技术的理论和应用就是微生物技术与分子生物学技术、发酵技术等的完美结合。这些都为微生物学的发展提供了巨大的推动力。

三、微生物的分类及细菌的命名

1. 微生物在自然界生物中的地位

生物分类学的始祖——瑞典植物学家林奈(1707—1778)在 200 多年前将生物划分为动物界和植物界,那时人们对微生物缺乏系统的了解,动物、植物这两类生物界限十分明确。自从人们发现并逐步认识了微生物以后,科学家习惯地将微生物分别归入动物界或植物界的低等类型。例如,原生动物没有细胞壁,能运动,不进行光合作用,故被归入动物界。藻类有细胞壁,进行光合作用,则被归于植物界。但是,有些微生物兼具动物和植物共同特征,将它们归入动物界或植物界都不合适。因此,德国生物学家海克尔(Haeckel)在 1866 年提出三界系统,可将生物分为动物界、植物界和原生生物界。他将那些既非典型动物也非典型植物的单细胞微生物归属于原生生物界中,原生生物界包括细菌、真菌、单细胞藻类和原生动物,并将细菌称为低等原生生物,其余类型则称为高等原生生物。到 20 世纪 50 年代,人们利用电子显微镜观察微生物细胞的内部结构,发现典型细菌的核与其他原生生物的核有很大不同。前者的核物质不被核膜包围;后者全都有核膜,并进一步揭示两类细胞在其他方面也有不同,随后提出了原核微生物与真核生物的概念。在此基础上,1969 年,魏特克(Whittaker)提出生物分类的五界系统,即原核微生物界、原生生物界、真菌界、植物界和动物界。微生物分别归属于五界中的前三界。其中,原核微生物界包括各类细菌;原生生物界包括单细胞藻类和原生动物;而真菌界包括真菌和黏菌。

雅恩(Jahn)等于 1949 年曾提出六界系统,即后生动物界、后生植物界、真菌界、原生生物界、原核微生物界和病毒界。我国学者王大耜等于 1977 年也提出过六界系统的设想,即动物界、植物界、原生生物界、真菌界、真细菌界和古细菌界。

对整个生物的分类划界有不同的分类系统,除已确定的动物界和植物界外,其余各界都是随着人类对微生物的深入研究和认识后才发展建立起来的。100多年来,从两界系统发展到三界、四界、五界和六界系统,是一个由低到高、由浅到深的认识过程,如图1-1所示。

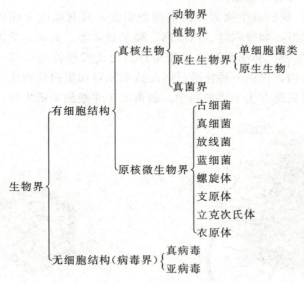

图1-1 微生物在生物界中的分类位置

由图1-1可知,可将所有生物分成有细胞结构和无细胞结构两大类六个界,即动物界、植物界、原生生物界、真菌界、原核微生物界和病毒界,微生物分属于除动物界和植物界外四个界。

按有无细胞结构,微生物可分为以下三种类型(表1-1)。

表1-1 微生物的种类

细胞结构	核细胞	微生物类群
无细胞结构	无核	病毒
		亚病毒
有细胞结构	原核	细菌
		放线菌
		支原体、衣原体、立克次氏体、螺旋体
	真核	酵母菌
		真菌
		藻类
		原生动物

(1)原核微生物：原核微生物由单细胞组成，细胞核的分化程度低，仅具有 DNA 盘绕而成的拟核，没有核膜和核仁。原核微生物存在单一细胞器核糖体，多以二分裂方式进行繁殖，是自然界中分布最广、个体数量最多的有机体，是大自然物质循环的主要参与者。此类微生物包括细菌、放线菌、支原体、衣原体、立克次氏体和螺旋体（图 1—2）。从广义上来讲，这些微生物可统称为细菌。

(2)真核微生物：真核微生物大多由多细胞组成，具有高度分化的细胞核，有核膜和核仁，且有多种细胞器，如线粒体、内质网、高尔基体等。真菌是此类生物的代表。

(3)非细胞型微生物：非细胞型微生物是目前为止发现的最小的一类微生物。此类微生物无典型的细胞结构，仅由一种核酸（DNA 或 RNA）和蛋白质构成（图 1—3）。因没有产生能量的酶系统，故只能寄生于活细胞中。病毒属于非细胞型微生物。

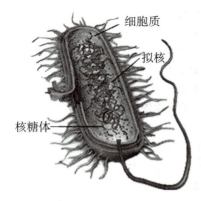

图 1—2　原核微生物

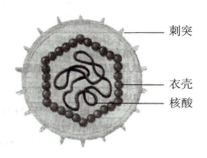

图 1—3　非细胞型微生物

2. 微生物的分类与命名

以啤酒酵母为例，它在分类学上的地位是：

界（Kindom）：真菌界；
　门（Phyllum）：真菌门；
　　纲（Class）：子囊菌纲；
　　　目（Order）：内孢霉目；
　　　　科（Family）：内孢霉科；
　　　　　属（Genus）：酵母属；
　　　　　　种（Species）：啤酒酵母。

(1)微生物的分类：微生物的分类单位为界、门、纲、目、科、属、种。每一分类单位之后可有亚门、亚纲、亚目、亚科……

1)在微生物的分类单位——种。种是一个基本分类单位，是一大群表型特征高度相似、亲缘关系极其接近、与同属内其他种有明显差别的菌株的总称。

在微生物中，一个种只能用该种内的一个典型菌株作为具体标本，它就是该种的模式种。

新种：sp、nov 或 nov、sp，新被鉴定的种发表时应在其学名后标上 sp、nov 的符号，新种发表前应将其模式菌株的培养物存放在一个永久性的保藏机构内，并应允许人们从中取得。

①菌株(Strain)：表示任何由一个独立分离的单细胞繁殖而成的纯种群体及其一切后代(起源于共同祖先并保持祖先特性的一组纯种后代菌群)。因此，一种微生物的不同来源的纯培养物均可称为该菌种的一个菌株。菌株强调的是遗传型纯的谱系，如大肠埃希菌的两个菌株，即 *Escherichia coli* B 和 *Escherichia coli* K12。

注：菌株的表示法：如果种是分类学上的基本单位，那么菌株实际上是应用的基本单位，因为同一菌种的不同菌株在产酶上种类或代谢物产量上会有很大的不同。

②亚种(Subspecies)或变种(Variety)：为次于种的一个种级分类。当某一个种内的不同菌株存在少数明显而稳定的变异特征或遗传形状，而又不足以区分成新种时，可将这些菌株细分成两个或更多的小的分类单元——亚种。变种是亚种的同义词，因"变种"一词易引起词义上的混淆，从1976年后，不再使用"变种"一词。通常把实验室中所获得的变异型菌株称为亚种。

③型(Form)：常指亚种以下的细分。当同种或同亚种内不同菌株之间的性状差异不足分为新的亚种时，可以细分为不同的型。例如，按抗原特征的差异可分为不同的血清型。

2)微生物的分类单位——学名。学名是微生物的科学名称，是按照有关微生物分类国际委员会拟定的法则命名的。学名由拉丁词或拉丁化的外来词组成。学名的命名有双名法和三名法两种。

①双名法：学名＝属名＋种名＋(首次定名人)＋现定名人＋定名年份。属名：拉丁文的名词或用作名词的形容词，单数，首字母大写，表示微生物的主要特征，由微生物构造，形状或由科学家命名。种名：拉丁文形容词，字首小写，为微生物次要特征，如微生物色素、形状、来源或科学家姓名等。

②三名法：当某种微生物是一个亚种(subsp 或 ssp)或变种(var)时，学名就应该按三名法拼写。学名＝属名(斜体)＋种的加词(斜体)＋符号 subsp 或 var(正体)＋亚种或变种的加词。

(2)微生物的命名：微生物的命名一般采用国际通用的拉丁文双名法。其学名(Scientific Name)由属名和种名两部分组成，前面为属名，用名词并以大写字母开头；后一个为种名，用形容词表示，全部小写，印刷时用斜体字。常在种名之后加上命名者的姓氏(用正体字)，也可省略。在少数情况下，当该种是一个亚种时，学名就应按"三名法"构成，具体如下。

1)双名法：属名＋种名，如金黄色葡萄球菌(*Staphylococcus aureus* Rosenbach)、大肠埃希菌(*Escherichia coli*)。

2)三名法：属名＋种名＋亚种名(亚种名缩写"subsp"，用正体字，加上亚种名称)。如蜡状芽孢杆菌的蕈状亚种 *Bacillus cereus* subsp、*mycoides*、脆弱拟杆菌卵形亚种 *Bacteroides fragihs* subsp、*ovatus*。

3)菌株的名称都放在学名的后面，可用字母、符号、编号等表示，如大肠埃希菌的两个菌株(B 和 K12 菌株)*Escherichia coli* B(*E. coli* B)、*Escherichia coli* K12(*E. coli* K12)。

4)通俗名称：除学名外，细菌通常还是俗名。俗名简明、大众化，

点滴积累

但不够确切。如结核分枝杆菌学名为 *Mycobacterium tuberculosis*，俗名是结核杆菌，英文是 Tubercle Bacillus，常缩写为 TB。

第二节　微生物与人类的关系

地球是目前唯一被人类所认知的生命的栖息地。虽然最早的微生物在35亿年前就已出现在地球上了，但人类与微生物可谓"相识"甚晚，只有短短的几百年，事实上，人类从诞生时起就与微生物相依相存。绝大多数微生物对人类和动物、植物的生存是有益而必需的，人类也将微生物应用于生活和生产实践。人类在适应和利用微生物的同时，又不断遭遇微生物所引起的各种疾病的危害，因此，微生物对人类来讲既有有利的作用，也有有害的一面。

微生物与人类社会的发展进步关系极为密切。在现代科学中，除医药科学外，与人类健康关系最密切、贡献最为突出的就是现代微生物学。现代微生物学是一个具有许多不同专业方向的大学科，它不仅对自然界中的物质循环起重要作用，而且对医药工业、农业生态、环境等领域都有重大影响，并促进了人类社会的进步、文明和发展。

课堂互动

知识拓展

点滴积累

第三节　微生物学的发展历程

微生物学（Microbiology）是研究微生物的生物学特性、生命规律及其与宿主间关系的科学。微生物学的发展史实际上就是人们研究、揭示微生物的相关规律并有效利用微生物为人类服务的发展历程。学习微生物学发展史，将会启发和激励人们为人类的健康和社会经济的发展作出更大的贡献。

一、中国古代人民对微生物的利用

因为大多数微生物的个体很小，需要在显微镜下才能观察到，所以在古代人们并不知道什么是微生物。但人们在日常生活和生产实践中，已经能利用到微生物的生命活动及其作用。早在4000多年前的龙山文化时期，人类的祖先已能用谷物酿酒；殷商时代的甲骨文上也有各种关于酒的文字记载。此外，在2 500年前的春秋战国时期，人们就已经知道制醋和制酱。

南北朝时期，著名的农业著作《齐民要术》中详细论述了我国农民对于制作堆肥和厩肥的完整的技术。实际上这门技术就是让有机质在微生物的作用下,腐解为简单的可供植物吸收的营养成分。我国农民还懂得如何利用豆科植物与粮食作物进行轮作和间作,其实是利用根瘤菌与豆科植物的共生固氮作用来提高土壤肥力。

在古医书中,也有记载着许多防止病原菌侵染和治病的措施,其中较为突出的是种痘预防天花,自宋朝就已经广泛应用了。另外,古人还利用微生物作为强身和治病的药剂,如灵芝、茯苓等一向被人们视为灵丹妙药。

二、微生物的发现

1676 年,荷兰人列文虎克(Leeuwenhoek,1632—1723)利用他自制的简单显微镜首次发现了一个神奇的微小生物世界(图 1—4)。当时他所使用的显微镜可以放大到约 250 倍。利用这个工具,他观察了雨水、污水、血液和牙垢等,描绘了细菌和原生动物等的形态和活动方式。他的发现和描述首次揭示了一个崭新的生物世界——微生物世界。但是在这之后,人们没有对微生物的生理活动进行研究,微生物学研究基本停滞在形态描述和分门别类阶段。

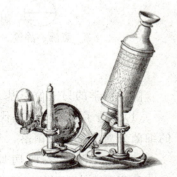

图 1—4　自制的显微镜

三、微生物学的奠基时期

微生物学作为一门学科,是在 19 世纪中期才发展起来的。19 世纪 60 年代,在欧洲一些国家占有重要经济地位的酿酒工业和蚕丝业出现了酒变质与蚕病危害等问题,促进了对微生物的研究。当时以法国人巴斯德(Pasteur,1822—1895)和德国人科赫(Koch,1843—1910)为代表的科学家研究了微生物的生理活动,并与生产和预防疾病联系起来,为微生物学奠定了理论和技术基础。

巴斯德通过研究发现,未变质的陈年葡萄酒和啤酒中有一种圆球状的酵母细胞,而变质的酒中有一根根细棍似的乳酸杆菌,正是它们使酒质变酸。他通过反复试验,终于找到了简便而有效的解决牛奶、酒类等变质的方法,即巴氏消毒法(63 ℃ 30 min 或 72 ℃ 15 s)。此法至今仍一直使用。

巴斯德还用曲颈瓶试验彻底地否定了统治长久的微生物"自然发生"学说。该学说认为一切生物是自然发生的,可以从一些没有生命的材料中产生。巴斯德设计了具有细长弯曲的长颈的玻璃瓶,内装有机物浸汁(图 1—5),将浸汁煮沸灭菌后,瓶口虽然开放,但不会腐败,是因为空气虽能进入玻璃瓶,但其中所含有的微小生物不能从弯曲的细管进入瓶内,而附着在管壁上,一旦将瓶颈打破,或将瓶内的浸汁倾湿管壁,再倒回去,则瓶内浸汁才有了微生物而腐败。这个试验证明了空气中含有微生物,可引起有机质的腐败,否定了自然发生学说。

随后,巴斯德又对蚕病进行研究,发现是由微生物导致的一种传染病,并找到了预防方法,从而遏止了蚕业病害的蔓延。此外,巴斯德还证明鸡霍乱、炭疽病、狂犬病等都是由相应微生物引起的,发明并使用了狂犬病疫苗。巴斯德为微生物学的发展建立了不朽的功勋,被誉为"微生物学之父"。

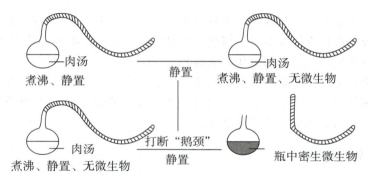

图1-5　巴斯德曲颈瓶试验图解

微生物学的另一位奠基人——德国医生科赫（Koch）的主要功绩有以下三个方面。

(1) 创造了固体培养基代替液体培养基：通过固体培养基可将环境中或患者排泄物中的细菌分离成单个的菌落，从而建立了纯培养技术。

(2) 分离得到多种病原菌：利用纯培养技术，几年内他先后分离出炭疽杆菌(1877年)、结核杆菌(1882年)和霍乱弧菌(1883年)等原菌，此后的短期内世界各地相继发现了许多细菌性传染病的病原菌。

(3) 提出了确立病原菌的科赫法则：病原微生物总是在患传染病的机体中发现，在健康机体中不存在，可以在体外获得病原菌的纯培养物，将病原菌接种于健康动物后引起同样的疾病，并可从患病动物体内重新分离出相同的病原菌(图1-6)。实践证明，科赫法则对大多数病原菌的确定是实用的。在随后的研究中，这个法则得到了修正和发展。

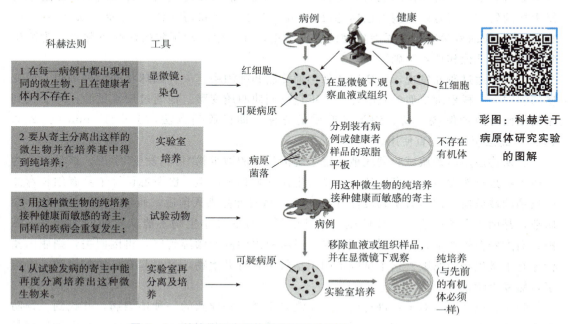

图1-6　科赫关于病原体研究试验的图解

四、微生物学的全面发展时期

20世纪以来,生物化学和生物物理学的不断渗透,再加上电子显微镜的发明和同位素示踪原子的应用,推动了微生物学的全面发展。

1897年,德国人比希纳(Buchner)用酵母菌无细胞滤液进行乙醇发酵取得成功,建立了现代酶学,开创了微生物生物化学研究的新时代。

小贴士:巴斯德与狂犬病

俄国微生物学家维诺格拉斯基(Winogradsky,1856—1953)发现在土壤中存在一类化能自养菌,它们只需氧化无机物就可以存活。他还着重研究了在温泉中生活的一种硫细菌,证明这种细菌能将H_2S氧化成S,并在菌体内积累硫颗粒。其后他还研究了铁细菌和硝化细菌,这不仅丰富了细菌的种类,而且揭示了新的一类代谢类型。

荷兰的微生物学家拜耶林克(Beijerinck,1851—1931)首先发现了自然界存在固氮细菌这一特殊类型的微生物。1888年,他成功地从豆科植物的根瘤中分离出根瘤菌,揭示了共生固氮现象。

进入20世纪,人们开始利用微生物进行乙醇、丙酮、丁醇、甘油、各种有机酸、氨基酸等的工业化生产。抗生素的发现及其在疾病治疗上的应用具有划时代的意义。1929年11月,英国细菌学家弗莱明(Fleming,1881—1955)首先发现污染青霉菌的固体培养基能抑制金黄色葡萄球菌的生长,并发现了青霉素。弗洛里(Florey)和钱恩(Chain)于1940年首次提纯获得青霉素注射液并用于临床。青霉素的发现不仅是人们对细菌等微生物本身生理代谢的新发现,也是人类突破当时应用化学药物治疗传染病的新途径。此后,科学家纷纷从微生物中寻找抗生素,如链霉素、氯霉素、四环素等,为治疗和预防感染性疾病作出了重大贡献。

五、微生物学与现代生物技术的融合

20世纪中期以来,随着物理学、生物化学、遗传学、分子生物学、免疫学等学科的发展,微生物学有了飞跃发展而进入了现代微生物学时期。

1941年,比德尔(Beadle)等用X射线和紫外线照射链孢霉,使其产生变异,获得了营养缺陷型菌株,不仅使人们进一步了解了基因的作用和本质,而且为分子遗传学打下了基础。1944年,埃弗里(Avery)等第一次证实引起肺炎双球菌形成荚膜的物质是DNA,揭示了基因的化学本质,证实了遗传的物质基础。1953年,沃斯顿(Watson)和克里克(Crick)在研究微生物DNA时,提出了DNA分子的双螺旋结构模型,极大地促进了分子遗传学的发展,标志着分子生物学的诞生。1961年,雅各布(Jacob)和莫诺(Monod)用试验证实了大肠埃希菌乳糖代谢的调节是由一套调节基因控制的,提出乳糖操纵子学说,并阐明了乳糖操纵子学说在蛋白质生物合成中的调控机制,这一切为分子生物学奠定了重要基础。

近几十年来,随着原核微生物DNA重组技术的出现,人们利用微生物生产出了胰岛素、干扰素等药物,形成一个崭新的生物技术产业。现代微生物学的研究将继续向分子水平深入,向生产的深度和广度发展。同时,微生物学的发展又推动了整个生命科学的研究。

六、微生物学发展趋势

微生物学的发展简史充分说明，微生物学对医药学、生命科学、工农业生产和人类社会的发展均已经产生了深远的影响。微生物学的未来发展趋势主要表现在以下几个方面。

1. 微生物的基因组和后基因组

目前已有许多微生物的基因组被测序，主要是模式微生物、病原微生物和特殊微生物。今后，人们将把视野扩大到与工农业生产和环境保护有关的重要微生物上，采用分子生物学和生物信息学的方法，重点研究基因组与细胞结构的关系，以及相关基因的功能。

2. 微生物的多样性

据估计，目前地球上能被培养的微生物种类可能还不到自然界微生物总数的1%。因此，在未来，微生物学家将大力发展新的分离培养技术，广泛深入地研究微生物的多样性。尤其加强研究在实验室还不能培养的微生物及在极端环境中生长的微生物（嗜极微生物），发现新型微生物促进工业化生产和提高对环境的保护。

3. 微生物的深入综合利用

在21世纪，人们将应用各种不同的新方法来深入开发和利用微生物，生产高质量的食品和其他新型实用的微生物产品，如新型酶制剂等。另外，利用微生物来降解土壤和水域的污染物及有毒的废料，以微生物为载体来提高农业的产量和防治病虫害、防止食品和其他产品的微生物污染等也将受到高度重视。

4. 微生物之间、微生物与其他生物及微生物与环境之间的相互关系

随着微生物生态学研究的深入，人们将更深入地了解微生物与高等生物之间的各种关系，更有效地促进各种生物的协调发展，改善并维护生态平衡，促进人与自然的平衡与和谐发展。

5. 微生物的致病性和寄主免疫机制

新传染病（如 SARS、AIDS、禽流感等）的不断发生和旧传染病（如出血热和肺结核病等）的复发与传播，说明人类的生命和健康始终受到微生物的威胁。因此，人类应加强对微生物致病性和寄主免疫机制的研究，不断寻求延缓或阻止抗药性的发生和传播的新途径，研究制造新的疫苗来防治严重危害人类健康的疾病。

总之，微生物学已经给生命科学等相关学科的研究带来了理论、技术和方法的革命，也为医疗卫生、工农业生产和环境保护的发展与人类社会的进步作出了重要贡献。随着对微生物研究的深入，以及对微生物资源的深入开发和利用等，可以相信，微生物学仍将是领先发展的学科之一，并将为人类的健康和社会经济的发展作出更大的贡献。

点滴积累

本章小结

目标测试

参考答案

第二章　原核微生物

知识目标

1. 掌握肽聚糖、特殊结构、生长曲线、人工培养、消毒灭菌、致病性等知识点。
2. 熟悉细菌的大小、形态、基本结构、消毒灭菌方法、正常菌群。
3. 了解细菌对药物的敏感性及常见病原性细菌。

技能目标

1. 能够掌握革兰阳性菌和阴性菌细胞壁的主要区别，细菌的特殊结构及其意义，细菌的生理特点、致病性因素、毒素、细菌的生长特性。
2. 能够掌握放线菌的生长特性和主要用途和危害。

素质目标

培养学生学好原核微生物知识，造福祖国人民。

案例导入

根据微生物的进化水平和各种性状上的明显差别，人们可将微生物分为原核微生物（Prokaryotes，包括真细菌和古生菌）、真核微生物（Eukaryotic Microorganisms）和非细胞型微生物（Acellular Microorganisms）三大类群。原核微生物是微生物中的一大类，其中与人类关系密切的主要有细菌、放线菌、螺旋体、支原体、衣原体和立克次氏体。

在人体内外部和人们的四周，到处都有大量的细菌集居着。凡在温暖、潮湿和富含有机物质的地方，都是各种细菌活动之处，在那里常会散发出一股特殊的臭味或酸败味。在夏天，固体食品表面时而会出现一些呈水珠状、鼻涕状、浆糊状等，色彩多样的小凸起，这就是细菌的集团，称作菌落（单独的）或菌苔（成片的）。如果用小棒去挑动，往往会拉出丝状物；用手抚摸，常有黏、滑的感觉。如果在液体中出现浑浊、沉淀或液面漂浮"白花"，并伴有小气泡冒出，也说明其中可能长有大量的细菌。

第一节　细菌

细菌在自然界中种类繁多、分布广泛，其中大部分对人类无害，少数可引起人和动物、植物生病。了解细菌的性状和功能，对细菌的鉴别、研究及细菌性疾病的诊断和防治具有十分重要的意义。

细菌(Bacteria)是一类细胞细而短(直径约为 0.5 nm，长度为 0.5～5 nm)、个体微小、结构简单、胞壁坚韧、无核膜和核仁，多以二分裂方式繁殖和水生性较强的单细胞原核微生物。

当人类还未研究和认识细菌时，少数病原菌曾猖獗一时，夺走无数生灵；不少腐败菌也常常引起各种食物和工、农业产品腐烂变质；另有一些细菌还会引起作物病害。随着人类对细菌的研究和对它们认识的深入，情况发生了根本的变化。目前，由细菌引起的人类和动物、植物传染病已得到较好的控制。越来越多的有益细菌被发掘和利用于工、农、医、药和环保等生产实践中，给人类带来极其巨大的经济效益、社会效益和生态效益，例如，在工业上，各种氨基酸、核苷酸、酶制剂、丙酮、丁醇、有机酸和抗生素等重要产品的发酵生产；在农业上，杀虫菌剂，细菌肥料的生产，沼气发酵，污水处理，饲料的青贮加工；在医药上，各种菌苗、类毒素、代血浆、微生态制剂和医用酶类的生产等；在冶金领域的细菌浸矿、探矿、金属富集；在石油开采中钻井液添加剂(黄原胶)的生产；此外，在许多重大基础研究领域中，细菌还用作重要的研究对象(称模式生物)，其中被誉为"生物界超级明星"的大肠埃希菌(*Escherichia coli*)，所作出的特殊贡献更是生命科学研究中的突出例证。

一、细菌的形态结构与功能

(一) 细菌的形态和染色

细菌细胞的外表特征可从形态、大小和细胞间排列方式三方面加以描述。细菌的形态极其简单，基本上只有球状、杆状和螺旋状三大类，仅少数为其他形状，如丝状、三角形、方形和圆盘形等(图 2—1)。

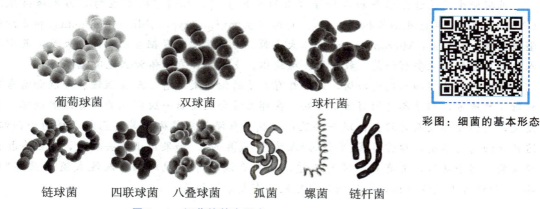

彩图：细菌的基本形态

图 2—1 细菌的基本形态

量度细菌大小的单位是 μm(微米，即 10^{-6} m)，而量度的亚细胞构造则要用 nm(纳米，即 10^{-9} m)作为单位。一个典型细菌的大小可用 *E.coli* 作为代表。它的细胞平均长度约为 2 μm，宽度约为 0.5 μm。形象地说，若把 1 500 个细胞的长径相连，仅等于一颗芝麻的长度(3 mm)；如把 120 个细胞横向紧挨在一起，其总宽度才抵得上一根人发的直径(60 μm)。至于它的质量则更是微乎其微，若以每个细胞湿重约 10^{-12} g 计，则大约 10^9 个

$E.coli$ 细胞才达 1 mg 重。

1. 球菌（Coccus）

球菌菌体为圆形或近似圆球，大小通常以直径表示，根据分裂的平面和分裂后的排列方式不同，可分为单球菌、双球菌、四联球菌、八叠球菌、链球菌和葡萄球菌等。

(1) 双球菌（Diplococcus）：双球菌是细菌在一个平面上分裂，分裂后的两个菌体成对地排列在一起，如脑膜炎、肺炎球菌等。

(2) 四联球菌（Tetrad）：四联球菌是细菌在两个相互垂直的平面上分裂，分裂后的四个菌体互相黏附，呈正方形，如四联微球菌等。

(3) 八叠球菌（Sarcina）：八叠球菌是细菌在三个互相垂直的平面上分裂，分裂后的八个菌体互相黏附，呈正方体，如藤黄八叠球菌等。

(4) 链球菌（Streptococcus）：链球菌是细菌在一个平面上分裂，分裂后的多个菌体粘连，呈链状排列在一起，如溶血性链球菌。

(5) 葡萄球菌（Staphylococcus）：葡萄球菌是细菌在多个不规则的平面上分裂，分裂后的多个菌体粘连在一起，呈葡萄串状排列，如金黄色葡萄球菌。

2. 杆菌（Bacillus）

杆菌菌体多数呈直杆状或近似杆状，其细胞外形较球菌复杂，有的菌体稍弯，有的菌体短小称为球杆菌，有的菌体末端膨大如棒状称为棒状杆菌，有的菌体呈分支生长称为分枝杆菌，还有梭状、梭杆状、分枝状、螺杆状、竹节状（两端平截）和弯月状等；按杆菌细胞的排列方式则有链状、栅状、"八"字状及由鞘衣包裹在一起的丝状等。

3. 螺形菌（Spirillar Bacterium）

螺形菌菌体呈弯曲状，按其弯曲程度不同可分为以下两大类。

(1) 弧菌（Vibrio）：弧菌菌体只有一个弯曲，呈弧形或逗点状，如霍乱弧菌。

(2) 螺菌（Spirillum）：螺菌菌体满 2～6 环的小型、坚硬的螺旋状细菌，如幽门螺杆菌、鼠咬热螺菌。而旋转周数多（通常超过 6 环）、体长而柔软的螺旋状细菌称螺旋体（Spirochaeta），在自然界所存在的细菌中，以杆菌为最常见，球菌次之，而螺旋状的则最少。细菌的形态容易受到培养时间、温度、培养基成分、酸碱度等外界因素的影响，通常在培养 8～18 h 的细菌形态较典型。

当然，近年来也发现了个别大型细菌的实例，例如，1985 年以来，科学家先后在红海和澳大利亚海域生活的刺尾鱼肠道中，发现了一种巨型的共生细菌，称为费氏刺尾鱼菌（*Epulopiscium fishelsoni*），其细胞长度竟达 200～500 μm，其体积是典型 $E.coli$ 细胞的 10^6 倍；1997 年，德国等国家的科学家又在非洲西部大陆架土壤中发现了一种迄今为止的最大细菌——纳米比亚嗜硫珠菌（*Thiomargarita namibiensis*），它的细胞直径为 0.32～1.00 mm，肉眼清楚可见，它们以海底散发的硫化氢为生，属于硫细菌类。此后，芬兰学者 E. O. Kajander 等又在 1998 年报道了一种最小细菌——纳米细菌（*nanobacteria*）。据悉，这是一种可引起尿结石的细菌，其细胞直径仅为 $E.coli$ 的 1/10(50 nm)。由于细菌细胞既微小又透明，故一般先要经过染色才能做显微镜观察。染色的方法很多，主要染色法详见表 2-1。其中，染色法中最重要的染色法是革兰染色法。

表 2－1　细菌的主要染色法

细菌染色法	死菌	正染色	简单染色法	
			鉴别染色法	革兰染色法
				抗酸性染色法
				芽孢染色法
				姬姆萨(Giemsa)染色法
		负染色	荚膜染色法等	
	活菌		用亚甲蓝或TTC(氯化三苯基四氮唑)等做活菌染色	

(二)细菌的结构

细菌的结构可分为基本结构和特殊结构。基本结构包括细胞壁、细胞膜、细胞质和核质，是所有细菌均有的结构；特殊结构包括荚膜、鞭毛、菌毛和芽孢，是部分细菌具有的结构(图2－2)。

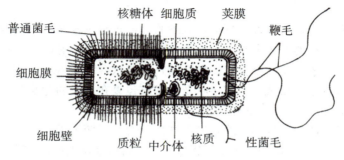

图 2－2　细菌细胞结构模式图

1. 基本结构

(1)细胞壁(Cell Wall)：细胞壁位于细菌细胞的最外层，是一层无色透明、坚韧而富有弹性的膜状结构。细胞壁的功能是维持菌体固有形态，保护细菌抵抗低渗环境；参与菌体内外物质交换，细胞壁上的许多微孔，可供水和小分子物质通过；决定菌体抗原性，菌体表面具有多种抗原表位，可以诱发机体的免疫应答；与细菌的致病性有关。

经质壁分离和特殊染色法在光学显微镜下可见。细胞壁的组成较复杂，而且因细菌种类不同而不同，厚度为15～30 nm，基本成分为肽聚糖(Peptidoglycan)，此外，还有磷壁酸、外膜等成分。由于不同细菌细胞壁的结构组成不同，应用革兰染色法(Gramstain，G)可将细菌分成两类，分别是革兰阳性菌(G^+)和革兰阴性菌(G^-)。

1)革兰阳性菌细胞壁：革兰阳性菌细胞壁较厚，为20～80 nm，成分由肽聚糖和磷壁酸组成(图2－3)，以肽聚糖为主。

①肽聚糖：肽聚糖含量高，层数多达15～50层，占细胞壁干重的50%～80%。其组成包括以下几项。

a. 聚糖骨架，由N-乙酰葡糖胺和N-乙酰胞壁酸交替排列，经β-1,4糖苷键连接而成，所有细菌的聚糖骨架结构都相同。

b. 四肽侧链，由四种氨基酸组成短肽，连接在聚糖骨架的 N-乙酰胞壁酸分子上。

c. 五肽交联桥，四肽侧链之间借助肽桥相连，肽桥多由 5 个甘氨酸组成。这种连接方式构成了机械强度坚韧结实的三维立体结构（图 2-4）。

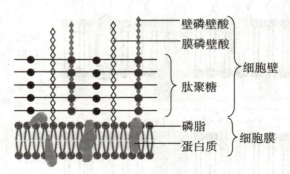

图 2-3　革兰阳性菌细胞壁结构

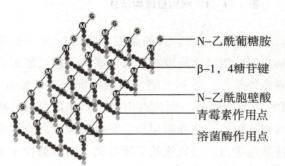

彩图：革兰氏阳性菌细胞壁肽聚糖结构

图 2-4　革兰阳性菌细胞壁肽聚糖结构

②磷壁酸：磷壁酸是革兰阳性菌的特有成分，由几十个分子组成长链穿插于肽聚糖中，按其结合部位不同可分为两种，另一端与肽聚糖上的胞壁酸共价结合的称为壁磷壁酸，一端与细胞膜共价结合的称为膜磷壁酸。两者的另一端均伸向细胞壁表面呈游离状态，构成革兰阳性菌的重要表面抗原。其中，某些细菌（A 族溶血性链球菌等）的膜磷壁酸具有黏附作用，与细菌的致病性有关。

2）革兰阴性菌细胞壁：G^- 细胞壁较薄，为 10～15 nm，成分由肽聚糖和外膜组成（图 2-5、图 2-6）。

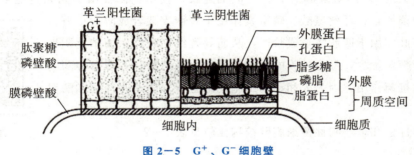

图 2-5　G^+、G^- 细胞壁

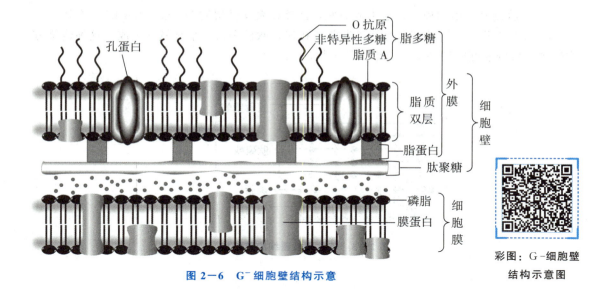

图 2-6 G⁻ 细胞壁结构示意

肽聚糖含量较少，层数仅 1~2 层，占细胞壁干重的 10%~20%。肽聚糖仅由聚糖骨架和四肽侧链组成，两条四肽侧链之间没有五肽交联桥，故只能形成一个疏松的单层平面二维结构。肽聚糖外侧是外膜层，是革兰阴性菌细胞壁特有的成分，自内向外由脂蛋白、脂质双层和脂多糖(LPS)三部分组成。脂蛋白由类脂质和蛋白质组成，位于肽聚糖与脂质双层之间，与肽聚糖的侧链相连，使外膜层和肽聚糖层构成一个整体；脂质双层与细胞膜结构类似，内嵌多种特异性蛋白，与物质的交换有关；脂多糖位于革兰阴性菌细胞壁最外层，由内向外三部分构成：一是脂质 A，革兰阴性菌内毒素的毒性中心，是一种糖磷脂，无种属特异性，故不同细菌产生的内毒素，其毒性作用相似；二是核心多糖，位于脂质 A 的外层，由己糖、庚糖、磷酸乙醇胺等组成，有种属特异性，即同一属细菌的核心多糖相同；三是特异多糖，位于脂多糖最外层，由多个低聚糖单位组成，构成革兰阴性菌的菌体抗原(O 抗原)，具有种特异性。G⁺、G⁻ 细胞壁比较如图 2-5 所示。

革兰阳性菌和革兰阴性菌的细胞壁结构与化学成分不同，使不同细菌 G⁺、G⁻ 在致病性、抗原性及药物敏感性等方面有很大差异。在耐药性方面，溶菌酶能切断聚糖骨架 N-乙酰葡糖胺和 N-乙酰胞壁酸之间的连接键 β-1,4 糖苷键，使聚糖骨架裂解；青霉素能阻断四肽链上的 D-丙氨酸和五肽桥之间的连接，使革兰阳性菌不能完整地合成细胞壁，最终导致细菌死亡；环丝氨酸、磷霉素作用于聚糖支架合成阶段；万古霉素、杆菌肽作用于四肽链形成阶段，从而导致细菌死亡。而革兰阴性菌由于肽聚糖含量少，且有外膜的保护作用，故溶菌酶和青霉素等药物对其无明显抗菌作用。因为人和动物细胞无细胞壁，故这些药物和酶对其无影响。

革兰阳性菌和革兰阴性菌细胞壁结构比较见表 2-2。

表2-2 革兰阳性菌和革兰阴性菌细胞壁结构比较

细胞壁结构	革兰阳性菌	革兰阴性菌
强度	较坚韧	较疏松
厚度	厚，20~80 nm	薄，10~15 nm
肽聚糖层数	多，可达50层	少，1~3层
肽聚糖含量	多，占胞壁干重50%~80%	少，占胞壁干重5%~20%
肽聚糖组成	三维立体结构、聚糖骨架、四肽侧链、五肽交联桥	二维平面结构、聚糖骨架、四肽侧链
革兰氏染色	蓝紫色（+）	红色（-）
磷壁酸	+	-
外膜	-	+

3）细胞壁缺陷型细菌：细胞壁缺陷型细菌是指那些由于长期受某些环境因素影响或通过人工施加某种压力而导致细菌细胞壁合成不完整或完全缺失的细菌。这种细胞壁受损的细菌在普通环境中一般不能耐受菌体内的高渗透压，从而导致细菌胀裂死亡，但在高渗环境下仍可存活。根据导致细胞壁缺失的因素和程度，可将细胞壁缺陷型细菌分为三类，分别是原生质体、原生质球和细菌L型。其中，细菌L型由于最先被英国李斯特（Lister）研究所发现，故而得名。由于其形态高度多形性，对渗透压十分敏感，在固体培养基表面形成"油煎蛋"样菌落。某些细菌L型仍有一定致病性，可引起如尿路感染、心内膜炎、骨髓炎等慢性感染。

（2）细胞膜（Cell Membrane）：细胞膜又称为胞质膜，是位于细胞壁内侧，包绕细胞质的一层柔软有弹性，具有半透性的生物膜。细菌细胞膜由磷脂和多种蛋白质组成，不含胆固醇。细菌对作用于胆固醇的抗菌药物具有固有耐药性。细胞膜的主要功能是物质转运作用、呼吸作用、生物合成作用。部分细胞膜内陷折叠卷曲形成囊状物，称为中介体（Mesosome），其功能类似真核细胞的线粒体，故也称拟线粒体。

（3）细胞质（Cytoplasm）：细胞质是细胞膜内无色透明的胶状物，其化学组成主要有水、核酸、蛋白质、脂类及少量的糖类和无机盐。细胞质内含有多种酶系统，是细菌新陈代谢的主要场所。细胞质内含有多种结构，具体如下。

1）核糖体（Ribosome）是细菌合成蛋白质的场所。与真核细胞不同，细菌核糖体的沉降系数为70S，分别由50S和30S两个亚基组成。细菌核糖体是某些抗生素的作用部位，如链霉素能与30S亚基结合，红霉素可与50S亚基结合，干扰细菌蛋白质的合成，最终导致细菌死亡。

2）质粒（Plasmid）是细菌染色体外的遗传物质，为闭合环状的双链DNA分子。质粒带有遗传信息，控制细菌某些特定的遗传性状，如性菌毛、细菌素、毒素和耐药性的产生等。

3）胞质颗粒（Cytoplasm Granules）大多为细菌储存的营养物质，包括多糖、脂类和磷酸盐等。胞质颗粒并非细菌的恒定结构，常常伴随着菌龄、菌种和环境而变化。较为常见的胞质颗粒如异染颗粒，其成分是核糖核酸和多偏磷酸盐，嗜碱性强，用特殊染色法可被染成与菌体其他部位不同的颜色,故可作为细菌鉴别的依据。

(4)核质(Nuclear Material):细菌是原核微生物,不具备完整的细胞核。细菌的遗传物质称为核质或拟核,是由一条双链环状的DNA分子反复回旋卷曲盘绕而成的松散网状结构,无核膜、核仁和有丝分裂器,因其功能与真核细胞的染色体相似,故也习惯性称为细菌的染色体。核质具有与细胞核相同的功能,其能够控制细菌的生命活动,是细菌遗传变异的物质基础。

2. 特殊结构

特殊结构是指某些细菌在一定条件下所特有的结构,具有某些特定的功能。其包括荚膜、鞭毛、菌毛和芽孢。

(1)荚膜(Capsule):某些细菌细胞壁外包绕的一层黏液性物质,由细菌合成并分泌到细胞壁外,厚度>0.2 μm的称为荚膜,而厚度<0.2 μm的称为微荚膜(图2-7)。若黏液性物质疏松地附着于菌体表面,边界不明显且易被洗脱,称为黏液层。多数细菌的荚膜由多糖组成,如肺炎链球菌;少数细菌的荚膜由多肽组成,如炭疽芽孢杆菌。荚膜对碱性染料的亲和力低,普通染色方法不易着色,显微镜下仅见菌体周围有未着色的透明圈,用特殊染色法可将荚膜染成与菌体不同色。

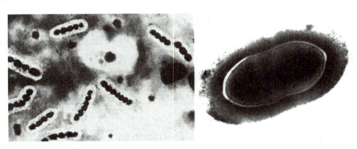

图2-7 细菌的荚膜

荚膜的功能如下。

1)抗吞噬作用:细菌的荚膜因其具有抗吞噬细胞吞噬及消化的作用,可有效抵抗宿主吞噬细胞的吞噬作用,是病原菌的重要毒力因子。

2)黏附作用:荚膜多糖可使细菌彼此间粘连,也可黏附于组织细胞或无生命物体表面,是引起感染的重要因素。

3)抗有害物质的损伤作用:荚膜处于细菌细胞最外层,可有效地保护菌体免受溶酶体、补体、抗体和抗菌物质的损伤作用。

4)抗干燥作用:荚膜中含有大量水分,可帮助细菌抵抗干燥环境,在不良环境中维持菌体代谢。

(2)鞭毛(Flagellum):在某些细菌菌体上附着的具有细长而弯曲的丝状物,称为鞭毛,是细菌的运动器官。鞭毛由鞭毛蛋白组成,具有抗原性。通常,经特殊染色可使其增粗着色后,在光学显微镜下观察。根据鞭毛的数量和位置可分为以下四类(图2-8)。

1)单毛菌:只在菌体一端有一根鞭毛,如霍乱弧菌。

2)双毛菌:菌体两端各有一根鞭毛,如空肠弯曲菌。

3)丛毛菌:菌体一端或两端有一丛菌毛,如铜绿假单胞菌。

4)周毛菌:菌体周身遍布鞭毛,如伤寒沙门菌。

鞭毛的功能如下。

1)鞭毛是细菌的运动器官,鞭毛菌可以在液体环境下迅速运动。其运动有化学趋向性,有助于细菌向营养物质处前进,而逃离有害物质。

2)与细菌致病性相关,如霍乱弧菌、空肠弯曲菌等,可借助鞭毛的运动穿过肠黏膜表面的黏液层,使菌体黏附于黏膜上皮细胞,产生毒性物质导致病变的发生。

3)具有免疫原性,鞭毛的化学成分是蛋白质,具有免疫原性,称为 H 抗原,可用血清学方法对某些细菌进行鉴定与分类。

(3)菌毛(Pilus):在很多革兰阴性菌及少数革兰阳性菌的菌体表面存在着一些比鞭毛更细、更短、更硬的丝状物,称为菌毛。菌毛由结构蛋白菌毛蛋白组成,具有抗原性。菌毛在普通光学显微镜下看不到,必须用电子显微镜观察。根据功能不同,菌毛可分为普通菌毛和性菌毛两类(图 2-9)。

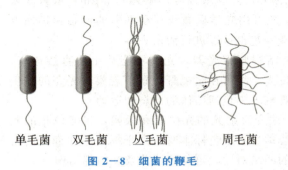

单毛菌　双毛菌　丛毛菌　　周毛菌

图 2-8　细菌的鞭毛

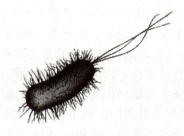

图 2-9　细菌的菌毛

1)普通菌毛(Ordinary Pilus):遍布细菌细胞表面,数目可达数百根。普通菌毛具有定植作用,即黏附易感细胞的能力,细菌可通过菌毛黏附在呼吸道、消化道、泌尿生殖道等黏膜细胞表面,进而侵入黏膜,抵抗肠蠕动及尿液冲洗等的排除作用,有利于细菌在局部造成感染,因此与致病性有关,丧失菌毛,黏附力也随之消失,致病力减弱或消失。

2)性菌毛(Sex Pilus):比普通菌毛长而粗,呈中空管状,数量少,仅有 1~4 根。性菌毛由致育因子即 F 质粒编码,有性菌毛的细菌称为雄性菌或 F^+ 菌,无性菌毛的细菌称为雌性菌或 F^- 菌。

性菌毛具有接合作用,通过性菌毛使细菌互相连接沟通,供体菌可将细菌的耐药性、毒力等通过此种方式传递。

(4)芽孢(Spore):芽孢是某些革兰阳性菌在营养条件缺乏等不利条件下,细胞质脱水浓缩,在菌体内形成一个圆形或椭圆形的小体,是细菌的休眠体,是某些细菌生命过程中形成的一种特殊存在的状态。一个细菌只形成一个芽孢,不同的细菌形成芽孢的大小、形状、位置不同(图 2-10)。芽孢若在适宜的条件,如营养物质、温度、pH 值等适宜时,一个芽孢可以重新发芽生成一个菌体,称为繁殖体。芽孢的功能和意义如下。

1)抵抗力强:芽孢对热、干燥、化学消毒剂和辐射等

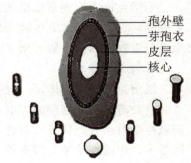

图 2-10　细菌的芽孢

均有强大的抵抗力,可耐 100 ℃ 煮沸数小时,故以是否能杀死芽孢作为衡量消毒灭菌是否彻底的最重要指标。杀灭芽孢最可靠的方法是高压蒸汽灭菌法。

2)细菌的休眠状态:细菌形成芽孢后可在自然环境中保持生命数年甚至数十年,一旦进入机体即可转为繁殖体,引起疾病的发生,如破伤风梭菌芽孢、炭疽杆菌芽孢等。

3)鉴别细菌:根据细菌的芽孢特性,可用于鉴别细菌。

(三)细菌的形态学检查

细菌形态学检查是细菌检验的基本方法之一,它是细菌分类和鉴定的基础,可根据其形态、结构和染色反应性等为进一步鉴定提供参考依据。

1. 显微镜

细菌个体微小,肉眼无法看到,显微镜是观察细菌的基本工具。根据目的不同,实验室内常使用以下几种显微镜。

(1)普通光学显微镜:采用自然光或灯光为光源,其最大分辨率为 0.2 μm,最大放大倍数为 1 000 倍,一般细菌都大于 0.25 μm,故可用光学显微镜观察细菌的形态和排列方式,对于荚膜、鞭毛、芽孢等特殊结构经特殊染色也可以进行清晰观察。

(2)暗视野显微镜:在普通显微镜上安装暗视野聚光器,光线不能从中间直接透入,整个视野呈暗色,而标本片上的细菌能反射发光,故可在暗视野背景下观察到光亮的微生物,如细菌或螺旋体等。暗视野显微镜用于观察不染色活菌体的形态和运动。

(3)相差显微镜:利用相差板光栅作用,改变直射光的光位相和振幅,将光位相的差异转换为光强度差。在相差显微镜下,当光线透过不染色标本时,由于标本不同部位的密度不一致而引起位相的差异并显示出光强度的明暗对比,可见到活菌及其内部结构。

(4)荧光显微镜:用能发出紫外光或蓝紫光的高压汞灯为光源,配有滤光片和能透过紫外线的聚光器。因其波长短,故比普通显微镜的分辨率高。细菌先用荧光素着色,置于荧光显微镜下就可激发荧光,故在暗色背景中即能看到发射荧光的物体。本法适用于对荧光色素染色或与荧光抗体结合的细菌的检测或鉴定。

(5)电子显微镜:以电子流代替可见光,以电磁圈代替放大透镜。因其波长极短,仅为可见光波长的几万分之一,故电子显微镜的放大倍数可达数十万倍,能分辨至 1 nm 的微粒。电子显微镜常用于细菌超微结构和病毒颗粒的观察。当前使用的电子显微镜有两类,即透射电子显微镜和扫描电子显微镜。

2. 不染色标本检查

不染色标本检查是指将细菌直接放在显微镜下观察,常用的方法有压滴法、悬滴法和毛细管法等。细菌未染色时无色透明,在显微镜下主要靠细菌的折光率与周围环境的不同来进行观察。因此一般可用来观察细菌形态、动力及运动情况,操作简单。

3. 染色标本检查

细菌是半透明个体,一般很难直接在显微镜下观察其形态结构,因此必须经染色后才可观察较清楚,在细菌的等电点 pH 为 2~5,在近中性的环境中带负电荷,易与带正电荷的碱性染料结合,使细菌着色,故常用亚甲蓝、碱性复红、结晶紫等碱性染料进行染色,医学上常用的细菌染色法有单染色法、复染色法和特殊染色法三种。

(1)单染色法:单染色法是只用一种染料进行染色的方法,细菌经单染色法处理后,可观察细菌的大小、形态与排列方式,但不能显示细菌的染色特性。

(2)复染色法：复染色法是用两种或两种以上不同染料对细菌标本进行染色的方法。通过复染色法可将细菌染成不同的颜色，除可观察细菌的大小、形态与排列外，还反映出细菌染色特性，具有鉴别细菌种类的价值，因此，复染色法又称为鉴别染色法。常用的有革兰染色法和抗酸染色法。

1) 革兰染色法（Gram Stan）：革兰染色法是丹麦细菌学家革兰（Gram）于1884年创建的，至今仍在广泛应用，其具体步骤：细菌涂片干燥、固定后，加结晶紫初染，然后加碘液复染，此时各种细菌都被染成深紫色。再用95%乙醇脱色，其中有的脱去紫色，有的仍保留紫色。最后加苯酚复红（或沙黄染液）复染，吸干后置显微镜下观察结果，镜下呈紫色的为革兰阳性（G^+）菌，呈红色的为革兰阴性（G^-）菌。

革兰染色的结果与细菌细胞壁的化学组成和结构有关。随着对细菌细胞壁结构的深入研究，现在对革兰染色的原理也有比较满意的解释：革兰阴性菌细胞壁中肽聚糖含量较低，脂类物质含量较高，在染色过程中经过脂溶剂乙醇的处理，细胞壁中的脂类物质被溶解，使革兰阴性菌细胞壁的通透性增加，在染色过程中形成的结晶紫-碘复合物被乙醇抽提出来，细菌被脱色，最后呈复染液的红色。革兰阳性菌因其细胞壁中肽聚糖含量高，形成多层的网状结构，交联度高，脂类物质含量低，在染色过程中经过脂溶剂乙醇的处理，引起细菌细胞壁肽聚糖网状结构中孔径缩小，细胞壁的通透性降低，在染色过程中形成的结晶紫-碘复合物被保留在细胞壁中，从而呈紫色。革兰染色原理归纳如图2—11所示。

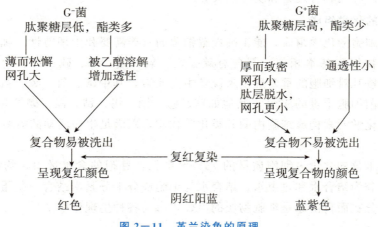

图2—11 革兰染色的原理

革兰染色法的实际意义如下。

①鉴别细菌：通过该染色法可将细菌分为革兰阳性菌和革兰阴性菌两大类，从而有助于鉴别细菌。

②选择治疗用药：革兰阳性菌和革兰阴性菌细胞壁组成上的差异导致其对某些抗生素的敏感性不同，如大多数革兰阳性菌对青霉素、头孢霉素等作用于细菌细胞壁的抗生素敏感，而革兰阴性菌大多对作用于细胞内核糖体的红霉素、链霉素等抗生素敏感，故对指导临床用药有一定的参考价值。

③与致病性有关：革兰染色性的差异，在某种程度上反映出细菌某些生物学性状的差异，如革兰阳性菌大多能分泌产生外毒素，而革兰阴性菌多数具有内毒素，这有助于了解

细菌的致病性。

2)抗酸染色法：抗酸染色法可用于鉴定细菌的抗酸性，根据染色结果可将细菌分为抗酸性细菌和非抗酸性细菌，具体步骤：将细菌涂片经火焰固定后，加苯酚复红溶液加温染色，再使用盐酸乙醇脱色，最后加碱性亚甲蓝复染。凡不被脱色，镜下呈红色的为抗酸性细菌，如结核分枝杆菌、麻风分枝杆菌等；能被脱色，在镜下呈蓝色的为非抗酸性细菌。目前认为这种染色性的差异可能与抗酸性细菌细胞内的分枝菌酸、脂类等成分有关。

(3)特殊染色法：细菌细胞的某些结构如芽孢、荚膜、鞭毛等，用一般染色方法不易染色，必须用相应的特殊染色法才能着色观察。在芽孢染色中，为了增强其通透性，必须处理芽孢壁才能使其着色；在荚膜染色中一般采用负染色法，是通过将背景染色，从而衬托出不能着色的荚膜，在显微镜下可看到呈现透明的荚膜层；在鞭毛染色中，往往是将染料堆积在鞭毛丝上，加粗其直径，便于观察。

二、细菌的生理

细菌的生理是研究细菌的营养、代谢、生长繁殖与生命活动的规律。细菌代谢旺盛，生长繁殖迅速，在代谢过程中可产生多种对医学和工农业生产具有意义的代谢产物。了解细菌的生长繁殖及新陈代谢规律，对于了解病原菌的致病性、细菌的分离培养鉴定、消毒灭菌及发酵生产等均具有理论和实际意义。

(一)细菌的化学组成

研究细菌细胞的化学组成，能正确理解细菌的营养需要和生理特性。细菌细胞的化学组成与其他生物细胞基本相似，都含有碳、氢、氧、氮、磷、硫、钾、钙、镁、铁等元素，这些元素按其对细胞的重要程度来说是主要元素，其中碳、氢、氧、氮、磷、硫这六种元素可占细菌细胞干重的97%，其他如锌、锰、铜、锡、钴、镍、硼等为微量元素，含量极低。这些化学元素构成细胞内的各类化学物质，以满足生命活动的需要。

1. 水分

细菌细胞水分的含量占细胞质量的75%～85%，芽孢的含水量少，约占10%。细菌细胞的水分可分为结合水和自由水。结合水与细胞成分十分紧密结合，是蛋白质等复杂有机物的组成成分；而自由水是细胞物质的溶媒，参与各种生理作用。

2. 固形成分

细菌细胞的固形成分包括有机物(如蛋白质、核酸、糖类、脂类、维生素等)和无机物，占细胞质量的15%～25%。在固形成分中，碳、氢、氧、氮四种元素占90%～97%，其他元素占3%～10%。

(1)蛋白质：占固形成分的50%～80%，含量随菌种、菌龄和培养条件有所不同。蛋白质是组成细菌细胞的基本物质，也是细菌酶的组成成分，与细菌生命活动密切相关。细菌的蛋白质少数为简单蛋白质，如球蛋白、鞭毛蛋白等；多数为复合蛋白，如核蛋白、糖蛋白、脂蛋白等，而以核蛋白含量最多，占蛋白质总量的50%以上。

(2)核酸：细菌细胞同时存在核糖核酸(RNA)和脱氧核糖核酸(DNA)。RNA存在细胞质中，除少量以游离状态存在外，大多与蛋白质组成核蛋白体，约占细胞干重的10%；DNA存在于染色体和质粒中，约占细胞干重的3%。核酸与细菌的遗传和蛋白质的合成有密切关系。

(3) 糖类：占固形成分的 10%～30%，其中有 2.6%～8% 是核糖，构成核糖核酸。细菌表面的糖类主要是荚膜多糖、肽聚糖、脂多糖等。细胞内常有游离的糖原和淀粉颗粒，前者是作为内源性碳源和能源，后者为可被利用的贮藏性多糖。

(4) 脂类：细菌细胞中脂类含量为 1%～7%，但结核分枝杆菌高达 40%，脂类包括脂肪、磷脂、蜡质和固醇等。脂类或以游离状态存在，或与蛋白质或糖结合。磷脂是构成细胞膜的重要成分，脂蛋白、脂多糖(LPS)是细胞壁的组成成分。

(5) 矿物质元素：又称无机盐。其种类很多，约占固形成分的 10%，以磷为主，其次为钾、钙、硫、钠、氯等，另外，还有铁、铜、锰、硅等微量元素，矿物质元素或参与菌体成分的组成，或以无机盐形式存在，可调节细胞的渗透压及维持酶活性等。

(6) 维生素：细菌细胞中存在的维生素主要是水溶性的 B 族维生素，其含量很低。维生素是构成许多重要辅酶的前体或功能基团，在代谢过程中起到重要的作用。

除上述物质外，细菌体内还含有一些特有的化学物质，如肽聚糖、D 型氨基酸、胞壁酸、二氨基庚二酸(DAP)、2,6-吡啶二羧酸(DPA)、2-酮基-3-脱氧辛酸(KDO)等。细菌的组成成分中除核酸相对稳定外，其他化学成分的含量常因菌种、菌龄的不同及环境条件的改变而有所变化。

(二) 细菌的物理性质

1. 细菌的带电现象

细菌的蛋白质和其他蛋白质相同，都是由许多氨基酸组成的。氨基酸是兼性离子，在溶液中可电离成带阳离子的氨基(NH_3^+)和带阴离子的羧基(COO^-)。在一定 pH 下，它所电离的阳离子和阴离子相等(净电荷为零)，此 pH 即细菌的等电点(pI)，当溶液的 pH 比细菌等电点低时，则氨基酸中羧基电离受抑制，氨基电离，细菌带正电荷；反之，溶液的 pH 比等电点高时，则氨基电离受抑制，羧基电离，细菌则带负电荷。

溶液的 pH 距离细菌等电点越远，细菌所带的电荷就越多，细菌的等电点为 2～5。其中，革兰阳性细菌的等电点较低，为 2～3；革兰阴性细菌的等电点较高，为 4～5。在一般生理条件下(pH 为 7 左右)，因 pH 高于细菌等电点，所以细菌都带负电荷，尤以革兰阳性菌带负电荷更多。细菌的带电现象与细菌的染色反应、凝集反应、抑菌和杀菌作用有密切关系。

2. 比面积

单位体积所具有的表面积称为比面积(表面积/体积)。随着物体的体积缩小，其比面积随之增大，如葡萄球菌直径为 1 μm，每立方厘米的表面积达 6×10^4 cm^2，而一般生物体细胞的直径为 1 cm，每立方厘米表面积为 6 cm^2，前者是后者的 10 000 倍。巨大的比面积有利于细菌与周围环境进行营养物质的吸收、代谢废物的排泄和环境信息的接收，故代谢旺盛、繁殖迅速。但由于比面积大，细菌对外界环境因素的影响也十分敏感。

3. 布朗运动

细菌是一个大胶体粒子，在液体中受分散媒介分子的撞击，产生一种在原地不停的摆动，称为布朗运动。布朗运动和具有鞭毛的细菌所发生的位移运动(真运动)是完全不同的。

4. 细菌的比重和质量

细菌细胞由水分和固形物组成，其比重为 0.7~1.19，细菌的比重与菌体所含物质的种类及多少有关。细菌的质量常以单位体积的细菌群体的干重来表示，即将一定体积中的细菌洗净、离心、干燥后称重。测定细菌单位体积的干重，可以反映细菌在各种环境下生长与代谢活动的关系。

5. 细菌的光学性质

细菌为半透明体，光线不能全部透过菌体。光束通过细菌悬液，将会被散射或吸收而降低其透过量，所以，细菌悬液呈浑浊状态。细菌悬液的透光度或光密度可以反映细菌数量的多少。透光度或光密度可借助光电比色计精确地测出来，从而反映出细菌的繁殖浓度，就能推知细菌在单位体积中繁殖数量与代谢活动之间的关系。这种菌体光密度测定法比测重法简便、精确，广泛应用在科研、生产工作中。

6. 细胞膜的半渗透性

细菌细胞膜与所有生物膜一样都有半渗透性，它可以使水和部分小分子物质透过，但对其他物质的透过则具有选择性。细菌营养物的吸收和代谢产物的排出均与细胞膜的半渗透性有关。

(三) 细菌的生长条件

虽然细菌的种类繁多，所需要的生长繁殖条件不完全一样，但是必须具备以下必要条件。

1. 营养物质

营养物质是构成细菌菌体成分的原料，充足的营养物质为细菌的新陈代谢及生长繁殖提供必要的原料和足够的能量。细菌所需要的营养物质主要有水、碳源、氮源、无机盐和生长因子等。

2. 酸碱度

大多数病原菌的最适 pH 值为 7.2~7.6，在此 pH 值环境中细菌的酶活性最强。但有个别细菌如霍乱弧菌可耐受偏碱环境，在 pH 值为 8.4~9.2 的碱性条件下生长良好，而结核分枝杆菌生长最适 pH 值则为 6.5~6.8。

3. 温度

不同细菌对温度的要求不同，大多数病原菌的最适生长温度为 37 ℃，即人体的体温。

4. 气体

根据细菌对氧气的需求不同可将其分为以下四类。

(1) 专性需氧菌：专性需氧菌是必须在有氧条件下才能生长繁殖的细菌。其具有完善的呼吸酶系统，以分子氧作为受氢体，必须供给氧气才能生长繁殖，如结核分枝杆菌等。

(2) 微需氧菌：微需氧菌在低氧压(5%~6%)下生长最好，氧浓度>10%对细菌有抑制作用，如空肠弯曲菌、幽门螺杆菌等。

(3) 兼性厌氧菌：兼性厌氧菌兼有有氧呼吸和无氧发酵两种功能。在有氧或无氧环境中均能生长繁殖的微生物，但有氧时生长较好。大多数病原菌属于此类。

(4) 专性厌氧菌：专性厌氧菌是缺乏完善的呼吸酶系统，分子氧对其生长不利，只能在无氧条件下才能繁殖的细菌。其在有氧条件反而不能生长，如破伤风梭菌等。

三、细菌的繁殖

当一个细菌生活在合适条件下时,通过其连续的生物合成和平衡生长,细胞体积、质量不断增大,最终导致了繁殖。细菌的繁殖方式主要为裂殖,只有少数种类进行芽殖。

1. 裂殖(Fission)

裂殖是指一个细胞通过分裂而形成两个子细胞的过程。对杆状细胞来说,有横分裂和纵分裂两种方式。前者是指分裂时细胞间形成的隔膜与细胞长轴呈垂直状态;后者则是指呈平行状态。一般细菌均进行横分裂。

(1)二分裂(Binary Fission):典型的二分裂是一种对称的二分裂方式,即一个细胞在其对称中心形成一隔膜,进而分裂成两个形态、大小和构造完全相同的子细胞。绝大多数的细菌都借这种简单的二分裂方式进行无性繁殖,个别细菌如结核杆菌偶有分枝繁殖的方式。在适宜条件下,多数细菌繁殖速度极快,分裂一次需时仅 20~30 min,如大肠埃希菌。少数细菌的分裂速度较慢,如结核分枝杆菌分裂一次需 18~24 h(图 2-12)。在少数细菌中,还存在着不等二分裂(Unequal Binary Fission)的繁殖方式,其结果产生了两个在外形、构造上有明显差别的子细胞,如柄细菌属(Caulobacter)的细菌,通过不等二分裂产生了一个有柄、不运动的子细胞和另一个无柄、有鞭毛、能运动的子细胞。

(2)三分裂(Trinary Fission):三分裂有一属进行厌氧光合作用的绿色硫细菌称为暗网菌属,它能形成松散、不规则、三维构造并由细胞链组成的网状体。其原因是除大部分细胞进行常规的二分裂繁殖外,还有部分细胞进行成对地"一分为三"方式的三分裂,形成一对 Y 形细胞,随后仍进行二分裂,其结果就形成了特殊的网眼状菌丝体(图 2-13)。

彩图:杆菌二分裂过程模式图

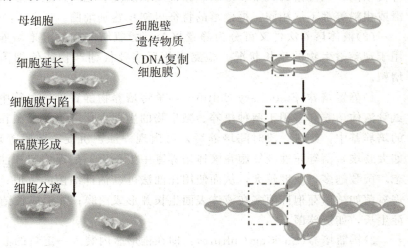

图 2-12 杆菌二分裂过程模式图　　图 2-13 格形暗网菌通过三分裂形成

(3)复分裂(Multiple Fission):复分裂是一种寄生于细菌细胞中具有端生单鞭毛称作蛭弧菌(Bdellovibrio)的小型弧状细菌具有的繁殖方式。当它在宿主细菌体内生长时,会形成不规则的盘的长细胞,然后细胞多处同时发生均等长度的分裂,形成多个弧形子细胞。

2. 芽殖(Budding)

芽殖是指在母细胞表面(尤其在其一端)先形成一个小凸起,待其长大到与母细胞相仿后再相互分离并独立生活的一种繁殖方式。凡以此方式繁殖的细菌，统称芽生细菌（Budding Bacteria），包括芽生杆菌属（*Blastobacter*）、硝化杆菌属（*Nitrobacter*）、生丝微菌属（*Hyphomicrobium*）、生丝单胞菌属（*Hyphomonas*）、红微菌属（*Rhodomicrobium*）和红假单胞菌属（*Rhodopseudomonas*）等10余属细菌。

四、细菌的人工培养

细菌的人工培养是指用人工方法提供细菌生长所需的营养物质及环境条件，使细菌能在短时间内大量繁殖。通过人工培养细菌可以获得大量的菌体及其相应的代谢产物，这不仅能满足感染性疾病的病原学诊断与治疗、流行病学调查和生物制品的制备等，而且对生物制药的生产实践具有重要的指导意义。

1. 细菌的培养方法及其生长现象

将细菌接种在适宜培养基上，于一定条件下培养就能看到细菌的生长。培养方法不同，其生长现象也不同。

（1）固体培养法：常用于微生物分离纯化、保存和计数等。固体培养基可分为平板和斜面两种。在固体培养基表面由单个细菌分裂繁殖所形成的一堆肉眼可见的细菌集团称为菌落（Colony）。多个菌落融合成片，称为菌苔。理论上一个菌落是由一个细菌繁殖而来，是同种的纯菌，故可用作纯种分离。同理，计数平板上生长的全部菌落数可计算出标本中单位体积中活菌总数，常用单位体积中菌落形成单位（Colony Formingunit，cfu/mL）表示。挑取一个菌落，移种到另一培养基中，生长出来的细菌均为纯种，称为纯培养。细菌种类不同，其菌落的大小、形状、黏稠度、湿度、色泽、边缘形状、凸起或扁平、表面光滑或粗糙等都不尽相同。据菌落的特征可初步鉴别细菌。

（2）液体培养法：又可分为静置培养、摇瓶培养和发酵罐培养。常用于观察微生物的生长状况、检测生化反应及代谢产物或使细菌大量增殖。

知识链接：细菌分离纯培养技术的发明

1）静置培养（Staticnary Culture）：是将培养物静置于培养箱中，如试管液体培养。多用于菌种培养、微生物的生理生化试验。细菌在澄清的培养基中，经过一段时间培养后，可出现浑浊、沉淀、菌膜等现象。如大肠埃希菌等兼性厌氧菌在液体培养基中生长后，呈现均匀浑浊的状态，菌数越多，浊度越大，从而使用比浊法可以估计细菌的数值；专性需氧菌如枯草芽孢杆菌多在液体表面生长并形成菌膜；能形成长链的细菌在液体下部呈沉淀生长，如链球菌。

2）摇瓶培养（Shaking Culture）：即在锥形瓶内装入一定量的液体培养基后，经摇床振荡培养，以提高氧的吸收和利用，促进细菌的生长繁殖，获得更多的菌体和代谢产物。在实验室中常采用摇瓶培养法获得足够的菌体和代谢产物。

3）发酵罐培养（Tank Culture）：是进一步放大培养，培养物可达数十升，适用于放大试验或应用于种子制备，此时还需向深层液体中通入无菌空气，故也称其为通气培养（Aeration Culture）。

（3）半固体培养法：将细菌穿刺接种到半固体培养基中，经培养后，无动力的细菌仅沿穿刺线呈清晰的线性生长，周围培养基仍透明澄清；有动力的细菌沿穿刺线扩散生长，可见沿穿刺线呈羽毛状或云雾状,穿刺线模糊不清,从而可判断细菌是否有动力,即有无鞭毛的存在。半固体培养基用于观察细菌的运动能力,也常用于菌种保存。

(4)厌氧培养法:是专门针对厌氧菌的培养方法。用于厌氧菌的培养方法有多种,主要措施有以惰性气体来置换空气,排除环境中游离氧;加入还原剂降低微环境中的氧化还原电位,如液体培养基中可加入巯基乙酸钠、谷胱甘肽等;将细菌接种在一般培养基上,然后采取隔离空气的措施,如在培养基上面用凡士林或石蜡封住,或者将其放入厌氧袋、厌氧罐或厌氧箱中培养。

2. 细菌的生长繁殖规律

将一定数量的细菌接种于适宜的液体培养基中进行培养,研究细菌生长过程的规律,以培养时间为横坐标,培养物中活菌数的对数为纵坐标,绘制出的曲线即细菌的生长曲线(图2—14)。通过生长曲线可以看出,细菌群体的生长繁殖可分为以下四个时期。

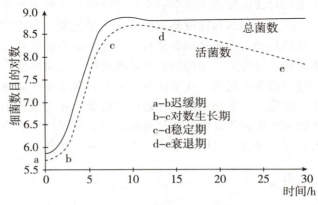

图2—14 细菌的典型生长曲线

(1)延滞期(Lag Phase)。延滞期是细菌进入新环境后的适应时期,此时期细菌不分裂,菌数不增加,但细胞体积变大,细胞内合成代谢活跃,胞内核酸、蛋白质的量均增加。延滞期的出现是由于细菌需要适应新的环境条件,并产生足够量的酶、辅酶及某些必要的中间代谢产物。当这些物质达到一定浓度时,细菌才开始分裂繁殖。一般细菌的延滞期为 $1\sim4$ h,延滞期的长短可以反映细菌的生长繁殖条件是否适宜。影响延滞期长短的因素有菌种、菌龄、接种量及接种前后培养基成分的差异等。

(2)对数生长期(Logarithmic Growth Phase)。对数生长期是细菌分裂繁殖最快的时期,活菌数按几何级数增加,即 $2^0 \rightarrow 2^1 \rightarrow 2^2 \rightarrow 2^3 \rightarrow \cdots \rightarrow 2^n$,在生长曲线图上,活菌数目的对数呈直线上升,活菌数与总菌数非常接近。此期细菌的形态、大小、染色性均典型,群体细胞的化学组成及形态、生理特征比较一致,细菌代谢活跃,生长速率快,对外界环境因素的作用比较敏感。因此,实验室研究细菌生物学性状和做药敏试验,选用对数生长期的细菌为佳(多数细菌经 $8\sim18$ h 的培养)。有些抗菌药物在这一时期作用于细菌的效果较好。

(3)稳定期(Stationary Phase)。营养物质的消耗,有害代谢产物的积累及其他环境条件如 pH、氧化还原电势的改变,导致对数生长期末期细菌生长速率逐渐下降,死亡率渐增,以至细菌繁殖数与细菌死亡数趋于平衡,活菌数保持相对稳定,故称为稳定期。此时期细菌的形态和生理发生改变，如革兰阳性菌可被染成革兰阴性菌，细菌开始积累贮存物质。细菌的芽孢多在此期形成，某些次级代谢产物如外毒素、抗生素等也在此期开始产生。

（4）衰退期（Decline Phase）。稳定期后，生长环境越来越不利于细菌生长，细菌繁殖速度减慢或停止，死菌数逐渐上升，活菌数越来越少，死菌数超过活菌数。此期细菌形态发生显著改变，出现多形态的衰退型或菌体自溶。形成芽孢的细菌，此时期芽孢成熟。此时期死亡的细菌以对数方式增加，但在衰退期后期，部分细菌对不良环境能产生一定的抗性，在一定程度上使死亡速率降低。

细菌对不同营养物质的利用能力是不同的，有的可以直接被利用，如葡萄糖或 NH_4^+ 等；有的需要过一段时间才能被吸收利用，如乳糖或鱼粉等。当培养基中同时含有这两类碳源或氮源时，细菌在生长过程中会出现二次生长现象。

了解细菌的生长曲线对研究细菌生理学和生产实践都有重要的指导意义。例如，为了尽量减少菌数的增加，在无菌制剂和输液的制备中就要把灭菌工序控制在迟缓期，以保证输液质量和减少热原质的污染；在大量培养细菌时，选择适当的菌种、菌龄、培养基及控制培养条件可缩短迟缓期。对数生长期的细菌生长繁殖快，代谢旺盛，利用此期的细菌作为连续发酵的种子，以缩短生产周期。在实验室工作中，多采用此期细菌进行细菌形态结构、生理代谢等方面的研究。稳定期是细菌代谢产物增多，并大量积累的时期。在发酵工业上，为更多地获得细菌产生的代谢物，如氨基酸、抗生素等，可适当补充营养物，延长稳定期。形成芽孢的细菌，芽孢在衰退期成熟，有利于菌种保藏。

五、细菌的群体形态

1. 在液体培养基（内）的群体形态

细菌在液体培养基的生长现象有浑浊生长，大多数细菌为浑浊生长；少数呈链状排列的细菌可沉淀生长，试管底部有沉淀物，培养基澄清或轻度浑浊；专性需氧菌对氧气浓度要求高，在液体培养基中生长时浮在液体表面生长，形成菌膜。

2. 在固体培养基上（内）的群体形态

将单个细菌（或其他微生物）细胞或一小堆同种细胞接种到固体培养基表面（有时为内层），当它占有一定的发展空间并处于适宜的培养条件下时，该细胞就会迅速生长繁殖并形成细胞堆，此即菌落（Colony）。因此，菌落就是在固体培养基上（内）以母细胞为中心的一堆肉眼可见的、有一定形态、构造等特征的子细胞集团。如果菌落是由一个单细胞繁殖而成的，则是一个纯种细胞群或克隆（Clone）。如果把大量分散的纯种细胞密集接种在固体养基的较大表面上，结果长出的大量"菌落"已相互连成一片，这就是菌苔（Bacterial Lawn）。细菌的菌落有自己的特征，一般呈现湿润、较光滑、较透明、较黏稠、易挑取、质地均匀，以及菌落正反面或边缘与中央部位的颜色一致等。其原因是细菌属单细胞生物，一个菌落内无数细胞并没有形态、功能上的分化，细胞间充满着毛细管状态的水等。当然，不同形态生理类型的细菌，在其菌落形态、构造等特征上也有许多明显的反应，例如，无鞭毛、不能运动的细菌尤其是球菌通常都形成较小、较厚、边缘圆整的半球状菌落，长有鞭毛、能运动的细菌一般形成大而平坦、边缘多缺刻、有毛刺（甚至呈树根状）、不规则形态的菌落，有糖被的细菌，会长出大型、透明、蛋清状的菌落，有芽孢的细菌往往长出外观粗糙、干燥、不透明且表面多褶的菌落等。这类在个体(细胞)形态与群体(菌落)形态之间存在明显相关性的现象，对微生物学试验、研究和其他实际工作都有参考价值。

3. 在半固体培养基上(内)的群体形态

半固体培养法通常将培养基灌注在试管中，形成高层直立柱，然后用穿刺接种法接入试验菌种。若用明胶半固体培养基作试验，还可根据明胶柱液化层中呈现的不同形状来判断某细菌有否蛋白酶和某些其他特征；若使用半固体琼脂培养基，则从直立柱表面和穿刺线上细菌群体的生长状态和是否扩散现象来判断该菌的运动能力和其他特性。

六、细菌的分布

细菌广泛分布于自然界与正常人体，与外界环境及宿主一起构成相对平衡的生态体系。多数细菌对人类是无害的或是人类生存必不可少的组成成分，是可开发的生物资源。少数细菌及其他微生物能够引起人类疾病、生物制剂或药品变质或造成环境污染等。细菌的控制就是采取不利于细菌生长繁殖甚至导致死亡的方法来抑制或杀死细菌。因此，学习细菌的分布与控制的基本知识，对建立无菌观念、严格无菌操作、正确消毒灭菌、制备合格的生物药品具有十分重要的意义。

1. 细菌在自然界的分布

细菌在自然界分布广泛，江河、湖泊、海洋、土壤、空气中都有数量不等、种类不同的细菌存在。这些细菌大多数对人类和动植物无害甚至是必需的，但也有一些是危害人类和动物、植物的病原菌。

(1)土壤中的微生物：土壤具备细菌生长繁殖所需的营养、水分、空气、酸碱度、渗透压和温度等条件，有天然培养基的美称。土壤中细菌种类和数量最多，土壤是人类最丰富的"菌种资源库"。土壤中的微生物主要分布于距离地表 10~20 cm 的土层中，表层土壤由于阳光照射和干燥，微生物的数量较少。土壤中的细菌大多为非致病菌，它们在自然界的物质循环中起重要的作用，如固氮菌能固定大气中游离氮气。但其中也有来自正常人、动物及传染病患者排泄物和动植物尸体进入土壤的病原菌，多数病原菌在土壤中很容易死亡，但是有芽孢的细菌如炭疽芽孢杆菌、破伤风芽孢梭菌、肉毒芽孢梭菌等可在土壤中存活几年甚至几十年。据有关资料统计，产气荚膜梭菌的芽孢在土壤中的检出率可达100%，破伤风梭菌芽孢的检出率为27%。这些细菌可直接或间接地进入人体，引起肠道、呼吸道的传染病和创伤感染。由于带有土壤中的细菌和其他微生物，植物药材尤其是根茎类药材，采集后若未及时晒干和妥善处理，常可因微生物的繁殖、发酵而引起药材的霉变，丧失药用价值。

(2)水中的微生物：水中含有不同数量的有机物和无机物，具备细菌繁殖的基本条件。因此，自然水域成为细菌栖息的第二天然场所。水中细菌的种类与数量因水源不同而异，一般来说，地面水多于地下水，静止水多于流动水，沿岸水多于中流水。水中有天然生存的细菌群，也有来自土壤、垃圾、污染物、人畜排泄物等的细菌，如伤寒沙门菌、痢疾志贺菌、霍乱弧菌等肠道致病菌常通过人和动物粪便及其他排泄物进入水中，从而引起消化道传染病。故水源的检查和管理在卫生学上十分重要。直接检查水中的病原菌比较困难，其原因是病原菌在水中数量少、分散、易死亡，故不易检出，一般采用测定细菌总数和检查大肠菌群数,作为水被粪便污染的指标,从而间接推测其他病原菌的存在概率。大肠埃希菌是指一群在 37 ℃、24 h 能发酵乳糖,产酸、产气、需氧或兼性厌氧的革兰阴性菌。该菌群主要来源于人畜粪便,大肠菌群数越多,表示粪便污染程度越严重,间接表明可能有肠道致病菌污染。我国卫生标准是每毫升饮水中细菌总数不可超过 100 个,每 1 000 mL 饮水中大肠菌群数不能超过 3 个。因水中含有细菌,故注射制剂用水也必须是新鲜的蒸馏水,以免污染细菌而产生热原质。制备口服制剂用水也至少应用新鲜的冷却开水,以减少菌数。

(3)空气中的细菌:空气中缺乏细菌所必需的营养物质和水分,又受阳光直射,不是细菌繁殖的适宜场所。空气中细菌数量较少,主要来自土壤尘埃或来自人和动物的呼吸道及口腔排出的飞沫。空气中细菌的数量取决于环境的活动情况和被搅动尘土的量。相对而言,近地面的大气比高空中多,室内空气比室外空气中多,人口密集的公共场所中空气的含菌量就更多。空气中常见的细菌种类主要为需氧性芽孢杆菌、产色素细菌及某些球菌等,是培养基、医药制剂、生物制品及手术室等污染的主要来源。此外,空气中也可能有一些抵抗力较强的病原菌,如结核分枝杆菌、金黄色葡萄球菌、溶血性链球菌、脑膜炎奈瑟菌等,可引起伤口感染和呼吸道传染病。甲型链球菌常作为空气污染的指标。进行微生物学接种、生物制品生产、药物制剂的制备及外科手术等工作,均必须将室内空气消毒或净化,以免物品或药品的污染、变质和手术感染。

(4)极端环境中的微生物:极端环境是指高温或低温、高压、高盐、高酸、高碱等特殊环境。在各种极端环境中,都有细菌及其他微生物分布。根据细菌生长的极端环境,可将其分为嗜热菌、嗜冷菌、嗜压菌、嗜酸菌、嗜碱菌等。如嗜热脂肪芽孢杆菌能在 75 ℃ 条件下生长,嗜冷菌能在 -18 ℃ 的冰箱中生长等。学习和了解极端环境条件下的细菌,不仅为生物进化、细菌分类等提供线索,更重要的是可以利用极端环境条件下的细菌为人类服务。如嗜冷菌细胞产生的低温蛋白酶及嗜碱菌细胞产生的碱性淀粉酶、蛋白酶和脂肪酶等被大量用于新型洗涤剂的开发;嗜酸菌被广泛用于细菌冶金、生物脱硫;嗜热菌细胞内的 DNA 聚合酶已被广泛用于 PCR 技术,还被应用于高温发酵、污水处理等方面。

(5)其他环境中的细菌。

1)原料和包装物中的细菌:天然来源的未经处理的原料常含有各种各样的细菌,如动物来源的明胶、胰脏,植物来源的阿拉伯胶、琼脂和中药材等。事先或制药过程中加以消毒处理,如加热煎煮、过滤、照射、有机溶媒提取、加防腐剂等可得到减少细菌的满意结果。另外,制成糖浆剂造成高渗环境也可防止细菌生长;酊剂、浸膏制剂中加入乙醇也能减少细菌的污染。原料要贮藏在干燥环境中,以降低药材湿度、阻滞细菌的繁殖。包装材料包括包装用的容器、包装纸、运输纸箱等,应按不同要求考虑是否需要消毒和如何处理封装,原则是尽量减少细菌污染。

2)厂房建筑物和制药设备中的细菌:空气、人体、污水中的细菌都可能附着在厂房建筑物和制药设备中,给药品生产带来危害。因此,药品生产部门所有房屋,包括厂房、车间、库房、实验室都必须清洁和整齐,符合 GMP 要求。建筑物的结构和表面应不透水,表面平坦均匀,没有裂缝,便于清洗;设备、管道均应易于拆卸,便于清洁和消毒。

2. 细菌在人体的分布

(1)正常菌群:自然界中广泛地存在着各种微生物,人体与自然界联系密切。因此,在正常条件下，人体的体表及与外界相通的腔道中存在着不同种类和一定数量的细菌及其他微生物。这些菌群通常对人体无害甚至有益，故称正常菌群或正常微生物群。寄居人体各部位的正常菌群见表2-3。正常人体的体液、内脏、肌肉、骨骼及密闭腔道等部位是无菌的。

表2-3 寄居人体各部位的正常菌群

部位	主要菌群
皮肤	葡萄球菌、类白喉棒状杆菌、铜绿假单胞菌、痤疮丙酸杆菌、假丝酵母菌等
口腔	甲型链球菌、丙型链球菌、葡萄球菌、卡他莫拉菌、乳酸杆菌、梭杆菌、拟杆菌、假丝酵母菌、螺旋体、支原体、放线菌等
鼻咽腔	甲型链球菌、丙型链球菌、葡萄球菌、奈瑟菌、类白喉棒状杆菌、肺炎链球菌、拟杆菌、嗜血杆菌、不动杆菌等
肠道	拟杆菌、双歧杆菌、乳酸杆菌、大肠埃希菌、肺炎克雷伯菌、变形杆菌、铜绿假单胞菌、葡萄球菌、粪肠球菌、消化链球菌、韦荣球菌、八叠球菌、产气荚膜梭菌、破伤风梭菌、假丝酵母菌、腺病毒、ECHC病毒等
前尿道	葡萄球菌、类白喉棒状杆菌、非致病性分枝杆菌、假丝酵母菌、乳酸杆菌、大肠埃希菌、不动杆菌、奈瑟菌、支原体等
阴道	乳杆菌、大肠埃希菌、类白喉棒状杆菌、假丝酵母菌等
外耳道	表皮葡萄球菌、类白喉棒状杆菌、铜绿假单胞菌等
眼结膜	葡萄球菌、结膜干燥棒状菌、不动杆菌、奈瑟菌等

一般情况下，正常菌群与人体及菌群中各种微生物之间是相互制约、相互依存的，这种主要通过微生物之间的相互作用所建立的平衡称为微生态平衡(Eubiosis)，它已成为一门新兴学科——微生态学(Microecology)。微生态学除主要研究微生物与微生物、微生物与宿主，以及微生物和宿主与外界环境的相互依存与相互制约的关系外，还研究微观生态平衡、生态失调和生态调整。

(2)正常菌群的生理功能：正常菌群对保持人体生态平衡和内环境的稳定有重要的作用。

1)营养和代谢作用：正常菌群参与物质代谢、营养转化和合成，以及胆汁、胆固醇代谢及激素转化等。有的菌群如肠道中大肠埃希菌能合成维生素B复合物和维生素K，经肠壁吸收后供机体利用。

2)免疫作用：正常菌群可刺激宿主免疫系统的发育成熟，并能促进免疫细胞的分裂，产生抗体和佐剂作用，从而限制了正常菌群本身对宿主的危害性。

3)生物屏障与拮抗：正常菌群能构成一个防止外来细菌入侵的生物屏障。拮抗的机制是夺取营养、产生脂肪酸和细菌素等而使病原菌不能定居与致病。

4)抗衰老与抑癌作用：研究表明，肠道正常菌群中的双歧杆菌有抗衰老作用。此外，双歧杆菌和乳杆菌有抑制肿瘤发生的作用，它们抑癌作用的机制可能与其能降解亚硝酸铵，并能激活巨噬细胞、提高其吞噬能力有关。

(3)菌群失调及菌群失调症:正常菌群与宿主之间的生态平衡是相对的,在特定条件下,这种平衡可被打破而造成菌群失调(Dysbiosis),使原来不致病的正常菌成为条件致病菌而引起疾病。生态失调是宿主、正常菌群与外环境共同适应过程中的一种反常状态,在正常菌群表现为种类、数量和定位的改变,在宿主表现为患病或病理变化。严重菌群失调可使宿主发生一系列临床症状,称为菌群失调症(Dysbacteriosis)。

1)菌群失调的诱因:凡能影响正常菌群的生态平衡者都可能成为菌群失调的诱因,通常由下列情况引起。

①患者免疫功能下降:由于皮肤大面积烧伤、黏膜受损、受凉、过度疲劳、慢性病长期消耗,以及接受大量激素、抗肿瘤药物、放射性治疗等原因,机体免疫力下降。

②不适当的抗菌药物治疗:长期大量使用抗生素,抗菌药物不仅能抑制致病菌,也能作用于正常菌群,使条件致病菌或耐药菌增殖,如金黄色葡萄球菌、革兰阴性杆菌及假丝酵母菌等,其大量繁殖进一步促使菌群失调。

③医疗措施影响及外来菌的侵袭:由于寄居部位改变,如手术、创伤等引起正常菌群移位,大肠埃希菌进入腹腔或泌尿道,可引起腹膜炎、泌尿道感染等。

2)菌群失调的表现:根据其失调程度可分为以下几项。

①一度失调(可逆性失调):菌群失调中最轻的一种,临床没有表现或只有轻微的反应。除去诱因后,不需治疗即可自行恢复。

②二度失调(菌种数量比例失调):是菌群失调中较重的一种,除去诱因后,失调状态仍然存在。在临床上多有慢性病的表现,如慢性肠炎等。

③三度失调(菌群交替症):是菌群失调中危害最大的一种,表现为原来的菌群(敏感菌)大部分被抑制,只有少数菌种(耐药菌)大量繁殖,或外来菌成为优势菌而引起新的感染。多发生在长期使用抗生素、免疫抑制剂、激素、大型手术及严重的糖尿病、恶性肿瘤等中。其中严重者可引起二重感染(Superinfection),即抗菌药物治疗原感染性疾病过程中产生的一种新感染。二重感染的治疗难度大,应避免发生。若发生二重感染,需停止使用原来的药物,重新选择合适的药物进行治疗,同时可以使用有关的微生态制剂,协助调整菌群的类型和数量,加快恢复原有的生态平衡。

3)菌群失调的常见菌类。球菌:金黄色葡萄球菌、粪肠球菌;杆菌:以革兰阴性杆菌为主,如铜绿假单胞菌、大肠埃希菌、变形杆菌、产气肠杆菌、阴沟肠杆菌、流感嗜血杆菌等;厌氧菌:产气荚膜梭菌、类杆菌等;真菌:白念珠菌、曲霉菌、毛霉菌等。

七、细菌的遗传和变异

遗传与变异是所有生物共同的生命特征,细菌也不例外。遗传(Heredity)使细菌的形状保持相对稳定,且代代相传,使其种属得以保存。在一定条件下,若子代与亲代之间及子代与子代之间的生物学形状出现差异则称为变异(Variation)。变异可使细菌产生新变种,变种的新特性也靠遗传得以巩固,并使物种得以发展与进化。

细菌的变异可分为遗传性与非遗传性变异。前者是细菌的基因结构发生了改变,如基因突变或基因转移与重组等,故又称基因型变异;后者是细菌在一定的环境条件影响下产生的变异,其基因结构未改变,称为表型变异。

细菌个体微小,遗传物质较为简单,繁殖速度快且易于培养,因而成为研究遗传和变异较为理想的试验材料，大大促进了分子遗传学的发展，同时，也为生物育种工作提供了坚实的理论基础，促进育种工作从不自觉到自觉、从随机到定向、从低效到高效、从近缘杂交到远缘杂交等方向发展。

(一)细菌的变异现象

1. 形态与结构的变异

细菌的形态、结构常因外界环境条件的改变而发生变异。如鼠疫耶尔森菌在陈旧的培养物或含 30g/L NaCl 培养基上，可从典型的椭圆形小杆菌变为球形、酵母样形、哑铃形等多形态。许多细菌在青霉素、免疫血清、补体和溶菌酶等因素影响下，细胞壁合成受阻，可成为细胞壁缺陷型细菌(细菌 L 型变异)。L 型变异后，细菌就失去原有形状，可呈现多种不规则形态。

细菌的一些特殊结构，如荚膜、芽孢、鞭毛等也可发生变异。致病性肺炎链球菌具有荚膜，在体内多次传代培养荚膜会逐渐消失，致病力随之减弱；有芽孢的炭疽芽孢杆菌在 42 ℃培养 10～20 d 后，可失去形成芽孢的能力，同时毒力也会相应减弱；有鞭毛的普通变形杆菌点种在琼脂平板上，由于鞭毛的动力使细菌在平板上弥散生长，称为迁徙现象，菌落形似薄膜(德语 hauch，意为薄膜)，故称为 H 菌落。若此菌点种在含 1%苯酚的培养基上，细菌失去鞭毛，只能在点种处形成不向外扩展的单个菌落，称为 O 菌落(德语 ohne hauch，意为无薄膜)。通常，将失去鞭毛的变异称为 H-O 变异，此变异是可逆的。

2. 毒力变异

细菌的毒力变异包括毒力的增强和减弱。当无毒的白喉棒状杆菌被 β-棒状菌噬菌体感染后，则获得产生白喉毒素的能力，变成毒株，可引起白喉。有毒菌株长期在人工培养基上传代培养，可使细菌的毒力减弱或消失。如卡尔梅特(Calmtte)和介朗(Guerin)将有毒的牛型结核分枝杆菌在含有胆汁的甘油、马铃薯培养基上经 13 年传 230 代，获得一株毒力减弱但仍保持免疫原性的变异株，即卡介苗(BCG)，用于结核病的预防。

3. 耐药性变异

细菌对某种抗菌药物由敏感变成变异称为耐药性变异。从抗生素广泛应用以来，耐药菌株不断增加，如金黄色葡萄球菌耐青霉素的菌株已从 1946 年的 14％上升至目前 80％以上，耐甲氧西林的金黄色葡萄球菌(Methicillin Resistant Staphylococcus Aureus，MRSA)也逐年上升。有些细菌还表现为同时耐受多种抗菌药物，即多重耐药性(Multiple Resistance)，甚至有的细菌从耐药菌株变异成赖药菌株，如痢疾志贺菌依赖链霉素株，离开链霉素则不能生长。细菌的耐药性变异给临床治疗带来很大的麻烦，并成为当今医学上的重要问题。为了减少耐药菌株的出现，用药前应尽量先做药敏试验，并根据药敏试验的结果选择敏感药物，避免盲目使用抗生素。

4. 菌落变异

细菌的菌落主要有光滑(Smooth，S)型和粗糙(Rough，R)型两种。一般从人体内新分离的细菌菌落表面光滑、湿润、边缘整齐(S 型)；经人工培养多次传代后，菌落表面粗糙、干燥且有皱纹及代谢酶活性及毒力等的改变。

一般地，S 型菌的致病性强。但也有少数细菌是 R 型菌的致病性强，如结核分枝杆菌、炭疽芽孢杆菌和鼠疫耶尔森菌等。这对从标本中如何挑选菌落分离致病菌具有实际意义。

(二)细菌遗传变异的物质基础

细菌的遗传物质是 DNA。DNA 靠其构成的特定基因来传递遗传信息。细菌的基因组是指细菌染色体和染色体以外的遗传物质所携带基因的总称。染色体外的遗传物质是指质粒和转位因子等。

1. 细菌染色体

细菌染色体是一条环状双螺旋 DNA 长链,不含组蛋白,高度缠绕成较致密的丝团状,裸露在胞质中,无核膜包围。

2. 质粒

质粒(Plasmid)是存在于细菌细胞质中的染色体以外的遗传物质,是环状、闭合的双链 DNA 分子。质粒有大质粒和小质粒两类。大质粒可含几百个基因,为染色体的 1%~10%;小质粒仅含 20~30 个基因,约为染色体的 0.5%。质粒基因可编码很多重要的生物学性状,具体如下。

(1)致育质粒或 F 质粒(Fertility Plasmid):编码性菌毛,介导细菌之间结合,带有 F 质粒的细菌能长出性菌毛,称为雄性菌或 F^+;反之则为雌性菌或 F^-。

(2)耐药性质粒:编码细菌对抗菌药物的耐药性,可以通过细菌间的结合进行传递,称结合性耐药质粒,又称 R 质粒(Resistance Plasmid)。

(3)毒力质粒:即 Vi 质粒(Virulence Plasmid),编码与该菌致病性有关的毒力因子。

(4)细菌素质粒:编码各种细菌产生细菌素,如 Col 质粒编码大肠埃希菌产生大肠菌素。

(5)代谢质粒:编码产生相关的代谢酶,如沙门菌发酵乳糖的能力通常是由该类质粒决定的。另外,又发现了编码产生脲酶及枸橼酸盐利用酶的若干种质粒。

质粒具有一些共同的特征,具体如下。

(1)具有独立自我复制的功能。

(2)质粒 DNA 所编码的基因因产物赋予细菌某些性状特征,如致育性、耐药性、致病性、某些生化特性等。

(3)可自行丢失或消除:质粒并非细菌生命活动不可缺少的遗传物质,可自行丢失或经紫外线等理化因素处理后消除,随着质粒的丢失与消除,质粒所赋予细菌的性状也随之消失,但细菌仍然可以正常存活。

(4)具有转移性:质粒可通过接合、转化或转导等方式在细菌细胞间进行转移。

(5)分为相容性与不相容性两种。在极少数情况下,几种不同的质粒可以同时共存于一个细菌细胞内的现象,称为相容性;但大多数质粒则是不能相容的,即一种细菌细胞中只能允许一种质粒存在。

3. 转位因子

转位因子(Transposable Element)是细菌基因组中能改变自身位置的独特 DNA 片段。转位因子通过位置移动可以改变遗传物质的核苷酸序列,产生插入突变、基因重排或插入点附近基因表达的改变,可作为遗传学和基因工程的重要工具。

(三)细菌遗传变异的实际意义

1. 在医药工业生产中的应用

学习细菌遗传变异理论,对医药工业生产的菌种选育、复壮及保藏均有重要的指导意义。

(1)在菌种选育中的应用:优良菌种对于发酵生产至关重要。在生产实践中,通过自然选育、诱变育种、杂交育种及通过基因工程对原有菌种进行基因改造,可获得优良菌种。

(2)在菌种复壮中的应用:菌种衰退是潜在的危险。只有掌握菌种衰退的某些规律,采取相应的措施,才能尽量减少菌种的衰退或使已衰退的菌种复壮。

细菌的变异机制

1)菌种衰退及其预防:菌种衰退是指菌种在进行传代或保藏后,某些生物学性状发生改变或生理特性逐渐减退甚至完全丧失的现象。菌种衰退是发生在群体细胞中的一个从量变到质变逐步演变的过程。导致这一现象的原因除基因突变外,连续传代是加速菌种衰退的重要原因,传代次数越多,发生基因突变的概率越高,群体中个别衰退细胞的数量增加并占优势,致使群体表型出现衰退。此外,不适宜的培养和保藏条件也能诱发并促进衰退细胞的繁殖,造成菌种衰退。预防菌种衰退的措施主要有控制传代次数;创造良好的培养条件,避免使用陈旧的培养基,减少有害物质所导致的菌种衰退;利用不易衰退的细胞传代;采用更有效的菌种保藏方法。

2)菌种复壮:狭义的菌种复壮仅是一种消极的措施,菌种已发生衰退后,再通过纯种分离和性能测定等方法,从衰退的群体中找出少数尚未衰退的个体,以达到恢复该菌种原有典型性状;而广义的菌种复壮则应是一项积极的措施,即在菌种的生产性能尚未衰退时,经常有意识地进行纯种分离和有关性能的测定工作,使菌种的生产性能逐步提高。这也是目前工业生产中应积极提倡的措施。其方法包括以下几种。

①纯种分离法:可把退化菌种的细胞群体中一部分仍保持原有典型性状的单细胞分离出来,经过扩大培养,可恢复原菌株的典型性状。

②宿主体内复壮法:对于寄生性微生物的衰退菌株,可通过接种至相应昆虫或动物、植物宿主体内,以提高菌株的毒力。

③淘汰法:将衰退的菌种进行一定的处理(如高温、低温、药物等),可起到淘汰已衰退个体而达到复壮的目的。

(3)在菌种保藏中的应用:菌种是极其重要的生物资源,菌种的妥善保藏是一项重要工作。许多国家设有菌种保藏机构,任务是广泛收集并妥善保藏生产和实验室的菌种、菌株,以便于研究、交流和使用。菌种保藏是依据菌种的生理、生化特性,人工创造条件使菌体的代谢活动处于休眠状态。保藏时,一般利用菌种的休眠体(孢子、芽孢等),创造最有利于休眠状态的环境条件,如干燥、低温、缺氧、避光、缺乏营养等,以降低菌种的代谢活动,减少菌种变异,达到长期保存的目的。一个好的菌种保藏方法应能保持原种的优良性状和较高的存活率,同时,还须考虑方法本身的经济、简便。

常用的菌种保藏方法有以下几种。

1)传代培养保藏法:包括斜面培养、穿刺培养、庖肉培养基培养等(后者作保藏厌氧细菌用),培养后于4~6 ℃冰箱内保存,保藏期为1~3个月。

2)液状石蜡覆盖保藏法:是传代培养的变相方法,能够适当延长保藏时间。它是在斜面培养物和穿刺培养物上面覆盖灭菌的液状石蜡。一方面可防止因培养基水分蒸发而引起菌种死亡;另一方面可阻止氧气进入,以减弱代谢作用,保藏期为1~2年。

3)载体保藏法:是将微生物吸附在适当的载体,如土壤、沙子、硅胶、滤纸上,而后进行干燥的保藏法,如沙土保藏法和滤纸保藏法的应用就相当广泛,保藏期为1~2年。

4)冷冻真空干燥保藏法:是先使微生物在极低温度(-70 ℃左右)下快速冷冻以保持细胞结构的完整,然后在减压下利用升华现象除去水分(真空干燥)的保藏方法,保藏期为5~10年。

5)液氮超低温保藏法:液氮的温度可达到-196 ℃,远低于微生物新陈代谢的最低温度(-130 ℃),所以,此时菌种的代谢活动已停止,故可长期保藏菌种,保藏期为15年以上。

在国际上最具代表性的美国菌种保藏中心(American Type Culture Collection,ATCC)近年来仅选择两种最有效的方法保藏所有菌种,即冷冻真空干燥保藏法和液氮超低温保藏法,两者结合可最大限度地减少不必要的传代次数,又不影响随时分发给全球用户,效果甚佳。我国使用的标准质控菌株即来源于此。

2. 在疾病诊断中的应用

在感染性疾病的检验过程中,一些变异菌株在形态结构、培养特性、生化特性、抗原性及毒力等方面常表现出不典型性,给细菌鉴定工作带来困难。如某些使用过青霉素等抗生素的患者,体内细菌可出现L型变异,用常规方法分离培养为阴性,必须采用含血清的高渗培养基才能培养出L型细菌;从患者体内新分离的伤寒沙门菌中,10%的菌株不产生鞭毛、检查时无动力等。故在临床细菌学检查中不仅要熟悉细菌的典型特性,还要掌握各种病原菌的变异现象和规律,才能对细菌性感染疾病作出正确诊断。

知识链接:国内外重要的菌种保藏机构

3. 在疾病治疗中的应用

随着抗菌药物的广泛应用,耐药菌株日益增多,细菌的耐药性变异已成为临床治疗感染性疾病面临的重要问题。为提高抗菌药物的疗效,防止耐药菌株的扩散,在使用抗生素治疗感染性疾病时,应据药物敏感试验有针对性地选择药物;对需长期用药的慢性疾病如结核,应合理地联合用药,因细菌对两种药物同时产生抗药性突变的概率比单一药物小得多。此外,对已有的耐药菌株,可用遗传变异的理论阐明其耐药机制,有助于研发新型抗耐药菌药物。

4. 在疾病预防中的应用

利用细菌毒力变异的原理,制备以减弱毒力保留原有免疫原性的减毒或无毒疫苗,已成功地用于某些传染病的预防,如卡介苗、炭疽菌苗等均是用相应病原菌的减毒变异株制备而成的。

5. 在基因工程中的应用

基因工程是据遗传变异中细菌基因可通过转移和重组等方式而获得新性状的原理,从供体细胞DNA上剪切所需要的目的基因,将其结合到载体(质粒或噬菌体)上,并将此重组的DNA基因转至受体菌内表达的一种生物工程技术。将这种经基因工程改造后的"工程菌"进行发酵,可获得大量目的菌基因的产物,开辟了新制药途径。通过基因工程已能使工程菌大量生产胰岛素、干扰素、生长激素、白细胞介素等细胞因子和人重组乙肝疫苗等生物制品。

6. 在测定致癌物质中的应用

一般认为，肿瘤的发生是由于细胞内遗传物质发生改变所致。因此，凡能诱导细菌发生突变的物质都可能是致癌物质。Ames试验就是根据能导致细菌基因突变的物质均为可疑致癌物的原理设计的。

八、细菌对药物的敏感性

不同细菌对药物的敏感性不同，同一细菌的不同菌株，对各种抗菌药物的敏感性也有差别。在应用抗菌药物治疗过程中，细菌对药物的敏感性也会发生变化。近年来，随着抗菌药物的广泛应用，更因广谱和超广谱抗菌药物的滥用，造成耐药菌株迅速增加，给临床治疗带来困难。因此，必须进行细菌对抗菌药物的实验室检测，即细菌对药物的敏感性试验，从而及时准确地监测细菌对药物的敏感性和耐药性改变。

(一) 概念

抗菌药物敏感试验简称药敏试验，是指在体外测定药物抑制或杀死细菌能力的试验，即检测细菌对抗菌药物的敏感性。

(1) 敏感(Susceptible, S)：敏感表示被检菌可被常规剂量在体内达到的浓度所抑制或杀灭。

(2) 耐药(Resistant, R)：耐药是指被检菌不能被常规剂量待测药物在体内达到的浓度所抑制。

课堂互动

(3) 中介(Intermediate, I)：中介是指抗菌药物在生理浓集的部位具有临床效果，意味着被检菌可被待测药物大剂量给药而达到的浓度所抑制。中介只能表示抑菌环直径介于敏感和耐药之间的"缓冲域"，是防止由微小技术因素失控所导致结果解释错误而设置，意义不明确，如果没有其他可替代的药物，应重复做药敏试验，或以稀释法测定最小抑菌浓度(MIC)。

(4) 最低抑菌浓度(Minimal Inhibitory Concentration, MIC)：最低抑菌浓度是指抗菌药物能抑制被检菌生长的最低浓度。对同一菌株而言，药物的MIC值越小，其抗菌力就越强，细菌对这种药物就越敏感。

(5) 最低杀菌浓度(Minimal Bactericidal Concentration, MBC)：最低杀菌浓度是指抗菌药物完全杀灭细菌所需用的最低浓度。

(二) 药敏试验的意义

1. 筛选药物

对抗菌药物的临床效果进行预测，指导临床抗菌药物的应用，避免抗菌药物使用不当造成许多不良后果。

2. 耐药监控

药敏试验为耐药菌株监测、控制耐药性等提供了试验依据。

3. 评价新药

根据药敏试验的不同方法和结果，可用于评估新抗菌药物的抗菌谱(指能抑制细菌种类的范围)及抗菌活性，指导药品的研制和生产。

4. 鉴定细菌

利用细菌耐药谱的分析进行某些菌种的鉴定。

(三)抗菌药物的选择原则

目前,临床实验室多根据临床实验室标准化研究所(Clinical and Laboratory Standards Institute,CLSI)提出的抗菌药物分组建议,对待测菌进行药敏试验的药物选择,一般分A、B、C和U组。A组药物为首选试验和报告的药物,是针对不同种类病原菌的最佳选择;B组药物为首选试验选择性报告的药物,多在被检菌对A组同类药物过敏、耐药或无效的病例或多部位、多细菌感染的情况下使用;C组是替代或补充试验,多在A、B组的药物过敏或耐药时选用;U组药物只用于泌尿系统感染抗菌药物。表2-4列举了一些常见细菌常规药敏试验时首选的药物。

表2-4 常见细菌常规药敏试验的药物选择(CLSI)

分组	肠杆菌科	铜绿假单胞菌	葡萄球菌属	肠球菌属
A组	氨苄西林、头孢唑林、头孢噻吩、庆大霉素、妥布霉素	头孢他啶、庆大霉素、美洛西林或替卡西林、哌拉西林	苯唑西林(头孢西丁纸片)、青霉素	青霉素、氨苄西林
B组	阿米卡星、阿莫西林/克拉维酸或氨苄西林/舒巴坦、哌拉西林/他唑巴坦、替卡西林/克拉维酸、头孢呋辛、头孢吡肟、头孢替坦、头孢西丁、头孢噻肟或头孢曲松、环丙沙星、左氧氟沙星、亚胺培南或美罗培南或哌拉西林、甲氧苄啶/磺胺异噁唑	阿米卡星、氨曲南、头孢吡肟、环丙沙星、左氧氟沙星、亚胺培南或美罗培南、哌拉西林/他唑巴坦、替卡西林	达托霉素、利奈唑胺、泰利霉素、多西环素、万古霉素、利福平	达托霉素、利奈唑胺、奎奴普汀/达福普汀万古霉素
C组	氨曲南、头孢他啶、氯霉素、四环素		氯霉素、环丙沙星或左氧氟沙星或氧氟沙星、莫西沙星、庆大霉素、利福平、四环素、奎奴普汀/达福普汀	庆大霉素(只用于筛选高水平耐药株)、链霉素(只用于筛选高水平耐药株)、利福平
U组	洛美沙星或氧氟沙星、诺氟沙星、呋喃妥因、甲氧苄啶/磺胺异噁唑	洛美沙星或氧氟沙星、诺氟沙星	洛美沙星、诺氟沙星、呋喃妥因、磺胺异噁唑、甲氧苄啶	环丙沙星、左氧氟沙星、诺氟沙星、呋喃妥因、四环素

药物的体外抑菌试验

药物的体外杀菌试验

药敏试验的影响因素

九、常见病原性细菌

(一) 金黄色葡萄球菌

金黄色葡萄球菌(S. aureus)是葡萄球菌属中致病力最强的一种,因其能产生金黄色色素而得名。广泛存在于自然界,而且人体的皮肤、毛囊及鼻咽部也有存在,常污染药物和食品。《中华人民共和国药典》中规定外用药品和一般眼科制剂均不得检出金黄色葡萄球菌。

1. 生物学性状

(1) 形态与染色:革兰阳性球菌,葡萄串状排列(图 2—15)。

(2) 特性培养:需氧或兼性厌氧,对营养要求不高,在普通培养基上生长良好,最适生长温度为 37 ℃,最适 pH 值为 7.4。耐盐性强,在含 10%~15% NaCl 的培养基中能生长。在普通琼脂平板上形成圆形、凸起、表面光滑湿润、边缘整齐,不透明的金黄色菌落;在血琼脂平板上可形成完全透明溶血环(β溶血);在高盐甘露醇平板上呈淡橙黄色菌落;高盐卵黄平板上其菌落周围形成白色沉淀环。

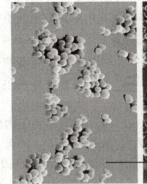
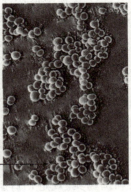

图 2—15 葡萄球菌(革兰染色阳性)

(3) 生化反应:能分解甘露醇产酸产气,血浆凝固酶试验阳性。

(4) 抵抗力:在无芽孢细菌中抵抗力最强,易发生耐药性变异。据统计,近年来金黄色葡萄球菌对青霉素的抗药菌株已高达 90% 以上,尤其是耐甲氧西林的葡萄球菌(MRSA)已成为医院感染的最常见细菌,给临床治疗带来一定困难。

2. 致病性

(1) 主要致病物质:金黄色葡萄球菌产生多种毒素与侵袭性酶,故毒力强。

1) 侵袭性酶:主要是血浆凝固酶,它是一种能使含有枸橼酸钠或肝素抗凝剂的人或兔血浆发生凝固的酶类物质,多数致病菌株能产生此酶,常作为鉴别葡萄球菌有无致病性的重要指标。凝固酶能使血液或血浆中的纤维蛋白原变成纤维蛋白沉积于菌体表面,阻碍体内吞噬细胞对葡萄球菌的吞噬,也能保护病菌免受血清中杀菌物质的作用,有利于病原菌在机体内繁殖。

2) 毒素。

①肠毒素(Enterotoxin):某些菌株可产生引起急性胃肠炎的肠毒素,是一种可溶性蛋白质,耐热,经 100 ℃煮沸 30 min 仍保存部分活性,也不受胰蛋白酶的影响,故误食肠毒素污染的食物后,肠毒素到达中枢神经系统,能刺激呕吐中枢,引起以呕吐为主要症状的食物中毒。

②溶血素(Staphyolysin):该毒素对白细胞、血小板等均有损伤作用,能使局部小血管收缩,导致局部缺血性坏死,并能引起平滑肌痉挛。

α溶血素具有良好的抗原性，经甲醛处理可制成类毒素。

③杀白细胞素(Leukocidin)：此毒素可攻击中性粒细胞和巨噬细胞，抵抗宿主细胞的吞噬作用。

(2)所致疾病。

1)侵袭性疾病：主要引起化脓性炎症。葡萄球菌可通过多种途径侵袭机体，导致皮肤或器官的多种化脓性感染甚至败血症。皮肤软组织化脓性感染主要有疖、痈、毛囊炎、脓痤疮、睑腺炎、蜂窝织炎、伤口化脓等；内脏器官感染如气管炎、肺炎、脓胸、中耳炎等；全身化脓性感染如败血症、脓毒血症等。

2)毒素性疾病。

①食物中毒：进食含肠毒素的食物后1~6 h即可出现食物中毒症状，如恶心、呕吐、腹痛、腹泻等，体温一般不升高，大多数患者于数小时至1日内恢复，预后良好。

②假膜性肠炎：是一种菌群失调性肠炎。人群中约有少量金黄色葡萄球菌寄居于肠道，当肠道中正常菌群如脆弱类杆菌、大肠埃希菌等优势菌因抗菌药物的应用而被抑制或杀灭后，耐药的金黄色葡萄球菌就乘机繁殖而产生肠毒素，引起以腹泻为主的临床症状。

(二)大肠埃希菌

大肠埃希菌($E.coli$)为人和动物肠道内的正常菌群，随粪便排出体外。该菌可直接或间接污染药品及药品生产的各个环节，因此，被列为重要的卫生指标菌，是口服药品的常规必检项目之一。药品中若检出大肠埃希菌，表明该样品已受到粪便污染。《中华人民共和国药典》规定，口服药品不得检出大肠埃希菌。此外，大肠埃希菌还是分子生物学研究中最常用的试验材料。

1. 生物学性状

(1)形态与染色：大肠埃希菌为中等大小的革兰阴性杆菌，无芽孢，有周鞭毛(图2-16)。

(2)培养特性：在肠道选择性培养基上，大肠埃希菌因分解乳糖形成有色菌落。如在伊红亚甲蓝(EMB)平板上，菌落呈紫黑色并具有金属光泽；在麦康凯(MAC)平板上，菌落呈粉红色。

(3)生化反应：生化反应活跃，发酵乳糖产酸、产气。IMViC试验为++--。

(4)抵抗力：该菌对热的抵抗力较其他肠道杆菌强，在自然界水中可存活数周至数月。胆盐等对大肠埃希菌有选择性抑制作用。

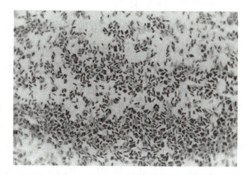

图2-16 大肠埃希菌(革兰染色阴性)

2. 致病性

(1)主要致病物质：包括黏附结构(如普通菌毛)及肠毒素。肠毒素有不耐热肠毒素(LT)和耐热肠毒素(ST)两种，均可使肠道细胞中cAMP水平升高，引起肠液大量分泌而导致腹泻。

(2)所致疾病。

1)肠道外感染：多为内源性感染，主要因寄居部位发生改变，细菌

彩图：**大肠埃希菌**
(革兰染色阴性)

从肠道内转移到肠道外的组织或器官而引起的化脓性感染。以泌尿系统感染最多见，也可引起烧伤感染、胆囊炎、菌血症等。

2）肠道感染：大肠埃希菌的某些血清型菌株具有致病性，称为致病性大肠埃希菌，能引起肠道感染，如轻微腹泻或霍乱样严重腹泻，个别菌株可引起致死性并发症，致病性大肠埃希菌包括肠侵袭型大肠埃希菌(EIEC)、肠致病型大肠埃希菌(EPEC)、肠出血型大肠埃希菌(EHEC)、肠产毒型大肠埃希菌(ETEC)和肠集聚型大肠埃希菌(EAggEC)5种。

3. 卫生细菌学检查

大肠埃希菌不断随粪便排出体外，污染周围环境、水源和饮食等。如取样检查时，样品中大肠埃希菌数量越多，表明样品被粪便污染的程度越严重，也表明样品中存在肠道致病菌的可能性越大。故应对饮水、食品、药品等进行卫生细菌学检查。大肠埃希菌已被许多国家药典列为规定控制菌之一。卫生细菌学检查常用细菌总数和大肠菌群数两项指标，细菌总数是检测每毫升或每克样品中所含的细菌数，采用倾注培养计算。我国规定的卫生标准是每毫升饮用水中细菌总数不得超过100个。大肠菌群数又称大肠菌群指数，是指每1 000 mL水中大肠菌群的数目，采用乳糖发酵法检测。我国的卫生标准是每1 000 mL饮用水中不得超过3个大肠菌群；瓶装汽水、果汁等大肠菌群数/100 mL≤5个。

（三）沙门菌属

沙门菌属(*Salmonella*)是一大群寄生于人和动物肠道内的革兰阴性杆菌，其型别繁多，对人致病的有伤寒沙门菌和甲型、肖氏沙门菌，以及希氏沙门菌等，常引起伤寒、副伤寒和食物中毒。沙门菌可通过人、畜、禽的粪便直接或间接污染药品生产的各个环节，特别是以动物脏器为原料的药品，污染概率较高。受到污染的药品可直接影响服用者的安全与健康，还可能通过药品的流通而造成病原菌的传播和疾病的流行。《中华人民共和国药典》规定，口服药品不得检出沙门菌。

1. 生物学性状

(1)形态与染色：革兰阴性短杆菌，无芽孢，多数有周鞭毛。

(2)培养特性：普通培养基生长良好。在SS平板上，因不分解乳糖形成无色透明菌落，产H_2S的菌株菌落中心呈黑色，易与大肠埃希菌菌落区别。

(3)生化反应：分解葡萄糖产酸产气(伤寒沙门菌只产酸不产气)，不分解乳糖和蔗糖。IMViC试验为－＋－＋，赖氨酸和鸟氨酸脱酸酶阳性，不分解尿素，多数细菌H_2S试验阳性。

(4)抗原构造：有菌体抗原和鞭毛抗原，少数细菌具有毒力抗原。含有相同菌体抗原沙门菌归为一组，共42组，与人类疾病有关的沙门菌大多在A～F组。

(5)抵抗力：对理化因素抵抗力不强，但对胆盐等的耐受性较其他肠道菌强，故可用其制备肠道杆菌选择性培养基。

2. 致病性

(1)主要致病物质：沙门菌感染必须经口进入足够量的细菌，并定位于小肠才能导致疾病。

1)侵袭力：沙门菌借菌毛黏附于小肠黏膜上皮细胞表面并侵入上皮细胞下的组织。细菌虽被吞噬细胞吞噬，但不被杀灭，并在其中继续生长繁殖。这可能与Vi抗原的保护作用有关。

2)内毒素:沙门菌产生较强的内毒素,可引起机体发热、白细胞减少,大剂量时可导致中毒症状和休克。此外,内毒素可激活补体系统释放趋化因子,吸引吞噬细胞,引起肠道局部炎症反应。

3)肠毒素:某些沙门菌株如鼠伤寒沙门菌可产生类似肠产毒性大肠埃希菌的肠毒素,导致水样腹泻。

(2)所致疾病。

1)伤寒与副伤寒:又称肠热症,是由伤寒沙门菌和肖氏沙门菌、希氏沙门菌所引起。细菌随污染的食物或饮水进入人体,通过淋巴液到达肠系膜淋巴结大量繁殖后,进入血流引起第一次菌血症,随后细菌随血流进入肝、脾、肾、胆囊等器官并在其中繁殖,再次进入血流造成第二次菌血症,患者持续高热,出现相对缓脉,肝脾大,全身中毒症状显著,皮肤出现玫瑰疹,外周血白细胞明显下降。胆囊中菌通过胆汁进入肠道,一部分随粪便排出体外,另一部分再次侵入肠壁淋巴组织,使已致敏的组织发生超敏反应,导致局部坏死和溃疡,严重的有出血或肠穿孔并发症。肾脏中的病菌可随尿排出。典型病例病程为3~4周。少数患者可成为慢性带菌者。副伤寒症状与伤寒相似,但一般病情较轻,病程较短。

2)急性胃肠炎(食物中毒):为最常见的沙门菌感染,由鼠伤寒沙门菌、猪霍乱沙门菌、肠炎沙门菌等污染引起。主要症状为轻型或暴发型腹泻,伴发热、恶心、呕吐,一般沙门菌胃肠炎多在2~3 d自愈。

3)败血症:多见于儿童和免疫力低下的成人。多由猪霍乱沙门菌、希氏沙门菌、鼠伤寒沙门菌和肠炎沙门菌等引起。表现为高热、寒战、畏食和贫血等,常伴发骨髓炎、胆囊炎等局部感染。

(四)铜绿假单胞菌

铜绿假单胞菌(*Pseudomonas aeruginosa*)俗称绿脓杆菌,因在生长过程中产生水溶性绿色色素,使感染后脓液出现绿色而得名。该菌广泛分布于自然界、空气、土壤、水,以及人和动物的皮肤、肠道和呼吸道,是一种常见的条件致病菌,故可通过生产的各个环节污染药品。因此,《中华人民共和国药典》规定,眼科用制剂和外用药品不得检出铜绿假单胞菌。

1. 生物学性状

(1)形态与染色:革兰阴性短杆菌,菌体一端有1~3根鞭毛,运动活泼。

(2)培养特性:专性需氧菌,最适生长温度为35 ℃,在4 ℃不生长,而在42 ℃能生长是该菌的特点。铜绿假单胞菌在普通培养基上生长良好,菌落大小形态不同,边缘不整齐,扁平湿润,常相互融合,产生带荧光的水溶性绿色色素使培养基呈亮绿色,培养物有特殊的生姜气味。SS平板上因不分解乳糖形成无色透明的小菌落。在十六烷三甲基溴化铵(或明胶十六烷三甲基溴化铵)琼脂平板上,典型的铜绿假单胞菌形成绿色或淡绿色带荧光的菌落。

(3)生化反应:氧化酶试验阳性,分解葡萄糖产酸不产气,不分解乳糖、蔗糖及甘露醇,能液化明胶、还原硝酸盐、分解尿素,可利用枸橼酸盐,不形成吲哚。

(4)抵抗力:较其他细菌强。铜绿假单胞菌有天然抗药菌之称,对青霉素、氯霉素、链霉素、四环素等多种抗生素均有抗药性,给临床治疗造成困难。

2. 致病性

(1)主要致病物质：本菌可产生内毒素、外毒素及胞外酶等致病物质。

(2)所致疾病：铜绿假单胞菌为条件致病菌，正常人体表面、肠道及上呼吸道均有此菌存在，通常不致病。但在一定条件下如机体抵抗力低下、严重感染、患恶性或慢性消耗性疾病时，可引起继发性感染或混合感染。铜绿假单胞菌可通过污染医疗器具及药品而导致医源性感染，应引起人们的重视。若细菌侵入血流可引起败血症，病死率高。此外，铜绿假单胞菌还能产生胶原酶，故一旦眼睛受伤后感染该菌，则使角膜形成溃疡、穿孔而导致患者失明。

(五)破伤风梭菌

破伤风梭菌(*Clostridium tetani*)是破伤风的病原菌，大量存在于土壤及人和动物肠道内，由粪便污染土壤，通过伤口感染引起疾病。该菌的芽孢对热的抵抗力很强，在湿热100 ℃ 1 h、干热150 ℃ 1 h的条件下均能存活，在土壤中可存活数年至数十年。以根茎类植物为原料的药品常受到本菌的污染，外用药特别是用于深部组织的药品若被破伤风梭菌污染，可导致患者发生破伤风。因此，在药品卫生检验中，创伤用药及敷料一律不得检出破伤风梭菌。

1. 生物学性状

(1)形态与染色：破伤风梭菌是革兰阳性细长、较大的杆菌，周身鞭毛，芽孢正圆，直径比菌体大，位于菌体顶端，使细菌如鼓槌状，这是本菌的典型特征。图2—17所示为破伤风梭菌(芽孢染色)。

(2)培养特性：本菌为专性厌氧菌。在疱肉培养基中，细菌在肉汤中生长使肉汤变浑浊，肉渣部分被消化，微变黑，产生甲基硫醇、硫化氢等气体，并伴有腐败臭味。在血平板上培养可形成中心紧密、四周松散似羽毛状的灰白色不规则菌落，菌落周边有明显的溶血环。

(3)生化反应：一般不发酵糖类，能液化明胶，产生硫化氢，形成吲哚，不能还原硝酸盐为亚硝酸盐，对蛋白质有微弱消化作用。

(4)抵抗力：破伤风梭菌繁殖体抵抗力与其他细菌相似，但其芽孢抵抗力强大，在土壤中可存活数十年，能耐煮沸1 h，在5%苯酚中可存活10~15 h。

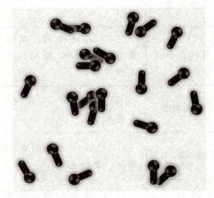

图2—17 破伤风梭菌(芽孢染色)

2. 致病性

(1)主要致病物质：破伤风痉挛毒素。该毒素是一种神经毒素，化学成分为蛋白质，不稳定、不耐热，易被肠道蛋白酶所破坏，故口服不致病。破伤风痉挛毒素对中枢神经细胞和脊髓前角运动神经细胞有高度的亲和力，毒素由末梢神经沿轴索从神经纤维的间隙逆行致脊髓前角，并可上行至脑干，也可通过淋巴液和血液到达中枢神经系统。破伤风痉挛毒素作用于神经细胞，封闭抑制性突触，阻断抑制性传导介质的释放，使肌肉活动的兴奋与抑制功能失调，导致屈肌和伸肌同时发生强烈收缩，骨骼肌呈强直痉挛。

(2)致病条件：伤口的厌氧环境是破伤风梭菌感染的重要条件。窄而深的伤口，伴有泥土、铁锈等异物污染；或大面积烧伤、坏死组织多；局部组织缺血、缺氧或同时有需氧菌或兼性厌氧菌混合感染，均易造成厌氧环境，有利于破伤风梭菌生长繁殖，分泌外毒素而致病。

（3）所致疾病：破伤风梭菌感染伤口后，其芽孢发芽成繁殖体，产生破伤风痉挛毒素引起破伤风。该病潜伏期可从几天到几周，潜伏期的长短与感染部位至中枢神经系统的距离有关。典型的体征是咀嚼肌痉挛所造成的牙关紧闭、苦笑面容，颈项强直、躯干和四肢肌肉痉挛导致角弓反张，最终可因呼吸肌痉挛窒息而死。

点滴积累

其他常见的病原性细菌见表2-5。

表2-5 其他常见的病原性细菌

菌名	形态染色	致病物质	传播途径	所致疾病
乙型溶血性链球菌	G^+，链状排列	致热外毒素、透明质酸酶、溶血毒素等	呼吸道	
肺炎链球菌	G^+，成双排列，菌体呈矛头状，钝端相对，可有荚膜	荚膜	呼吸道	大叶性肺炎
脑膜炎奈瑟菌	G^-，成双排列，菌体呈肾形，凹面相对，有荚膜	菌毛、荚膜、内毒素	呼吸道	流行性脑脊髓膜炎（流脑）
淋病奈瑟菌	G^-，成双排列，菌体呈肾形，凹面相对，有荚膜	菌毛、荚膜、内毒素	主要通过性接触	淋病
痢疾杆菌	G^-，杆菌，无鞭毛，有菌毛	菌毛、内毒素、外毒素	消化道	细菌性痢疾
霍乱弧菌	G^-，菌体呈弧形成逗点状，单鞭毛	菌毛、霍乱肠毒素	消化道	霍乱
幽门螺杆菌	G^-，细长弯曲，呈螺旋状、S形，有鞭毛	鞭毛、黏附素、内毒素等	消化道	慢性胃炎、消化性溃疡、胃癌
布氏杆菌	G^-，短小杆菌，可有荚膜	内毒素、侵袭性酶	接触病兽或食用被该菌污染的食物	布氏杆菌病
百日咳杆菌	G^-，卵圆形，短小杆菌，有荚膜	荚膜、菌毛、外毒素	呼吸道	百日咳
炭疽芽孢杆菌	G^+，大肠杆菌，两端平切，链状排列，有芽孢、荚膜	荚膜、炭疽毒素	呼吸道、皮肤、消化道	皮肤炭疽、肺炭疽、肠炭疽

续表

菌名	形态染色	致病物质	传播途径	所致疾病
产气荚膜梭菌	G^+，粗大杆菌，有芽孢、荚膜	多种外毒素及侵袭性酶、荚膜	创伤感染、食入含肠毒素食物	气性坏疽、食物中毒
肉毒梭菌	G^+，大肠埃希菌，周生鞭毛，有芽孢	肉毒外毒素	消化道（食入带肉毒毒素的食物）	食物中毒
结核分枝杆菌	抗酸杆菌，细长略弯曲	菌体特殊成分	呼吸道、消化道、皮肤黏膜破损等	结核病

第二节 放线菌

微课：放线菌

放线菌(Actinomycetes)是一类主要呈菌丝状生长和以孢子繁殖的陆生性较强的原核微生物。它与细菌十分接近，加上至今已发现的 80 余属（1992 年）放线菌几乎都呈革兰阳性，因此，也可将放线菌定义为一类主要呈丝状生长和以孢子繁殖的革兰阳性菌。

放线菌广泛分布在含水量较低、有机物较丰富和呈微碱性的土壤中。泥土所特有的泥腥味，主要由放线菌产生的土腥味素(Geosmin)所引起。每克土壤中放线菌的孢子数一般可达 10^7 个。放线菌与人类的关系极其密切，绝大多数属有益菌，对人类健康的贡献尤为突出。至今已报道过的近 8 000 种抗生素中，约 80% 是由放线菌产生的，而其中 90% 又是由链霉菌属产生的。常用的抗生素除青霉素和头孢霉素外，绝大多数是放线菌的产物。近年来，筛选到的许多新的生化药物多数是放线菌的次生代谢产物，包括抗癌剂、酶抑制剂、抗寄生虫剂、免疫抑制剂和农用杀虫(杀菌)剂等。放线菌还是许多酶、维生素等的产生菌。弗兰克氏菌属(Frankia)对非豆科植物的共生固氮具有重大的作用。此外，放线菌在甾体转化、石油脱蜡和污水处理中也有重要应用。许多放线菌有极强的分解纤维素、石蜡、角蛋白、琼脂和橡胶等的能力，故它们在环境保护、提高土壤肥力和自然界物质循环中起着重要作用。只有极少数放线菌能引起人和动物、植物病害。

一、放线菌的形态构造

(一) 典型放线菌——链霉菌的形态构造

链霉菌是与人类关系最为密切、分布最广、种类最多并且形态特征最典型的一种放线菌。故应当着重研究它。人们通过载片培养等方法可清楚地观察到链霉菌细胞呈丝状分枝，菌丝直径很细（<1 μm，与细菌相似）。在营养生长阶段菌丝内无横隔，故一般呈多核的单细胞状态。当其孢子落在固体基质表面并发芽后，就不断伸长、分枝并以放射状向基质表面和内层扩展，形成大量色浅、较细的具有吸收营养和排泄代谢废物功能的基内菌丝(Substrate Mycelium，又称基质菌丝、营养菌丝或一级菌丝)，同时在其上又不断向空间方向分化出颜色较深、直径较粗的分枝菌丝，这就是气生菌丝(Aerial Mycelium，或称二

级菌丝)。不久,大部分气生菌丝成熟,分化成孢子丝(Spore-bearing Mycelium),并通过横割分裂方式,产生成串的分生孢子(Conidia,Spore)(图2—18)。链霉菌孢子丝的形态多样,有直形、波曲形、钩状、螺旋状、轮生(一级轮生或二级轮生)等多种(图2—19)。螺旋状的孢子丝较常见,其螺旋的松紧、大小、转向都较稳定。转数在1~20周(多数为5~10周),转向多数为左旋。孢子形态多样,有球、椭圆、杆、圆柱、梭或半月等形状,其颜色十分丰富,且与其表面纹饰相关。孢子表面纹饰在电子显微镜下清晰可见;表面有光滑、槽皱、疣、刺、发或鳞片状,刺又有粗细、大小、长短和疏密之分。一般凡属直或波曲的孢子丝,其孢子表面均呈光滑状,若为螺旋状的孢子丝,则孢子表面会因种而异,有光滑、刺状或毛发状的。

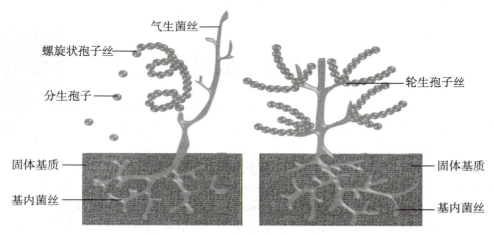

图2—18 链霉菌的形态、构造

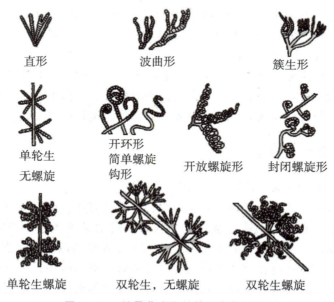

图2—19 链霉菌孢子丝的形态多样性

(二)其他放线菌所特有的形态构造

1. 基内菌丝会断裂成大量杆菌状体的放线菌

以诺卡氏菌属(*Nocardia*)为代表的原始放线菌具有分枝状、发达的营养菌丝,但多数无气生菌丝。当营养菌丝成熟以后,会以横割分裂方式突然产生形状、大小较一致的杆菌状、球菌状或分枝杆菌状的分生孢子。

2. 菌丝顶端形成少量孢子的放线菌

有几属放线菌会在菌丝顶端形成一至数个或较多的孢子,如小单孢菌属(*Micromonospora*)放线菌多数是不形成气生菌丝的,但它会在分枝的基内菌丝顶端产生一个孢子;小双孢菌属(*Microbispora*)和小四孢菌属(*Microtetraspora*)的放线菌都是在基内菌丝上不形成孢子而仅在气生薄丝顶端分别形成2个和4个孢子的放线菌;小多孢菌属(*Micropolyspora*)的放线菌既在气生菌丝又在基内菌丝顶端形成2~10个孢子。

3. 具有孢囊并产生孢囊孢子的放线菌

链孢囊菌属(*Streptosporangium*)的放线菌具有由气生菌丝的孢子丝盘转而成的孢囊,它长在气生菌丝的主丝或侧丝的顶端,内部产生多个孢囊孢子(无鞭毛)。

4. 具有孢囊并产生游动孢子的放线菌

游动放线菌属(*Actinoplanes*)放线菌的气生菌丝不发达,在基内菌丝上形成孢囊,内含许多呈盘曲或直行排列的球形或近球形的孢囊孢子,其上着生一至数根极生或周生鞭毛,可运动(图2-20)。

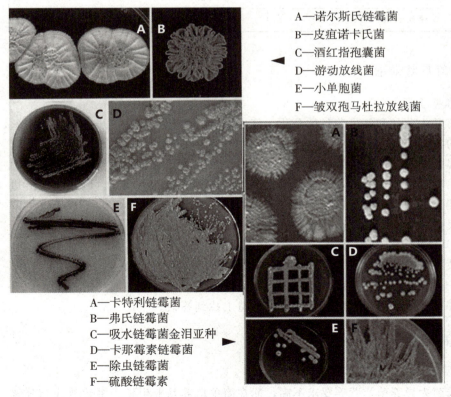

A—诺尔斯氏链霉菌
B—皮疽诺卡氏菌
C—酒红指孢囊菌
D—游动放线菌
E—小单胞菌
F—皱双孢马杜拉放线菌

彩图:几种代表性放线菌菌落形态图

A—卡特利链霉菌
B—弗氏链霉菌
C—吸水链霉菌金泪亚种
D—卡那霉素链霉菌
E—除虫链霉菌
F—硫酸链霉素

图2-20 几种代表性放线菌菌落形态图

二、放线菌的繁殖

在自然条件下，多数放线菌通常是借形成各种孢子进行繁殖的，仅少数种类是以基内菌丝分裂形成孢子状细胞进行繁殖的。放线菌在液体培养基中很少形成孢子，但其各种菌丝片段都有繁殖功能，这一特性对于在实验室进行摇瓶培养和工厂的大型发酵罐中进行深层液体搅拌培养来说，就显得十分重要。通过在电子显微镜下的超薄切片观察，得知放线菌的孢子形成是通过横割分裂方式形成的，并通过以下两种方式进行。

（1）细胞膜内陷，再由外向内逐渐收缩，最后形成一完整的横隔膜，把孢子丝分割成许多分生孢子。

（2）细胞壁和膜同时内陷，再逐渐向内缢缩，最后将孢子丝缢裂成一串分生孢子。各种繁殖方式归纳见表2－6。

表2－6　放线菌各种繁殖方式归纳表

放线菌种类	繁殖方式	培养基类型
链霉菌属（Streptomyces）等大多数放线菌	分生孢子	固体
孢囊链霉菌属（Streptosporangium）	无鞭毛孢囊孢子	固体
游动放线菌属（Actinoplanes）	有鞭毛孢囊孢子	固体
诺卡氏菌属（Nocardia）	基内菌丝断裂	液体
各种放线菌	任何菌丝片段	液体

三、放线菌的群体特征

1. 在固体培养基上

多数放线菌有基内菌丝和气生菌丝的分化，气生菌丝成熟时又会进一步分化成孢子丝并产生成串的干粉状孢子，它们伸展在空间，菌丝间没有毛细管水存积，于是就使放线菌产生与细菌有明显差别的菌落：干燥、不透明、表面呈致密的丝绒状，上有一薄层彩色的"干粉"；菌落和培养基的连接紧密，难以挑取；菌落的正反面颜色不一致，以及在菌落边缘的琼脂平面有变形的现象等。少数原始的放线菌如诺卡氏菌属（Nocardia）等缺乏气生菌丝或气生菌丝不发达，因此，其菌落外形就必然与细菌接近。

2. 在液体培养基上（内）

在实验室对放线菌进行摇瓶培养时，常可见到在液面与瓶壁交界处粘贴着一圈菌苔，培养液清而不浑，其中悬浮着许多珠状菌丝团，一些大块菌丝团则沉在瓶底等现象。产生这些特征的原因都可从放线菌细胞所特有的形态构造上找到答案。

四、放线菌的培养特性

1. 培养条件

绝大多数放线菌为异养菌，营养要求不高，能在简单培养基上生长。多数放线菌分解淀粉的能力较强，故培养基中大多有一定量的淀粉。放线菌对无机盐的要求较高，培养基中常加入多种元素，如钾、钠、硫、磷、镁、铁、锰等。

对放线菌的培养主要采用液体培养和固体培养两种方式。固体培养可以积累大量的孢子；液体培养则可获得大量的菌丝体及代谢产物。在抗生素生产中，一般采用液体培养，除致病类型外，放线菌大多为需氧菌，所以需进行通气搅拌培养，以增加发酵液中的溶氧量。

难点释疑：放线菌与真菌的区别

放线菌最适生长温度为 28～30 ℃，对酸敏感，最适 pH 值为中性偏碱，在 pH 值为 7.2～7.6 的环境中生长良好。放线菌生长缓慢，培养 3～7 d 才能长成典型菌落。

2. 菌落特征

放线菌菌落通常为圆形，类似或略大于细菌的菌落，比真菌菌落小。菌落表面干燥，有皱褶，致密而坚实。当孢子丝成熟时，形成大量孢子堆，铺于菌落表面，使菌落呈现颗粒状、粉状、石灰状或绒毛状，并带有不同颜色。因大量基内菌丝伸入培养基内，故菌落与培养基结合紧密，不易被接种针挑起。放线菌在固体平板培养基上培养后形成的菌落特征可作为菌种鉴别的依据。

3. 繁殖方式及生活周期

放线菌主要通过无性孢子的方式进行繁殖。在液体培养基中，也可通过菌丝断裂的片段形成新的菌丝而大量繁殖，工业发酵生产抗生素时常采用搅拌培养即依此原理进行的。

放线菌主要通过横隔分裂方式形成孢子。现以链霉菌的生活史（图 2—21）为例说明放线菌的生活周期。

(1) 孢子萌发，长出芽管。
(2) 芽管延长，生出分支形成菌丝。
(3) 基内菌丝向培养基外空间生长形成气生菌丝。
(4) 气生生菌丝顶部分化形成孢子丝。
(5) 孢子丝发育形成孢子，如此循环反复。孢子是繁殖器官，一个孢子可长成许多菌丝，再分化形成许多孢子。

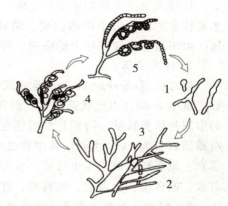

图 2—21 链霉菌的生活史示意
1—孢子萌发；2—基内菌丝（培养基内部）；
3—气生菌丝；4—孢子丝；
5—孢子丝分化为孢子

4. 保藏方法

放线菌是一类在生产上具有重要意义的微生物，因此，在保藏中要避免菌种分类学上鉴别特征的改变，以及工业上要保持抗生素、酶、维生素与其他生理活性物质的产生能力和发酵特性发生变化。常用的几种保藏方法如下。

(1) 定期移植：常用高氏一号琼脂斜面，每隔 3～6 个月移植一次。
(2) 琼脂水法保藏：即在蒸馏水中加入 0.125% 优质琼脂，经 103.4 kPa 30 min 灭菌后，取 5～6 mL 灭菌琼脂水加入待保藏菌的斜面，制成孢子悬液，将此悬液移入带塞小瓶中密封、低温保藏，可保藏 2～3 年。
(3) 液状石蜡冷冻：在 −70～20 ℃ 超冷冰箱中保藏，工业生产用的放线菌如大观霉素产生菌、吉他霉素产生菌，可简便有效地保藏其存活率及生产能力。
(4) 砂土保藏：红霉素、土霉素等保藏 40 年后活性没有变化。

(5)冷冻干燥、液氮等均可用来保藏放线菌。放线菌保藏时应注意，在传代培养时，一定要选择好培养基，放线菌的形态多种多样，其最适培养基也多种多样，但一定要采用能形成孢子的培养基，若无孢子就容易死亡。嗜热菌培养的适宜温度为40～50 ℃。应特别注意，某些放线菌如创新霉素产生菌、孢囊链球菌就适于存放4 ℃冰箱。嗜陈高温放线菌要求高营养培养基。目前较常用的方法为冷冻保藏法、冷冻干燥保藏法及液氮保藏法。要选好保护剂及保护剂的浓度。如二甲亚砜对某些细胞有毒性，应选择合适的浓度，一般为5%～10%。病原性放线菌在传代或复苏过程中要注意感染，操作要特别小心。

五、放线菌的主要用途与危害

放线菌在医药上主要用于生产抗生素。此外，放线菌也用于维生素和酶类的生产、皮革脱毛、污水处理、石油脱蜡、甾体转化等方面。少数寄生的放线菌对人和动物、植物有致病性。

(一)产生抗生素的放线菌

放线菌是抗生素的主要产生菌，除产生抗生素最多的链霉菌属外，其他各属中产生抗生素较多的依次为小单孢菌属、游动放线菌属、诺卡菌属、链孢囊菌属和马杜拉放线菌属。由于抗生素在医疗上的应用，许多传染性疾病已得到很好的治疗和控制。

1. 链霉菌属

链霉菌属(*Streptomyces*)是放线菌中最大的一个属，该属产生的抗生素种类最多。现有的抗生素80%由放线菌产生，而其中90%又是由链霉菌属产生的。根据该菌属不同菌的形态和培养特征，特别是根据气生菌丝、孢子堆和基内菌丝的颜色及孢子的形态，可把链霉菌属分为14个类群，其中有很多种类是重要抗生素的产生菌，如灰色链霉菌产生链霉素、龟裂链霉菌产生土霉素、卡那霉素链霉菌产生卡那霉素等。此外，链霉菌还产生氯霉素、四环素、金霉素、新霉素、红霉素、两性霉素B、制霉菌素、万古霉素、放线菌素D、博来霉素、丝裂霉素等。有的链霉菌能产生一种以上的抗生素，而不同种的链霉菌也可能产生同种抗生素。链霉菌有发育良好的基内菌丝、气生菌丝和孢子丝，菌丝无隔，孢子丝性状各异，可形成长的孢子链。

2. 诺卡菌属

诺卡菌属(*Nocardia*)的放线菌主要形成基内菌丝，菌丝纤细，一般无气生菌丝(图2-22)。少数菌产生一薄层气生菌丝，成为孢子丝。基内菌丝和孢子丝均有横隔，断裂后形成不同长度的杆形，菌落表面多皱、致密、干燥或湿润，呈黄色、黄绿色、橙红色等颜色。用接种环一触即碎。诺卡菌属产生30多种抗生素，如治疗结核和麻风的利福霉素，对引起植物白叶病的细菌和原虫、病毒有作用的间型霉素，以及对G^+有作用的瑞斯托菌素等。此外，该菌属还可用于石油脱蜡、烃类发酵及污水处理。

3. 小单孢菌属

小单孢菌属(*Micromonospora*)放线菌的基内菌丝纤细，无横隔，不断裂，也不形成气生菌丝，只在基内菌丝上长出孢子梗，顶端只生成一个球形或椭圆形的孢子，其表面为棘状或疣状(图2-23)。

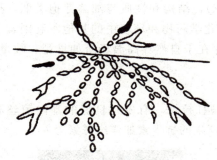
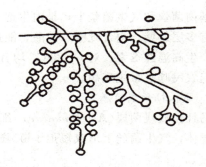

图 2-22 诺卡菌形态示意　　　　　图 2-23 小单孢菌形态示意

小单孢菌属菌落凸起，多皱或光滑，常呈橙黄色、红色、深褐色或黑色。本属有 40 多种，喜居于土壤、湿泥和盐地中，能分解自然界的纤维素、几丁质、木素等，同时，也是产生抗生素较多的属，可产生庆大霉素、创新霉素等 50 多种抗生素。

4. 链孢囊菌属

链孢囊菌属（*Streptosporangium*）的特点是孢囊由气生菌丝上的孢子丝盘卷而成（图 2-24）。链孢囊孢子无鞭毛，不能运动，有氧环境中生长发育良好。菌落与链霉菌属相似，能产生对 G^+、G^-、病毒和肿瘤有作用的抗生素，如多霉素。

5. 游动放线菌属

游动放线菌属（*Actinoplanes*）的放线菌一般不形成气生菌丝，基内菌丝有分支并形成各种形态的球形孢囊，这是该菌属的重要特征（图 2-25）。囊内有孢子囊孢子，孢子有鞭毛，可运动。本属放线菌生长缓慢，2~3 周才形成菌落，菌落湿润发亮。该属至今已报道 14 种，产生的抗生素有创新霉素、茶醌类的蜂红霉素等，后者对肿瘤、细菌、真菌均有一定作用。

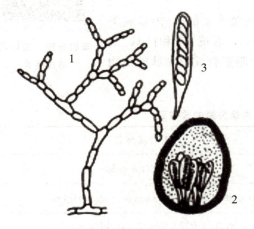
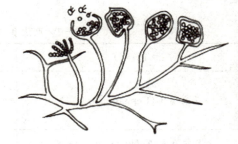

图 2-24 脉孢霉（属于链孢囊菌）的形态　　　图 2-25 游动放线菌的形态
1—分生孢子梗与分生孢子；2—子囊壳；3—子囊

6. 高温放线菌属

高温放线菌属（*Thermogctinomsyceles*）的基内菌丝和气生菌丝发育良好，单个孢子侧生在基内菌丝和气生菌丝上,是内生孢子(图2-26),结构和性质与细菌芽孢类似,孢子外面有多层外壁,内含吡啶二羧酸,能抵抗高温、化学药物和环境中的其他不利因素。该菌属产生高温红霉素,对 G^+ 和 G^- 均有作用。常存在于自然界高温场所如堆肥、牧草中,可引起农民呼吸系统疾病。

7. 马杜拉放线菌属

马杜拉放线菌属(*Actinomadura*)细胞壁含有马杜拉糖,有发育良好的基内菌丝和气生菌丝体,气生菌丝上形成短孢子链(图2-27)。产生的抗生素如洋红霉素等。

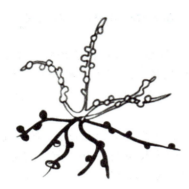

图2-26 高温放线菌的形态

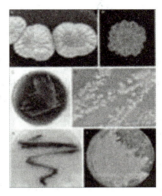

图2-27 马杜拉放线菌的形态

8. 产生抗菌药物的放线菌

放线菌产生的有使用价值的药物中,抗菌药物较多,其次为抗肿瘤药物。抗菌药物中化学类别多,如β-内酰胺类(β-lactam)、氨基糖苷类(Amin Glycosides,又称氨基环醇类)、大环内酯类(Macrolide)等。常见的抗生素产生菌及其药物类别如下。

(1)产生β-内酰胺类抗生素的放线菌:放线菌产生的β-内酰胺类药物主要是抗细菌生素(Antibacterial Antibiotics),有抗 G^+ 和抗 G^- 细菌活性。它们主要的抗菌作用机制是抑制细菌细胞壁合成中黏肽的生物合成,见表2-7。

知识链接:放线菌与抗生素

表2-7 产生β-内酰胺类抗生素的放线菌

抗菌药物	产生的放线菌
头霉素 C(Cephamycin C)	耐内酰胺酶(*Lactamase*)
	带小棒链霉菌(*Streptomyces clavuligerus*)
诺卡菌素 A(Nocardicin A)	均匀诺卡菌(*Ncardia cwniformis*)
硫霉素(Thienamycin)	卡特利链霉菌(*Streptomyces cattleya*)
棒酸(Clavulanic acid)	带小棒链霉菌(*Str. clarwligerus*)
微榄酸(Olivanic acid)	橄榄链霉菌(*Str. olinwceus*)

(2)产生氨基糖苷类抗生素的放线菌：氨基糖苷类抗生素（amino-glycoside antibiotics）是临床应用较多的抗生素。它们大多数具有广谱抗菌特性，主要作用是抑制细菌的蛋白质合成，与核糖体的 50S 亚基或核糖体的 30S 亚基结合，或与两者结合。还有的抗生素（如链霉素）可引起密码误读。产生此类抗生素的放线菌主要集中在链霉菌属和小单孢菌属。

(3)产生四环素类抗生素的菌均为链霉菌：四环素类抗生素（tetracycline antibiotics）具有广谱的抗细菌活性，作用于细菌的蛋白质合成，与核糖体 30S 亚基结合，抑制氨酰基-LRNA 与核糖体 A 位置的结合，阻止肽链的延长。产生此类抗生素的放线菌主要集中在链霉菌属。

(4)产生大环内酯类抗生素的放线菌：大环内酯类抗生素（Macrolide Antibiotics）的产生菌均为链霉菌。抗生素主要抗革兰阳性细菌，对军团菌（Lesionela）、支原体（Mycoplasma）和衣原体（Chlamydia）也有抗菌作用。它们作用于核糖体 50S 亚基的 L16 蛋白质和 23s rRNA，抑制肽转移反应，阻断蛋白质的合成。产生此类抗生素的放线菌主要也是链霉菌属及其亚种，见表 2-8。

表 2-8 产生大环内酯类抗生素的放线菌

抗菌药物	产生的放线菌
红霉素（Eythromyein）	红霉素链霉菌 ER598 和 2135（Streptomyces eroythres）
	灰平链霉菌（Str. griseoplanus）
竹桃霉素（Oleandomycin）	抗生链霉菌 ATCC1891（Sr. antibiotics）
	橄榄产色链霉菌 69895（Str. oliuachramogenes）
吉他霉素（Leucomycin）	北里链霉菌（Str. kitasztoensis）
交沙霉素（Josamycin）	那波链霉菌交沙霉素亚种（S. arongss swbispjwmxrics）
麦迪加霉素（Midecamycin）	生米卡链霉菌（Sr. mscarofaciens）
螺旋霉素（Spiramycin）	产二素链霉菌（Sir. armbofocim）

(5)产生紫霉素类抗生素的放线菌：紫霉素类抗生素由链霉菌属和链轮丝菌属菌产生，其化学结构为"环状直线"多肽，有抗革兰阳性和阴性细菌活性，主要用于抗结核分枝杆菌。它们作用于细菌核糖体 30S 亚基和 50S 亚基，抑制蛋白质合成的起始反应和肽链中肽基-tRNA 转位于核糖体 A 位置的反应，见表 2-9。

表 2-9 产生紫霉素类抗生素的放线菌

抗菌药物	产生的放线菌
紫霉素（Viomycin）	石榴链霉菌 1314-5（Streptomyces puniceus）
	佛罗里达链霉菌 A5014（Str. floridae）
	加州链霉菌（Str. californicus）
	酒红链霉菌（Sur. vinaceus）
	灰色链霉菌蜂红变种（Str. griseus ar、purpurus）

续表

抗菌药物	产生的放线菌
结核放线菌素(Tuberactinomycin)	灰轮丝链轮丝菌结核放线菌素变种 B386 (*Sir. eplouerticiliun griseouerticilatun var. tucderoactictum*)
缠霉素(Capreomycin)	缠绕链霉菌 NRIRL 2773(*Srcapreolus*)

(6)产生糖肽类抗生素的放线菌:糖肽类抗生素(Glycopeptide Antibiotics)有抗革兰阳性细菌的活性,对耐甲氧西林金黄色葡萄球菌(Methicilln Resistance of Staphylococcus aureus,MIRSA)和肠球菌(Enterococus)有较强的抗菌作用。它们的主要作用是抑制细菌细胞壁黏肽的合成,见表2-10。

表2-10 产生糖肽类抗生素的放线菌

抗菌药物	产生的放线菌
万古霉素(Wancomycin)	东方拟无枝酸菌 M43-05865(*Amyxcolctopsis oriencls*)
去甲万古霉素(Norvancomycin)	东方拟无枝酸菌万-23(*Amsycolatopsis orientalis*)
替考拉宁(Teicoplanin)	泰古霉素游动放线菌(*Actinoplanes teichomyceticus*)
瑞斯托菌素(Ristocetin)	苍黄诺卡菌 NRIRL2430(*Nocardia lurida*)

(7)产生其他抗细菌抗生素的放线菌:还有利福霉素(Rifamycin)、氯霉素(Chloramphenicol)、新生霉素(Novobiocin)等,其产生菌主要有地中海拟无枝酸菌 ME/83(*Amycolatopsis mediterranei*)、委内瑞拉链霉菌(*Streptomyces venezuelae*)、大宫链霉菌102(*Str. omiyaensis*)等。

(二)病原性放线菌

病原性放线菌主要是厌氧放线菌属和需氧诺卡菌属中的少数放线菌。

厌氧放线菌属的基内菌丝有横隔,断裂为V型、Y型、T型,不形成气生菌丝和孢子。对人致病的主要有衣氏放线菌(A. israelii)(图2-28)、牛放线菌(A. bovis)、内氏放线菌(A. naeslundii)、黏液放线菌(A. viscous)和龋齿放线菌(A. odontol yticus)等,主要引起内源性感染,不在人与人或人

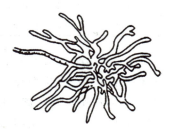

图2-28 衣氏放线菌

与动物之间传播。其中,对人致病性较强的主要为衣氏放线菌,其主要存在于正常人和动物的口腔、齿龈、扁桃体、咽部、胃肠道和泌尿生殖道,为条件致病菌。近年来,临床大量用广谱抗生素、皮质激素、免疫抑制剂或进行大剂量放疗,造成机体菌群失调,使放线菌、条件致病菌引起的二重感染发病率急剧上升,或因机体抵抗力减弱、拔牙、口腔黏膜损伤而引起内源性感染,导致软组织的慢性化脓性炎症,疾病多发于面部、颈部、胸部、腹部。病变部位常形成许多瘘管。在排出的脓汁中,可查见硫黄样颗粒,肉眼可见,可疑颗粒压片、镜检后可见放射状排列的菌丝,它是放线菌在组织中形成的菌落。牛型放线菌首先自母牛体内分离而出,对人无致病能力,可引起牛的颚肿病。大剂量、长疗程的青霉

素治疗对大多数病例有效，也可选用四环素、红霉素、林可霉素及头孢菌素类抗生素；同时，还需外科引流脓肿及手术切除瘘管。此病无传染性，注意口腔卫生可预防本病。

需氧诺卡菌属革兰阳性杆菌，有细长的菌丝，菌丝末端不膨大，在普通培养基或沙氏琼脂培养基中可缓慢生长，需5～7 d可见菌落大小不等，表面有皱褶，颗粒状；不同种类可产生不同色素，如橙红色、粉红色、黄色、黄绿色、紫色及其他颜色。多数为腐物寄生性的非病原菌，不属于人体正常菌群，故不呈内源性感染。需氧诺卡菌可分为星形诺卡菌、短链诺卡菌、鼻疽诺卡菌、肉色诺卡菌、巴西诺卡菌、越橘诺卡菌、豚鼠耳炎诺卡菌、南非诺卡菌和苦味诺卡菌9种。对人致病的主要有星形诺卡菌(N. asteroides)、豚鼠耳炎诺卡菌(N. cazviae)和巴西诺卡菌(N. brasiliensis)3种。引起人类疾病主要为星形诺卡菌和巴西诺卡菌。在我国最常见的为星形诺卡菌。

诺卡菌病多为外源性感染，可因吸入肺部或侵入创口引起化脓感染。如星形诺卡菌主要通过呼吸道进入人体引起人的原发性、化脓性肺部感染，可出现肺结核的症状如咳嗽、发热、寒战、胸痛、衰弱、纳差和体重减轻，但这些症状都是非特异性的，并且与肺结核或化脓性肺炎相似。约1/3的病例可发生转移性脑脓肿，通常可有严重头痛和局灶性神经系统异常。肺部病灶可转移到皮下组织，形成脓肿、溃疡和多发性瘘管，也可扩散到其他器官，如引起脑脓肿、腹膜炎等。表现为化脓性肉芽肿样改变，在感染的组织内及脓汁内也有类似"硫黄样颗粒"，呈淡黄色、红色或黑色，称为色素颗粒。巴西诺卡菌可因侵入皮下组织，引起慢性化脓性肉芽肿，表现为肿胀、脓肿及多发性瘘管，好发于腿部，称为足分枝菌病。

诺卡菌感染常可发生在一些进行性疾病或免疫障碍性疾病患者的晚期尤其是库欣综合征、糖尿病或长期应用皮质激素、免疫抑制及广谱抗生素患者。本病已被认为是晚期艾滋病患者的一种机会性感染。其他诺卡菌有时也可引起局部或偶尔全身性的感染。

星形诺卡菌引起的诺卡放线菌病若不治疗常致死。因大多数病例对治疗反应缓慢，用氨苯磺胺治疗应维持连续数月。若对磺胺类过敏或出现难治性感染，可用阿米卡星、四环素、亚胺培南、头孢曲松、头孢噻肟或环丝氨酸治疗。

案例分析

患者，女，41岁。因咳嗽2年，加重伴咳黄色结节1年，收入院。患者1年前开始间断干咳，出现剧烈刺激性咳嗽并咳出黄色颗粒状物，米粒大小，质韧，有臭味，伴气短及胸闷。当地医院摄胸片示：双下肺纹理厚。胸部CT示：双侧胸膜高密度小结节影。予头孢唑林抗感染无效。行胸腔镜胸膜活检术，术中见壁层胸膜、膈肌及心包多处散在白色结节，大小不等，最大的为2 cm×1 cm×1 cm，取活检病理为"渐进性坏死性结节"。体检：双肺呼吸音粗，余无阳性体征。实验室检查：痰培养有肺炎克氏菌及厌氧菌；颗粒咳出物涂片查到硫黄颗粒，可见大量菌丝及孢子。

分析：

患者以咳颗粒状物及胸膜多发结节为特征，咳出物涂片找到典型的硫黄颗粒，故可确诊肺放线菌病。放线菌病是由放线菌属中的伊氏放线菌等引起的一种慢性化脓性肉芽肿性疾病，有瘘管形成并流出带硫黄颗粒的脓液。该病从临床表现可分为面颈部型、胸部型和腹部型。其中，胸部型可累及肺、胸膜、纵隔或胸壁,形成脓肿或咳出带有硫黄颗粒的脓痰,伴发热、胸痛和胸闷。胸片及CT所见无特异性,可类似肺炎、肺脓肿或肿瘤。确诊要依靠真菌检查,发现硫黄颗粒才有意义。治疗首选青霉素,磺胺、红霉素等也有效。

第三节 蓝细菌

蓝细菌(Cyanobacteria)旧名蓝藻(Blue Algae)或蓝绿藻(Blue-green Algae),是一类进化历史悠久、革兰染色阴性、无鞭毛、含叶绿素a(但不形成叶绿体)、能进行产氧性光合作用的大型原核微生物。蓝细菌广泛分布于自然界,包括各种水体、土壤和部分生物体内外,甚至在岩石表面和其他恶劣环境(高温、低温、盐湖、荒漠和冰原等)中都可找到它们的踪迹,因此有"先锋生物"的美称。蓝细菌的细胞体积一般比细菌大,通常直径为3～10 μm,最大的可达60 μm,如巨颤蓝细菌(Oscillatoria princeps)。细胞形态多样,大体可分为5类(图2-29):由二分裂形成的单细胞,如粘杆蓝细菌属(*Gloeothece*);由复分裂形成的单细胞,如皮果蓝细菌属(*Dermocarpe*);有异形胞的菌丝,如鱼腥蓝细菌属(*Anabaena*);无异形胞的菌丝,如颤蓝细菌属(*Oscillatoria*);分枝状菌丝,如飞氏蓝细菌属(*Fischerella*)。

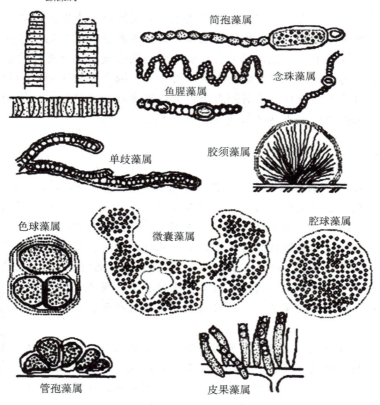

图2-29 几类蓝细菌的典型形态

第四节 超级细菌

微课:超级细菌

一、超级细菌的定义与特点

超级细菌(Superbug)不是特指某一种细菌,而是泛指那些对多种抗生素具有耐药性的细菌,它的准确称呼应该是"多重耐药性细菌"。这类细菌对抗生素有强大的抵抗作用,能逃避被杀灭的危险。目前引起特别关注的超级细菌主要有耐甲氧西林金黄色葡萄球菌(MRSA)、耐多药肺炎链球菌(MDRSP)、耐万古霉素肠球菌(VRE)、多重耐药性结核杆菌(MDR-TB)、多重耐药鲍曼不动杆菌(MRAB),以及最新发现的携带有 NDM-1 基因的大肠埃希菌和肺炎克雷伯菌等。大部分抗生素对其不起作用,是几乎对所有抗生素有抗药性的细菌。其显著特性是耐药性。超级细菌对人类健康已造成极大的危害,临床表现为脓疱和毒疱。

二、超级细菌产生原因

基因突变是产生超级细菌的根本原因。细菌耐药性的产生是临床上广泛应用抗生素的结果,而抗生素的滥用加速了这一过程。抗生素的滥用使处于平衡状态的抗菌药物和细菌耐药之间的矛盾被破坏,具有耐药能力的细菌也通过不断的进化与变异,获得针对不同抗菌药物耐药的能力,这种能力在矛盾斗争中不断强化,细菌逐步从单一耐药到多重耐药甚至泛耐药,最终成为耐药超级细菌。

超级细菌对所有抗生素都耐药的说法不准确,它只是一种多重耐药菌而已,说"超级"也有些夸大,主要是为了引起人类的重视。

MCR-1 是一种可以让细菌对黏菌素产生抗药性的新基因,其他国家也有报道发现。这种基因还存在于一些可能引发流行病的细菌样本中。《抗菌剂与化疗》指出,$E. coli$-MRSN388634 的质粒中编码了包括 MCR-1 在内的 15 种耐药基因,但 $E. coli$-MRSN388634 并非对所有抗生素都不敏感,如它的质粒上就没有发现碳青霉烯酶。所以,对于碳青霉烯类抗生素,它无力抵抗。

有报道称目前有多种药物可以抵抗 MCR-1,而公众对于这种耐药基因的恐惧主要来自它的传播性。MCR-1 位于质粒之上,质粒是基因中常见的一种运载体,它是一种可以在不同细菌之间传递的遗传元件。"一种细菌,可能一开始并不具有对某类抗生素的耐药性,但通过质粒的传播,从其他的细菌那里后天获得了 MCR-1 基因。倘若一个携带 MCR-1 的细菌又有其他的耐药基因,并对所有药物耐药,那么就可能真的无药可用,成为一个超级耐药菌。就目前来看虽然已有 28 个国家宣布发现了携带 MCR-1 基因的细菌,但是超级耐药菌的数量极其有限,大家不必过度恐慌"。"现在黏菌素主要用于抗击革兰阴性菌,而以前对付这种细菌的还有其他类药物,但后来由于阴性菌耐药性变强,只能求助于老药黏菌素"。

早在20世纪50年代，黏菌素就开始使用，然而由于对肾脏有很大的副作用，只有在很多细菌都已产生抗药性的情况下才会在人体使用。多年来，科学家认为这种剧毒性的抗生素不会出现游离传播性抗药性。"它是一种古老的抗生素，是我们所剩唯一能对抗'噩梦细菌'的抗生素，"美国疾病控制和预防中心主任托马斯·弗里登说，"但现在，我们正面临进入'后抗生素时代'的危险。"在我国，黏菌素属于兽医用药，而在饲料中滥用抗生素可能会造成耐药菌的产生。美国俄亥俄州立大学研究报道，"耐药的出现是自然规律，但大规模发生及扩散则是人为错误"。新的科学证据表明人们大多数时候还把抗生素用错了，现在发现最常用的口服抗生素可能在导致耐药快速攀升方面起了很大作用。口服抗生素直接导致肠道微生物菌群大量耐药，富含耐药菌的粪便又进一步污染水、土，经食物再次进入人体。现在人们将口服改为注射，已经在动物模型中取得大幅度降低耐药的成果。如果继续以错误的方式使用抗生素，即使有新药问世，也很快就会有耐药产生。

三、超级细菌常见种类

1. 耐甲氧西林金黄色葡萄球菌

耐甲氧西林金黄色葡萄球菌是超级细菌中最著名的，由医院获得感染或社区获得感染，现在极其常见，可引起皮肤、肺部、血液和关节的感染。

2. 耐万古霉素肠球菌

耐万古霉素肠球菌属感染作为一种引起医院感染的主要致病菌已经引起医学界的广泛关注，美国医院感染监测与控制系统将其列为医院感染的第二大病原菌。

3. 携带有NDM－1基因的大肠埃希菌和肺炎克雷伯菌

NDM－1全称为Ⅰ型新德里金属-β-内酰胺酶-1，是超级细菌携带的一种耐药性基因，它能够中和β-内酰胺类抗生素，使细菌对几乎所有的抗生素产生抗药性。NDM－1超级细菌具有以下特点。

(1)极强的耐药性，这大大增加了由其引起的感染的治疗难度。

(2)传染性。常见的耐药细菌并不能将耐药基因"传"给其他细菌，而NDM－1基因却可以在不同细菌之间转移，传递抗药性。目前发现的NDM－1主要存在于肺炎克雷伯菌和大肠埃希菌中。这两种细菌本是十分常见的细菌，正常情况下并不致病，当它们获得了NDM－1基因后就摇身变成了超级细菌。

四、超级细菌耐药机制

(1)细菌产生灭活酶或钝化酶，破坏抗生素的结构，使其失去活性。
(2)改变抗生素作用的靶位蛋白结构和数量，使细菌对抗生素不再敏感。
(3)细菌细胞膜渗透性改变，使抗生素不能进入菌体内部。
(4)细菌主动药物外排泵作用，将抗生素排出菌体。
(5)细菌生物被膜的形成，降低抗生素作用。

五、超级细菌的治疗

针对超级细菌的流行趋势，研发新型抗生素或新的治疗手段迫在眉睫。新型抗生素的研发周期长，且细菌耐药的发展速度远远快于新药的研发速度。而疫苗接种在人类健康史上对于控制严重致病菌的感染、流行起到了重要的作用，特异性疫苗将从源头上控制超级细菌的传播与感染。

六、超级细菌的预防

超级细菌引起的是细菌感染，不是传染病，而且一般发生在医院里，虽然它的耐药性强，但致病力并不强。联合国世界卫生组织（WHO）建议勤洗手，作为一种防止传染的措施。

第五节 其他原核微生物简介

原核微生物除细菌和放线菌外，还有古菌、螺旋体、支原体、衣原体和立克次氏体。

一、古菌

古菌（Archaebacteria）也称古细菌，是对一类栖息环境类似早期（原古）的地球环境（如过热、过酸、过盐、过碱、过冷等）的生物的统称。古菌具有一些独特的性状，不同于其他原核微生物，如不具有一般细菌细胞壁所含有的肽聚糖；16SPRNA 序列既不同于一般细菌，又不同于真核生物；蛋白质合成起始氨基酸是蛋氨酸；有数个 RNA 聚合酶及核糖体又类似真核生物等。现在认为古菌和细菌大约是在 40 亿年以前从它们最近的共同祖先分叉进化产生的，而现代的真核生物又从古菌分叉进化而来，这使古菌成为一种引人注目的生命形式，生物工程的学者们希望能获得古菌特殊的抗热、抗冷、抗酸、抗碱、抗盐等酶类。

二、螺旋体

螺旋体（Spirochete）是一类细长、柔软、弯曲呈螺旋状、运动活泼的原核微生物。它具有与细菌相似的细胞壁，内含脂多糖及胞壁酸；有不定型的细胞核，以二分裂方式进行繁殖；对抗生素敏感。螺旋体无鞭毛，借助富有弹性的轴丝屈曲与伸展，使菌体做弯曲、旋转和前后位移等运动。轴丝位于细胞壁和细胞膜之间，化学成分与细菌的鞭毛蛋白相似。

螺旋体的种类很多，其广泛存在于自然界及动物体内。根据螺旋体的大小、螺旋数目、规则程度及螺旋间距等，可将其分为五个属，分别是疏螺旋体属（*Borrelia*）、密螺旋体属（*Trepawena*）、钩端螺旋体属（*Leptospira*）、脊螺旋体属（*Cristispira*）和螺旋体属（*Spirochete*）。其中，前三属中有引起人患回归热、梅毒、钩端螺旋体病的致病菌；后两属不致病。

（一）钩端螺旋体

钩端螺旋体简称钩体，可分为寄生性（致病性）和腐生性（非致病性）两大类。致病性钩端螺旋体可使人畜等患钩端螺旋体病(钩体病)。钩体病在世界各地均有流行,是严重威胁人类生命健康的传染病。

1. **生物学性状**

(1)形态与染色:钩体菌体纤细,螺旋细密而规则,菌体一端或两端弯曲如钩状,呈现C形或S形。在暗视野显微镜下可见钩体像一串发亮的微细珠粒,运动活泼(图2—30)。钩体革兰染色阴性,但较难着色,常用镀银染色法,可染成棕褐色。

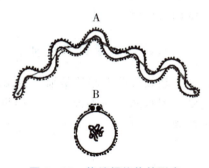

图2—30 钩端螺旋体的形态

(2)培养特性:钩体是唯一能人工培养的致病性螺旋体,营养要求较高,常用柯索夫(Korthof)培养基培养(含10%兔血清、磷酸缓冲液、蛋白胨),需氧,28~30 ℃、pH值为7.2~7.6时生长良好。钩体在人工培养基中生长缓慢,在液体培养基中,分裂一次需6~8 h,28 ℃孵育1~2周,液体培养基呈半透明云雾状生长。在固体培养基上,经28 ℃孵育1~3周,可形成透明、不规则、直径小于2 mm的扁平细小菌落。试验动物以幼龄豚鼠及金地鼠最易感。

(3)抵抗力:钩体对理化因素的抵抗力较其他致病螺旋体强,但其在水或湿土中可生存数周至数月,对钩体病的传播具有重要的意义。钩体耐冷不耐热,对热抵抗力较差,在60 ℃只需10 s即可被杀死;对低温抵抗力较强,置于30 ℃可保存6个月,其毒力、动力等均不改变。钩体对化学消毒剂敏感,如0.15%的各种酚类作用10~15 min即死亡,1%苯酚溶液作用10~30 min可杀死钩体。钩体对青霉素、金霉素等抗生素敏感。

(4)抗原与分型:钩体有表面抗原和内部抗原。前者为蛋白质多糖复合物,具有型特异性,是钩体分型的依据;后者为脂多糖复合物,具有群特异性,是钩体分群的依据,根据钩体抗原组成不同,可用血清学试验将其分群与分型。目前,世界上已发现19个钩体血清群,180多个血清型。我国至少已发现有16个血清群、49个血清型,其中常见的有黄疸出血型、流感伤寒型、秋季热型和七日热型等。

2. **致病性**

钩体病是一种严重的人畜共患自然疫源性疾病,世界各地均有流行。主要在多雨、鼠类等动物活动频繁的春、夏季节流行,此时环境被钩体污染严重,加上农忙,人们与疫水接触机会多,病势急剧,尤其是肺弥散性出血型常可致死。以农民、饲养员及农村青少年发病率较高。钩体在自然界可感染动物并在其肾小管中生长繁殖,随尿排出,带菌动物的尿污染周围的环境,如水源、稻田沟渠等,人接触了被污染的水和泥土就有被感染的可能。在我国鼠类和猪是钩体病的主要传染源和储存宿主。鼠类带菌率高,繁殖力强,野外田间活动觅食频繁;猪的带菌率也高,且排菌量大、排菌期长、污染环境严重,它们在钩体病的传播上具有重要作用。钩体可通过微小的伤口、鼻眼黏膜、胃肠道黏膜、生殖道等侵入人体,迅速穿过血管壁进入血液,临床症状可分为以下三期。

(1)早期:钩体在血液中生长、繁殖并不断死亡,造成菌血症和毒血症,患者出现典型的全身感染中毒症状,如发热、头痛、乏力、眼结膜充血、淋巴结肿大等急性感染症状。

(2)中期:即器官损伤期,此时期钩体侵害肝、肾、心、肺、脑等脏器,临床上显示肺出血型、肺弥散性出血型、休克型、黄疸出血型、肾衰竭型或脑膜炎型等症状。

(3) 恢复期或后发病期：经过败血症后，多数患者恢复健康，不留后遗症，称为恢复期，少数患者出现眼和神经系统并发症。患者病后可获得对同型钩体牢固的免疫力，以体液免疫为主。

3. **防治原则**

钩体的主要宿主为啮齿类动物（尤其是鼠）和家畜，故预防钩体病的主要措施是防鼠、灭鼠，做好家禽的粪便管理（特别是猪的粪便，分布广、带菌高，是广大农村引起洪水型钩体病暴发和流行的主要传染源），保护好水源。人工自动免疫可用菌苗接种，如外膜菌苗、基因工程口服疫苗等。治疗上可首选青霉素、庆大霉素、氨苄西林等药物。

(二) 梅毒螺旋体

梅毒螺旋体（Treponema Palliduon，TP）分类上属苍白密螺旋体苍白亚种，是梅毒的病原体，梅毒是一种危害严重的性传播性疾病。

1. **生物学性状**

(1) 形态与染色：梅毒螺旋体是小而柔软、纤细的螺旋状微生物，菌体长为 5～12 μm、宽为 0.5 μm 左右，螺旋弯曲规则，平均 8～14 个，两端尖直，运动活泼（图 2-31）。一般细菌染料难以着色，用吉姆萨染色法将其染成桃红色，或用镀银染色法染成棕褐色。

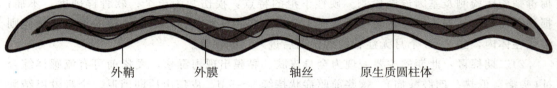

外鞘　　外膜　　轴丝　　原生质圆柱体

图 2-31　梅毒螺旋体的结构

(2) 培养特性：梅毒螺旋体是厌氧菌，可在体内长期生存繁殖，只要条件适宜，便以横断裂方式一分为二进行繁殖，但体外人工培养较为困难。

(3) 抵抗力：梅毒螺旋体对冷、热、干燥均十分敏感，离体 1～2 h 即死亡。对化学消毒剂敏感，1%～2% 的苯酚作用数分钟即死亡，苯扎溴铵、甲酚皂水、乙醇、高锰酸钾溶液等都很容易将其杀死。在血液中 4 ℃ 经 3 d 可死亡，故在血库冷藏 3 d 后的血液就无传染性了。梅毒螺旋体对青霉素、四环素、砷剂等敏感。

(4) 抗原构造。

1) 螺旋体类属抗原：能刺激机体产生特异性凝集抗体及螺旋体制动抗体或溶解抗体，与非病原性螺旋体有交叉反应。

2) 螺旋体与宿主组织磷脂形成的复合抗原：当螺旋体侵入组织后，组织中的磷脂可黏附在螺旋体上，形成复合抗原。此种复合抗原可刺激机体产生抗磷脂的自身免疫抗体，称为反应素（Aegagin），可与牛心肌或其他正常动物心肌提取的类脂质抗原起沉淀反应（康氏试验）或补体结合反应（华氏试验）。

2. **致病性**

在自然情况下，人是梅毒的唯一传染源。由于传染方式不同可分为先天性梅毒和获得性梅毒。

(1) 先天性梅毒：又称胎传梅毒，由患梅毒的孕妇经胎盘传染给胎儿。梅毒螺旋体在胎儿内脏(肝、肺、脾等)及组织中大量繁殖,造成流产或死胎,如胎儿不死则称为梅毒儿,会出现皮肤梅毒瘤、马鞍鼻、骨膜炎、锯齿形牙、先天性耳聋症状。

(2)获得性梅毒:主要由两性直接接触传染,梅毒患者是传染源,在患者的皮肤、黏膜中含有梅毒螺旋体,可通过皮肤或黏膜的极小破损处侵入。临床表现复杂,依其传染过程可分为以下三期。

1)一期梅毒:梅毒螺旋体侵入皮肤3周左右,在入侵部位出现无痛性硬结及溃疡,称作硬性下疳,多发于外生殖器官,局部组织镜检可见淋巴细胞及巨噬细胞浸润。其溃疡渗出物中含有大量梅毒螺旋体,传染性极强。主要症状:硬性下疳性质坚硬,不痛,呈圆形或椭圆形,境界清楚,边缘整齐,呈梯状隆起,周围绕有暗红色浸润。有特征软骨样硬度,基底平坦,无脓液,如稍挤捏,可有少量浆液性渗出物。硬性下疳大多单发,也可见有2~3个者。硬性下疳损害多发生在外阴部及性接触部位,男性多在龟头、冠状沟及系带附近,常合并包皮水肿。有的患者可在阴茎背部出现淋巴管炎,呈较硬的线状损害。女性硬性下疳多见于大小阴唇、阴蒂、尿道口、阴阜,尤多见于宫颈,易于漏诊。除阴部外硬性下疳多见于口唇、舌、扁桃体、手指(医护人员也可被传染,发生手指下疳)、乳房、眼睑、外耳。近年来,肛门及直肠部硬性下疳也不少见。此种硬性下疳常伴有剧烈疼痛,排便困难,易出血。发生于直肠者易误诊为直肠癌。发于阴部硬性下疳常不典型,应进行梅毒螺旋体检测及基因诊断检测。硬性下疳的特点:损伤常为单个;软骨样硬度;不痛;损伤表面清洁。如不治疗,硬性下疳在1个月左右能自然愈合,进入血液的梅毒螺旋体则潜伏在体内,经2~3个月无症状的潜伏期后进入二期梅毒。

2)二期梅毒:此期的主要表现为全身皮肤、黏膜出现梅毒疹,发疹前可有流感样综合征(头痛、低热、四肢酸痛),这些前驱症状持续3~5 d,皮疹出后即消退。全身淋巴结肿大,有时可累及骨、关节、眼及其他器官,在梅毒疹及淋巴结中有大量螺旋体。梅毒疹多见,占二期梅毒的70%~80%。为淡红色,大小不等,直径为0.5~1.0 cm大小的圆形或椭圆形红斑,境界较清晰。压之褪色,各个独立,不相融合,对称发生,多先发于躯干,渐次延及四肢,可在数日内布满全身(一般颈、面发生者少)。自觉症状不明显,因此常忽略。经数日或2~3周,皮疹颜色由淡红色逐渐变为褐色,最后消退。愈后可遗留色素沉着。复发性斑疹通常发生于感染后2~4个月,也有迟于6个月或1~2年者。皮损较早发型大,约如指甲盖或各种钱币大小,数目较少,呈局限性聚集排列,境界明显,多发于肢端,如下肢、肩胛、前臂及肛周等处。如不治疗,症状可在3周~3个月后自然消退。部分病例经隐伏3~12个月后可再发作。二期梅毒因治疗不当,过5年或更久的反复发作,可出现三期梅毒。

3)三期梅毒:发生于感染2年后,也有在10~15年后发生的。主要表现为皮肤黏膜的溃疡性损害或内脏器官的肉芽肿样症状,如眼、鼻损害,心血管梅毒,神经梅毒等,甚至死亡。此期病灶中的螺旋体很少,不易检出。一期、二期梅毒又称早期梅毒,此期传染性大而破坏性小;三期梅毒又称晚期梅毒,该期传染性小、病程长而破坏性大。

梅毒的免疫以细胞免疫为主,体液免疫只有一定的辅助防御作用。当螺旋体从体内清除后仍可再感染梅毒,出现相应病症或症状。此病的周期性潜伏与再发的原因可能与体内产生的免疫力有关,如机体免疫力强,梅毒螺旋体变成颗粒或球形,在体内一定部位潜伏起来,一旦免疫力下降,梅毒螺旋体又侵害某些部位而复发。

3. 防治原则

梅毒是一种性病，预防的主要措施是加强性健康教育，加强卫生宣传教育，目前无疫苗预防。对确诊的梅毒患者应及早治疗。青霉素治疗梅毒效果较好，但剂量要足，疗程要够，治疗要彻底，一般治疗3个月至1年，以血清中抗体转阴为治疗指标。

（三）回归热螺旋体

回归热以节肢动物为传播媒介，发病症状以发热期与间歇期反复交替出现为特征的急性传染病。病原体有两种：回归热螺旋体，以虱为传播媒介，引起虱型或流行性回归热；杜通螺旋体，以蜱为传播媒介，引起蜱型或地方性回归热。

知识链接：梅毒螺旋体的致病性

1. 生物学性状

两种引起回归热的螺旋体同属疏螺旋体，形态相同，螺旋稀疏有不规则弯曲，运动活泼（图2—32）。易被常用染料着色，革兰染色阴性，吉姆萨染色呈紫红色。人工培养困难，一般用动物接种或鸡胚接种进行培养。对砷剂、青霉素、四环素敏感。

2. 致病性

回归热螺旋体侵入人体，先在内脏中繁殖，然后进入血液，引起败血症。患者出现高热、肝脾大、黄疸等症状。发热持续1周左右骤退，血液中螺旋体同时消失。间歇1～2周后，可再次发热，血液中又出现螺旋体。如此反复发作可达数次，直至痊愈，故称回归热。体液免疫在抗感染中起重要作用。虱传以回归热螺旋体在虱体腔内繁殖，当人被虱叮咬而抓痒时，虱体中的螺旋体通过损伤的皮肤侵入人体，潜伏期为2～14 d，平均7～8 d，起病大多急骤，始为畏寒、寒战和剧烈头痛，继之高热，体温1～2 d内达

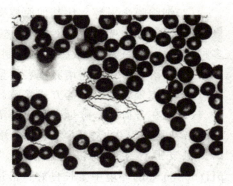

图2—32 回归热螺旋体的形态

40 ℃以上。头痛剧烈，四肢关节和全身肌肉酸痛。部分患者有恶心、呕吐、腹痛、腹泻等症状，也可能出现眼痛、畏光、咳嗽、鼻出血等症状。面部及眼结膜充血，四肢及躯干可见点状出血性皮疹，腓肠肌压痛明显。半数以上病例肝脾大，重者可出现黄疸。高热期可有精神、神经症状，如神志不清、谵妄、抽搐及脑膜刺激征。持续6～7 d后，体温骤降，伴以大汗，甚至可发生虚脱。以后患者自觉虚弱无力，而其他症状、肝脾大及黄疸均消失或消退，此为间歇期。经7～9 d后，又复发高热，症状重现。回归发作多数症状较轻，热程较短，经过数天后又退热进入第二个间歇期。1个周期平均2周左右。以后再发作的发热期渐短，而间歇期渐长，趋于自愈。蜱传型回归热杜通螺旋体在蜱唾液腺内进行繁殖，能经卵传代，蜱叮咬时随唾液侵入人体。潜伏期为4～9 d，临床表现与虱传型相似，较轻，热型不规则，复发次数较多，可达5～6次。蜱咬部位多呈紫红色隆起的炎症反应，局部淋巴结肿大。肝脾大、黄疸、神经症状均较虱传型为少，但皮疹较多。

3. 防治原则

预防回归热主要在于加强个人卫生，消灭传播媒介。治疗可用四环素、青霉素、金霉素等抗生素。

三、支原体

支原体（Mycoplasma）是一类无细胞壁、呈多种形态、能在无生命培养基中独立生长繁殖的最小的原核微生物。因为它们能形成有分支的长丝，故称为支原体。支原体广泛分布于自然界，种类较多，其分为两个属：一为支原体属（Mycoplasma）；另一为脲原体属（Ureaplasma），只有1个种。与人类感染有关的支原体属（Mycoplasma）有70余种，其中14个种对人致病。对人致病的主要是肺炎支原体和解脲支原体。有些腐生种类生活在污水、土壤或堆肥中，少数种类可污染实验室的组织培养物。1967年，发现在患"丛枝病"的桑、马铃薯等许多植物的韧皮部中也有支原体存在，为了与感染动物的支原体相区分，一般称侵染植物的支原体为类支原体。

(一) 生物学性状

1. 支原体特点

(1) 细胞很小，直径一般为150～300 nm，多数为250 nm左右，故光学显微镜下勉强可见；支原体体积微小，能通过一般细菌滤器。

(2) 细胞膜含甾醇，比其他原核微生物的膜更坚韧。

(3) 因无细胞壁，故呈G^-且形态易变，形态不定，可呈球形、丝状、杆状、分枝状等多种形态。对渗透压较敏感，对抑制细胞壁合成的抗生素不敏感。

(4) 菌落小，在固体培养基表面呈特有的"油煎蛋"状。

(5) 以二分裂和出芽等方式繁殖。

(6) 能在含血清、酵母膏和甾醇等营养丰富的培养基上生长；营养要求较高。一般采用的培养基是以牛心浸液为基础，添加10%～20%的动物血清和10%的新鲜酵母浸液，以提供支原体生长所需的脂肪酸、氨基酸、维生素、胆固醇等物质。多数支原体在pH7.0～8.0的环境中生长良好；最适培养温度为37 ℃，多数需氧或兼性厌氧。支原体不耐干燥，固体培养时相对湿度在80%～90%的大气环境中生长良好。解脲支原体因生长需要尿素而得名，分解尿素为其代谢特征，产生氨氮，使培养基pH上升，菌落微小，直径仅为15～25 μm，须在低倍显微镜下观察，在合适条件下可转成典型的荷包蛋样菌落。

(7) 多数能以糖类作为能源，能在有氧或无氧条件下进行氧化型或发酵型产能代谢。

(8) 基因组很小，仅为0.6～1.1 Mb（$E.coli$的1/4～1/5），如肺炎支原体（Mycoplasma Pneumoniae）的基因组为0.81 Mb（1996年），生殖道支原体（M. genitalium）的基因组为0.58 Mb，含470个基因（1995年）。

(9) 支原体的最外层为细胞膜，是由蛋白质和脂质组成的三层结构，内外两层主要是蛋白质，中层为磷脂和胆固醇。因为中层胆固醇含量较多，故支原体对作用于胆固醇的抗菌物质较敏感，如两性霉素B、皂素、洋地黄苷等均能破坏支原体的细胞膜而使其死亡。对能抑制蛋白质生物合成的抗生素（四环素、红霉素等）和破坏含甾体的细胞膜结构抗生素（两性霉素、制霉菌素等）都很敏感。

2. 染色

常用吉姆萨染色将支原体染成淡紫色。

支原体主要以二分裂方式繁殖，速度较细菌慢，在液体培养基中生长量较少，不易见到浑浊，只有小颗粒沉于管底和黏附管壁；在固体琼脂平板上培养2~6 d，用低倍显微镜可看到"油煎蛋"样微小菌落，菌落呈圆形，边缘整齐、透明、光滑、中心厚、边缘薄（图2—33）。

3. 抵抗力

支原体抵抗力不强，在45 ℃下只需15 min即被杀死。对一般化学消毒剂敏感，但因缺乏细胞壁，故对青霉素不敏感，对醋酸铊、结晶紫的抵抗力也比细菌强。支原体对红霉素、四环素、卡那霉素等敏感，故可用这些抗生素治疗。

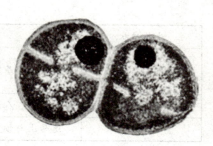

图2—33 支原体以二分裂方式繁殖（"油煎蛋"菌落）

（二）致病性

支原体在细胞外寄生，很少侵入血液及组织内，多数支原体对宿主无致病性。对人致病的主要有呼吸道感染的肺炎支原体和泌尿生殖道感染的解脲支原体。肺炎支原体是人类原发性非典型性肺炎的病原体，此病占非细菌性肺炎的1/3。一般经呼吸道感染，多发于青少年。隐性感染和轻型感染者较多，也可导致严重肺炎。经过2~3周的潜伏期，继而出现临床表现。它起病缓慢，发病初期有咽痛、头痛、发热、乏力、肌肉酸痛、食欲减退、恶心、呕吐等症状。发热一般为中等热度，2~3 d后出现明显的呼吸道症状，突出表现为阵发性刺激性咳嗽，以夜间为重，咳少量黏痰或黏液脓性痰，有时痰中带血，也可有呼吸困难、胸痛。发热可持续2~3周，体温正常后仍可遗有咳嗽。肺炎支原体可伴发多系统、多器官损害。皮肤损害可表现为斑丘疹、结节性红斑、水疱疹等。胃肠道系统可见呕吐、腹泻和肝功能损害。血液系统损害较常见溶血性贫血。中枢神经系统损害可见多发性神经根炎、脑膜脑炎及小脑损伤等。心血管系统病变偶有心肌炎及心包炎。

解脲支原体通过性行为传播，潜伏期为1~3周，可引起泌尿生殖道感染，如非淋球菌性尿道炎阴道炎、盆腔炎、输卵管炎等。典型的急性期症状表现为尿道刺痛，不同程度的尿急及尿顿、排尿刺痛，特别是当尿液较为浓缩的时候明显，患者小便往往带有臊腥味。女性患者多见以子宫颈为中心扩散的生殖系炎症，可通过胎盘感染胎儿，引起早产、死胎和新生儿呼吸道感染，并且与不孕症有关。

（三）支原体与L型细菌的区别

支原体与L型细菌均无细胞壁，因而在多形态性和菌落特征方面较相似，如对作用于细胞壁的抗生素不敏感、"油煎蛋"样菌落等，但两者之间仍有较大的区别（表2—11）。

表2—11 支原体与L型细菌的区别

生物性状	支原体	L型细菌
分布	广泛分布于自然界	多见于试验条件下诱导产生
培养条件	营养要求高，在培养基中稳定，一般需加胆固醇	营养要求高，需高渗培养生长，一般不需加胆固醇
固体培养基上生长	"油煎蛋"样菌落较小，直径为0.1~0.3 mm	"油煎蛋"样菌落较大，直径为0.5~1 mm

续表

生物性状	支原体	L 型细菌
液体培养基上生长	液体培养基浑浊度较低	液体培养基有一定浑浊度，可黏附于管底或管壁
致病性	对动物、人致病	大多无致病性
其他	遗传上与细菌无关，天然无细胞壁	可恢复为有细胞壁的细菌

(四) 防治原则

要严防支原体污染试验动物和细胞培养（特别是传代细胞），保证试验用动物血清、生物培养基、传代细胞培养等的质量。治疗上可选用庆大霉素、红霉素、四环素，能迅速减轻临床症状，疗效好。但部分患者在症状消退后，较长一段时间内仍可在感染部位分离出支原体。支原体死疫苗和减毒活疫苗经试用有一定预防效果，以减毒活疫苗鼻内接种效果较好。

四、衣原体

衣原体（Chlamydia）是一类能通过细菌滤器、进行严格的细胞内寄生，并有独特发育周期的原核微生物。由于它个体微小，只能在活细胞内寄生，曾一度被认为是大型病毒。直至 1956 年，我国著名微生物学家汤飞凡等自沙眼中首次分离到衣原体后，才逐步证实它是一类独特的原核微生物。衣原体含有 DNA 和 RNA 两种类型的核酸，有细胞壁，以二分裂方式繁殖，具有核糖体及较复杂的酶系统和一定的代谢活动，多种抗生素能抑制其生长繁殖。

(一) 生物学性状

1. 形态和生活周期

衣原体在宿主细胞内生长繁殖，有其特殊的生活周期。在不同时期中，可见到衣原体两种形态与结构不同的颗粒，即原体和始体。

(1) 原体：呈圆形，直径约为 $0.3~\mu m$，外有坚韧的细胞壁，内有致密的类核结构。吉姆萨染色呈紫色。原体存在于宿主细胞外，具有高度感染性。它先吸附于易感细胞表面，经吞饮而进入细胞，被宿主细胞膜包裹形成空泡，空泡内的原体逐渐增大，演化为始体。

(2) 始体：较原体大，直径为 $0.6\sim1~\mu m$，呈球形，内无致密的核质，染色质分散呈纤细的网状结构，故始体又称网状体。吉姆萨染色呈蓝色。始体在空泡中以二分裂方式繁殖，形成众多的子代原体。它们在宿主细胞内可构成各种形态的包涵体，如散在型、帽型、桑椹型、填塞型等，有助于衣原体的鉴定。始体是衣原体在生活周期中的繁殖型，无感染性。形成的子代原体从感染的细胞内释放出来，又可感染新的细胞，开始新的生活周期。衣原体的发育周期如图 2—34 所示。

2. 培养特性

衣原体的培养类似病毒的培养，需要提供易感的活细胞，如沙眼衣原体是由我国微生物学家汤飞凡及其助手于 1956 年用鸡胚卵黄囊接种法分离出来的，解决了新生儿结膜炎、男性非淋球菌性尿道炎等疾病的病原学问题。近年采用细胞培养法，较为经济、快速、敏

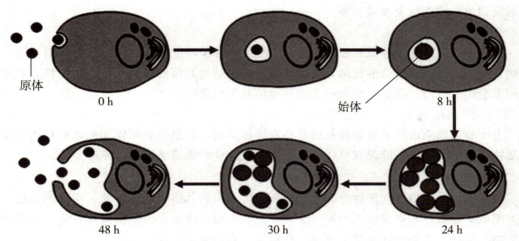

图 2—34 衣原体的发育周期

原体吸附于细胞，8 h 后发育成始体并增殖；30 h 后始体开始分化为原体，并在细胞形成包涵体；48 h 后细胞破裂，释放的原体继续感染邻近的细胞

感。鹦鹉热衣原体可接种于小白鼠腹腔、脑内感染。

3. 抵抗力

衣原体耐低温，在 −60 ～ −20 ℃ 条件下可保存数年，但对热敏感，在 56～60 ℃ 环境中仅能存活 5～10 min。常用化学消毒剂可灭活衣原体。利福平、四环素、红霉素、氯霉素、青霉素均可抑制衣原体繁殖，故常用于治疗。

（二）致病性

衣原体的致病物质主要是类似革兰阴性菌内毒素样的物质，存在于衣原体细胞壁中，不易与衣原体分离，加热能破坏其毒性。衣原体侵入机体后，在上皮细胞中增殖，也能进入单核巨噬细胞内，直接破坏所寄生的细胞。衣原体抗原可诱发Ⅳ型变态反应。

对人类致病的衣原体主要有沙眼衣原体和鹦鹉热衣原体，可引起多种疾病。

1. 沙眼

据统计，全球每年有 5 亿人患沙眼，其中有 700 万～900 万人失明，是人类致盲的第一病因。沙眼由衣原体沙眼生物变种 A、B、Ba、C 血清型引起，可通过眼—眼、眼—手—眼等途径直接或间接感染。衣原体侵入眼结膜上皮细胞后，在其中大量增殖并在细胞质内形成包涵体，导致局部炎症。患者早期表现为流泪，并伴有黏液状脓性分泌物，眼结膜充血，随着病变的深入，血管翳和瘢痕形成，眼睑板内翻、倒睫，严重可导致角膜损害，影响视力，最终可致失明。

2. 包涵体结膜炎

包涵体结膜炎由沙眼生物变种 D～K 血清型引起，包括婴儿及成人两种。婴儿经产道感染，引起急性化脓性结膜炎，不侵害角膜，能自愈。成人可因两性接触感染，引起滤泡性结膜炎，又称游泳池结膜炎。

3. 泌尿生殖道感染

经性接触传播，由沙眼生物变种 D～K 血清型引起。对男性可引起尿道炎，对女性可引起宫颈炎、输卵管炎及盆腔炎。

4. 性病淋巴肉芽肿

性病淋巴肉芽肿由沙眼衣原体 LGV 生物变种引起，主要通过两性接触传播，是一种性病。可侵害男性腹股沟淋巴结，引起化脓性淋巴结炎和慢性巴肉芽肿。对女性，衣原体可侵害会阴、肛门、直肠，引起病变而导致该处组织狭窄。

5. 上呼吸道感染

上呼吸道感染由肺炎衣原体及鹦鹉热衣原体引起。鹦鹉热衣原体即吸入病鸟的感染性分泌物而引起的肺炎，肺炎衣原体则引起青少年急性呼吸道感染，以肺炎多见。

（三）防治原则

预防上应加强卫生宣传教育，注意个人卫生，在公共浴室不洗浴盆，尽量不使用公共卫生间的坐便器，不借穿他人内裤、泳装，上卫生间前洗手，提倡健康性行为，加强疫鸟的管理。治疗上可用四环素类抗生素、红霉素、利福平等药物。

五、立克次氏体

立克次氏体（Rickettsia）是一类由节肢动物传播、专性细胞内寄生的原核微生物。1906年，美国医师霍华德·泰勒·立克次（Howard Taylor Ricketts）首次发现洛基山斑疹伤寒的病原体，并于1910年不幸感染而献身，为纪念他，将此类微生物命名为立克次氏体。

迄今已知对人类致病的立克次氏体约20种，它们大多在嗜血节肢动物和自然界哺乳动物之间保持循环传染。人类感染立克次氏体可因生产劳动、资源开发、战争等原因进入自然疫源地区、经嗜血节肢动物叮咬而感染。

（一）生物学特性

1. 形态与染色

立克次氏体形似小杆菌，有细胞壁，含有 DNA 和 RNA，以二分裂方式繁殖。革兰染色阴性，常用吉姆萨染色，使立克次氏体呈紫色或蓝色。在感染细胞内，立克次氏体排列不规则，有单个的、成双的，但常集聚成致密团块状。不同的立克次氏体在细胞内的分布位置不同，可供初步识别，如斑疹伤寒立克次氏体常散在细胞质中，恙虫病立克次氏体常堆积在细胞质近核处。

2. 培养特性

立克次氏体不能独立生活，必须专性寄生在活细胞内才能繁殖，常用的培养方法有动物接种、鸭胚接种和细胞培养。一般认为，在宿主细胞的新陈代谢不太旺盛时，更有利于立克次氏体的生长，因此，接种立克次氏体的鸡胚或细胞以 32～35 ℃培养为宜。

3. 抵抗力

除 Q 热立克次氏体外，其他立克次氏体的抵抗力均较弱，对各种理化因素耐受力低。加热至 56 ℃ 30 min 可使其死亡，对化学消毒剂敏感，在 0.5% 苯酚或皂酚溶液中约 5 min 可被灭活。立克次氏体离开宿主细胞后易迅速死亡，但在干燥的虱粪中可保持传染性半年以上。对氯霉素、四环素类抗生素敏感，应特别注意的是磺胺类药物不仅不能抑制，反而能刺激其生长。

(二)致病性

立克次氏体通过虱、蚤、蜱等节肢动物叮咬或粪便污染伤口侵入机体,在血管内皮细胞及单核吞噬细胞系统中繁殖。因立克次氏体能产生内毒素和磷脂A等致病物质,引起细胞肿胀、坏死、微循环障碍、DIC及血栓的形成,患者出现皮疹和肝、脾、肾、脑等实质性脏器的病变,其毒性物质随血液遍及全身,可使患者出现严重的毒血症。

我国主要的立克次氏体病有斑疹伤寒、恙虫病和Q热。

1. 斑疹伤寒

斑疹伤寒可分为流行性斑疹伤寒和地方性斑疹伤寒。

(1)流行性斑疹伤寒:由普氏立克次氏体引起,主要通过人虱为媒介在人群中传播,又称虱型斑疹伤寒,常流行于冬季、春季。虱叮咬患者后,立克次氏体在虱肠管上皮细胞内繁殖,当携带病原体的虱叮咬人体时,由于抓痒使虱中的立克次氏体从抓破的皮肤破损处侵入而感染,经14 d左右的潜伏期后发病。主要症状表现为高热、头痛、4~5 d出现皮疹,有的伴有神经系统、心血管系统及其他实质器官的损害。

(2)地方性斑疹伤寒:由莫氏立克次氏体引起,鼠是其天然储存寄主,通过鼠虱或鼠蚤在鼠群间传播,鼠虱又可将立克次氏体传染给人,又称鼠型斑疹伤寒。若感染人群中有人虱寄生,则又通过人虱在人群中传播,此时传播方式与流行性斑疹伤寒相同,但病原体不同。地方性斑疹伤寒与流行性斑疹伤寒相比,发病缓慢,病情较轻,病程短。两者病后有牢固免疫力,并可相互交叉免疫。

2. 恙虫病

恙虫病由恙虫病立克次氏体引起。病原体在自然界中寄居于恙螨体内,并可经卵传代。恙螨生活在丛林边缘和河流沿岸杂草丛生的地方,通过叮咬,病原体可在鼠群中传播,牛、羊等家畜,野鸟,猴等也可被感染。人进入疫情流行区后,病原体自恙螨叮咬处侵入,患者出现高热,被叮咬处溃疡,形成黑色焦痂,是恙虫病的特征之一。此外,还有神经系统中毒症状,如头痛、头晕、昏迷等;循环系统中毒症状以及其他如肝、肺、脾损害的症状。

3. Q热

Q热由Q热立克次氏体引起。Q热立克次氏体寄居在蜱体内,通过蜱叮咬野生啮齿动物和家畜使之感染,可随受感染动物的粪便、尿液等排泄物排出体外。人类通过接触带有病原体的排泄物或饮用含有病原体的乳制品而感染,也可经呼吸道吸入病原体感染。因此,Q热立克次氏体是立克次氏体中唯一可不借助节肢动物而经其他途径使人发生感染的病原体,多以发热、头痛、肌肉酸痛为主要症状,常伴有肺炎、肝炎等。

(三)防治原则

预防重点是保持环境卫生,注意个人卫生,控制和消灭立克次氏体的传播媒介与储存寄主,采取灭鼠、灭虱、灭蚤等措施。特异性预防可接种灭活疫苗和减毒活疫苗,治疗可使用四环素类抗生素、氯霉素等。

支原体、立克次氏体和衣原体是3类同属G^-的细菌,它们的代谢能力差,属于活细胞内寄生的结构较为简单的原核微生物。从支原体、立克次氏体至衣原体,其寄生性逐步增强,因此,它们是介于细菌与病毒之间的一类原核微生物,三者的比较见表2—12。

表2－12　支原体、立克次氏体、衣原体和病毒的比较

比较项目	支原体	立克次氏体	衣原体	病毒
细胞构造	有	有	有	无
含核酸类型	DNA和RNA	DNA和RNA	DNA和RNA	DNA或RNA
核糖体	有	有	有	无
细胞壁	无	有（含肽聚糖）	有（不含肽聚糖）	无
细胞膜	有（含甾醇）	有（无甾醇）	有（无甾醇）	无
繁殖时个体完整性	保持	保持	保持	不保持
大分子合成能力	有	有	有	无
产ATP系统	有	有	无	无
氧化谷氨酰胺能力	有	有	无	无
对抑制细菌抗生素的反应	敏感（对抑制细胞壁合成者例外）	敏感	敏感（青霉素例外）	有抗性

点滴积累

本章小结

目标测试

参考答案

第三章 真核微生物

◉ 知识目标

1. 掌握真菌、孢子、有性孢子、深部感染性真菌等知识。
2. 熟悉常见真菌的培养与繁殖条件。
3. 了解真菌的致病性及几种常见真菌。

◉ 技能目标

掌握食用真菌的培养方法。

◉ 素质目标

培养学生学好真核微生物知识，造福祖国人民。

微课：真菌的特性

◉ 案例导入

在日常生活中，人们都喜欢用蘑菇、瘦肉来煲汤，其味道鲜美。还常常选取灵芝来炖鸡，是一道美味的佳肴……我们平时食用的蘑菇、灵芝都属于真菌。真菌在自然界中分布广泛，种类繁多，其中绝大多数对人类有益无害，有的可用于发酵、酿酒、生产抗生素及酶类药物等。有的真菌本身就可以直接入药治疗疾病，只有少数真菌能引起动物、植物或人类的病害。真菌、显微藻类和原生动物等属于真核生物类的微生物，故称为真核微生物(Eukaryotic Micro-organisms)。真核微生物是一大类细胞核具有核膜，能进行有丝分裂，细胞质中存在线粒体或同时存在叶绿体等多种细胞器的微小生物。真菌(Fungus)是一类具有细胞壁的真核微生物。在分类上，真菌不属于低等植物，而是独成体系，为真菌界。真菌与原核微生物、低等植物相比较，具有以下一些特征：真正的细胞核和完整的细胞器；菌体有单细胞和多细胞两类；大多数真菌有无性繁殖和有性繁殖两个阶段；真菌不含叶绿素，系营化能异养生活。

第一节 真核微生物概述

典型真核生物的细胞构造如图 3-1、图 3-2 所示。真核细胞与原核细胞相比，其形态更大，结构更为复杂，细胞器的功能更为专一。它们已发展出许多由膜包围着的细胞器(Organelles)，如内质网、高尔基体、溶酶体、微体、线粒体和叶绿体等，更重要的是，它们已进化出有核膜包裹着的完整细胞核，其中存在着构造极其精巧的染色体，它的双链 DNA 长链已与组蛋白等蛋白质密切结合，可以更完善地执行生物的遗传功能。

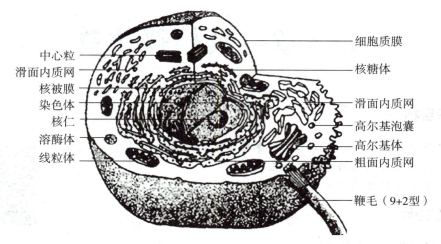

图 3-1　典型真核细胞构造的模式图（动物细胞）

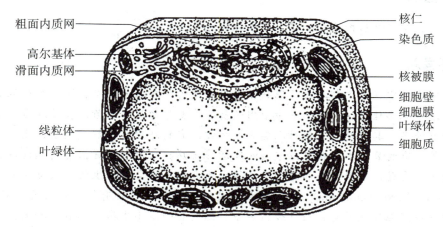

图 3-2　典型真核细胞构造的模式图（植物细胞）

一、真核生物与原核生物的比较

真核生物与原核生物在细胞结构和功能等方面都有显著的差别，见表 3-1。

表 3-1　真核生物与原核生物的比较

比较项目	真核生物	原核生物
细胞大小	较大（通常直径＞2 μm）	较小（通常直径＜2 μm）
若有壁，其主要成分	纤维素、几丁质等	多数为肽聚糖
细胞膜中甾醇	有	无（仅支原体例外）

· 82 ·

续表

	比较项目	真核生物	原核生物
	细胞膜含呼吸或光合组分	无	有
	细胞器	有	无
	鞭毛结构	如有，则粗而复杂（9+2型）	如有，则细而简单
细胞质	线粒体	有	无
	溶酶体	有	无
	叶绿体	光合自养生物中有	无
	真液泡	有些有	无
	高尔基体	有	无
	微管系统	有	无
	流动性	有	无
	核糖体	80S（指细胞质核糖体）	70S
	间体	无	部分有
	储藏物	淀粉、糖原等	PHB（聚-β-羟丁酸）等
细胞核	核膜	有	无
	DNA含量	低（约5%）	高（约10%）
	组蛋白	有	无
	核仁	有	无
	染色体数	一般>1个	一般为1个
	有丝分裂	有	无
	减数分裂	有	无
生理特性	氧化磷酸化部位	线粒体	细胞膜
	光合作用部位	叶绿体	细胞膜
	生物固氮能力	无	有些有
	专性厌氧生活	罕见	常见
	化能合成作用	无	有些有
	鞭毛运动方式	挥鞭式	旋转马达式
	遗传重组方式	有性生殖、准性生殖等	转化、转导、接合等
	繁殖方式	有性、无性等多种	一般为无性（二等分裂）

· 83 ·

二、真核微生物的主要类群

真核微生物主要包括菌物界（Mycetalia 或广义的"Fungi"）中的真菌（Eumycota 或狭义的"Fungi"即 True Fungi）、黏菌（Myxomycota 或 Fungi-like Protozoa）、假菌（Chromista 或 Pseudofungi），植物界（Plantae）中的显微藻类（Algae）和动物界（Animalia）中的原生动物（Protozoa），具体见表 3-2。

表 3-2 真核微生物的主要类群

真核微生物	植物界		显微藻类
	动物界		原生动物
	菌物界		黏菌
			假菌
		真菌	单细胞真菌：酵母菌等
			丝状真菌：霉菌等
			大型子实体真菌：球菌等

"菌物界"是我国学者裘维蕃等于 1990 年提出的，并已得到学术界的一定支持，这是指与动物界、植物界相并列的一大群无叶绿素、依靠细胞表面吸收有机养料、细胞壁一般含有几丁质的真核微生物。菌物界一般包括真菌、黏菌和假菌（卵菌等）3 类。

真菌是最重要的真核微生物，故是本章的重点，它们的特点：无叶绿素，不能进行光合作用；一般具有发达的菌丝体；圆细胞壁多数含几丁质；营养方式为异养吸收型；以产生大量无性和（或）有性孢子的方式进行繁殖；陆生性较强。

三、真核微生物的细胞构造

(一) 细胞壁

1. 真菌的细胞壁

真菌细胞壁的主要成分是多糖，另有少量的蛋白质和脂类。多糖构成了细胞壁中有形的微纤维和无定形基质的成分。微纤维部分可比作建筑物中的钢筋，其可使细胞壁保持坚韧性，是单糖的 β(1→4)聚合物，而基质犹如混凝土等填充物，包括甘露聚糖、葡聚糖和少量蛋白质。低等真菌的细胞壁成分以纤维素为主，酵母菌以葡聚糖为主，而高等陆生真菌以几丁质为主。即使同一真菌，在其不同生长阶段中，细胞壁的成分也有明显不同（表 3-3）。细胞壁具有固定细胞外形和保护细胞免受外界不良因子的损伤等功能。

表 3-3 不同分类地位真菌的细胞壁多糖

细胞壁多糖	真菌的分类地位	代表
纤维素、糖原	集胞黏菌目	盘基网柄菌（*Dictyostelium discoideum*）
纤维素、葡聚糖	卵菌亚纲	德巴利腐霉（*Pythium debaryanum*）

续表

细胞壁多糖	真菌的分类地位	代表
纤维素、几丁质	丝壶菌纲	一种根前毛菌(Rhizidiomyces sp)
几丁质、壳多糖	接合菌亚纲	鲁氏毛霉(Mucor rouxianus)
葡聚糖、甘露聚糖	子囊菌纲 半知菌纲	酿酒酵母(Saccharomyces cerevisiae) 产朊假丝酵母(Candida utilis)
几丁质、甘露聚糖	担子菌纲	红掷孢酵母(Sporobolomyces roseus)
半乳聚糖、聚半乳糖胺	毛菌纲	寄生变形毛菌(Amoebidium parasiticum)
几丁质、葡聚糖	子囊菌纲 担子菌纲 半知菌纲 壶菌纲	粗糙脉孢菌(Neurospora crassa) 群集裂褶菌(Schizophyllum commune) 黑曲霉(Aspergillus niger) 一种异水霉(Allomyces sp)

2. 藻类的细胞壁

藻类的细胞壁厚度一般为 10～20 nm，有的仅为 3～5 nm，如蛋白核小球藻(Chlorella Pyrenoidosa)，其结构骨架多由纤维素组成，以微纤丝的方式层状排列，含量占干重的 50%～80%，其余部分为间质多糖所占。间质多糖主要是杂多糖，其成分随种类而异，如褐藻酸、岩藻素或琼脂等。

(二) 鞭毛与纤毛

某些真核微生物细胞表面长有或长或短的毛发状、具有运动功能的细胞器，其中形态较长(150～200 μm)、数量较少者称为鞭毛，而形态较短(5～108 μm)、数量较多者称为纤毛(cilia，单数 cilium)。它们在运动功能上虽与原核微生物的鞭毛相同，但在构造、运动机制等方面却差别极大。

鞭毛与纤毛的构造基本相同，都由伸出细胞外的鞭杆(Shaft)、嵌埋在细胞质膜上的基体以及把这两者相连的过渡区共 3 部分组成。鞭杆的横切面呈"9+2"型，即中心有一对包在中央鞘中的相互平行的中央微管，其外被 9 个微管二联体围绕一圈，整个微管由细胞质膜包裹。每条微管二联体由 A、B 两条中空的亚纤维组成，其中 A 亚纤维是一完全微管，即每圈由 13 个球形微管蛋白(Tubulin)亚基环绕而成，而 B 亚纤维是由 10 个亚基围成，所缺的 3 个亚基与 A 亚纤维共用。A 亚纤维上伸出内外 2 条动力蛋白臂(Dynein arms)，它是一种能被 Ca^{2+} 和 Mg^{2+} 激活的 ATP 酶，可水解 ATP 以释放供鞭毛运动的能量。通过动力蛋白臂与相邻的微管二联体的作用，可使鞭毛做弯曲运动。在相邻的微管二联体间有微管连丝蛋白(Nexin)相连。此外，在每条微管二联体上还有伸向中央微管的放射辐条(Radial Spoke)(图 3-3)。基体的结构与鞭杆接近，直径为 120～170 μm，长为 200～500 μm，但在电子显微镜下其横切面却呈"9+0"型，且其外围是 9 个三联体，中央则没有微管和鞘。

具有鞭毛的真核微生物有鞭毛纲(Flagellata)的原生动物、藻类和低等水生真菌的游动孢子或配子等；具有纤毛的真核微生物主要是属于纤毛纲(Ciliata)的各种原生动物，如常见的草履虫属(Paramecium)等。

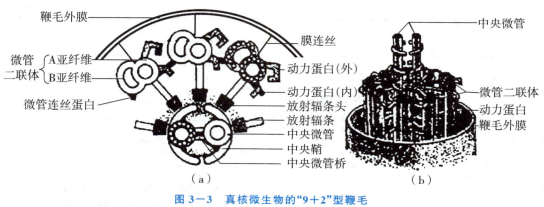

图 3—3 真核微生物的"9+2"型鞭毛
(a)鞭杆的横切面；(b)鞭杆的立体模型

(三)细胞质膜

因真核细胞与原核细胞在其质膜的构造和功能上十分相似,故这里仅以表格形式指出其间的差别(表 3—4)。

表 3—4 真核生物与原核生物细胞质膜的差别

比较项目	原核生物	真核生物
甾醇	无(支原体除外)	有(胆甾醇、麦角甾醇等)
磷脂种类	磷脂酰甘油和磷脂酰乙醇胺等	磷脂酰胆碱和磷脂酰乙醇胺等
脂肪酸种类	直链或分枝、饱和或不含饱和脂肪酸；每一磷脂分子常含饱和与不饱和脂肪酸各一	高等真菌：含偶数碳原子的饱和或不饱和脂肪酸 低等真菌：含奇数碳原子的不饱和脂肪酸
糖脂	无	有(具有细胞间识别受体功能)
电子传递链	有	无
基团转移运输	有	无
胞吞作用*	无	有

* 胞吞作用(Endocytosis),包括吞噬作用(Phagocytosis)、胞饮作用(Pinocytosis)

(四)细胞核

细胞核(Nucleus)是细胞遗传信息(DNA)的储存、复制和转录的主要部位。一切真核细胞都有外形固定(呈球状或椭圆体状)、有核膜包裹的细胞核。每个细胞一般只含一个细胞核,有的有两个或多个,如须霉属(*Phycomyces*)和青霉属(*Penicillium*)的真菌等。在真菌的菌丝顶端细胞中,常常找不到细胞核。

真核生物的细胞核由核被膜、染色质、核仁和核基质等构成。在真菌的细胞核中,染色体的形状较小。根据遗传学的研究,得知不同真菌的染色体数差别很大,如构巢曲霉

(*Aspergillus nidulans*)为 8,粗糙脉孢菌俗称"红色面包霉"(*Neurospora crassa*)为 7,酿酒酵母(*Saccharomyces cerevisiae*)为 17,双孢蘑菇(*Agaricus bisporus*)为 13,里氏木霉(*Trichoderma reesei*)为 6 等。

(五)细胞质和细胞器

位于细胞质膜和细胞核之间的透明、黏稠、不断流动并充满各种细胞器的溶胶,称为细胞质(Cytoplasm)。

1. 细胞基质和细胞骨架

在真核细胞中,除细胞器外的胶状溶液,称为细胞质基质(Cytomatrix)或胞质溶胶(Cytosol)。其内含赋予细胞以一定机械强度的细胞骨架和丰富的酶等蛋白质、各种内含物及中间代谢物等,是细胞代谢活动的重要基地。

细胞骨架(Cytoskeleton)是由微管、肌动蛋白丝(微丝)和中间丝 3 种蛋白质纤维构成的细胞支架,具有支持、运输和运动等功能。

2. 内质网和核糖体

(1) 内质网(Endoplasmic Reticulum,ER):是指细胞质中一个与细胞质基质相隔离,但彼此相通的囊腔和细管系统。它由脂质双分子层围成。其内侧与核被膜的外膜相通。内质网有两类,它们之间相互连通。一类是在膜上附有核糖体颗粒,称为糙面内质网,具有合成和运送胞外分泌蛋白的功能;另一类为膜上不含核糖体的光面内质网,它与脂类和钙代谢等密切相关,主要存在于某些动物细胞中。

(2) 核糖体(Ribosome):又称核蛋白体,是存在于一切细胞中的无膜包裹的颗粒状细胞器,具有蛋白质合成功能,直径为 25 nm,由约 40% 蛋白质和 60% RNA 共价结合而成。蛋白质位于表层,RNA 则位于内层。每个细胞中核糖体数量差异很大($10^2 \sim 10^7$),不但与生物种类有关,更与其生长状态有关。真核细胞的核糖体比原核细胞的大,其沉降系数一般为 80S,它由 60S 和 40S 的两个小亚基组成。核糖体除分布在内质网和细胞质中外,还存在于线粒体和叶绿体中,但都是一些与原核微生物相同的 70S 核糖体。

3. 高尔基体(Golgi Apparatus,Golgi Body)

高尔基体又称高尔基复合体(Golgi Complex),由意大利学者高尔基(C. Golgi)于 1898 年首先在神经细胞中发现。这是一种由 4~8 个平行堆叠的扁平膜囊和大小不等的囊泡所组成的膜聚合体,其上无核糖体。其功能是将糙面内质网合成的蛋白质进行浓缩,并与自身合成的糖类、脂类结合,形成糖蛋白、脂蛋白分泌泡,通过外排作用分泌到细胞外,故是协调细胞生化功能和沟通细胞内外环境的重要细胞器。在真菌中,仅腐霉属(Pythium)等少数低等种类中发现有高尔基体。

4. 溶酶体(Lysosome)

溶酶体是一种由单层膜包裹、内含多种酸性水解酶的小球形(直径 0.2~0.5 μm)囊泡状细胞器,主要功能是细胞内的消化作用。其中常含 40 种以上的酸性水解酶,因其最适 pH 值均在 5 左右,故消化作用仅在溶酶体内部发生。

5. 微体(Microbody)

微体是一种由单层膜包裹的,与溶酶体相似的小球形细胞器,但其内所含的酶与溶酶体所含的不同,主要是含氧化酶和过氧化氢酶的微体,又称过氧化物酶体(Peroxisome)。其功能可使细胞免受 H_2O_2 毒害,并能氧化分解脂肪酸等。与溶酶体相似,在不同生物、不同个体和不同内外条件下，过氧化物酶体的数目形态、大小和功能均有所不同，例如：生长在糖液中的酵母菌，其过氧化物酶体很小，而生长在含甲醇的培养基中时就变得较大，当生长在含脂肪酸培养基中时，会非常发达。

6. 线粒体（Mitochondria）

线粒体是进行氧化磷酸化反应的重要细胞器。其功能是把蕴藏在有机物中的化学潜能转化成生命活动所需能量（ATP），因此，其是一切真核细胞的"动力车间"。

在光学显微镜下，典型线粒体的外形和大小酷似一个杆菌，直径一般为 0.5～1.0 μm，长度为 1.5～3.0 μm。每个细胞所含数目通常为数百至数千个，也有更多的。

线粒体的外形呈囊状，构造十分复杂，由内外两层膜包裹，囊内充满液态的基质（Matrix）。外膜平整，内膜则向基质内伸展，从而形成了大量由双层内膜构成的嵴（Cristae）（图 3-4）。

在低等真菌中，含有与高等植物和藻类的线粒体相似的管状嵴；在较高等的真菌（接合菌、子囊菌、担子菌）中，则多为板状嵴。嵴的存在极大扩展了内膜进行生物化学反应的面积。

在线粒体的内膜表面着生许多基粒（Elementary Particle）或 F_1 颗粒，此为一个带柄的、直径约为 8.5 nm 的球形小体，即 ATP 合成酶复合体，每个线粒体内含 10^4～10^5 个。每个基粒由头（F_1）、柄和嵌入内膜的基部（F_0）3 部分组成。内膜上还有 4 种脂蛋白复合物，它们都是电子传递链（呼吸链）的组成部分。位于内外膜间的空间即膜间隙，内中充满着含各种可溶性酶、底物和辅助因子的液体。由内膜和嵴包围的空间即基质，内含三羧酸循环的酶系，并含有一套为线粒体所特有的闭环状 DNA 链（在真菌中长为 19～26 μm）和 70S 核糖体，用以合成一小部分（约 10%）专供线粒体自身所需的蛋白质。

7. 叶绿体（Chloroplast）

叶绿体是一种由双层膜包裹、能转化光能为化学能的绿色颗粒状细胞器。它只存在于绿色植物（包括藻类）的细胞中，具有进行光合作用——把 CO_2 和 H_2O 合成葡萄糖并释放 O_2 的重要功能。形象地说，叶绿体是自养型真核生物的"炊事房"。

叶绿体的外形多为扁平的圆形或椭圆形，略呈凸透镜状，但在藻类中叶绿体的形态变化很大，有的呈螺旋带状，如水绵属（Spirogyra），有的呈杯状，如衣藻属（Chlamydomonas），也有呈板状或星状的。叶绿体的平均直径为 4～6 μm，厚度为 2～3 μm。叶绿体的构造由 3 部分组成，包括叶绿体膜（Chloroplast Membrane，或称外被 Outerenvelope）、类囊体（Thylakoid）和基质（Stroma）。叶绿体膜又分为外膜、内膜和类囊体膜 3 种，并由此而使内部空间分隔为膜间隙（外膜与内膜间）、基质和类囊体腔 3 个彼此独立的区域（图 3-5）。叶绿体膜是控制代谢物质进出叶绿体的渗透屏障。在叶绿体的胶状基质中，含有独特的 70S 核糖体、双链环状 DNA 及 RNA、淀粉粒和核酮糖二磷酸羧化酶等蛋白质成分。类囊体是位于基质中由单位膜封闭而成的扁平小囊，数量很多，彼此连通，类似生产车间中的一个个作业小组。在高等植物中类囊体已发展成基粒（Grana）的形式，它由许多类囊体层层相叠而成。在类囊体的膜上，分布着大量光合色素（叶绿素和若干辅助色素）和电子传递体。

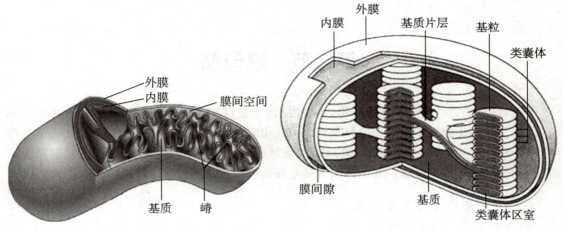

图3-4 线粒体构造的模式图　　图3-5 叶绿体膜构造的模式图

叶绿体在形态、构造和计划上都与线粒体有许多极其相似之处,尤其是在基质内还含自身特有的环状DNA和本为原核微生物才有的70S核糖体,从而能满足合成自身的部分特需蛋白质。因此,与线粒体一样,叶绿体是真核细胞中的半自主性复制的细胞器。

8. 液泡(Vacuole)

液泡是存在于真菌和藻类等真核微生物细胞中的细胞器。其由单位膜分隔,其形态、大小受细胞年龄和生理状态而变化,一般在老龄细胞中的液泡大而明显。在真菌的液泡中,主要含糖原、脂肪和多磷酸盐等储藏物,精氨酸、鸟氨酸和谷氨酰胺等碱性氨基酸,以及蛋白酶、酸性和碱性磷酸酯酶、纤维素酶和核酸酶等各种酶类。液泡不仅有维持细胞的渗透压和储存营养物的功能,还有溶酶体的功能。

9. 膜边体(Lomasome)

膜边体又称须边体或质膜外泡,为许多真菌所特有。它是一种位于菌丝细胞四周的质膜与细胞壁间、由单层膜包裹的细胞器。膜边体的形态呈管状、囊状、球状、卵圆状或多层折叠膜状,其内含泡状物或颗粒状物。膜边体可由高尔基体或内质网的特定部位形成,各个膜边体能互相结合,也可与其他的细胞器或膜相结合,其功能可能与分泌水解酶或合成细胞壁有关。

10. 几丁质酶体(Chitosome)

几丁质酶体又称壳体,是一种活跃于各种真菌菌丝体顶端细胞中的微小泡囊,直径为40~70 nm,内含几丁质合成酶,其功能是把其中所含的酶源源不断地运送到菌丝尖端细胞壁表面,使该处不断合成几丁质微纤维,从而保证菌丝不断向前延伸。

11. 氢化酶体(Hydrogenosome)

氢化酶体是一种由单层膜包裹的球状细胞器,内含氢化酶、氧化还原酶、铁氧还蛋白和丙酮酸。通常存在于鞭毛基体附近,为其运动提供能量。氢化酶体只存在于厌氧性的原生动物和近年来才发现的厌氧性真菌(已有20余种)中,它们一般只存在于反刍动物的瘤胃中,如可产生游动孢子的胡里希新考玛脂霉(Neocallimastix Huricyensis)等。

第二节　酵母菌

酵母菌(Yeast)是一个通俗名称，一般泛指能发酵糖类的各种单细胞真菌。由于不同的酵母菌在进化和分类地位上的异源性，因此很难对酵母菌下一个确切的定义。通常，酵母菌具有以下5个特点：个体一般以单细胞状态存在；多数能出芽繁殖；能发酵糖类产能；细胞壁常含甘露聚糖；常生活在含糖量较高、酸度较大的水生环境中。

一、分布及与人类的关系

酵母菌在自然界分布很广，主要生长在偏酸的含糖环境中，在水果、蜜饯的表面和果园土壤中最为常见。由于不少酵母菌可以利用烃类物质，故在油田和炼油厂附近的土层中也可找到这类可利用石油的酵母菌。

酵母菌有1 000多种，与人类关系密切，可认为它是人类的"第一种家养微生物"。千百年来，人类几乎天天离不开酵母菌，如酒类的生产，面包的制作，乙醇和甘油发酵，石油及油品的脱蜡，饲用、药用和食用单细胞蛋白(Single-Cell Protein，SCP)的生产，从菌体中提取核酸、麦角甾醇、辅酶A、细胞色素C、凝血质和维生素等生化药物和试剂，制成的酵母膏用作培养基等原料；此外，近年来在基因工程中酵母菌还被用作表达外源蛋白功能的优良"工程菌"。只有少数酵母菌才能引起人或一些动物的疾病，例如白假丝酵母菌(旧称"白色念珠菌"，*Candida albicans*)和新型隐球菌(*Cryptococcus neoformans*)等一些条件致病菌可引起鹅口疮、阴道炎或肺炎等疾病。

二、细胞的形态和构造

酵母菌的细胞直径约为细菌的10倍，是典型的真核微生物。其细胞形态通常有球状、卵圆状、椭圆状、柱状和香肠状等。最典型和重要的酵母菌是酿酒酵母(*Saccharomyces cerevisiae*)，细胞大小为(2.5~10)μm×(4.5~21)μm。它的形态和构造如图3-6所示。

1. 细胞壁

酵母菌的细胞壁厚约25 nm，质量达细胞干重的25%，主要成分为"酵母纤维素"，它呈三明治状——外层为甘露聚糖(Mannan)，内层为葡聚糖(Glucan)，都是分枝状聚合物，中间夹着一层蛋白质(包括多种酶，如葡聚糖酶、甘露聚糖酶等)。葡聚糖是赋予细胞壁以机械强度的主要成分。在芽痕周围还有少量几丁质成分。酵母菌的细胞壁可用由玛瑙螺(Helix pomatia)胃液制成的蜗牛消化酶水解，从而形成酵母原生质体。此外，这一酶还可用于水解酵母菌的子囊壁，以释放其中的子囊孢子。

2. 细胞膜

酵母菌的细胞膜也是由3层结构组成的(图3-7)，主要成分为蛋白质(约占干重的50%)、类脂(约40%)和少量糖类(表3-5)。

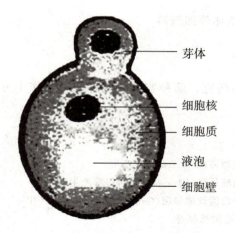

图 3-6　酵母菌细胞的形态和构造

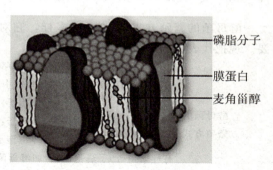

图 3-7　酵母菌的细胞膜

表 3-5　酵母菌细胞膜的成分

酵母菌细胞膜的成分	蛋白质：包括一些酶	
	类脂	甘油的单、双、三酯
		甘油磷脂　磷脂酰胆碱（卵磷脂）、磷脂酰乙醇胺
		甾醇　麦角甾醇、酵母甾醇
	糖类：甘露聚糖	

彩图：酵母菌细胞的形态和构造

酵母菌的细胞膜上含有丰富的维生素 D 的前体——麦角甾醇，它经紫外线照射后能转化成维生素 D_2，故可作为维生素 D 的来源，如发酵性酵母（*Saccharomyces fermentati*）的麦角甾醇含量可达细胞干重的 9.66%。

3. 细胞核

酵母菌具有由多孔核膜包囊起来的定形细胞核。用相差显微镜可见到活细胞内的核；如用碱性品红或吉姆萨染色法对固定后的酵母菌细胞染色，还可以观察到核内的染色体。酵母菌的细胞核是其遗传信息的主要储存库。酿酒酵母（*Saccharomyces cerevisiae*）的基因组共由 17 条染色体组成，其全序列已于 1996 年公布，大小为 12.052 Mb，共有 6 500 个基因，这是第一个测出的真核生物基因组序列。

除细胞核含 DNA 外，在酵母菌线粒体、"2 μm 质粒"及少数酵母菌线状质粒中，也含有 DNA。酵母菌线粒体 DNA 呈环状，相对分子质量为 5.0×10^7，比高等动物大 5 倍，占细胞总 DNA 量的 15%～23%。2 μm 质粒是 1967 年后才在酿酒酵母中被发现，是一个闭合环状超螺旋 DNA 分子，长约 2 μm（6 kb），故名。一般每个细胞含有 60～100 个，占总 DNA 量的 3%。它的复制受核基因组控制。2 μm 质粒的生物学功能虽不清楚，但可用于研究基因调控、染色体复制的理想系统，也可作为酵母菌转化的有效载体，并由此组建"工程菌"。

4. 其他构造

在成熟的酵母菌细胞中，有一个大型的液泡。在有氧条件下，细胞内会形成许多杆状或球状的线粒体。若生长在缺氧条件下，则只能形成无嵴的、没有氧化磷酸化功能的线粒体。此外，在白假丝酵母菌等少数酵母菌中还有微体等细胞器。

三、酵母菌的繁殖方式和生活史

酵母菌的繁殖方式（图 3-8）多样，它对科学研究、菌种鉴定和菌种选育工作十分重要。现把代表性的繁殖方式表解如下。

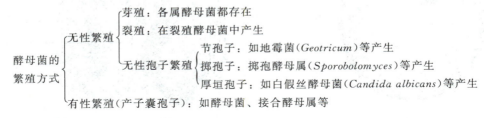

图 3-8　酵母菌的繁殖方式

(一) 无性繁殖

1. 芽殖（Budding）

芽殖是酵母菌最常见的一种繁殖方式。在良好的营养和生长条件下，酵母菌生长迅速，几乎所有的细胞上都长出芽体，而且芽体上还可形成新的芽体，于是就形成了呈簇状的细胞团。当它们进行一连串的芽殖后，如果长大的子细胞与母细胞不立即分离，其间仅以狭小的面积相连，则这种藕节状的细胞串称为假菌丝（Pseudohyphae）；相反，如果细胞相连，且其间的横隔面积与细胞直径一致，这种竹节状的细胞串称为真菌丝（Euhyphae）。

2. 芽体

芽体又称芽孢子（Budding Spore）。在其形成时，先在母细胞将要形成芽体的部位，通过水解酶的作用使细胞壁变薄，大量新细胞物质包括核物质在内的细胞质堆积在芽体的起始部位上，待逐步长大后，就在与母细胞的交界处形成一块由葡聚糖、甘露聚糖和几丁质组成的隔壁。成熟后，两者分离，于是在母细胞留下一个芽痕（Bud Scar）。而在子细胞上相应地留下一个蒂痕（Birth Scar）。任何细胞上的蒂痕仅一个，而芽痕有一至数十个，根据芽痕的多少还可测定该细胞的年龄。

3. 裂殖（Fission）

少数酵母菌如裂殖酵母属（*Schizosaccharomyces*）的种类具有与细菌相似的二分裂繁殖方式。

4. 产生无性孢子

少数酵母菌如掷孢酵母属（*Sporobolomyces*）可在卵圆形营养细胞上长出小梗，其上产生肾形的掷孢子（Ballistospore）。孢子成熟后，通过一种特有的喷射机制射出孢子。若用倒置培养皿培养掷孢酵母，待其形成菌落后，可在皿盖上见到由射出的掷孢子组成的模糊菌落"镜像"。有的酵母菌如白假丝酵母菌等还能在假菌丝的顶端产生具有厚壁的厚垣孢子（Chlamydospore）。

(二) 有性繁殖

酵母菌是以形成子囊（Ascus）和子囊孢子（Ascospore）的方式进行有性繁殖的。它们一般通过邻近的两个形态相同而性别不同的细胞各自伸出一根管状的原生质凸起相互接触、局部融合并形成一条通道，再通过质配（Plasmogamy）、核配（Caryogamy）和减数分裂（Meiosis）形成 4 个或 8 个子核，然后它们各自与周围的原生质结合在一起，再在其表面形成一层孢子壁，这样一个个子囊孢子就成熟了，而原有的营养细胞则成了子囊。

(三)酵母菌的生活史

生活史又称生命周期（Life Cycle），是指上一代生物个体经一系列生长、发育阶段而产生下一代个体的全部过程。不同酵母菌的生活史可分为以下三类。

(1)单双倍体型。酿酒酵母是这类生活史的代表。其特点如下。

1)一般情况都以营养体状态进行出芽繁殖。

2)营养体既能以单倍体（n）形式存在，也能以二倍体（$2n$）形式存在。

3)在特定的条件下才进行有性繁殖。从图 3—9 中可以见其生活史如下。

①子囊孢子在合适的条件下发芽产生单倍体营养细胞。

②单倍体营养细胞不断地进行出芽繁殖。

③两个性别不同的营养细胞彼此接合，在质配后即发生核配，形成二倍体营养细胞。

④二倍体营养细胞不进行核分裂，而是不断进行出芽繁殖。

⑤在以醋酸盐为唯一或主要碳源，同时又缺乏氮源等特定条件下，例如，在 McClary 培养基、Gorodkowa 培养基、Kleyn 培养基上，或是在石膏块、胡萝卜条上时，二倍体营养细胞最易转变成子囊，这时细胞核才进行减数分裂，并随即形成 4 个子囊孢子。

⑥子囊经自然或人为破壁（如加入蜗牛消化酶溶壁或硅藻土研磨破壁）后，可释放出其中的子囊孢子。酿酒酵母的二倍体营养细胞因其体积大、生命力强，故可广泛应用于工业生产、科学研究或遗传工程实践中。

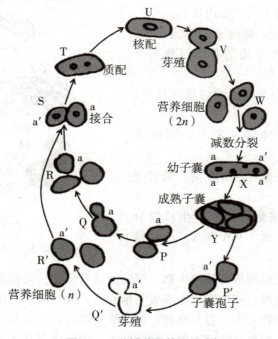

图 3—9　酿酒酵母的生活史

(2) 单倍体型。八孢裂殖酵母(*Schizosaccharomyces octosporus*)是这类生活史的代表。其特点如下。

1) 营养细胞为单倍体。
2) 无性繁殖为裂殖。
3) 二倍体细胞不能独立生活,故此期极短。整个生活史可分为 5 个阶段(图 3—10)。

① 单倍体营养细胞借裂殖方式进行无性繁殖。

② 两个营养细胞接触后形成接合管,发生质配后即行核配后两个细胞连成一体。

③ 二倍体的核分裂 3 次,第一次为减数分裂。

④ 形成 8 个单倍体的子囊孢子。

⑤ 子囊破裂,释放子囊孢子。

(3) 双倍体型。路德类酵母(*Saccharomycodes ludwigii*)是这类生活史的代表。其特点如下。

1) 营养体为二倍体,不断进行芽殖,此阶段较长。
2) 单倍体的子囊孢子在子囊内接合。
3) 单倍体阶段仅以子囊孢子的形式存在,不能进行独立生活。生活史的具体过程如下(图 3—11)。

① 单倍体子囊孢子在孢子囊内成对接合,并发生质配和核配。

② 接合后的二倍体细胞萌发,穿破子囊壁。

③ 二倍体的营养细胞可独立生活,通过芽殖方式进行无性繁殖。

④ 在二倍体营养细胞内的核发生减数分裂,故营养细胞成为子囊,其中形成 4 个单倍体子囊孢子。

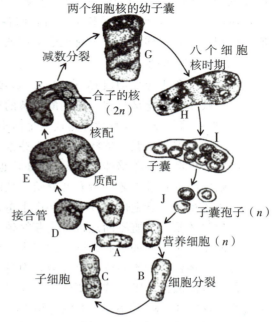

图 3—10 八孢裂殖酵母的生活史

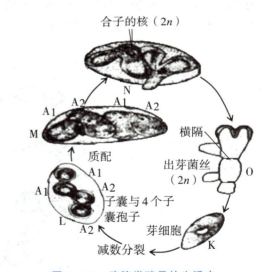

图 3—11 路德类酵母的生活史

典型的酵母菌都是单细胞真核微生物,细胞间没有分化。与细菌相比,它们的细胞粗而短,在固体培养基表面、细胞间也充满着毛细管水,故其菌落与细菌的相仿,一般呈现较湿润、较透明、表面较光滑,容易挑起,菌落质地均匀,正面与反面及边缘与中央部位的颜色较一致等特点。但酵母菌的细胞比细菌的大,细胞内有许多分化的细胞器,细胞间隙含水量相对较少,以及不能运动等特点,故反映在宏观上就产生较大、较厚、外观较稠和较不透明等有别于细菌的菌落。酵母菌菌落的颜色也有别于细菌,前者颜色比较单调,多以乳白色或矿烛色为主，只有少数为红色，个别为黑色。另外，凡不产假菌丝的酵母菌，其菌落更为隆起，边缘极为圆整；而产生大量假菌丝的酵母菌，则其菌落较扁平，表面和边缘较粗糙。此外，酵母菌的菌落，由于存在酒精发酵，一般还会散发出一股悦人的酒香味。

第三节 丝状真菌

霉菌(Mould、Mold)是丝状真菌(Filamentous Fungi)的一个俗称，意即"会引起物品霉变的真菌"，通常是指那些菌丝体较发达又不产生大型内质子实体结构的真菌。在潮湿的气候下，它们往往在有机物上大量生长繁殖，引起食物、工农业产品的霉变或植物的真菌病害。

一、分布及与人类的关系

霉菌分布极其广泛，只要存在有机物就有它们的踪迹。它们在自然界中扮演着最重要的有机物分解者角色，把其他生物难以分解利用的数量巨大的复杂有机物如纤维素和木质素等彻底分解转化，成为绿色植物可以重新利用的养料，促进了整个地球上生物圈的繁荣发展。

霉菌与工农业生产、医疗实践、环境保护和生物学基础理论研究等方面都有着密切的关系。

(1)工业上的柠檬酸、葡萄糖酸、L-乳酸等有机酸，淀粉酶、蛋白酶等酶制剂，青霉素、头孢霉素、灰黄霉素等抗生素，核黄素等维生素，麦角碱等生物碱，真菌多糖、γ-亚麻酸或赤霉素等产物的发酵生产；利用犁头霉(Absidia)等对甾体化合物的生物转化以生产甾体激素类药物以及霉菌在生物防治、污水处理和生物测定等方面的应用等。

(2)在食品制造方面，如酱油的酿造和干酪的制造等。

(3)在基础理论研究方面，霉菌是良好的试验材料，如粗糙脉孢菌(*Neurospora crassa*)和构巢曲霉(*Aspergillus nidulans*)在微生物遗传学研究中的应用等。

(4)大量真菌可引起工农业产品霉变，如食品、纺织品、皮革、木材、纸张、光学仪器、电工器材和照相材料等。

(5)霉菌是植物最主要的病原菌，能引起各种植物的传染性病害，如马铃薯晚疫病、稻瘟病和小麦锈病等。

(6)霉菌能引起动物和人体传染病，如皮肤癣症等；另有少部分霉菌可产生毒性很强的真菌毒素，如黄曲霉毒素(Aflatoxin)等。

二、细胞的形态和构造

(一)菌丝及其延伸过程

霉菌营养体的基本单位是菌丝(Hypha，复数 Hyphae)，其直径通常为 $3\sim10~\mu m$，即与酵母菌相似，但比细菌或放线菌的细胞约粗10倍。据菌丝中是否有隔膜，可将霉菌菌丝分为无隔菌丝和有隔菌丝两大类。前者为一些毛霉属（*Mucor*）和根霉属（*Rhizopus*）等低等真菌所具有；后者为曲霉属（*Aspergillus*）和青霉属（*Penicillium*）等高等真菌所具有。通过载片培养等技术，可清楚地观察菌丝的形态和构造。霉菌菌丝细胞的构造与酵母菌类似，但都是由菌丝顶端细胞的不断延伸而生长。随着顶端不断向前伸展，细胞壁和细胞质的形态、成分都逐渐变化、加厚并趋向成熟（图 3—12）。从图 3—12 中可以看出，在菌丝顶端的延伸区和硬化区中，细胞壁的内层是几丁质，外层为蛋白质；在亚顶端部位即次生壁形成区，由内至外分别为几丁质层、蛋白质层和葡聚糖蛋白网层；在成熟区，由内至外相应地为几丁质层、蛋白质层、葡聚糖蛋白网层和葡聚糖层；最后是隔膜，它是由菌丝内壁向内延伸而成的环片状构造。但在

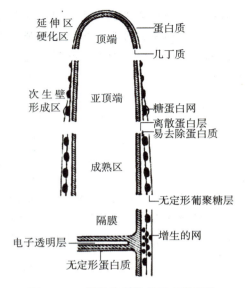

图 3—12 粗糙脉孢菌菌丝尖端成熟过程及细胞壁成分变化

其他真菌中，有的隔膜环呈封闭状，多为低等真菌在形成繁殖器官或受伤时形成；有的呈单孔状，如各种子囊菌；有的呈多孔状，如白地霉（*Geotricum candidum*）。

(二) 菌丝体及其各种分化形式

当霉菌孢子落在适宜的基质上后，就发芽生长并产生菌丝。由许多菌丝相互交织而成的一个菌丝集团称为菌丝体（Mycelium，复数 Mycelia）。菌丝体分为两类：密布在固体营养基质内部，主要执行吸取营养物功能的菌丝体，称为营养菌丝体（Vegetative Mycelium）；而伸展到空间的菌丝体，称为气生菌丝体（Aerial Mycelium）。这两类菌丝体在长期的进化中，因其自身的生理功能和对不同环境的高度适应，已明显地发展出各种特化的构造（图 3—13）。

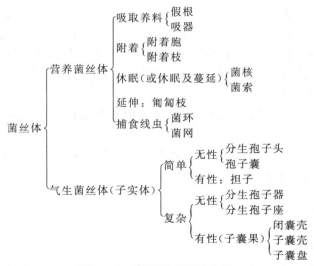

图 3—13 菌丝体的特化构造

1. 营养菌丝体的特化形态

(1) 假根 (Rhizoid)。假根是根霉属 (*Rhizopus*) 等低等真菌匍匐菌丝与固体基质接触处分化出来的根状结构，具有固着和吸取养料等功能 (图 3—14)。

(2) 匍匐菌丝 (Stolon)。毛霉目 (*Mucorales*) 真菌在固体基质上常形成与表面平行，具有延伸功能的菌丝，称为匍匐菌丝，又称匍匐枝。最典型的可在根霉属中见到 (图 3—14)：在固体基质表面的营养菌丝分化为匍匐菌丝，在其上每隔一段距离可长出伸入基质的假根和伸向空间的孢囊梗，随着匍匐菌丝的延伸，不断形成新的假根和孢囊梗，这类真菌会随基质的存在而向四处快速蔓延，就不会形成像在其他真菌中常见的那样有固定大小和形态的菌落。

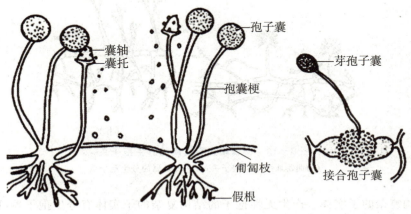

图 3—14　根霉的形态及结构

(3) 吸器 (Haustorium)。吸器由几类专性寄生的真菌如锈菌目 (*Uredinales*)、霜霉目 (*Peronosporales*) 和白粉菌目 (*Erysiphales*) 等的一些种所产生。吸器是一种只在宿主细胞间隙蔓延的营养菌丝上分化出来的短枝，它可侵入细胞内形成指状球状或丝状的构造，用以吸取宿主细胞内的养料而不使其致死。

(4) 附着胞 (Appressorium)。许多寄生于植物的真菌在其芽管或老菌丝顶端会发生膨大，分泌黏状物，借以牢固地黏附在宿主的表面，即附着胞。在其上再形成纤细的针状感染菌丝，以侵入宿主的角质表皮而吸取养料。

(5) 附着枝 (Adhesive Branch)。若干寄生真菌如小光壳炱 (*Asteridiella homalii-angustifolii*) 和秃壳炱属 (*Irenina*) 等，由菌丝细胞生出 1~2 个细胞的短枝，将菌丝附于宿主体上即附着枝。

(6) 菌核 (Sclerotium)。菌核是一种形状、大小不同的休眠菌丝组织，在不良外界条件下，可保存数年生命力。菌核形状有大有小，大的如小孩头，小的如鼠粪。菌核的外层色深、坚硬，内层疏松，大多呈白色。

(7) 菌索 (Rhizomorph, Funiculus)。菌索一般由伞菌如假密环菌 (*Armillaria mellea*) 等产生，为白色根状菌丝组织，功能为促进菌体蔓延和抵御不良环境。通常可在腐朽的树皮下和地下发现。

(8) 菌环和菌网、捕虫菌目 (*Zoopagales*) 和一些半知菌的菌丝常会分化成圈环或网状的特化菌丝组织，用以捕捉线虫或其他微小动物，然后进一步从这类环或网上生出菌丝侵入线虫等体内，吸收养料。

2. 气生菌丝体的特化形态

气生菌丝体主要特化成各种形态的子实体(Fruiting Body, Sporocarp, Fructification)。子实体是指在其里面或上面可产生无性或有性孢子，有一定形状和构造的任何菌丝体组织。

(1)结构简单的子实体。产生无性孢子的结构简单的子实体有几种类型。常见的如曲霉属(*Aspergillus*)或青霉属(*Penicillium*)等的分生孢子头，如图3－15所示（或分生孢子穗，conidial head），根霉属和毛霉属等的孢子囊(Sporangium)等。产生有性孢子的结构简单的子实体，如担子菌的担子(Basidium)。

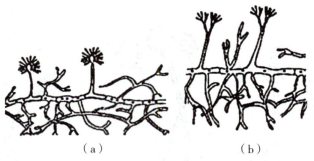

图3－15 曲霉属、青霉属的分生孢子头
(a)曲霉属的分生孢子头；(b)青霉属的分生孢子头

(2)结构复杂的子实体。产生无性孢子的结构复杂的子实体有分生孢子器(Pycnidium)、分生孢子座(Sporodochium)和分生孢子盘(Acervulus)等结构。分生孢子器呈球形或瓶形，在内壁表面或底部长有极短的分生孢子梗，梗上产分生孢子[图3－16(a)]。另有很多真菌，其分生孢子梗紧密聚集成簇，分生孢子长在梗的顶端成垫状，称为分生孢子座[图3－16(b)]，系瘤座孢子科(Tuberculariaceae)真菌的共同特征。而分生孢子盘是一种在宿主的角质层或表皮下，由分生孢子梗簇生在一起而成的盘状结构，有时其中还夹杂着刚毛[图3－16(c)]。产生有性孢子的结构复杂的子实体，称为子囊果(Ascocarp)。在子囊和子囊孢子发育过程中，从原来的雌器和雄器下面的细胞上生出许多菌丝，它们有规律地将产囊菌丝包围，就形成了有一定结构的子囊果。子囊果按其外形可分为以下3类。

1)闭囊壳(Cleistothecium)。闭囊壳为完全封闭式，呈球形，是不整囊菌纲(Plecrtomycetes)，如部分曲霉属(*Aspergillus*)和青霉属(*Penicillium*)的特征。

2)子囊壳(Perithecium)。其子囊果似烧瓶形，有孔口，是核菌纲(Pyrenomycetes)真菌的典型特征。

3)子囊盘(Apothecium)。开口的、盘状的子囊果，是盘菌纲(Discomycetes)真菌特有构造。

3. 菌丝体在液体培养时的特化形态

真菌在液体培养基中进行通气搅拌或振荡培养时，往往会产生菌丝球(Mycelial Bead)的特殊构造。这时，菌丝体相互紧密纠缠形成颗粒，均匀地悬浮于培养液中，有利于氧的传递，以及营养物和代谢产物的输送，对菌丝的生长和代谢产物形成有利。例如，用黑曲霉(*Aspergillus niger*)的高产菌株进行柠檬酸发酵或是对双孢蘑菇(*Agaricus bisporus*)进行液体培养时最易见到菌丝球。

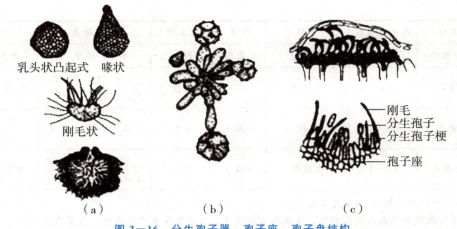

图3－16 分生孢子器、孢子座、孢子盘结构
(a)分生孢子器；(b)分生孢子座；(c)分生孢子盘

三、真菌孢子

真菌的繁殖能力极强，主要通过产生大量的无性孢子或有性孢子来完成。真菌孢子(Spore)的特点是小、轻、干、多，以及形态色泽各异，休眠期长和有较强的抗逆性。孢子的形态有球形、卵形、椭圆形、肾形、线形、礼帽形、土星形、针形和镰刀形等。每个个体产生的孢子数极多，从数百个至数千亿个都有。孢子的这些特点有助于它们在自然界中的散播和生存(表3－6)。但对人类来说，既有造成杂菌污染，工农业产品霉变和传播动物、植物病害等的不利影响，也有利于接种、扩大培养，以及菌种的选育、鉴定和保藏等作用。

表3－6 真菌孢子的类型、主要特点和代表种属

	孢子名称	染色体倍数	外形	数量	外生或内生	其他特点	实例
无性孢子	游动孢子	$2n+1$	圆形、梨形、肾形	多	内生	有鞭毛，能游动	壶菌
	孢囊孢子	$2n+1$	近圆形	多	内生	水生型有鞭毛	根霉、毛霉
	分生孢子	$2n+1$	极多样	极多	外生	少数为多细胞	曲霉、青霉
	节孢子	$2n+1$	柱形	多	外生	各孢子同时形成	白地霉
	厚垣孢子	$2n+1$	近圆形	少	外生	在菌丝顶或中间形成	总状毛霉
	芽孢子	$2n+1$	近圆形	较多	外生	在酵母细胞上出芽形成	假丝酵母
	掷孢子	$2n+1$	镰、豆、肾形	少	外生	成熟时从母细胞射出	掷孢酵母

续表

孢子名称		染色体倍数	外形	数量	外生或内生	其他特点	实例
有性孢子	卵孢子	$2n$	近圆形	1至几	内生	厚壁，休眠	德氏腐霉
	接合孢子	$2n$	近圆形	1	内生	厚壁，休眠，大，深色	根霉、毛霉
	子囊孢子	$2n+1$	多样	一般8	内生	长在各种子囊内	脉孢菌、红曲霉
	担孢子	$2n+1$	近圆形	一般4	外生	长在特有的担子上	蘑菇、香菇

注：①$(2n+1)$为单倍体，$2n$为二倍体。
②根据近代超显微结构的研究，发现接合孢子是在接合孢子囊中形成的，应属内生孢子

四、霉菌的菌落

霉菌的菌落有明显的特征，外观上很容易辨认。它们的菌落形态较大，质地疏松，外观干燥、不透明，呈现松或紧的蛛网状、绒毛状、棉絮状或毡状；菌落与培养基之间连接紧密，不易挑取，菌落正面与反面的颜色、构造，以及边缘与中心的颜色、构造常不一致等。菌落的这些特征都是细胞（菌丝）特征在宏观上的反映。因霉菌的细胞呈丝状，在固体培养基上生长时又有营养菌丝和气生菌丝的分化，而气生菌丝间无毛细管水，故其菌落与细菌或酵母菌不同，较接近放线菌。

菌落正面与反面颜色不同，其原因是由气生菌丝分化出来的子实体和孢子的颜色往往比深入固体基质内的营养菌丝的颜色深；而菌落中心与边缘的颜色、结构不同，则是因为越接近菌落中心的气生菌丝其生理年龄越大，发育分化和成熟也越早，故颜色比菌落边缘尚未分化的气生菌丝要深，结构也更复杂。

菌落的特征是鉴定霉菌等各类微生物的重要形态学指标，在实验室和生产实践中有着重要的意义。现将细菌、酵母菌、放线菌和霉菌这四大类微生物的细胞和菌落形态等特征作一比较，以利于识别和应用（表3－7）。

表3－7 四大类微生物的细胞形态和菌落特征的比较

菌落特征	微生物类别	单细胞微生物		菌丝状微生物	
		细菌	酵母菌	放线菌	霉菌
主要特征	菌落 含水状态	很湿或较湿	较湿	干燥或较干燥	干燥
	外观形态	小而凸起或大而平坦	大而凸起	小而紧密	大而疏松或大而致密
	细胞 相互关系	单个分散或有一定排列方式	单个分散或假丝状	丝状交织	丝状交织
	形态特征	小而均匀[a]，个别有芽孢	大而分化[b]	细而均匀	粗而分化

续表

	微生物类别	单细胞微生物		菌丝状微生物	
菌落特征		细菌	酵母菌	放线菌	霉菌
次要特征	菌落透明度	透明或稍透明	稍透明	不透明	不透明
	菌落与培养基结合程度	不结合	不结合	牢固结合	牢固结合
	菌落颜色	多样	单调，一般呈乳脂或矿烛色，少数红色或黑色	十分多样	十分多样
	菌落正反面颜色的差别	相同	相同	一般不同	一般不同
	菌落边缘c	一般看不到细胞	可见球状、卵圆状或假丝状细胞	有时可见细丝状细胞	可见粗丝状细胞
	细胞生长速度	一般很快	较快	慢	一般较快
	气味	一般有臭味	多带酒香味	常有泥腥味	往往有霉味

a "均匀"指在高倍镜下看到的细胞只是均匀一团。
b "分化"指可看到细胞内部的一些模糊结构。
c 用低倍镜观察

第四节 产大型子实体的真菌——蕈菌

蕈菌(Mushroom)又称伞菌，通常是指那些能形成大型肉质子实体的真菌，包括大多数担子菌类和极少数的子囊菌类。从外表来看，蕈菌不像微生物，因此过去一直是植物学的研究对象，但从其进化历史、细胞构造、早期发育特点、各种生物学特性和研究方法等多方面来考察，都可证明它们与其他典型的微生物——显微真菌完全一致。事实上，若将其大型子实体理解为一般真菌菌落在陆生条件下的特化与高度发展形式，则蕈菌就与其他真菌无异了。蕈菌广泛分布于地球各处，在森林落叶地带更为丰富。它们与人类的关系密切，其中可供食用的种类就有2 000多种，目前已利用的食用菌(Edible Mushroom)约有400种，其中约50种已能进行人工栽培，如常见的双孢蘑菇、木耳、银耳、香菇、平菇、草菇、金针菇和竹荪等；新品种有杏鲍菇、珍香红菇、柳松菇、茶树菇、阿魏菇和真姬菇等；还有许多种可供药用，如灵芝、云芝、马勃和猴头等；少数有毒或引起木材朽烂的种类则对人类有害。在蕈菌的发育过程中，其菌丝的分化可明显地分成以下5个阶段。

(1) 形成一级菌丝：担孢子(Basidiospore)萌发，形成由许多单核细胞构成的菌丝，称为一级菌丝。

(2)形成二级菌丝：不同性别的一级菌丝发生接合后，通过质配形成了由双核细胞构成的二级菌丝，它通过独特的"锁状联合"(Clamp Connection)，如图3-17(a)所示，即形成喙状凸起而连合两个细胞的方式不断使双核细胞分裂，从而使菌丝尖端不断向前延伸。

1)双核菌丝的顶端细胞开始分裂时，在其两个细胞核间的菌丝壁向外侧生一喙状凸起，并逐步伸长和向下弯曲。

2)两核之一进入凸起中。

3)两核同时进行一次有丝分裂，产生4个子核。

4)在4个子核中，来自凸起中的两核，其一仍留在凸起中，另一则进入菌丝尖端。

5)在喙状凸起的后部与菌丝细胞交界处形成一个横隔，在第二、三核间也形成一横隔，于是形成了3个细胞，即一个位于菌丝顶端的双核细胞，接着它的另一个单核细胞和由喙状凸起形成的第三个单核细胞。

6)喙状凸起细胞的前端与另一单核细胞接触，进而发生融合，接着喙状凸起细胞内的一个单核顺道进入，最终在菌丝上就增加了一个双核细胞。

(3)形成三级菌丝：到条件合适时，大量的二级菌丝分化为多种菌丝束，即三级菌丝。

(4)形成子实体：菌丝束在适宜条件下会形成菌蕾，然后再分化、膨大成大型子实体。

(5)产生担孢子：子实体成熟后，双核菌丝的顶端膨大，其中两个核融合成一个新核，此过程称为核配，新核经两次分裂(其中有一次减数分裂)，产生4个单倍体子核，最后在担子细胞的顶端形成4个独特的有性孢子，即担孢子[图3-17(b)]。

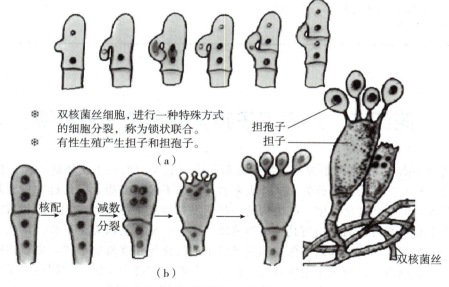

图3-17 锁状联合、担孢子形成
(a)锁状联合；(b)担孢子形成

蕈菌的最大特征是形成形状、大小、颜色各异的大型肉质子实体。典型的蕈菌，其子实体是由顶部的菌盖(包括表皮、菌肉和菌褶)、中部的菌柄(常有菌环和菌托)和基部的菌丝3部分组成的(图3-18)。

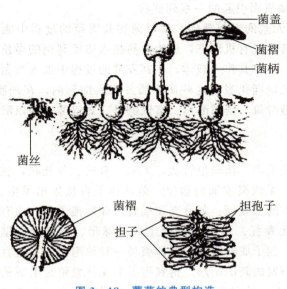

图 3—18　蕈菌的典型构造

第五节　与人类关系密切的其他几种常见真菌

一、生产用真菌

常见生产用真菌除酵母菌外，还有毛霉、根霉、曲霉属、青霉属和头孢霉属。

1. 酵母菌

酵母菌在医药工业中的应用主要有以下几项。

(1) 从酵母细胞中提取凝血质、麦角固醇和卵磷脂：凝血质是一种促凝血药物。它作为凝血酶原激酶剂，可活化凝血酶原为凝血酶而发挥凝血的作用，临床上广泛应用于内外科手术、妇产科、胃、痔、鼻出血等的止血。酵母菌是生产凝血用品的一种理想资源，酵母细胞中含有大量的凝血质，可直接提取，工艺简便。麦角固醇是维生素 D 的前体物质，经紫外线照射可形成维生素 D_3 和维生素 D_2，用于小儿软骨病和矿工维生素 D_2 缺乏症的治疗。目前，工业生产麦角固醇主要是从酵母细胞中提取，尤其是从面包酵母中提取，面包酵母生长繁殖快，麦角固醇含量高，可以达到 5% 以上。在提取凝血质和麦角固醇的同时，还可以提取酵母卵磷脂、酵母海藻糖和多种氨基酸等多种成分。

(2) 从酵母细胞中提取辅酶 A 和细胞色素 C：辅酶 A 是调节蛋白质、脂肪及糖代谢的重要因子，特别是在促进乙酰胆碱的合成、降低血液中的胆固醇、增加肝糖原的积存、促进甾体物质的合成等方面具有重要的作用。酵母细胞中含有辅酶 A，辅酶 A 可用于治疗动脉硬化、白细胞减少、慢性动脉炎、血小板减少、紫癜症等心血管系统及急性无尿、肾炎、肝炎、初生儿缺氧和酸中毒、糖尿病等疾病。酵母细胞中还含有细胞色素 C。细胞色素C用于治疗因组织缺氧而引起的一系列症状。

（3）酵母菌是微量元素的理想载体：酵母菌在其繁殖的过程中能够大量地吸收和同化微量矿物质元素，并转化成有机形态，成为容易被人体所利用的微量矿物质元素。根据酵母菌的这一生理特点，可将其作为载体，在其发酵的过程中加入微量矿物质溶液，处于繁殖期的酵母菌细胞能大量同化吸收这些矿物质并载入细胞内，在细胞内再转化成有机态。目前已生产出的有富硒酵母、富碘酵母、富铁酵母、富锌酵母等以酵母菌为载体的微量元素药物。

2. 毛霉属

毛霉又称黑霉、长毛霉。菌丝呈管状，无隔、多核、分枝状，在基物内外能广泛蔓延，无假根或匍匐菌丝。菌丝体上直接生出单生、总状分支或假轴状分支的孢囊梗。各分支顶端着生球形孢子囊，内有形状各异的囊轴，但无囊托。孢子囊内产生大量球形、椭圆形、壁薄、光滑的子囊孢子，孢子成熟后孢子囊即破裂并释放孢子，在适宜的环境条件下，孢子萌发成新的菌丝。孢囊孢子的无性繁殖是毛霉的主要繁殖方式（图3-19）。有性生殖借异宗配合或同宗配合，形成一个接合孢子。某些种产生厚垣孢子。毛霉菌丝初期呈白色，后呈灰白色至黑色，这说明孢子囊大量成熟。

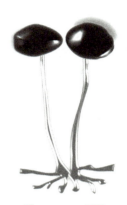

图3-19 毛霉

毛霉广泛存在于自然界中，空气、土壤、药材、蔬菜、果品及富含淀粉的食品等均可存在毛霉孢子，因其菌丝发达、生长迅速，是引起食品、蔬菜、果品、药品、药材霉变的常见污染菌。毛霉能分解复杂的有机物，工业上常用来生成淀粉酶、枸橼酸、蛋白酶等，有的毛霉菌株因分解蛋白质能力较强，且可产生鲜味和芳香物质，常用于豆豉、豆腐乳的酿造。有的菌株有较强的糖化能力，可用于淀粉类原料的糖化。

3. 根霉属

根霉与毛霉同属于毛霉目，其形态与毛霉相似，菌丝不分隔，无性孢子为孢囊孢子，有性孢子为接合孢子。但与毛霉不同的是，根霉在培养基上生长时，菌丝伸入培养基内成为有分支的假根，从假根的相反方向伸出数根孢囊梗，顶端膨大成球形的孢子囊。假根之间有弧形气生菌丝相连，它是由营养菌丝分化而成的，贴靠培养基表面匍匐生长，故称为匍匐菌丝（图3-20）。假根和匍匐菌丝是根霉的特征性结构。

根霉在自然界广泛分布，也是一类重要的污染菌，常污染药品、淀粉类食物等，导致其发霉变质。根霉能产生高活性淀粉酶，是工业上有名的发酵菌种。有的菌株对甾体化合物有转化作用，如黑色根霉菌可将黄体酮转化为11-α-羟基黄体酮，增加了皮质激素类化合物活力，使其具有高度抑制炎症效应。

4. 曲霉属

曲霉为多细胞真菌。菌丝有横隔，接触培养基的营养菌丝分化出厚壁的足细胞，并由此向上长出分生孢子梗，孢子梗顶端膨大成球形或椭圆形顶囊，在顶囊表面呈辐射状生长一层或两层小梗，在小梗外端着生一串圆形的分生孢子（图3-21）。分生孢子梗的顶囊、小梗，以及分生孢子链构成的分生孢子穗，其形状、颜色等是鉴定本属菌的重要依据。曲霉仅以产生分生孢子进行无性繁殖，孢子颜色多样。

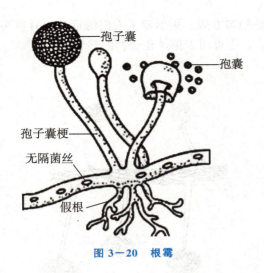
图3-20 根霉

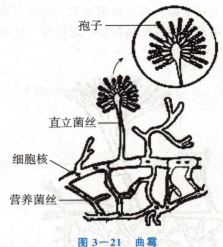
图3-21 曲霉

曲霉广泛分布于空气、土壤、谷物和各种有机物上，易引起实验室污染和物品霉变，故曲霉有"实验室杂草"之称。部分曲霉可造成动物和人的疾病，如黄曲霉菌中个别菌株产生的黄曲霉毒素可导致动物和人的肝病。然而曲霉又有着强大的酶活力，是发酵工业和酿造工业的重要菌种，常用于酿酒、制酱、发酵食品等，目前已被利用的有近60种。医药工业上利用曲霉可生产枸橼酸、葡萄糖酸等有机酸和一些酶制剂（如淀粉酶、蛋白酶、果胶酶等）及抗生素等。本属代表菌有黑曲霉、米曲霉、黄曲霉等。

5. 青霉属

青霉也是菌丝有横隔的多细胞真菌，与曲霉有许多相似之处，但无足细胞和顶囊。孢子囊结构与曲霉不同，分生孢子梗可出自任何菌丝细胞，顶端不膨大而有数次分支，在最后分支的小梗上长出成串的分生孢子，形如扫帚状（图3-22）。扫帚状分枝及分生孢子颜色是其分类鉴定依据。青霉的菌落为蓝绿色圆形大菌落，表面似天鹅绒状。

青霉分布极广，种类繁多，几乎能在一切潮湿的物品上生长。青霉是引起工农业产品、生物制剂、药品等霉变的常见真菌，也是微生物实验室的常见污染菌。有些菌株则是动物、植物和人类的致病菌。

青霉分解有机物能力很强，是重要的生产菌种，在工业中有很高的经济价值，目前已被广泛应用于食品加工和抗生素生产。例如，娄地青霉用于生产乳酪；产黄青霉是工业生产青霉素的重要产生菌；灰黄青霉产生灰黄霉素，可治疗皮肤癣病；有的菌株还用于枸橼酸、草酸、葡萄糖酸等有机酸的生产。

6. 头孢霉属

头孢霉属菌菌落特征不一，有的缺乏气生菌丝，菌落湿润如细菌菌落。有的有发达的气生菌丝，呈典型真菌菌落。该属的重要菌株是顶头孢霉（图3-23），可产生头孢菌素C，其菌丝有隔、分支，常结成绳束状。分生孢子梗直立，不分支，基部较粗而向末端逐渐变细。分生孢子从梗顶端生出后，靠黏液把它们黏成假头状，遇水即散开。头孢霉属广泛分布在自然界的各种基质中，少数是动物和人的致病菌。有的菌株可产生抗癌物质及重要抗生素，通过头孢菌素C的母核7-ACA（7-氨基头孢霉烷酸）合成了许多新的头孢菌素。它们具有抗菌谱广、抗酸抗酶、长效低毒、过敏反应较小等特点，是临床上常用的一类β-内酰胺类抗生素。新头孢菌素 E-0702 对铜绿假单胞菌有效，更引起了人们的重视。有些头孢霉可产生较强的脂肪酶、淀粉酶、抗癌抗生素，也可用于甾体化合物的转化。

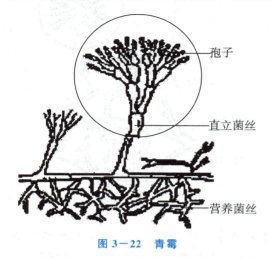

图 3-22　青霉

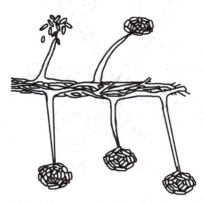

图 3-23　顶头孢霉

二、致病性真菌

1. 浅部感染真菌

浅部感染真菌是指一群生物学性状相近的，侵害表层皮肤及毛发、指甲，不侵害深层组织的致病性真菌，又称皮肤癣菌。这些真菌具有嗜角质蛋白的特性，能够侵害表皮、毛发和指甲等角质化组织，导致皮肤癣症。皮肤癣菌仅生成菌丝和关节孢子，但在沙保培养基上，于 20 ℃培养时则可形成特殊的菌落和分生孢子，可用来作为菌种的分类。根据培养基上的菌落特征及玻片培养法所观察到的分生孢子形态，可将皮肤癣菌分为三个菌属，即毛癣菌属、表皮癣菌属和小孢子癣菌属。三者的鉴别特征见表 3-8。

表 3-8　皮肤癣菌的比较

菌属	代表菌种	形态特征	侵害部位
毛癣菌属	红色毛癣菌	大分生孢子少，小分生孢子多，厚膜孢子少	皮肤、指甲、毛发
表皮癣菌属	絮状表皮癣菌	大分生孢子多，小分生孢子无，厚膜孢子多	皮肤、指甲
小孢子癣菌属	铁锈色小孢子癣菌	大小分生孢子少，厚生孢子多	皮肤、毛发

皮肤癣菌感染属外源性感染，通过接触癣病患者或患病动物而被传染。一种癣菌可引起机体不同部位的感染，而同一部位的病变可由不同癣菌引起。

2. 深部感染真菌

深部感染真菌是指侵袭机体深部组织和内脏的真菌。深部感染真菌包括致病性深部感染真菌和条件致病性真菌。致病性深部感染真菌属外源性，侵入机体即可致病，如组织胞浆菌，多见于美洲，我国较为少见。在我国深部感染真菌以条件致病性真菌为主。

条件致病性真菌是一些非致病性的腐生真菌，有些甚至是人体内的正常菌群，只有当宿主免疫功能减退或异位寄生时才引起疾病。条件致病性真菌可感染体内任一器官，故其所致疾病类型是全身的，对免疫功能丧失的患者来说，肺与大脑是最易受到侵害的器官，有时甚至会被数种真菌感染。条件致病性真菌产生的孢子还可引起过敏症。条件致病性真菌广泛分布于各种环境中，种类繁多，常见的有白假丝酵母菌和新型隐球菌。

（1）白假丝酵母菌：通常称白念珠菌，是白假丝酵母菌属中主要的条件致病菌。菌体呈圆形或卵圆形，以出芽方式繁殖，生长时产生假菌丝。沙保培养基37 ℃培养1～3 d形成类酵母样菌落；在玉米粉培养基上可长出厚膜孢子。假菌丝和厚膜孢子是其鉴别特征与诊断依据。

白假丝酵母菌通常存在于正常人体的口腔、上呼吸道、阴道和肠道内，属于正常菌群。当机体免疫功能低下或菌群失调时可引起疾病。白念珠菌可侵害人体许多部位，所致疾病主要如下。

1）皮肤感染：好发于皮肤的潮湿、皱褶部位，引起湿疹样皮肤念珠菌病。
2）黏膜感染：鹅口疮、口角糜烂、真菌性阴道炎。
3）内脏感染：肺炎、支气管炎、肠炎、膀胱炎、肾盂肾炎、败血症。
4）中枢神经系统感染：脑膜炎、脑膜脑炎、脑脓肿等。

（2）新型隐球菌：属于隐球菌属，为酵母菌。新型隐球菌主要分布于鸽子的粪便，人的体表、口腔、粪便中。该菌的最大特征是无论在组织内或37 ℃培养时均为一卵圆形的芽生真菌，不具菌丝体，菌体周围包围有厚荚膜是其鉴别特征。在沙保培养基上形成小、发亮、黏湿、奶油色的酵母型菌落。新型隐球菌不发酵糖类，具有尿素酶，这些特性可区别于假丝酵母菌。

新型隐球菌感染大多是外源性的，主要传染源是鸽子，孢子随鸽子的粪便飘散至空中传播，人经呼吸道吸入孢子而感染。正常人体感染后一般无症状，当机体免疫力低下时可引起机会性感染。感染时首先表现为肺部感染，引起原发性肺炎。然后从肺部经血液播散，最易播散至脑膜，引起慢性脑膜炎。也可播散至皮肤、黏膜、骨和内脏器官等部位，引起炎症和肉芽肿。

点滴积累

（3）常见的其他深部感染真菌：还有一些常见的深部感染真菌，见表3－9。

表3－9 常见的其他深部感染真菌

菌属名	主要生物学特点	侵害部位	主要疾病
荚膜组织胞浆菌	双相型真菌，25 ℃为菌丝体，37 ℃为酵母菌，镜检见卵圆形、芽生孢子，有荚膜	肺、肝、脾、肾、中枢神经系统及其他脏器	组织胞浆菌病

续表

菌属名	主要生物学特点	侵害部位	主要疾病
烟曲霉	分生孢子头呈圆柱形,分生孢子梗无色或绿色无闭囊壳,37 ℃生长,菌落呈蓝绿色或烟绿色	肺、肾、其他器官	肺曲霉病
卡氏肺孢菌	有包囊(感染型)和滋养体(繁殖型)两种形态,吉姆萨染色胞质呈蓝色	肺(肺间质上皮细胞)	卡氏肺孢菌肺炎(多见于艾滋病患者)

三、药用真菌

真菌直接作为药材是我国利用真菌的一个发现,并有着悠久的历史。早在 250 年前,我们的祖先就已用"神曲"(主要为根霉菌)治疗饮食停滞,用豆腐上生长的真菌治疗疮痈等。近年来,药用真菌更是日益受到重视,它的医疗和保健作用得到人们的肯定与重视。大力开展药用真菌的科学研究对我国的药品生产和新药的开发具有重要的意义。

药用真菌又称菌类药,是指能治疗疾病,具有药用价值的一种真菌。即在其菌丝体、子实体、菌核或孢子中能产生氨基酸、蛋白质、维生素、多糖、苷类、生物碱、固醇类、蒽醌类、黄酮类及抗生素等多种物质,对人体有保健功能或对疾病有预防治疗作用的真菌。

(一)药用真菌的应用

1. 药用真菌在传统医药中的应用

药用真菌作为中药的一个重要组成部分,在传统医药中起着重要的作用。自然界现存的真菌有 20 万～25 万种,在我国约有 10 万种,其中传统药用及经试验具有药效的真菌多达 400 余种,但目前大量用于临床的仅有几十种。常见的主要有灵芝、猴头、银耳、茯苓、猪苓、麦角菌、亮菌、蜜环菌、竹红菌、雷丸、马勃、冬虫夏草等。药用真菌产生多糖、多肽、生物碱、萜类化合物、酶、核酸、氨基酸、维生素及植物激素等多种生理活性物质,对预防和治疗心血管、肝脏、神经、消化等系统疾病具有较好的作用。

2. 药用真菌在保健品中的应用

药用真菌菌体中含有的高蛋白、低脂肪、高维生素、高纤维等营养成分,不仅使其成为人类的保健食品,药用真菌还有较强的提高人体免疫功能、抗衰老等保健功能。目前,已生产出以灵芝、冬虫夏草、香菇、茯苓、银耳、羊肚菌、猴头、蜜环菌等药用真菌及其多糖等提取物制成的保健品。

3. 药用真菌在制药工业中的应用

随着科学技术的发展和测定、分离、精制手段的提高,药用真菌含有的或分泌的种类繁多的生理活性物质都逐步得到检测和分离精制。研究分析这些物质的化学结构、相对分子质量、功能基团及生理、药理功能,可为开发相关的药用真菌制剂奠定良好的基础。另外,能以药用真菌制剂为基础,复配以其他中草药成分,开发生产新的生物制剂产品。

(二)药用真菌的药理及其在临床上的应用

1. 抗肿瘤作用

多数药用真菌具有抗肿瘤活性。这类真菌产生以多糖或蛋白质为主的代谢产物,增强机体免疫功能,具有明显抗肿瘤作用,且无副作用。例如,菇的香菇多糖、灵芝菌丝体中的蛋白多糖——灵芝素、茯苓的茯苓多糖等具有抗肿瘤作用。

2. 免疫调节作用

药用真菌可调节机体的多种免疫功能,如增强单核巨噬细胞功能、增强细胞免疫功能、促进细胞因子的产生和增强体液免疫反应等,发挥免疫调节作用。

3. 对心血管系统的作用

药用真菌的醇提取物(如生物碱类)、热水提取物等对心血管系统有治疗和保护作用。动物试验证明,灵芝酊剂对戊巴比妥钠中毒的离体蟾蜍心脏具有明显的强心作用。在一定剂量范围内,强心作用随剂量加大而增强。同时,灵芝对心肌缺血有保护作用,它可以扩张冠状动脉,增强冠状动脉流量,增加心肌和脑的供血;另外,灵芝糖浆、银耳多糖等可降低血液中的胆固醇含量,银耳多糖、银耳芽孢多糖具有延长试验动物的凝血时间、减少血小板数量和降低血小板黏附率及血栓黏度等功效,有抗血栓形成的作用等。

4. 对肝脏的作用

真菌多糖可通过活化细胞免疫和巨噬细胞的吞噬功能,以及促进肝细胞内 RNA、蛋白质的合成,增加肝细胞内糖原的含量和能量储存,提高肝细胞的再生能力;真菌多糖还可减轻各种化学药物对肝脏的损伤,加强肝脏代谢药物的功能,从而起到解毒保肝的作用。例如,香菇多糖对慢性病毒性肝炎有一定治疗效果。云芝、槐栓菌、亮菌、树舌、猪苓等在治疗肝炎方面都有一定作用。

5. 抗菌、抗病毒作用

某些药用真菌对革兰阳性细菌具有良好的抗菌作用,且部分对霉菌、革兰阴性细菌、分枝杆菌、噬菌体和丝状真菌也有一定作用。体外试验证明,一些药用真菌的提取液还可以抑制病毒的增生。例如,由鲑贝云芝培养液和菌体分离的鲑贝云芝素能抑制革兰阳性菌的生长;隐杯伞的隐杯伞素 M 和 S 对真菌有抑制作用;水粉杯伞产生的水粉罩素对分枝杆菌和噬菌体起拮抗作用;由假蜜环菌菌丝体的提取物制备的蜜环菌甲素和乙素对胆囊炎与传染性肝炎有一定疗效;由长根菇的培养液提取的长根菇酮有抑制真菌作用。

6. 其他药理及应用

药用真菌的功效很多,除以上几种外,还有其他方面的作用:一些药用真菌的提取物具有镇咳、祛痰和治疗慢性气管炎的作用;一些药用真菌有滋补、抗衰老的作用;还有一些药用真菌有调节内分泌和代谢作用及对神经系统调节起协同作用等。

(三)药用真菌的药理活性成分

药用真菌可产生具有药理作用的多种生物活性成分,主要有以下几种。

1. 真菌多糖

真菌多糖是指那些由 7 个以上醛糖、酮糖缩合而成的多聚糖,常与蛋白质或多肽类结合为复合物,故又称其为糖蛋白或糖肽。其化学结构特征是含有 $\beta(1\rightarrow3)$、$\beta(1\rightarrow4)$ 糖苷键或含有 $\beta(1\rightarrow3)$、$\beta(1\rightarrow6)$ 糖苷键。真菌多糖作为一类具有重要生物活性的物质,具有降血压、血脂、健胃保肝、抗氧化、延缓衰老、抗感染、抗辐射、促进核酸和蛋白质的生物合成、修复损伤的组织细胞等多种功效。动物试验和临床实践发现，真菌多糖具有良好的抗肿瘤作用，其对宿主的毒性小，对肿瘤的作用强，部分真菌多糖对肿瘤的体外抑制率可高达 100%。在癌症患者手术治疗、化疗及放疗后使用，可以减少化疗、放疗的副作用，提高治疗效果。目前，已从大型真菌中筛选出了 260 余种具有抗癌活性的真菌多糖。真菌多糖存在于真菌子实体、菌核和菌丝体中，通过液体发酵获得。

2. 生物碱

生物碱是真菌的一类重要代谢产物，可分为吲哚、嘌呤和吡咯三类。吲哚类主要有麦角碱、麦角胺新碱、麦角胺、麦角异胺、麦角生碱、麦角异生碱六对旋光异构体，具有药理活性的是麦角碱。子囊菌的麦角菌和担子菌类的杯菌属中的部分种类含有麦角碱。

(1) 麦角碱及其衍生物：对治疗偏头痛、心血管疾病均有明显效果，对眼角膜炎患者、内耳平衡功能及甲状腺分泌功能失调等症也有一定疗效。麦角新碱还具有促子宫肌肉收缩、减少产后流血、催产等药理作用。

(2) 嘌呤类生物碱：常见的有具有降低血脂作用的蜜环菌腺苷及嘌呤、降低胆固醇的香菇嘌呤和有杀菌作用的虫草素等。

(3) 吡咯类生物碱：如从灵芝中分离出来的灵芝碱甲、灵芝碱乙等均属吡咯类，具有抗炎作用。

3. 萜类化合物

萜类化合物是指松节油和许多挥发油中含有的一些不饱和烃类化合物。根据其组成的差异可分为单萜、倍半萜、二萜、二倍半萜、三萜、四萜、五萜及多萜等种类。从菌物中分离出来的萜类多数是属于倍半萜类、二萜类和三萜类，其主要作用是具有抗癌和抗菌活性。

4. 色素类化合物

从菌物中可分离出多种色素，根据其结构可分为双聚色酮、苝醌。双聚色酮类是一类由两个分子的色酮聚合而成的化合物。麦角菌中含有一种双聚色酮及两种异构体，它们与麦角及其提取物的颜色有关，但其药理活性尚待研究；从竹黄菌中分离出来的竹红菌素 A 是一种苝醌类化合物，它具有消炎、镇痛及抗癌作用。此外，从菌物中分离出来的色素类化合物还有双聚蒽醌类、双聚萘骈吡喃酮类、1，2-吡喃酮类等。

5. 固醇类化合物

固醇类化合物是一种重要的原维生素 D，接受紫外线照射转化为维生素 D_2。麦角菌、酵母菌、猪苓、冬虫夏草、金针菇、赤芝等真菌中均含有固醇类化合物。固醇类化合物可用于防治软骨病。

6. 蛋白质

多数药用真菌中含有多种氨基酸，且每种氨基酸含量一般都较高。

7. 其他物质

真菌中还含有核酸、酶、有机酸、多元醇、呋喃衍生物类和微量元素。

(四) 药用真菌的开发技术

近年来，药用真菌的研究与开发是一个热点，主要有以下几个方面。

1. 直接利用子实体或菌丝

直接利用子实体或菌丝的方法主要是通过直接采集野生品种或进行人工培育获取子实

体、菌丝，再运用生物技术直接加工成相关的产品。

人工培育多采用天然木质基质或人工配制的复合培养基，将真菌接种在固体培养基上，真菌从培养基中吸取营养物质进行生长繁殖，以获得真菌的子实体或菌丝体，如灵芝、香菇等的生产。菌丝体或子实体可直接药用，也可以提取其有效成分制成制剂，或用于中药复方配伍。这种开发存在的问题是部分药用真菌品种的野生资源稀缺，而人工栽培又困难，且人工栽培影响其产品质量时，这种开发与生产将无法持续。

2. 固体发酵开发利用真菌

药用真菌的固体发酵是指将真菌菌种接种在固体发酵培养基上，在一定条件下，真菌分解发酵基质获得各种营养成分促进其生长，同时产生各种次生代谢物质，如多糖、生物碱、有机酸、酶等。这些代谢产物有的存在菌丝细胞内，有的分泌到细胞外，通过菌种的发酵作用，发酵培养基最终成为含大量菌丝体与各种次生代谢物质的"大本营"，利用相应的分离、纯化技术，即可获得所需要的各种有效成分。

对那些仅适宜固体发酵的真菌及其产物来说，这种方法是有效的，但这种方法也存在难以实现规模化大生产的瓶颈问题。

3. 液体发酵开发利用真菌

药用真菌的液体发酵是现代重要而成功的生物技术。它是依据药用真菌的生长特性，将其接种在人工配制的液体培养基中，并提供适宜其生长的氧气和营养条件，在生物反应器（发酵罐）内进行菌丝大量培养繁殖的过程。在液体发酵终止后，利用相应的分离、纯化技术，对发酵液和菌丝进行提取、分离等处理，从而获得所需要的各种有效成分。

已有不少药用真菌液体发酵成功并应用于生产，如灵芝、香菇、云芝、灰树花、樟芝等。在实现工业化大规模生产方面，液体发酵技术比固体发酵技术具有明显的优势。

(五) 常用的药用真菌

据不完全记载，我国药用真菌有 270～300 种，这里介绍其中较重要而常见的品种。

1. 竹黄 (*Shiraia Bambusicola*)

竹黄是真菌类子囊菌纲肉座科竹黄属竹黄菌的子座。其主要分布在我国江苏、浙江、四川、贵州、安徽等地区。全年可采，以清明前后为最佳。

(1) 形态特征。子座呈不规则瘤状，早期白色，后成粉红色，初期表面平滑，后期龟裂，肉质，渐变为木栓质，长为 1.5～4 cm，宽为 1～1.5 cm。子囊壳近球形，埋生于子座内，直径为 480～580 μm。子囊呈圆柱状 (280～340) μm×(22～35) μm；子囊孢子单行排列，长方形至梭形，两端大多尖锐，有纵隔膜 (42～92) μm×(13～35) μm，无色或近无色，成堆时呈柿黄色 [图 3-24(a)]。

(2) 药性成分。竹黄的主要药性成分是竹红菌素和竹黄色素，位于子座中。另外，其菌丝发酵液中可分离出多糖、蛋白酶、淀粉酶、D-甘露醇、硬脂酸和多种氨基酸。

(3) 培养技术。采集野生竹黄菌获取竹黄，也可人工培养。主要用液体发酵生产竹黄。

(4) 临床应用。竹黄具有祛风除湿、舒筋活血、止咳的功效，可用于风湿痹痛、四肢麻木、小儿百日咳的治疗。近年研究发现，竹黄还有镇痛、抗炎、抗菌、抗癌、抗病毒的作用。动物试验显示，竹黄能减弱心肌收缩力、使心率变慢、扩张血管、使灌流量增加，尤其是血管处于挛缩状态时作用更明显。

2. 麦角 (*Claviceps Purpurea*)

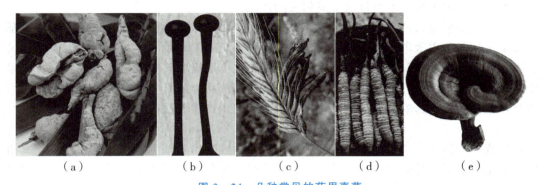

图 3—24　几种常见的药用真菌

(a)竹黄；(b)麦角菌；(c)麦角；(d)冬虫夏草；(e)灵芝

麦角是麦角菌科麦角菌属的麦角菌[图 3—24(b)]在寄主植物上所形成的菌核。

(1)形态特征。麦角菌的主要寄主是黑麦。当黑麦处于开花期时，麦角菌线状、单细胞的子囊孢子借风力传播到寄主的穗花上，立刻萌发出芽管，由雌蕊的柱头侵入子房。菌丝滋长蔓延，发育成白色、棉絮状的菌丝体并充满子房。毁坏子房内部组织后逐渐突破子房壁，生出成对短小的分生孢子梗，其顶端产生大量白色、卵形、透明的分生孢子。当黑麦接近成熟时，受害子房内不再产生分生孢子，子房内部的菌丝体逐渐收缩成一团，进而变成黑色坚硬的菌核即麦角。麦角近圆柱形，两端呈角状，长度为 1~2 cm，内部呈白色[图 3—24(c)]。

彩图：几种常见的药用真菌

(2)药性成分。麦角的主要药性成分是吲哚类生物碱，其含量约为 9.4%，按其结构可分为三类：第一类为麦角毒系生物碱，都是麦角酸的酰胺类衍生物，其中有麦角柯宁碱、麦角克碱、麦角隐亭碱、麦角胺、麦角生碱、麦角新碱及麦角西碱；第二类为相应的麦角异毒系生物碱，都是异麦角酸的酰胺类衍生物，其中有麦角异柯宁碱、麦角异克碱、麦角隐宁碱、麦角异胺、麦角异生碱、麦角异新碱、麦角异西碱；第三类为棒麦角碱系生物碱，其中有喷尼棒麦角碱、肋麦角碱、裸麦角碱、田麦角碱、野麦碱等。此外，麦角中还含脂肪油 33%~35%、麦角固醇 0.1%、维生素 D_2、酪胺、组胺、胍基丁胺、三甲胺、甲胺、己胺-1甜菜碱、麦角硫因、乙酰胆碱、尿嘧啶、鸟苷、氨基酸和麦角色素等多种活性成分。

(3)培养技术。获得麦角的技术主要有两种：一是在寄主植物上接种栽培麦角菌，直接获得麦角(菌核)，但该接种栽培方法费工、产量低；二是采用固体发酵培养菌丝体，得到类似菌核物及其有效成分。目前，多采用工厂化深层培养发酵生产技术，简介如下。

1)菌种分离：麦角纯菌种由自然采集的野生菌核中分离获得。目前，发酵培养的优良菌株多采用由拂子茅上分离的拂子茅麦角菌 Ce3-3 菌株。

2)工艺流程：菌种→试管斜面孢子培养→种子培养→发酵培养→过滤，分离提取出麦角新碱。

①试管斜面孢子培养：将菌种接种到孢子斜面培养基中，在 24~26 ℃的温度条件下培养 15~20 d。孢子培养基成分为蔗糖 10%、天冬素 0.1%，$MgSO_4 \cdot 7H_2O$ 0.03%、

KH_2PO_4 0.1%，琼脂 2%、蒸馏水，pH6.0～6.2。

②种子培养：将孢子培养物接入种子培养基中，24～26 ℃，旋转式摇床上培养 72 h。种子培养基为蔗糖 6%、谷氨酸 1%、$MgSO_4 \cdot 7H_2O$ 0.03%、KH_2PO_4 0.1%，pH5.2。

③发酵培养：按接种量 5%将种子培养物接入发酵培养基中，24～26 ℃，旋转培养 9 d。发酵培养基成分为蔗糖 10%、谷氨酸 1.2%、$MgSO_4 \cdot 7H_2O$ 0.03%、KH_2PO_4 0.1%、豆油 0.5%，pH7.5。

(4)临床应用。麦角碱类对子宫有选择性兴奋作用，大剂量时可引起子宫强直性收缩。常用作治疗产后出血的止血剂和促进子宫复原的收敛剂。

3. 冬虫夏草(*Cordyceps Sinensis*)

冬虫夏草是麦角菌科真菌冬虫夏草寄生在蝙蝠蛾科昆虫幼虫上的子座及幼虫尸体的复合体，入药部位为菌核和子座的复合体，是一种传统名贵滋补中药材。

(1)形态特征。冬虫夏草菌的子座出自寄主幼虫的头部，单生，细长呈棒球棍状，长为 4～14 cm，不育顶部长为 3～8 cm，直径为 1.5～4 cm。上部为子座头部，稍膨大，呈窄椭圆形，长为 1.5～4 cm，褐色，除先端小部外，密生多数子囊壳。子囊壳近表面生基部大部分陷入子座中，先端凸出于子座外，卵形或椭圆形，长为 250～500 μm，直径为 80～200 μm，每个子囊内有 8 个有隔膜的子囊孢子。虫体表面深棕色，断面白色，有 20～30 环节，腹面有足 8 对，形略如蚕[图 3－24(d)]。

(2)药性成分。冬虫夏草的主要药性成分为虫草酸、虫草多糖、虫草素等。虫草素具有抗肿瘤作用；虫草酸具有调节心脑血管的作用，促进人体的新陈代谢，改善人体的微循环，降血脂、降血压等功效；虫草多糖具有抗肿瘤、抗传染病的功效，对老年人慢性支气管炎、肺源性心脏病有显著的功效。另外，冬虫夏草内还含丰富的蛋白质、维生素 B_{12} 和多种不饱和脂肪酸，具有很高的营养价值。

(3)培养技术。冬虫夏草主要为野生采集，其分布在我国四川、云南、西藏、贵州和甘肃等地区。目前，我国已开展了无性型冬虫夏草的人工培养。

(4)临床应用。冬虫夏草作为名贵药材，具有益肺肾、补精髓、滋补强壮、止咳喘、镇静的作用，广泛应用于临床各种疾病特别是肿瘤的辅助治疗中。

4. 茯苓(*Poria Cocos*)

(1)形态特征。茯苓俗称云苓、松苓、茯灵，为寄生在松树根上的菌类植物。其形状像甘薯，外皮黑褐色，里面白色或粉红色。

(2)药性成分。茯苓的主要药性成分为茯苓聚糖，其含量高达 75%。另外，还含有三萜类化合物、组氨酸、腺嘌呤、胆碱、β-茯苓聚糖酶、蛋白酶、辛酸、月桂酸、棕榈酸、脂肪、卵磷脂、麦角固醇、磷脂酰胆碱和磷脂酰乙醇胺等。

(3)培养技术。茯苓既可野生采集也可人工栽培。其生长发育可分为两个阶段，即菌丝(白色丝状物)生长阶段和菌核阶段。第一阶段是菌丝生长阶段，主要是菌丝从木材表面吸收水分和营养，同时，分泌酶来分解和转化木材中的有机质(纤维素)，使菌丝蔓延在木材中旺盛生长；第二阶段是菌丝聚结成团，逐渐形成菌核。菌核大小与菌种的优劣、营养条件、温度、湿度等环境因子有密切关系。茯苓一般在接种后 8～10 个月内成熟。

(4)临床应用。茯苓具有利尿、镇静作用，使心肌收缩力加强、心率增快，有抗肿瘤、抗癌及增强免疫的作用。

5. 灵芝(Lucid Ganoderma)

灵芝品种繁多,约 200 种,具有药用作用的主要是赤芝或紫芝。

(1)形态特征。灵芝的菌盖呈肾形、半圆形或近圆形,其直径为 10~18 cm,厚为 1~2 cm,呈红色、红褐色、暗紫色、黑色等,有漆样光泽。菌柄圆柱形或侧生或无柄,颜色同菌盖。担孢子卵圆形或顶端平截[图 3-24(e)]。

(2)药性成分。灵芝含有多种药性成分,主要有灵芝多糖和三萜类物质。另外,还有核苷类、呋喃类衍生物、固醇类、生物碱类、蛋白质、多肽、氨基酸等多种活性成分。这些物质在其子实体、菌丝体和孢子中均含有。

(3)培养技术。目前,灵芝的人工栽培技术主要有固体培养和液体培养两种。

(4)临床应用。灵芝具有滋补、强壮、保肝、镇静、镇咳、祛痰、平喘、降血脂、健胃、健脑、消炎、利尿等药理效应。对慢性支气管炎、冠心病、心绞痛、高胆固醇血症等具有明显疗效。对高血压、肝病、神经衰弱等也有一定效果。

点滴积累

本章小结

目标测试

参考答案

第四章 病毒和亚病毒

知识目标

1. 掌握类病毒、拟病毒、朊病毒、病毒和亚病毒的概念。
2. 熟悉类病毒、拟病毒、朊病毒特点。
3. 了解烈性噬菌体和温和噬菌体等知识点，了解病毒在基因工程中的应用，以及常见的病毒性疾病的防治。

技能目标

1. 能够掌握病毒和亚病毒的概念，理解病毒的特点、结构、繁殖方式。
2. 能够了解包涵体、空斑、枯斑和噬菌斑及其实践意义。

素质目标

养成在工作和生活中能够正确利用病毒学相关知识的素质。

案例导入

在日常生活中，体质较弱的人如果在天气变换时（如冬春之交、夏秋之交时节等）没注意加减衣服，就很容易感冒，并且很容易相互传染，那么感冒是由什么致病微生物引起的呢？这种病原微生物有什么特点？它是如何繁殖的？应如何对其进行防治？

这种病原微生物就是病毒。下面我们来讨论病毒。

病毒（Virus）是19世纪末才被发现的一类微小病原体。随着研究的深入，现代病毒学家已把病毒这类非细胞生物分成真病毒（Euvirus，简称"病毒"）和亚病毒（Subvirus）两大类。

第一节 病毒

病毒是一类由核酸和蛋白质等少数几种成分组成的超显微"非细胞生物"，其本质是一种只含DNA或RNA的遗传因子，它们能以感染态和非感染态两种状态存在。在宿主体内时呈感染态（活细胞内专性寄生），依赖宿主的代谢系统获取能量、合成蛋白质和复杂核酸，然后通过核酸与蛋白质的装配实现大量繁殖；在离体条件下，它们能以无生命

微课：病毒的感染与免疫

的生物大分子状态长期存在，并可保持其侵染活性。

非细胞型微生物的分类如图 4—1 所示。具体地说，病毒的特性如下：形体极其微小，一般都能通过细菌滤器，故必须在电子显微镜下才能观察；没有细胞构造，其主要成分仅为核酸和蛋白质两种，故又称"分子生物"；每一种病毒只含一种核酸，不是 DNA 就是 RNA；既无产能酶系，也无蛋白质和核酸合成酶系，只能利用宿主活细胞内现成代谢系统合成自身的核酸和蛋白质组分；以核酸和蛋白质等"元件"的装配实现其大量繁殖；在离体条件下，能以无生命的生物大分子状态存在，并可长期保持其侵染活力；对一般抗生素不敏感，但对干扰素敏感；有些病毒的核酸还能整合到宿主的基因组中，并诱发潜伏性感染。

非细胞型微生物 { 真病毒：至少含有核酸和蛋白质两种组分
亚病毒 { 类病毒：只含具有独立侵染性的 RNA 组分
拟病毒：只含不具有独立侵染性的 RNA 组分
朊病毒：只含单一蛋白质组分

图 4—1　非细胞型微生物的分类

病毒是专性活细胞内的寄生物，因此，凡在有细胞的生物生存之处，都有与其相对应的病毒存在，这就是病毒种类多样性的原因。至今，从人类、脊椎动物、昆虫和其他无脊椎动物、植物，直至真菌、细菌、放线菌和蓝细菌等各种生物中，都发现有各种相应的病毒存在。

病毒与人类的关系密切，至今人类和许多有益动物的疑难疾病与威胁性最大的传染病几乎都是病毒病；发酵工业中的噬菌体（细菌病毒）污染会严重危及生产；许多侵染有害生物的病毒则可制成生物防治剂而用于生产实践。另外，许多病毒还是生物学基础研究和基因工程中的重要材料或工具。

一、病毒的形态构造和化学成分

(一)病毒的大小

绝大多数病毒都是能通过细菌滤器的微小颗粒，它们的直径多数在 28～200 nm，因此，可粗略地记住病毒、细菌和真菌 3 类微生物个体直径比约为 1∶10∶100。观察病毒的形态和精确测定其大小，必须借助电镜。最大的病毒是直径为 200 nm 的牛痘苗病毒（Vaccinia Virus），最小病毒之一是脊髓灰质炎病毒（Polio Virus），其直径仅为 28 nm。

(二)病毒的形态

1. 典型病毒粒的构造

因病毒是一类非细胞生物体，故单个病毒个体不能称作"单细胞"，这样就产生了"病毒粒"或"病毒体"（Virion）这个名词。病毒粒有时也称病毒颗粒或病毒粒子（Virus Particle），专指成熟的、结构完整的和有感染性的单个病毒。病毒粒的基本成分是核酸和蛋白质。核酸位于其中心，称为核心（Core）或基因组（Genome），蛋白质包围在核心周围，形成了衣壳（Capsid）。衣壳是病毒粒的主要支架结构和抗原成分，有保护核酸等作用。衣壳是由许多在电子显微镜下可辨别的形态学亚单位(Subunit)——衣壳粒(Capsomere 或 Capsomer)所构成。核心和衣壳粒合称核衣壳(Nucleocapsid)，它是任何病毒(指"真病毒")都具有的基本结构。有些较复杂的病毒(一般为动物病毒，如流感病毒)，其核衣壳外还被一层含蛋白质或糖蛋白的类脂双层膜覆盖，这层膜称为包膜(Envelope)。包膜中的类脂来自宿主细胞，有的包膜上还有刺突(Spike)等附属物。包膜的有无及其性质与该病毒的宿主专一性和侵入等功能有关。病毒粒的模式构造如图 4－2 所示。

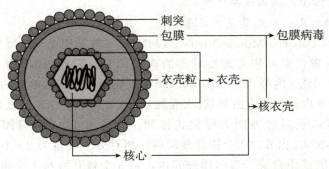

图 4－2　病毒粒的模式构造

2. 病毒粒的对称体制

病毒粒的对称体制只有两种，即螺旋对称和二十面体对称(等轴对称)。另一些结构较复杂的病毒，实质上是上述两种对称相结合的结果，故称为复合对称，如图 4－3 和图 4－4 所示。

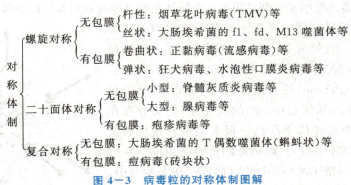

图 4－3　病毒粒的对称体制图解

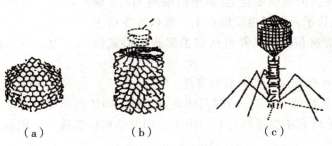

图 4－4　病毒的对称体制
(a)二十面体对称；(b)螺旋对称；(c)复合对称

病毒粒虽是无法用光学显微镜观察的亚显微颗粒,但当它们大量聚集并使宿主细胞发生病变时,就形成了具有一定形态、构造并能用光学显微镜加以观察和识别的特殊"群体",例如,动物、植物细胞中的病毒包涵体(Inclusion Body);有的还可用肉眼观察,例如,由噬菌体在菌苔上形成的"负菌落"即噬菌斑(Plaque),由动物病毒在宿主单层细胞培养物上形成的空斑(Plaque),以及由植物病毒在植物叶片上形成的枯斑(Lesion)等。病毒的这类"群体形态"有助于对病毒进行分离、纯化、鉴别和计数等。

(三) 三类典型形态的病毒及其代表

1. 螺旋对称的代表——烟草花叶病毒

烟草花叶病毒(Tobacco Mosaic Virus, TMV)是一种在病毒学发展史各阶段都有重要影响的模式植物病毒,它可作为螺旋对称的典型代表。TMV外形为直杆状,长为300 nm,宽为15 nm,中空(内径为4 nm)。由95%衣壳蛋白及5%单链的RNA(ssRNA)组成。衣壳含2 130个皮鞋状的蛋白亚基(衣壳粒)。每个亚基含158个氨基酸,相对分子质量为17 500。亚基以逆时针方向做螺旋状排列,总共围130圈(每圈长为2.3 nm,有16.33个亚基)。ssRNA由6 390个核苷酸构成,相对分子质量为2×10^6,它位于距轴中心4 nm处以相等的螺距盘绕于蛋白质外壳内,每3个核苷酸与1个蛋白质亚基相结合,因此,每圈为49个核苷酸。由于其核酸有合适的蛋白质衣壳包裹和保护,故结构十分稳定,甚至在室温下放置50年后仍不丧失其侵染力。

2. 二十面体对称的代表——腺病毒

腺病毒(Adenovirus)是一类动物病毒,于1953年首次从手术切除的小儿扁桃体中分离出来,至今已发现100余种。其能侵染哺乳动物或禽类等动物。腺病毒主要侵染呼吸道、眼结膜和淋巴组织,是急性咽炎、咽结膜炎、流行性角膜结膜炎和病毒性肺炎等的病原体。

腺病毒的外形呈球状,实质上却是一个典型的二十面体,没有包膜,直径为70~80 nm(图4-5)。它有12个角、20个面和30条棱。其衣壳由252个衣壳粒组成,包括称作五邻体(Penton)的衣壳粒12个(分布在12个顶角上),以及称作六邻体(Hexon)的衣壳粒(均匀分布在20个面上)。每个五邻体上凸出一根末端带有顶球的蛋白纤维,称为刺突(Spike)。腺病毒的核心是由36 500 bp(碱基对)的线状双链DNA(dsDNA)构成。在实验室中,腺病毒只能培养在人的组织细胞上(如羊膜细胞HeLa细胞上)尤其适宜生长于人胎肾组织细胞上。腺病毒在宿主的细胞核中进行增殖和装配,并可在宿主细胞内形成包涵体。

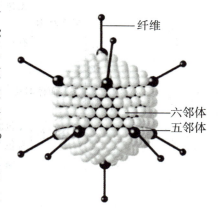

图4-5 腺病毒的结构模型

3. 复合对称的代表——T偶数噬菌体

E. coli 的T偶数(Even Type)噬菌体共有3种,即T2、T4和T6。它们是病毒学和分子遗传学基础理论研究中的极好材料。由于它们的结构极其简单,因此是人类研究的最为透彻的生命对象之一。

由图4-6可知,T4由头部(Head)、颈部(Neck)和尾部(Tail)3部分构成。由于其头部呈二十面体对称而尾部呈螺旋对称,故是一种复合对称结构。其头部长95 nm,宽

65 nm，在电子显微镜下呈椭圆形二十面体，衣壳由 8 种蛋白质组成，总含量占 76%～81%，它们由 212 个直径为 6 nm 的衣壳粒组成。它的头部内藏有由线状 dsDNA 构成的核心，长度约为 50 μm，为其头长的 650 倍，由 1.7×10^5 bp 构成。其头、尾相连处有一构造简单的颈部，包括颈环和颈须两部分。颈环为一六角形的盘状构造，直径为 37.5 nm，其上长有 6 根颈须，用以裹住吸附前的尾丝。尾部由尾鞘(Tail Sheath)、尾管(Tail-tube)、基板(Base-plate)、刺突和尾丝(Tail Fibers)5 部分组成。尾鞘长 95 nm，是一个由 144 个相对分子质量各为 55 000 的衣壳粒缠绕而成的 24 环螺旋。尾管长为 95 nm，直径为 8 nm，其中央孔道直径为 2.5～3.5 nm，是头部核酸(基因组)注入宿主细胞时的必经之路。尾管也由 24 环螺旋组成，恰与尾鞘上的 24 个螺旋环相对应。基板与颈环一样，为一有中央孔的六角形盘状物，直径为 3.5 nm，上长 6 个刺突和 6 根尾丝。刺突长为 20 nm，有吸附功能。尾丝长为 140 nm，折成等长的 2 段，直径仅 2 nm，由 2 种相对分子质量较大的蛋白质和 4 种相对分子质量较小的蛋白质分子构成，能专一地吸附在敏感宿主细胞表面的相应受体上。T4 通过尾丝吸附于宿主表面，吸附后，由于基板受到构象上的刺激，中央孔开口，释放溶菌酶并水解部分细胞壁，接着尾鞘蛋白收缩，把尾管插入宿主细胞中。

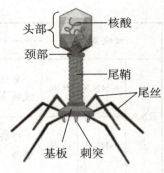

图 4－6　大肠埃希菌-$E.coli$ 的 T4 噬菌体

(四)病毒的核酸

核酸构成了病毒的基因组(Genome)，它是病毒粒中最重要的成分，具有遗传信息的载体和传递体的作用。病毒核酸的种类很多，是病毒系统分类中最可靠的分子基础，其主要有以下几个指标。

(1) 是 DNA 还是 RNA。
(2) 是单链(Single Strand，SS，或称单股)还是双链(Double Strand，DS，或称双股)。
(3) 呈线状还是环状。
(4) 是闭环还是缺口环。
(5) 基因组是单分子、双分子、三分子还是多分子。
(6) 核酸的碱基(Base，B)或碱基对(Base Pair，BP)数，以及核苷酸序列等。

下面将若干有代表性病毒的核酸类型列在表 4－1 中。

表 4－1　若干有代表性病毒的核酸类型

核酸类型			病毒代表		
			动物病毒	植物病毒	微生物病毒
DNA	ssDNA	线状	细小病毒 H－1(5 176 bp)等	玉米条纹病毒等	待发现
		环状	待发现	待发现	$E.coli$ 的 X174 和 M13 噬菌体等
	dsDNA	线状	单纯疱疹病毒(1 型，152 260 bp)等	待发现	$E.coli$ 的 T 系和 λ (48 514 bp)噬菌体等
		环状	猿猴病毒 40(SV40，5 224 bp)等	花椰菜花叶病毒 (8 025 bp)等	铜绿假单胞菌的 PM2 噬菌体等

119

续表

核酸类型		病毒代表		
		动物病毒	植物病毒	微生物病毒
RNA	ssRNA 线状	脊髓灰质炎病毒(7 433 bp)、艾滋病毒等	豇豆花叶病毒(2个不同分子共9 370 bp)等	E. coli 的 MS2 和 QB 噬菌体等
	dsRNA 线状	呼肠孤病毒(3 型，10 个不同分子共 23 549 bp)等	玉米矮缩病毒等	各种真菌的病毒及假单孢菌的 φ6 噬菌体

由表 4—1 可知，病毒的核酸类型也是呈多样性的。历史证明，表中暂时还属空缺的核酸类型，有可能在不久的将来一一得到填补，这种情况，有点类似元素周期表被发现的前夕。总体来说，动物病毒以线状的 dsDNA 和 ssRNA 居多，植物病毒以 ssRNA 为主，噬菌体以线状的 dsDNA 居多。

(五)理化因素对病毒的影响

理化因素对分离病毒、制备疫苗和预防病毒感染等方面具有重要意义。病毒受理化因素作用后失去感染性，称为灭活(Inactivation)。灭活的病毒仍能保留某些特性，如免疫原性、吸附红细胞等。不同种类的病毒对理化因素的敏感性也不同。

1. 物理因素对病毒的影响

(1)温度：大多数病毒耐冷不耐热。如在室温数小时或加热 60 ℃ 30 min、100 ℃ 几秒钟即被灭活，有的病毒如乙型肝炎病毒需 100 ℃ 10 min 才能灭活。病毒在 -20 ℃ 可保存数月，在 -70 ℃ 或液氮温度(-196 ℃)条件下其感染性可保持数月至数年。故保存病毒的标本应尽快低温冷冻，但反复冻融也可使病毒失活。

(2)射线：X 射线、Y 射线、紫外线等均可使病毒灭活。X 射线与 Y 射线能引起核苷酸链发生致死性断裂，而紫外线照射可使核苷酸形成胸腺嘧啶二聚体，抑制病毒核酸的复制。但有些病毒(如脊髓灰质炎病毒)经紫外线灭活后，在可见光照射下可发生复活。因此，不宜用紫外线制备灭活疫苗。

2. 化学因素对病毒的影响

(1)脂溶剂：乙醚、三氯甲烷、丙酮、去氧胆酸盐、阴离子去污剂等脂溶剂能使包膜病毒的包膜破坏溶解，病毒失去吸附能力而灭活。脂溶剂对无包膜病毒几乎无作用，故常用乙醚灭活试验鉴别病毒有无包膜。

(2)酸碱度：多数病毒在 pH 值为 5~9 范围内较稳定，强酸、强碱条件下可被灭活。但也因病毒种类不同而异，肠道病毒对酸的抵抗力较强，在 pH3~5 的环境下稳定，而鼻病毒则迅速被灭活。披膜病毒在 pH8 以上的碱性环境中保持稳定。

(3)化学消毒剂：病毒对各种氧化剂、酚类、醛类、卤类等消毒剂敏感，常用的有次氯酸盐、过氧乙酸、戊二醛、甲醛、苯酚等。肝炎病毒对过氧乙酸和次氯酸盐较敏感。甲醛可破坏病毒感染性，但对病毒的免疫原性影响较小，因此，甲醛常用于制备灭活疫苗。

大多数病毒对甘油的抵抗力比细菌强，故常用含 50% 甘油的盐水保存和运送病毒标本。

(4)抗生素和中草药：现有抗生素和磺胺类药物对病毒无抑制作用；而中草药如板蓝根、大青叶、贯众和七叶一枝花等对某些病毒有一定的抑制作用。

二、病毒的分类

病毒的分类方法有多种。按其寄生宿主的不同，可分为动物病毒、植物病毒、细菌病毒和昆虫病毒等。与人类疾病相关的是脊椎动物病毒，脊椎动物病毒分类常用以下两种方法。

1. 根据生物学性状分类

国际病毒分类委员会（ICTV）根据病毒生物学性状进行分类，建立了由目、科、属、种构成的病毒分类系统。由于病毒只含有一种核酸，1995年，国际病毒分类委员会第一次将病毒分为三大类，即 DNA 病毒、RNA 病毒、DNA 和 RNA 反转录病毒。然后根据病毒的其他特性如核酸结构、相对分子质量、衣壳的对称性等，进一步将其分为不同的科、属。2005年7月，国际病毒分类委员会发表的病毒分类的第八次报告，将目前承认的 5 450 多个病毒归属为 3 个目、73 个科、11 个亚科、289 个属、1 950 多个种（表 4-2），生物学性状分类方法能较准确地将病毒定位，但在临床工作中使用不方便。

表 4-2　与人类相关的主要病毒分类

核酸类型	基因类型	病毒科名	主要病毒
DNA 病毒	单链 DNA，无包膜	小 DNA 病毒科	细小病毒 R19
	双链 DNA，无包膜	乳多空病毒科	人乳头瘤病毒
		腺病毒科	人腺病毒
	双链 DNA，有包膜	疱疹病毒科	单纯疱疹病毒、巨细胞病毒、水痘-带状疱疹病毒、EB 病毒
		痘病毒科	天花病毒、痘苗病毒、传染性软疣病毒
	双链 DNA，不分节	嗜肝病毒科	乙型肝炎病毒
RNA 病毒	单正链 RNA，不分节，无包膜	小 RNA 病毒科	肠道病毒
		杯状病毒科	戊型肝炎病毒
	单正链 RNA，不分节，有包膜	黄病毒科	乙脑病毒、登革热病毒
		披膜病毒科	风疹病毒
		冠状病毒科	冠状病毒
	双链 RNA，分节，无包膜	呼肠病毒科	轮状病毒
	单负链 RNA，分节，有包膜	正黏病毒科	流感病毒
		布尼雅病毒科	出血热病毒
		沙粒病毒科	拉沙病毒

续表

核酸类型	基因类型	病毒科名	主要病毒
RNA 病毒	单负链 RNA，不分节，有包膜	副黏病毒科	麻疹病毒
		弹状病毒科	狂犬病毒
反转录病毒	单链 RNA，不分节，有包膜	反转录病毒科	人类免疫缺陷病毒

2. 根据病毒入侵的部位、传播途径及所致疾病分类

(1) 呼吸道病毒：经呼吸道传播、引起呼吸道感染或全身多组织感染的病毒，如流感病毒、麻疹病毒、风疹病毒等。

(2) 肠道病毒：经粪口传播、在消化道初步增殖进而侵害神经组织等其他器官，如脊髓灰质炎病毒、柯萨奇病毒等。

(3) 肝炎病毒：为嗜肝病毒，引起人类各种类型的肝炎，如甲型、乙型、丙型、丁型、戊型肝炎病毒。

(4) 出血热病毒：以节肢动物或啮齿类动物为传播媒介，可引起出血和发热等症状的病毒，如汉坦病毒、新疆出血热病毒。

(5) 皮肤黏膜感染病毒：经直接或间接接触传播的病毒，包括性传播病毒，如人类免疫缺陷病毒、疱疹病毒、人乳头瘤病毒。

(6) 虫媒病毒：以昆虫为媒介传播的病毒，多为嗜神经病毒，如乙型脑炎病毒和森林脑炎病毒。

(7) 肿瘤病毒：病毒感染后引起良性或恶性肿瘤的病毒。例如，人类 T 细胞白血病病毒已被公认为 T 细胞白血病及淋巴瘤的病原体。另外，与肿瘤密切相关的病毒还有乙型肝炎病毒、人乳头瘤病毒、EB 病毒、疱疹病毒等。

三、病毒及其繁殖方式

病毒的种类很多，它们的繁殖方式既有共性又有各自的特点，这里主要研究 $E.coli$ T 偶数噬菌体，系统地阐述其繁殖过程，并简单介绍其他病毒的繁殖特点。

(一) 原核微生物的病毒——噬菌体

噬菌体 (Phage) 即原核微生物的病毒，可分为噬细菌体 (Bacteriophage)、噬放线菌体 (Actinophage) 和噬蓝细菌体 (Cyanophage) 等，它们广泛地存在于自然界，凡有原核微生物活动之处几乎都发现有相应噬菌体的存在。

噬菌体的种类很多，可归纳成 6 种主要形态，即 A 型，dsDNA，蝌蚪状，收缩性尾；B 型，dsDNA，蝌蚪状，非收缩性长尾；C 型，蝌蚪状 dsDNA，非收缩性短尾；D 型，ssDNA，球状，无尾，大顶衣壳粒；E 型，ssDNA，球状，无尾，小顶衣壳粒；F 型，ssDNA，丝状，无头 (图 4—7)。

1. 噬菌体的繁殖

与其他细胞型的微生物不同，噬菌体和一切病毒并不存在个体的生长过程，而只有两种基本成分的合成和进一步的装配过程，因此，同种病毒之间并没有年龄和大小之别。

噬菌体的繁殖一般可分为 5 个阶段，即吸附、侵入、增殖合成 (复制与生物合成)、成

熟(装配)和裂解(释放)。凡在短时间内能连续完成以上 5 个阶段而实现其繁殖的噬菌体,称为烈性噬菌体(Virulent Phage);反之则称为温和噬菌体(Temperate Phage)。烈性噬菌体所经历的繁殖过程称为裂解性周期(Lytic Cycle)或增殖性周期(Productive Cycle)(图 4-8)。下面以 *E. coli* 的 T 偶数噬菌体为例进行介绍。

(1) 吸附(Adsorption)。当噬菌体与其相应的特异宿主在水环境中偶然发生碰撞后,如果尾丝尖端与宿主细胞表面的特异性受体(蛋白质、多糖或脂蛋白-多糖复合物等)接触,就可触发颈须将卷紧的尾丝散开,随即附着在受体上,从而将刺突、基板固着于细胞表面。吸附作用受许多内外因素的影响,如噬菌体的数量、阳离子浓度、温度和辅助因子(色氨酸、生物素)等。

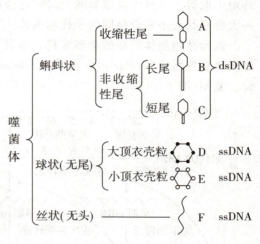

图 4-7 噬菌体 6 种基本形态

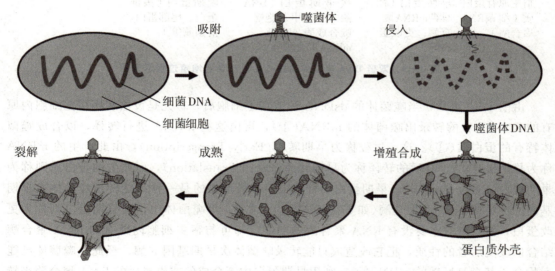

图 4-8 烈性噬菌体的裂解性周期

(2) 侵入(Penetration)。吸附后尾丝收缩,基板从尾丝中获得一个构象刺激,促使尾鞘中的 144 个蛋白质亚基发生复杂的移位,并紧缩成原长度的一半,由此把尾管推出并插入细胞壁和细胞膜中。此时,尾管端所携带的少量溶菌酶可把细胞壁上的肽聚糖水解以利于侵入。头部的核酸迅速通过尾管及其末端小孔注入宿主细胞中,并将蛋白质躯壳留在细胞壁之外。从吸附到侵入的时间极短,如 T4 只需 15 s。

(3) 增殖合成(Replication)。增殖合成包括核酸的复制和蛋白质的生物合成。首先,噬菌体以其核酸中的遗传信息向宿主细胞发出指令并提供"蓝图",使宿主细胞的代谢系统按严密程序、有条不紊地逐渐转向或适度改造,从而转变成能有效合成噬菌体的特有组分和"部件",其中所需"原料"来自宿主细胞原有核酸等的降解、代谢库内的储存物或从外界环境中取得。一旦大批成套的"部件"已合成,就在细胞"工厂"里进行突击装配,故产生了一大群形状大小完全相同的子代噬菌体。

因烈性噬菌体的核酸类型多样,故其复制和生物合成的方式也截然不同。双链 DNA 噬菌体是按照早期(Early)、次早期(Delayed Early)和晚期(Late)的顺序来进行转录、转译、复制(图 4—9)。

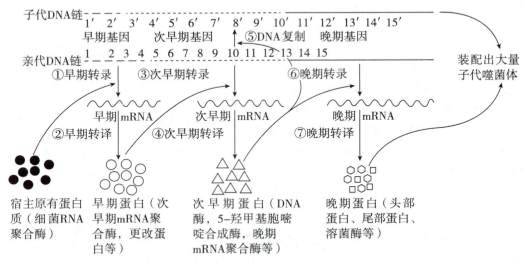

图 4—9 双链 DNA 噬菌体通过 3 阶段转录的增殖过程示意图

由图 4—9 可知,当噬菌体的 dsDNA 注入宿主细胞后,首先是设法利用宿主细胞内原有的 RNA 聚合酶转录出噬菌体的 mRNA(①),再由这些 mRNA 进行转译,以合成噬菌体特有的蛋白质(②)。这一过程称为早期转录(Early Transcription),由此产生的 mRNA 称为早期 mRNA,其后的转译称为早期转译(Early Translation),而产生的蛋白质则称为早期蛋白(Early Protein)。早期蛋白的种类很多,最重要的是一种只能转录噬菌体次早期基因的次早期 mRNA 聚合酶(如 17 噬菌体);而在 T4 等噬菌体中,其早期蛋白则称为更改蛋白,特点是它本身没有 RNA 聚合酶的功能,却可与宿主细胞内原有的 RNA 聚合酶结合以改变后者的性质,把它改造成只能转录噬菌体次早期基因的酶。至此,噬菌体已能大量合成其自身所需的 mRNA 了。利用早期蛋白中新合成的或更改后的 RNA 聚合酶来转录噬菌体的次早期基因,借以产生次早期 mRNA 的过程,称为次早期转录(③),由此合成的 mRNA 称为次早期 mRNA,进一步的转译即次早期转译(④),其结果产生了多种次早期蛋白,例如,分解宿主细胞 DNA 的 DNA 酶,复制噬菌体 DNA 的 DNA 聚合酶,HMC(S-羟甲基胞嘧啶)晚期基因转录用的晚期 mRNA 聚合酶等。

晚期转录是指在新的噬菌体 DNA 复制(⑤)完成后对晚期基因所进行的转录作用(⑥),其结果产生了晚期 mRNA,由它再经晚期转译(⑦)后,就产生了噬菌体装配用的"部件"——晚期蛋白,包括头部蛋白、尾部蛋白、各种装配蛋白(约 30 种)和溶菌酶等。至此完成噬菌体核酸的复制和各种蛋白质的生物合成。

(4)成熟(装配)。噬菌体的成熟(Maturity)过程事实上就是对已合成的各种"部件"进行自装配(Self Assembly)的过程。在 T4 噬菌体的配装过程中,约需 30 种不同蛋白和至少47个基因参与,其装配过程如图4-10所示。具体步骤：DNA分子的缩合,通过衣壳包裹DNA而形成完整的头部,尾丝和尾部的其他"部件"独立装配完成,头部和尾部相结合,最后再装上尾丝。

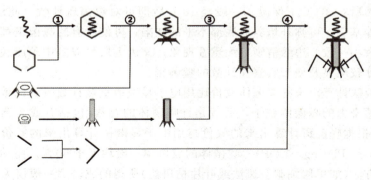

图4-10 T偶数噬菌体装配过程模式图

(5)裂解(释放)。在宿主细胞内的大量子代噬菌体成熟后,水解细胞膜的脂肪酶和水解细胞壁的溶菌酶等,促进了细胞的裂解(Lysis),从而完成了子代噬菌体的释放(Release)。另一种表面上与此相似的现象为自外裂解(Lysis From Without),是指大量噬菌体吸附在同一宿主细胞表面并释放众多的溶菌酶,最终因外在的因素导致细胞裂解。可以想象,这种自外裂解不可能导致大量子代噬菌体产生。

上述增殖的全过程很快,例如,*E. coli* T系噬菌体在适宜的温度条件下为15～25 min。平均每一宿主细胞裂解后产生的子代噬菌体数称作裂解量,不同的噬菌体裂解量有所不同,如T2为150左右,T4约为100。

2. 噬菌体效价的测定

在涂布有敏感宿主细胞的固体培养基表面,若接种相应噬菌体的稀释液,其中每一噬菌体粒子先侵染和裂解单个细胞,然后以此为中心,再反复侵染和裂解周围大量的细胞,结果就会在菌苔上形成一个具有特定形状、大小、边缘和透明度的噬菌斑。因每种噬菌体的噬菌斑有特定的形态,故可用作该噬菌体的鉴定指标,也可用于纯种分离和计数。这种情况类似利用菌落进行其他微生物的分离、计数和鉴定,不同的是噬菌体只形成"负菌落"而已。据测定,一个直径仅为2 mm的噬菌斑,其所含的噬菌体粒子数高达10^7～10^9个。

效价(Titre)这一名词在不同的场合有不同的含义。在这里,效价表示每毫升试样中所含有的具侵染性的噬菌体粒子数,又称噬菌斑形成单位数(Plaque-Forming Unit,PFU)或感染中心数。测定效价的方法很多,较常用且较精确的方法称为双层平板法,如图4-11所示。

双层平板法 { 底层平板(0%～2%琼脂培养基7～8 mL)　　　　　　37 ℃ 10 h
            上层平板 { 上层培养基(0～1%琼脂培养基3 mL)   } 混匀 → 噬菌斑计数
                      宿主菌悬液(对数期菌液0.2 mL)
                      噬菌体试样(合适稀释液0.1 mL)

图4-11 双层平板法

主要操作步骤：预先分别配制含 2%和 1%琼脂的底层培养基及上层培养基。先用底层培养基在培养皿上浇一层平板，待凝固后，再把预先融化并冷却到 45 ℃以下加有较浓的敏感宿主和一定体积待测噬菌体样品的上层培养基在试管中摇匀，立即倒在底层培养基上铺平待凝，然后在 37 ℃下保温。一般经 10 h 后即可对噬菌斑计数。此法有许多优点，如加了底层培养基后，可弥补培养皿底部不平的缺陷；可使所有的噬菌斑都位于几乎同一平面上，因而大小一致、边缘清晰且无重叠现象；又因上层培养基中琼脂较稀，故可形成形态较大、特征较明显及便于观察和计数的噬菌斑。

用双层平板法计算出来的噬菌体效价比用电子显微镜直接计数得到的效价低。这是因为前者是计有感染力的噬菌体粒子，后者是计噬菌体的总数(包括有或无感染力的全部个体)。同一样品根据噬菌斑计算出来的效价与用电子显微镜计算出来的效价之比，称为成斑率(Efficiency of Plating，EOP)。噬菌体的成斑率一般均大于 50%，而动物病毒或植物病毒用类似的方法(如单层细胞空斑法或叶片枯斑法)所得的成斑率一般仅为 10%。

3. 一步生长曲线

定量描述烈性噬菌体生长规律的试验曲线称为一步生长曲线或一级生长曲线（One-step Growth Curve）。因它反映每种噬菌体(或病毒)的 3 个最重要的特征参数，即潜伏期、裂解期和裂解量，故很重要(图 4—12)。

(1) 潜伏期。潜伏期是指噬菌体的核酸侵入宿主细胞后至第一个成熟噬菌体粒子装配前的一段时间。此期可分为两段：一是隐晦期（Eclipse Phase），是指在潜伏期前期人为地(用三氯甲烷等)裂解宿主细胞后，此裂解液仍无侵染性的一段时间，这时细胞内正处于复制噬菌体核酸和合成蛋白质衣壳阶段；二是胞内累积期（Intracellular Accumulation Phase），即潜伏后期，是指在隐晦期后，若人为地裂解细胞，其裂解液已呈现侵染性的一段时间，这意味着细胞内已开始装配噬菌体粒子，并可用电子显微镜观察到。

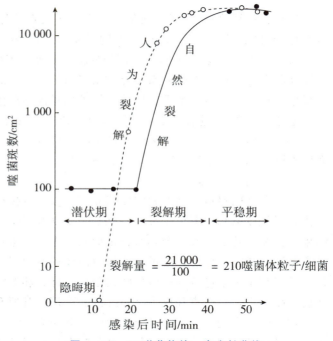

图 4—12 T4 噬菌体的一步生长曲线

(2) 裂解期。裂解期是指紧接在潜伏期后的宿主细胞迅速裂解、溶液中噬菌体粒子急剧增多的一段时间。噬菌体或其他病毒粒子因只有个体装配而不存在个体生长，再加上其宿主细胞裂解的突发性，故从理论上来分析，其裂解期应是瞬间出现的；但事实上，因宿主群体中各个细胞的裂解不可能同步，故出现了较长的裂解期。

(3) 平稳期。平稳期是指感染后的宿主细胞已全部裂解、溶液中噬菌体效价达到最高点的时期。在此期中，每一宿主细胞释放的噬菌体粒子数的平均值即为裂解量。

一步生长曲线的基本试验步骤：用噬菌体的稀释液去感染高浓度的宿主细胞，以保证每个细胞所吸附的噬菌体至多只有一个。经数分钟吸附后，在混合液中加入适量的相应抗血清，借以中和尚未吸附的噬菌体。然后用保温的培养液稀释此混合液，同时终止抗血清的作用，随即置于适宜的温度下培养。其间每隔数分钟取样，连续测定其效价，再将结果绘制成图即可。

4. 溶源性

温和噬菌体侵入相应宿主细胞后，由于前者的基因组整合到后者的基因组上，并随后者的复制而进行同步复制，因此，这种温和噬菌体的侵入并不引起宿主细胞裂解，此即称为溶源性或溶源现象。凡能引起溶源现象的噬菌体即称为温和噬菌体，而其宿主就称为溶源菌。溶源菌是一类能与温和噬菌体长期共存，一般不会出现有害影响的宿主细胞。

温和噬菌体的存在形式有以下 3 种。

(1)游离态：是指成熟后被释放并有侵染性的游离噬菌体粒子。

(2)整合态：是指已整合到宿主基因组上的前噬菌体(Prophage)状态。

(3)营养态：是指前噬菌体经外界理化因子诱导后，脱离宿主核基因组而处于积极复制、合成和装配的状态。

温和噬菌体十分常见，如 E.coli 的 λ、Mu-1、P1 和 P2 等。其中的 λ 噬菌体是迄今研究得最清楚的一种温和噬菌体，其头呈二十面体（直径为 55 nm），有一可弯曲、中空、非收缩性长尾（150 nm×10 nm），头、尾间由"颈"连接。核心为线状 dsDNA（长度为 48 514 bp，约含 61 个基因），其两端各有一由 12 个碱基组成的黏性末端"cos"位点(Cohesive-end Site)。当其通过尾部感染宿主时，此线状 dsDNA 通过两端黏性末端间的配对并在宿主的连接酶作用下发生环化。接着可进入裂解性循环（即经 20min 后可释放约 100 个子代 λ 噬菌体）或溶源性循环（即整合到宿主的核基因组上，以前噬菌体形式长期潜伏），这两种循环的相互关系如图 4—13 所示。

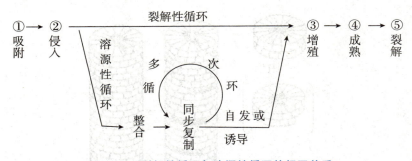

图 4—13 裂解性循环与溶源性循环的相互关系

在自然界中，各种细菌、放线菌等都有溶源菌存在，如"E.coli K12(λ)"就是表示一株带有 λ 前噬菌体的大肠埃希菌 K12 溶源菌株。检验某菌株是否为溶源菌的方法：将少量溶源菌与大量的敏感性指示菌（遇溶源菌裂解后所释放的温和噬菌体会发生裂解循环者）相混合，然后与琼脂培养基混合均匀后倒入一个平板，经培养后溶源菌长成菌落。由于溶源菌在细胞分裂过程中有极少数个体会引发自发裂解，其释放的噬菌体可不断侵染溶源菌菌落周围的指示菌菌苔，于是就形成了一个个中央有溶源菌的小菌落，四周有透明圈的独特噬菌斑（图 4—14）。

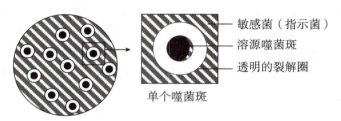

图 4－14　溶源菌及其独特噬菌斑的形态(模式图)

(二)植物病毒

植物病毒大多为 ssRNA 病毒，基本形态为杆状、丝状和球状(二十面体)，一般无包膜。植物病毒对宿主的专一性通常较差，如 TMV 就可侵染十余科、百余种草本和木本植物。绝大多数的种子植物，尤其是禾本科、葫芦科、豆科、十字花科和蔷薇科植物都易患病毒病。其症状：因叶绿体被破坏或不能合成叶绿素，而使叶片发生花叶、黄化或红化症状；植株发生矮化、形成丛枝或畸形；形成枯斑或坏死。

植物病毒的增殖过程与噬菌体相似，但在具体细节中有许多差别。因它们一般无特殊吸附结构，故只能以被动方式侵入。例如，可借助昆虫(蚜虫、叶蝉、飞虱等)的刺吸式口器刺破植物表面侵入，借助植物的天然创口或人工嫁接时的创口侵入等。在植物组织中，则可借助细胞间连丝而实现病毒粒子的扩散和传播。与噬菌体不同的是，植物病毒须在侵入宿主细胞后才脱去衣壳，即脱壳(Encoating 或 Uncoating)。植物病毒在其核酸复制和衣壳蛋白合成的基础上，即可进行病毒粒的装配。TMV 等杆状病毒是初装成许多双层盘，然后因 RNA 嵌入和 pH 降低等因素而变成双圈螺旋，最后由它聚合成完整的杆状病毒(图 4－15)。球状病毒则是靠一种非专一离子相互作用而进行的自体装配体系来完成蛋白亚基的聚合和装配，并决定其准确的二十面体对称球状外形。

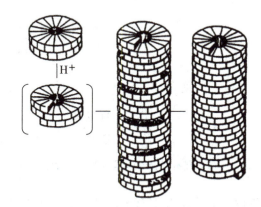

图 4－15　TMV 病毒的装配模式

(三)人类和脊椎动物病毒

在人类、哺乳动物、禽类、爬行类、两栖类和鱼类等各种脊椎动物中，广泛寄生着相应的病毒。目前，研究得较深入的仅是一些与人类健康和经济利益有着重大关系的病毒。已知与人类健康有关的病毒超过 300 种，目前，人类的传染病有 70%～80% 是由病毒引起的,且至今对其中的大多数还缺乏有效的应对手段。常见的病毒病如流行性感冒、肝炎、疱疹、流行性乙型脑炎、狂犬病和艾滋病等。另外,在人类的恶性肿瘤中,约有15%是由病毒的感染而诱发的。畜、禽等动物的病毒病也极其普遍,且危害严重,如猪瘟、牛瘟、口蹄疫、鸡瘟、鸡新城疫和劳氏肉瘤等。值得注意的是,许多病毒是人畜共患病,要防止相互传染。

脊椎动物病毒的种类很多,可根据其核酸类型分为dsDNA和ssDNA病毒,以及dsRNA和ssRNA病毒,其衣壳外有的有包膜,有的无包膜。它们的增殖过程也与上述的噬菌体和植物病毒相似,只是在一些细节上有所不同。大多数动物病毒无吸附结构的分化;少数病毒如流感病毒在其包膜表面长有柱状或蘑菇状的刺突,可吸附在宿主细胞表面的黏蛋白受体上,腺病毒则可通过五邻体上的刺突行使吸附功能。吸附之后,病毒粒子可通过胞饮、包膜融入细胞膜或特异受体的转移等作用,侵入细胞中,接着就发生脱壳、核酸复制和衣壳蛋白的生物合成,再通过装配和裂解形成大量有侵染力的子代病毒。

在人类的病毒病中,最严重的为获得性免疫缺陷综合征,即艾滋病(Acquired Immune Deficiency Syndrome,AIDS)。

引起艾滋病的病毒称为人类免疫缺陷病毒(Human Immunodeficiency Virus,HIV),其构造如图4—16所示。

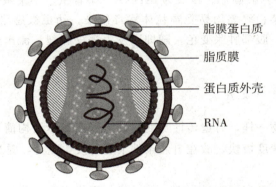

图4—16 人类免疫缺陷病毒的构造示意

(四)昆虫病毒

已知的昆虫病毒有近2 000种(2023年),其中80%以上都是农、林业中常见鳞翅目害虫病原体。细胞内形成光学显微镜下呈多角形的包涵体,称为多角体(Polyhedron),其直径一般为3 μm(0.5~10 μm),成分为碱溶性结晶蛋白,其内包裹着数目不等的病毒粒。多角体可在细胞核或细胞质内形成,功能是保护病毒粒子免受外界不良环境破坏。

昆虫病毒的种类主要有以下3种。

(1)核型多角体病毒(Nuclear Polyhedrosis Virus,NPV)。核型多角体病毒是一类在昆虫细胞核内增殖的,具有蛋白质包涵体的杆状病毒,数量最多,如棉铃虫、黏虫和桑毛虫的核型多角体病毒等。其侵入的过程一般为病毒粒→侵入宿主的中肠上皮细胞→进入体腔→吸附并进入血细胞、脂肪细胞、气管上皮细胞、真皮细胞、腺细胞和神经节细胞→大量增殖、重复感染→宿主生理功能紊乱→组织破坏→死亡。2001年5月,经我国和荷兰科学家合作,已完成中国棉铃虫单核衣壳核型多角体病毒(HaSNPV)的基因组全序列测定,全长为 131 403 bp，该病毒是我国自主研究并应用于农业实践中的第一个病毒杀虫剂，目前年产量已达 200~400 t。

(2)质型多角体病毒(Cytoplasmic Polyhedrosis Virus，CPV)。质型多角体病毒是一类在昆虫细胞质内增殖的、可形成蛋白质包涵体的球状病毒，如家蚕、马尾松毛虫、茶毛虫、棉铃虫、舞毒蛾、小地老虎和黄地老虎等昆虫，都有相应的质型多角体病毒。

CPV 多角体的大小为 0.5~10 μm，形态不一，一般在 pH 大于 1.5 时溶解。CPV 的病毒粒呈球状，为二十面体，直径为 48~69 nm，无脂蛋白包膜存在，有双层蛋白质构成的衣壳，其核心有转录酶活性，在其 12 个顶角上各有 1 条凸起；病毒粒子的相对分子质量为 6.5×10^7~2.0×10^8；核酸为线形 dsDNA，由 10~12 个片段构成，占病毒总量的 14%~22%。

CPV 先通过昆虫的口腔进入消化道，在碱性胃液的作用下，多角体蛋白溶解，释放出病毒粒子侵入中肠上皮细胞，在细胞核内合成 RNA，然后经核膜而进入细胞质，并与这里合成的蛋白质一起装配成完整的病毒粒子，最后再包埋入多角体蛋白。

(3)颗粒体病毒(Granulosis Virus，GV)。颗粒体病毒是一类具有蛋白质包涵体，而每个包涵体内通常仅含一个病毒粒子的昆虫杆状病毒。颗粒体长为 200~500 nm，宽为 100~350 nm，形态多为椭圆形。核酸为 dsDNA。菜青虫、小菜蛾、茶小卷叶蛾、赤松毛虫、稻纵卷叶螟和大菜粉蝶等均易受颗粒体病毒侵染。幼虫被感染后，会出现食欲减退、体弱无力、行动迟缓、腹部肿胀变色、随即因发生表皮破裂、流出腥臭、浑浊、乳白色脓等症状而死亡。

四、病毒的遗传与变异

病毒与其他微生物一样，有遗传性与变异性。因病毒体结构简单，基因组单一，基因数仅 3~10 个，增殖速度极快，故在自然条件下容易发生变异，是较早用于遗传学研究的材料。

病毒的遗传是指病毒在复制过程中，其子代与亲代病毒性状的相对稳定性。病毒的变异是指病毒在复制过程中出现某些性状的改变。病毒变异可分为遗传型变异与非遗传型变异。遗传型变异是由于其遗传物质——核酸发生改变而引起的性状改变，变异后的性状可遗传给子代病毒；非遗传型变异是病毒基因并未发生改变，变异后的性状不能遗传。病毒的变异包括多个方面，如抗原性、毒力、耐药性、温度敏感性等。病毒遗传型变异机制有基因突变和基因重组两种。

(一)基因突变

由于病毒基因组中碱基序列改变(置换、缺失或插入)而发生的变异称为基因突变。基因突变可自发，也可诱导发生，各种物理、化学诱变剂可提高突变率，如温度、射线、氟尿嘧啶、亚硝酸盐等的作用均可诱发突变。其中，诱发突变包括致死性突变、宿主适应性突变、耐药性突变与蚀斑性突变。突变株与原先的野生型病毒特性不同，表现为病毒毒力、抗原组成、温度和宿主范围等方面的改变。例如，温度敏感突变株(Temperature-Sensitive Mutants，TS)在 28~35 ℃条件下能增殖，在 37~40 ℃时则不能增殖，而野毒株在两种温度下均能增殖。TS 通常是减毒株，可用来制备疫苗。

(二) 基因重组

两种具有不同生物学性状且有亲缘关系的病毒在感染同一细胞时，病毒之间发生基因的交换而形成子代的过程称为基因重组（Recombination），如轮状病毒等。其子代称为重组体（Recombinant），含有来自两个亲代病毒的核苷酸序列，具有两个亲代病毒所有的特性。基因重组可发生于活病毒之间、灭活病毒之间、活病毒与灭活病毒之间。核酸分节段的病毒（如流感病毒）发生基因重组的频率明显高于其他病毒。

病毒除在病毒之间发生基因重组外，某些病毒还能与宿主细胞的基因之间发生基因重组。现已证明，许多DNA病毒如疱疹病毒、腺病毒和多瘤病毒的DNA都能整合到细胞基因组中。

病毒的遗传与变异对病毒的致病机制研究、流行病学调查、获得有价值的病毒突变株、预防人类病毒性疾病具有重要的医学意义。至今对病毒感染尚无有效的治疗药剂，特异性的防治工作更为重要。应用人工诱变的方法可使其毒力下降获得减毒株，制备出保留免疫原性减毒活疫苗。该疫苗可用于疾病的预防，如用脊髓灰质炎减毒活疫苗来预防脊髓灰质炎。目前，为预防艾滋病和近年来出现的严重急性呼吸综合征，正积极地研制和筛选有效的疫苗。在病毒的基因组研究中，目前已发现的病毒基本上都完成了基因测序，这有助于从基因水平了解其致病机制，寻找能用于开发疫苗、诊断工具的基因产物和治疗药物。

第二节　亚病毒

凡在核酸和蛋白质两种成分中，只含其中之一的分子病原体，称为亚病毒（Subvirus）。亚病毒包括类病毒、拟病毒和朊病毒三类。

一、类病毒

类病毒（Viroids）是一类只含RNA一种成分、专性寄生在活细胞内的分子病原体，目前只在植物体中发现。其所含核酸为裸露的环状ssRNA，但形成的二级结构却像一段末端封装的短dsRNA分子，通常由246~375个核苷酸分子组成，相对分子质量很小（$0.5 \times 10^5 \sim 1.2 \times 10^5$），还不足以编码一个蛋白质分子。

类病毒自1971年在马铃薯纺锤形块茎病中发现以来，已在许多植物病害中找到踪迹，如番茄簇顶病、柑橘裂皮病、菊花矮化病、黄瓜白果病、椰子死亡病和啤酒花矮化病等，并使它们减产。

典型的类病毒是马铃薯纺锤块茎类病毒（PSTV），它是由迪纳（Diener）于1971年发现的。PSTV呈棒形，其中一条RNA链含179个核苷酸，另一条RNA链含180个核苷酸，两者之间有70%的碱基以氢键方式结合，共形成122个碱基对，整个结构中形成了27个内环（图4-17）。

类病毒的发现是生命科学中的一个重大事件，因为它为生物学家探索生命起源提供了

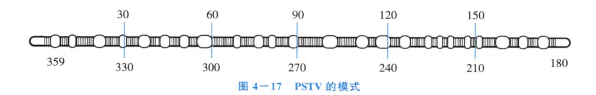

图 4—17　PSTV 的模式

一个新的低层次的好对象;为分子生物学家研究功能生物大分子提供一个绝好的材料;为病理学家揭开人类和动物、植物各种传染性疑难杂症的病因带来一个新的视角;也为哲学家对生命本质问题的认识提供一个新的革命性的例证。

二、拟病毒

拟病毒(Virusoids)即类类病毒(Viroid-like)、壳内类病毒或病毒卫星,是指一类包裹在真病毒粒中的有缺陷的类病毒。拟病毒极其微小,一般仅由裸露的 RNA(300～400 个核苷酸)或 DNA 所组成。被拟病毒"寄生"的真病毒又称辅助病毒(Helper Virus),拟病毒则成了它的"卫星"。拟病毒的复制必须依赖辅助病毒的协助。同时,拟病毒也可干扰辅助病毒的复制和减轻其对宿主的侵害,因此,正在研究将它们用于生物防治中。

拟病毒首次在绒毛烟(Nicotiana Velutina)的斑驳病毒(Velvet Tobacco Mottle Virus,VTMoV)中分离得到(1981 年)。斑驳病毒是一种直径为 30 nm 的二十面体病毒,在其核心中除含有大分子线状 ssRNA(RNA-1)外,还含有环状 ssRNA(RNA-2)及其线状形式(RNA-3),后两者即拟病毒。试验证明,只有当 RNA-1(辅助病毒)与 RNA-2 或 RNA-3(拟病毒)组合在一起时才能感染宿主。

目前,已在许多植物病毒中发现了拟病毒,如苜蓿暂时性条斑病毒(LTSV)、莨菪斑驳病毒(SnmV)和地下三叶草斑驳病毒(SCMoV)等。近年来,在动物病毒中也发现了拟病毒,如所谓丁型肝炎病毒(Hepatitis D Virus)即为一种拟病毒(含 ssRNA),它的"宿主"即辅助病毒是乙型肝炎病毒(HBV)。

三、朊病毒

朊病毒(Prion),又称蛋白侵染因子(Protein Infection,Prion),是一类不含核酸的传染性蛋白质,能引起宿主体内同类蛋白质分子发生与其相似的感应性构象变化,从而可使宿主致病。因为朊病毒与其他病毒相比有完全不同的成分和致病机制,故它的发现是 20 世纪生命科学包括生物化学、病原学、病理学和医学中的一件大事。

朊病毒由美国学者普鲁辛纳(Prusiner)于 1982 年研究羊瘙痒病的时候发现的。由于其意义重大,故他于 1997 年获得了诺贝尔奖。至今已发现与哺乳动物脑部相关的 10 余种疾病都是由朊病毒引起的,如羊瘙痒病(Scrapie in Sheep),病原体为羊瘙痒病朊病毒蛋白"PrP^{SC}";海绵状脑病(Bovine Spongiform Encephalitis,BSE),俗称"疯牛病",即 Mad Cow Disease,其病原体为"Pp^{BSE}";人的克-雅氏病(Creutzfeldt-Jakob Disease),一种早老性痴呆病;库鲁病(Kuru),一种震颤病;以及 C-S 综合征等。这类疾病的共同特征是潜伏期长,对中枢神经的功能有严重影响。近年来,在酵母属等真核微生物细胞中,也找到了朊病毒的踪迹。

朊病毒是一类小型蛋白质颗粒,约由 250 个氨基酸组成,大小仅为最小病毒的 1％,例如,PrP^{SC} 的相对分子质量仅为 $3.3 \times 10^4 \sim 3.5 \times 10^4$。据报道,朊病毒的毒性很强,1 g 含朊病毒的鼠脑可感染 1 亿只小鼠。它与真病毒的主要区别:呈淀粉样颗粒状;无免疫原性;无核酸成分;由宿主细胞内的基因编码;抗逆性强,耐杀菌剂(甲醛),耐高温,经 120～130 ℃ 处理 4 h 后仍具感染性。

初步研究表明,朊病毒侵入人体大脑的过程:借食物进入消化道,再经淋巴系统侵入大脑。由此可以说明为何在患者的扁桃体中总可找到朊病毒颗粒。

发病机制为:存在于宿主细胞内的一些正常形式的细胞朊蛋白发生折叠错误后变成了致病朊蛋白。朊病毒通过不断聚合,形成自聚集纤维,然后在中枢神经细胞中堆积,最终破坏神经细胞。

根据脑部受破坏的区域不同,发病的症状也不同,如果感染小脑,则会引起运动机能的损害,导致共济失调;如果感染大脑皮层,则会引起记忆下降。变异性克雅氏病的致死率较高。

临床变化局限于人和动物的中枢神经系统。病理研究表明,随着朊病毒的侵入、复制,在神经元树突和细胞本身,尤其是小脑星状细胞和树枝状细胞内发生进行性空泡化,星状细胞胶质增生,灰质中出现海绵状病变。

第三节　病毒的人工培养

病毒的人工培养是病毒试验研究及制备疫苗和特异性诊断制剂的基本条件。病毒结构简单,缺乏完整的酶系统,又无核糖体等细胞器,且病毒只对带有相应受体的细胞才具有亲嗜性,因此,病毒必须在活的、易感的细胞中才能增殖。目前,实验室最常使用的是细胞培养法,其次还有鸡胚培养法和动物接种法。

一、病毒的细胞培养

病毒的细胞培养是目前分离培养病毒最常用的方法。用于病毒分离培养的细胞主要有原代细胞、二倍体细胞和传代细胞。原代细胞是由新鲜组织(动物、鸡胚或人胚组织)制备的单层细胞,对多种病毒的敏感性高,但由于制备不方便,已较少使用;二倍体细胞在传代过程中保持二倍体性质,可用于多种病毒的分离和疫苗的制备;目前最常用于培养病毒的细胞为传代细胞,传代细胞是能在体外持续传代的单细胞,由突变的二倍体细胞传代或人及动物肿瘤细胞建立的。常用于分离病毒的传代细胞有 Vero(传代非洲绿猴肾)细胞、Hela(宫颈癌)细胞、Hep-2(人喉上皮癌)细胞等。病毒在组织细胞或单层细胞中增殖后,可用光学显微镜直接观察细胞病变,如细胞圆缩、成团、空泡形成、融合、溶解、脱落等。有的细胞不发生病变,但培养液可发生 pH 值改变或出现红细胞吸附及血凝现象。有时也可用免疫荧光技术检查细胞中的病毒和细胞变化。

二、病毒的鸡胚培养

鸡胚对多种病毒敏感。一般选用孵化9～14日龄的鸡胚，根据病毒种类不同，将病毒标本接种于鸡胚的不同部位。按接种部位不同可分为以下几种。

(1)绒毛尿囊膜接种，用于人类疱疹病毒的培养。

(2)羊膜腔接种，用于流感病毒的初次分离培养。

(3)尿囊腔接种，用于流感病毒及腮腺炎病毒的培养。

(4)卵黄囊接种，用于某些嗜神经病毒的培养。

鸡胚培养是目前培养流感病毒最敏感、最特异的方法(图4-18)。

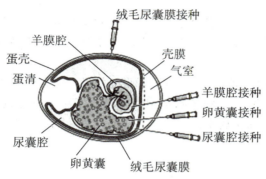

图4-18 病毒鸡胚培养接种操作部位示意图

点滴积累

三、病毒的动物接种

动物接种是最早的病毒分离方法，目前较少应用。应根据病毒种类选择敏感动物及适宜接种部位，观察动物的发病情况，进行血清学检测等。常用的试验动物有小鼠、乳鼠、豚鼠、家兔、鸡和猴等。常用的接种途径包括皮下、皮内、腹腔、静脉、角膜、鼻腔及脑内接种等。

第四节 噬菌体

噬菌体(Phage)是侵袭细菌、真菌、放线菌或螺旋体等微生物的病毒。噬菌体具有病毒的基本特性：个体微小，可以通过细菌滤器；无细胞结构，主要由蛋白质构成的衣壳和包含于其中的核酸组成；只能在活的微生物细胞内复制增殖，是一种专性细胞内寄生的微生物。噬菌体分布极广，凡是有细菌的场所，就可能有相应噬菌体的存在。噬菌体有严格的宿主特异性，只寄居在易感宿主菌体内，故可利用噬菌体进行细菌的流行病学鉴定与分型。因为噬菌体结构简单、基因数少、繁殖速度较快又易于培养，故常用于分子生物学与基因工程研究。

一、噬菌体的生物学性状

1. 形态与结构

噬菌体很小，在光学显微镜下看不见，需用电子显微镜观察。不同的噬菌体在电子显微镜下有三种形态，即蝌蚪形、微球形和丝形。大多数噬菌体呈蝌蚪形，由头部和尾部两部分组成（图4-19）。噬菌体头部呈六边形、立体对称，内含核酸，外裹一层蛋白质衣壳；尾部为管状结构，由一个中空的尾髓和外面包裹的尾鞘组成；尾髓具有收缩功能，可使头部核酸注入宿主菌；在头、尾连接处有尾领、尾须结构，尾领与头部装配有开关；尾部末端有尾板、尾刺和尾丝；尾板内有裂解宿主菌细胞壁的溶菌酶；尾丝为噬菌体的吸附器官，能识别宿主菌体表的特殊受体（图4-20），某些噬菌体尾部很短或缺失。

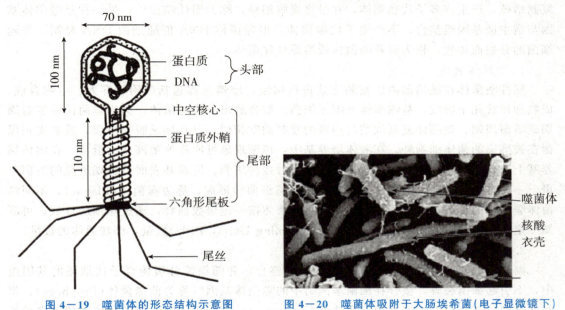

图4-19 噬菌体的形态结构示意图　　图4-20 噬菌体吸附于大肠埃希菌（电子显微镜下）

2. 化学组成

噬菌体主要由核酸和蛋白质组成。核酸是噬菌体的遗传物质，常见噬菌体的基因组大小为2~200 kb，蛋白质构成噬菌体头部的衣壳及尾部，包括尾髓、尾鞘、尾板、尾刺和尾丝，具有保护核酸的作用，并决定噬菌体的外形和表面特征。

噬菌体的核酸类型为DNA或RNA，并由此将噬菌体分成DNA噬菌体和RNA噬菌体两大类。大多数DNA噬菌体的DNA为线状双链，但一些微小DNA噬菌体的DNA为环状单链。多数RNA噬菌体的RNA为线状单链，少数为线状双链，且分成几个节段。有尾噬菌体的核酸均为线状双链DNA，无尾噬菌体的核酸可为环状单链DNA或线状单链RNA。噬菌体的DNA同样由核苷酸组成，某些噬菌体的基因组含有异常碱基，如大肠埃希菌T偶数噬菌体无胞嘧啶，而代以5-羟甲基胞嘧啶与糖基化的5-羟甲基胞嘧啶；某些枯草芽孢杆菌噬菌体的DNA无胸腺嘧啶，而代以尿嘧啶、5-羟甲基尿嘧啶等，因宿主菌细胞内没有这些碱基，可成为噬菌体DNA的天然标记。

3. 免疫原性

噬菌体具有免疫原性，能刺激机体产生特异性抗体。该抗体能抑制相应噬菌体侵袭敏感细菌，但对已吸附或已侵入宿主菌的噬菌体不起作用，该噬菌体仍能复制增殖。

4. 抵抗力

噬菌体对理化因素的抵抗力比一般细菌的繁殖体强，加热70℃ 30 min仍不失活，也耐受低温和冷冻。多数噬菌体能抵抗乙醚、三氯甲烷和乙醇，在5 g/L苯酚中经3～7 d不丧失活性。噬菌体对紫外线和X射线敏感，一般经紫外线照射10～15 min即失去活性。

二、噬菌体与宿主的相互关系

根据噬菌体与宿主菌的相互关系，噬菌体可分成两种类型：一种是能在宿主菌细胞内复制增殖，产生许多子代噬菌体，并最终裂解细菌，称为烈性噬菌体；另一种是噬菌体基因与宿主菌基因组整合，不产生子代噬菌体，但噬菌体DNA能随细菌DNA复制，并随细菌的分裂而传代，称为温和噬菌体或溶原性噬菌体。

1. 烈性噬菌体

烈性噬菌体在敏感菌内以复制方式进行增殖，增殖过程包括吸附、穿入、生物合成、成熟和释放几个阶段。从噬菌体吸附至细菌溶解释放出子代噬菌体，称为噬菌体的复制周期或溶菌周期。噬菌体复制周期与病毒的复制周期相似，只是缺乏脱壳阶段，其衣壳仍保留在被感染的菌体细胞外。在液体培养基中，噬菌现象可使浑浊菌液变为澄清。在固体培养基上，若用适量的噬菌体和宿主菌液混合后接种培养，培养基表面可出现透亮的溶菌空斑。一个空斑是由一个噬菌体复制增殖并裂解细菌后形成，称为噬菌斑（Plaque），不同噬菌体噬菌斑的形态与大小不尽相同。若将噬菌体按一定倍数稀释，通过噬菌斑计数，可测知一定体积内的噬菌斑形成单位(Plaque Forming Units，PFU)数量，即噬菌体的数量。

2. 温和噬菌体

温和噬菌体的基因组能与宿主菌基因组整合，并随细菌分裂传至子代细菌的基因组中，不引起细菌裂解。整合在细菌基因组中的噬菌体基因组称为前噬菌体(Prophage)，带有前噬菌体基因组的细菌称为溶原性细菌(Lysogenic Bacterium)。前噬菌体可偶尔自发地或在某些理化和生物因素的诱导下脱离宿主菌基因组而进入溶菌周期，产生成熟噬菌体，导致细菌裂解。温和噬菌体的这种产生成熟噬菌体颗粒和溶解宿主菌的潜在能力，称为溶原性(Lysogeny)。由此可知，温和噬菌体可有以下三种存在状态。

(1)游离的具有感染性的噬菌体颗粒。

(2)宿主菌胞质内类似质粒形式的噬菌体核酸。

(3)前噬菌体。

综上所述，温和噬菌体既有溶原性周期，又有溶菌性周期；而烈性噬菌体只有溶菌性周期。溶原性细菌具有抵抗同种或有亲缘关系噬菌体重复感染的能力，即使宿主菌处在一种噬菌体免疫状态。某些前噬菌体可导致细菌基因型和性状发生改变，称为溶原性转换(Lysogenic Conversion)。例如，白喉棒状杆菌产生白喉毒素，是因其前噬菌体带有毒素蛋白结构基因；A群溶血性链球菌受有关温和噬菌体感染发生溶原性转换，能产生致热外毒素；肉毒梭菌的毒素、金黄色葡萄球菌溶血毒素的产生，以及沙门菌、志贺菌等的抗原结构和血清型都与溶原性转换有关。

三、噬菌体在医药学中的应用

1. 细菌的鉴定与分型

噬菌体与宿主菌的关系具有高度特异性,即一种噬菌体只能裂解一种与它相应的细菌,故可用已知噬菌体鉴定未知细菌或分型。例如,用伤寒沙门菌 Vi 噬菌体可将有 Vi 抗原的伤寒沙门菌分为 96 个噬菌体类型。噬菌体分型法对追踪传染源及流行病学调查具有重要的意义。

2. 分子生物学研究的重要工具

由于噬菌体结构简单,基因数量少,而且容易获得大量的突变体,所以,其成为分子生物学研究的重要工具,也是研究 DNA、RNA 和蛋白质相互作用的良好模型系统。近年来,利用 λ 噬菌体作为载体构建基因文库;利用丝形噬菌体表面表达技术构建肽文库、抗体文库和蛋白质文库等,又使噬菌体成为分子生物学研究中的重要载体。

3. 耐药性细菌感染的治疗

近年来,一些研究者对各种耐药性病原菌进行了噬菌体治疗试验,如铜绿假单胞菌、葡萄球菌、大肠埃希菌、克雷伯菌等病原体。感染类型包括创伤和手术后感染、胃肠炎、脓胸等,研究结果表明获得了肯定的治疗效果。但由于噬菌体的特异性过于专一,限制了其在临床上的广泛应用。

4. 遗传工程

在遗传工程中,以噬菌体为载体将需要转移的基因带入细菌细胞,使细菌在增殖过程中表达该基因产物。

5. 其他

噬菌体分布广泛,故在发酵工业中应严防噬菌体的污染;而在选育生产发酵菌种时,应注意选育抗噬菌体的菌株。噬菌体还用于抗病毒药物的筛选和抗肿瘤抗生素的试验模型。

点滴积累

第五节 抗病毒药物

病毒为严格细胞内寄生的微生物,抗病毒药物必须进入细胞内才能作用于病毒,故要求抗病毒药物既能穿入细胞,选择性地抑制病毒增殖,又不损伤宿主细胞,故迄今尚未获得理想的抗病毒药物。抗病毒感染的治疗应从抑制病毒的增殖入手,理论上认为,病毒复制周期中的任何一个环节均可作为抗病毒药物作用的靶位。

近年来,随着对病毒分子生物学的深入研究,研制出了一些抗病毒药物,但仍不能满足临床病毒性疾病治疗的需要,并且由于药物的靶位是病毒复制周期中的某一环节,对不复制的潜伏病毒感染无效;某些复制突变率高的病毒易产生耐药毒株等,抗病毒药物的应用也有较大的局限性。抗病毒的特异性药物治疗一直是医药界关注的热点,目前正在研发的抗病毒药物主要是针对人类免疫缺陷病毒、肝炎病毒等对人类健康危害严重的病毒。

一、抗病毒化学药物

1. 核苷类药物

核苷类药物是最早用于临床的抗病毒药物。大部分抗病毒药物都是核苷类药物。此类药物能与正常核酸前体竞争磷酸化酶和多聚酶，抑制核酸的生物合成。目前，常用的核苷类药物包括以下几项。

(1) 阿糖腺苷(Adenine Arabinoside，Ara-A)：能抑制病毒DNA聚合酶，阻断病毒DNA的合成，对多种DNA病毒引起的感染有较显著的抑制作用，如疱疹病毒和嗜肝DNA病毒等。阿糖腺苷常用于治疗疱疹性脑炎、新生儿疱疹病毒感染和带状疱疹。

(2) 阿昔洛韦(Acyclovir，ACV)：对疱疹病毒选择性很强，是目前最有效的抗疱疹病毒药物之一。该药细胞毒性很小，广泛用于疱疹病毒感染引起的单纯疱疹、生殖器疱疹及带状疱疹的治疗。

(3) 齐多夫定(Zidovudine)：又称叠氮胸苷(Azidothymidine，AZT)，是最早用于治疗艾滋病的药物。齐多夫定为胸腺嘧啶核苷类药物，能抑制病毒反转录酶的活性，阻断前病毒DNA的合成，从而抑制HIV的复制。AZT对病毒反转录酶的抑制作用比对细胞DNA聚合酶敏感100倍以上，可有效降低艾滋病的发病率和死亡率，但因其对骨髓有抑制作用和易形成病毒的耐药性而面临被淘汰。类似药物还有用于治疗慢性乙型肝炎的拉米夫定等。

(4) 拉米夫定(Lamivudine)：是一种脱氧胞嘧啶核苷类药物，临床上该药物最早用于艾滋病的治疗。近年来发现该药物可迅速抑制慢性乙肝患者体内HBV的复制，使血清HBV DNA转阴，是目前治疗慢性乙型肝炎最新和最有前途的药物之一。

(5) 3-氮唑核苷(Ribavirin)：即利巴韦林，对多种RNA和DNA病毒的复制都有抑制作用，但临床主要用于RNA病毒感染的治疗。目前，利巴韦林临床主要用于流感病毒和呼吸道合胞病毒感染的治疗。

2. 蛋白酶抑制剂

尽管病毒的复制依赖宿主的酶系统，但有些病毒如小RNA病毒或反转录病毒等含有自身复制酶、修饰酶及反转录酶。这些蛋白酶对病毒生物合成具有重要的作用，蛋白酶制剂可与各种蛋白质结合而抑制其活性，阻止病毒复制。

(1) 赛科纳瓦(Saquinavir)：可抑制HIV复制周期中晚期蛋白酶活性，影响病毒结构蛋白的合成，主要用于人类免疫缺陷病毒感染及艾滋病患者的联合抗病毒治疗。

(2) 英迪纳瓦(Indinavir)和瑞托纳瓦(Ritonavir)：是新一代病毒蛋白酶抑制剂，用于HIV感染的治疗。

3. 其他抗病毒药物

其他抗病毒药物主要用于流感病毒和疱疹病毒感染的治疗。

(1) 金刚烷胺(Amantadine)和甲基金刚烷胺(Rimantadine)：金刚烷胺为合成胺类，甲基金刚烷胺是其衍生物，两者有相同的抗病毒作用和副作用，能特异性抑制甲型流感病毒的脱壳，来抑制病毒的增殖，主要用于治疗甲型流感，但对乙型、丙型流感病毒无效。

(2) 甲酸磷霉素(Phosphono Formic Acid，PFA)：选择性抑制病毒DNA聚合酶和反转录酶，而对宿主细胞无影响。可抑制多种疱疹病毒，如单纯疱疹病毒、水痘带状疱疹病毒等。

二、干扰素和干扰素诱生剂

1. 干扰素（Interferon，IFN）

IFN 是病毒或干扰素诱生剂诱导宿主细胞产生的一类具有高度活性和多种功能的糖蛋白。IFN 具有抗病毒、抗肿瘤和免疫调节等多种生物功能。

(1) 干扰素的种类：人类细胞诱生的干扰素可分为 α、β、γ 三种类型。IFN-α 由人体白细胞产生，IFN-β 由人体纤维细胞产生，IFN-γ 由人体致敏 T 淋巴细胞产生，后者为免疫干扰素，又称 II 型干扰素，而 IFN-α 和 IFN-β 又称 I 型干扰素。

(2) 干扰素的抗病毒作用：IFN 并非直接灭活病毒，而是通过作用于细胞诱生一组抗病毒蛋白(Antiviral Protein，AVP)，它能抑制病毒蛋白在细胞内的合成。细胞本身具有抗病毒蛋白的基因，正常情况下处于静止状态，当干扰素与细胞膜上的干扰素受体结合时，编码抗病毒蛋白的基因活化，继而合成抗病毒蛋白，使细胞处于抗病毒状态，抗病毒蛋白只影响病毒蛋白的合成，不影响宿主细胞蛋白质的合成。在生理条件下，干扰素浓度 ≥10 U/mL，只需 5 min 就能使细胞处于抗病毒状态(图 4-21)。细胞在感染的同时，即产生干扰素，早于特异性抗体出现，并使细胞迅速处于抗病毒状态。因此，它既能终止受病毒感染细胞中的病毒复制，又能限制病毒的扩散。

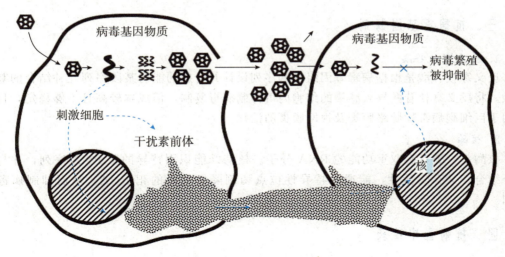

图 4-21 干扰素作用过的细胞

(3) 干扰素的作用特点：

1) 有种属特异性。有种属特异性即干扰素仅对产生干扰素的同种细胞起作用，对异种细胞无活性。

2) 无病毒特异性。干扰素具有广谱抗病毒活性，一种干扰素可抑制多种病毒的增殖。干扰素分子小，4 ℃ 可保持较长时间，-20 ℃ 可长期保存活性，蛋白酶 56 ℃ 加热可被破坏，目前临床使用的干扰素多为人工重组干扰素，我国多用大肠埃希菌作为干扰素基因的载体生产干扰素。其生产流程如图 4-22 所示。

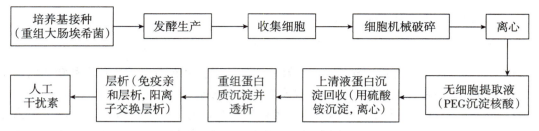

图 4-22 重组人干扰素生产流程图

2. 干扰素诱生剂（IFN inducer）

干扰素诱生剂包括多聚肌苷酸、多聚胞苷酸、甘草酸、云芝多糖等。

（1）多聚肌苷酸和多聚胞苷酸：为目前最有效的 IFN 诱生剂，具有诱导机体产生干扰素和免疫促进作用。但因其对机体有一定毒性，尚未达到普及阶段。其在临床主要用于治疗带状疱疹、疱疹性角膜炎等。

（2）甘草酸：具有诱生 IFN 和促进 NK 细胞活性的作用，可大剂量静脉滴注治疗肝炎。

（3）云芝多糖：是从杂色云芝担子菌菌丝中提取的葡聚糖，具有诱生 IFN、抗病毒、促进免疫功能和抗肿瘤等作用。

三、抗病毒基因制剂

1. 反义寡核苷酸

反义寡核苷酸是根据病毒基因组已知序列设计并合成的能与某段序列互补结合的寡核苷酸。将反义寡核苷酸导入感染的细胞内可抑制病毒复制，但成本较高且不够稳定，目前仅用于巨细胞病毒性脉络膜炎及视网膜炎的治疗。

2. 核酶

核酶是一类具有双重功能的 RNA 分子。核酶既能识别特异的靶 RNA 序列，并与之互补结合，又有酶活性，能通过特异性位点切割降解病毒的靶 RNA，从而抑制病毒的复制。

四、抗病毒中草药

试验证明，多种中草药具有抗病毒作用。例如，板蓝根、大青叶能抑制多种病毒增殖；苍术、艾叶在组织培养细胞中能抑制腺病毒、鼻病毒、疱疹病毒、流感病毒、副流感病毒等；紫草根能抑制麻疹病毒等；贯众、生南星可抑制疱疹病毒。

五、抗病毒药物的作用机制

1. 抑制病毒侵入与脱壳

在不同的组织细胞表面有不同的病毒黏附受体，病毒可以通过细胞表面的受体与细胞接触，并侵入细胞引起细胞病变。例如，HIV 病毒体的 gp120 与 $CD4^+$ T 细胞表面的 CD4 分子结合，进入细胞后导致细胞进行生产性复制。

2. 抑制病毒核酸合成

抑制病毒核酸合成如治疗疱疹病毒感染的碘苷、阿苷洛韦、阿糖腺苷等。由于它们的化学结构类似胸腺嘧啶核苷，能与胸腺嘧啶核苷竞争多聚酶，从而选择性地抑制病毒复制。

3. 抑制病毒蛋白质的合成

反义寡核苷酸作为作用于病毒 mRNA 的药物，可以抵抗核酸酶的降解。反义寡核苷酸与新形成的病毒 RNA 结合成二聚体，从而阻止 mRNA 的形成或阻断 mRNA 由核内向细胞质内输送，抑制 mRNA 与核糖体结合。

4. 抑制病毒的装配及释放

某些病毒编码的聚合蛋白，由病毒蛋白酶切割为小分子后作为结构蛋白参与组装。蛋白酶抑制剂能抑制病毒蛋白酶的活性，阻断病毒装配和释放。

点滴积累

拓展知识：病毒与实践

第六节　常见致病性病毒

一、流行性感冒病毒

流行性感冒病毒简称流感病毒（Influenza Virus），是正黏病毒科（Orthomyxoviridae）的代表种。它可分为甲（A）、乙（B）、丙（C）三型。近年发现的牛流感病毒将归为丁（D）型。流感病毒可引起人和禽、猪、马、蝙蝠等多种动物感染和发病，是人流感、禽流感、猪流感、马流感等人与动物疫病的病原。

这些疫病典型的临床症状是急性高热、全身疼痛、显著乏力和呼吸道症状。流感病毒主要通过空气中的飞沫、易感者与感染者之间的接触或与被污染物品的接触而传播。一般秋冬季节是高发期。人流感主要是由甲型流感病毒和乙型流感病毒引起的。甲型流感病毒经常发生抗原变异，可以进一步分为 H1N1、H3N2、H5N1、H7N9 等亚型（其中的 H 和 N 分别代表流感病毒两种表面糖蛋白）。流感病毒对外界抵抗力不强。动物流感病毒通常不感染人，而人流感病毒通常也不感染动物，但是猪比较例外。猪既可以感染人流感病毒，也可以感染禽流感病毒，但它们主要感染的还是猪流感病毒。少数动物流感病毒适应人后，可以引起人流感大流行。其中，甲型流感病毒抗原性易发生变异，多次引起世界范围大流行，例如，1918—1919 年的大流行中，全世界至少有 2 000 万～4 000 万人死于流感。乙型流感病毒对人类致病性也比较强，但是人们还没有发现乙型流感病毒引起过世界范围大流行。丙型流感病毒只引起人类不明显的或轻微的上呼吸道感染，很少造成流行。甲型流感病毒于 1933 年分离成功，乙型流感病毒于 1940 年获得，丙型流感病毒直到 1949 年才成功分离。

1. 流感病毒分类

根据流感病毒感染的对象不同,可将其分为人类流感病毒、猪流感病毒、马流感病毒及禽流感病毒等类群。其中,人类流感病毒根据其核蛋白的抗原性可分为三类,即甲型流感病毒(Influenza A Virus),又称 A 型流感病毒;乙型流感病毒(Influenza B Virus),又称B型流感病毒;丙型流感病毒(Influenza C Virus),又称 C 型流感病毒。感染鸟类、猪等其他动物的流感病毒,其核蛋白的抗原性与人甲型流感病毒相同,但是由于甲型、乙型和丙型流感病毒的分类只是针对人流感病毒的,因此通常不将禽流感病毒等非人类宿主的流感病毒称作甲型流感病毒。在核蛋白抗原性的基础上,流感病毒还根据血凝素 HA 和神经氨酸酶 NA 的抗原性分为不同的亚型。

2. 形态结构

流感病毒呈球形,新分离的毒株则多呈丝状,其直径为 80～120 nm,丝状流感病毒长度可达 4 000 nm。流感病毒结构自外而内可分为核心、基质蛋白、包膜三部分(图 4—23)。

(1)核心:病毒核心包含存贮病毒信息的遗传物质及复制这些信息必需的酶。流感病毒的遗传物质是单股负链 RNA,简写为 ssRNA。ssRNA 与核蛋白(NP)相结合,缠绕成核糖核蛋白体(RNP),以密度极高的形式存在。有核糖核蛋白体及负责 RNA 转录的 RNA 多聚酶。

甲型和乙型流感病毒的 RNA 由 8 个节段组成,丙型流感病毒则比它们少一个节段,第 1、2、3 个节段负责编码 RNA 多聚集酶,第 4 个节段负责编码血凝素;第 5 个节段负责编码核蛋白,第 6 个节段负责编码神经

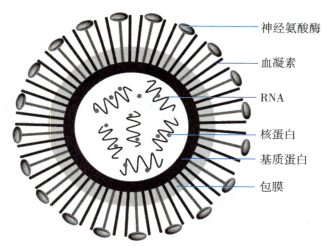

图 4—23 流感病毒结构模式图

氨酸酶;第 7 个节段负责编码基质蛋白,第 8 个节段负责编码一种能起到拼接 RNA 功能的非结构蛋白,这种蛋白的其他功能目前还不得而知。

丙型流感病毒缺少的是第 6 个节段,其第 4 个节段编码的血凝素可以同时行使编码神经氨酸酶的功能。

(2)基质蛋白:基质蛋白构成了病毒的外壳骨架,实际上骨架中除基质蛋白(M1)外还有膜蛋白(M2)。M2 蛋白具有离子(主要是 Na^+)通道和调节膜内 pH 值的作用,但数量很少。基质蛋白与病毒最外层的包膜紧密结合,起保护病毒核心和维系病毒空间结构的作用。

当流感病毒在宿主细胞内完成繁殖之后,基质蛋白是分布在宿主细胞细胞膜内壁上的,成型的病毒核衣壳能够识别宿主细胞膜上含有基质蛋白的部位,与之结合形成病毒结构,并以出芽的形式凸出释放成熟病毒。

(3)包膜:包膜是包裹在基质蛋白之外的一层磷脂双分子层膜,这层膜来自宿主的细

胞膜，成熟的流感病毒从宿主细胞出芽，将宿主的细胞膜包裹在自己身上后脱离细胞去感染下一个目标。

包膜中除磷脂分子外，还有血凝素和神经氨酸酶两种非常重要的糖蛋白。这两类蛋白凸出病毒体外，长度为 10~40 nm，被称作刺突。一般一个流感病毒表面会分布有 500 个血凝素刺突和 100 个神经氨酸酶刺突。在甲型流感病毒中，血凝素和神经氨酸酶的抗原性会发生变化，这是区分病毒毒株亚型的依据。

1) 血凝素（HA）。血凝素（HA）呈柱状，能与人、鸟、猪、豚鼠等动物红细胞表面的受体相结合引起凝血，故而被称作血凝素。血凝素蛋白水解后可分为轻链和重链两部分，后者可以与宿主细胞膜上的唾液酸受体相结合，前者则可以协助病毒包膜与宿主细胞膜相互融合。血凝素在病毒导入宿主细胞的过程中扮演了重要角色。血凝素具有免疫原性，抗血凝素抗体可以中和流感病毒。

2) 神经氨酸酶（NA）。神经氨酸酶（NA）是一个呈蘑菇状的四聚体糖蛋白，具有水解唾液酸的活性。当成熟的流感病毒用出芽的方式脱离宿主细胞之后，病毒表面的血凝素会经由唾液酸受体与宿主细胞膜保持联系，需要由神经氨酸酶将唾液酸水解，切断病毒与宿主细胞的最后联系，使病毒能顺利从宿主细胞中释放，继而感染下一个宿主细胞。因此，神经氨酸酶也成为流感治疗药物的一个作用靶点，针对此酶设计的奥司他韦是最著名的抗流感药物之一。

3. 命名方式

根据世界卫生组织 1980 年通过的流感病毒毒株命名法修正案，流感毒株的命名包含以下要素：型别/宿主/分离地区/毒株序号/分离年份（HnNn）。其中，对于人类流感病毒省略宿主信息，对于乙型和丙型流感病毒省略亚型信息。例如，A/Swine/Lowa/15/30(H1N1)表示的是核蛋白为 A 型的，1930 年在洛瓦（Lowa）分离的以猪为宿主的 H1N1 亚型流感病毒毒株，其毒株序号为 15，这也是人类分离的第一支流感病毒毒株。

4. 病毒变异

流感病毒变异有抗原性变异、温度敏感性变异、宿主范围及对非特异性抑制物敏感性等方面的变异，但最主要的是抗原性变异。抗原性变异与其他变异不同，特点是表面抗原 HA 和 NA 易变异。变异有两种形式，即抗原性转变和抗原性漂移。

流感病毒表面抗原变异幅度决定其传染规模。若变异幅度小，属于量变，即抗原漂移，产生新株流感病毒，可引起中小型流行。如果抗原变异幅度大，属于质变，则称为抗原性转变，形成新的亚型，此时人群普遍缺乏对它的免疫力，往往引起较大的流行，甚至世界性流行。如甲型流感病毒的 HA、NA 容易发生抗原性转变，构成 HA、NA 的大部分或全部氨基酸均可发生改变，出现抗原性完全不同的新亚型。

(1) 抗原性转变。抗原性转变（Antigenic Shift）变异幅度大，属于质变，即病毒株表面抗原结构一种或两种发生变异，与前次流行株抗原相异，形成新亚型（如 H1N1→H2N2、H2N2→H3N2），由于人群缺少对变异病毒株的免疫力，从而引起流感暴发。如果两种不同病毒同时感染同一细胞，则可发生基因重组形成新亚型。1978 年，苏联流行的甲型流感病毒 H1N1 与香港甲型流感病毒 H3N2 同时感染人并分离出 H3N1 亚型，这说明自然流行情况下可能会发生这样的变异。过去一直认为新旧亚型病毒株之间的交替是迅速的，一旦新亚型出现，旧亚型就很快消失。但 1997 年夏季，甲 1 型（H1N1）虽再度出现，却至今尚未能替代甲 3 型(H3N2)，而是两者共同流行。直到 1998 年甲 3 型(H3N2)代表株的抗原发生了变异，武汉株被悉尼株所取代，人们对新毒株没有免疫力，造成了新的流行。

(2)抗原性漂移。抗原性漂移(Antigenic Drift)变异幅度小或连续变异，属于量变，即亚型内变异。一般认为，这种变异是由病毒基因点突变和人群免疫力选择所造成的，所引起的流行是小规模的。

在感染人类的三种流感病毒中，甲型流感病毒有着极强的变异性，乙型次之，而丙型流感病毒的抗原性非常稳定。

乙型流感病毒的变异会产生新的主流毒株，但是新毒株与旧毒株之间存在交叉免疫，即针对旧毒株的免疫反应对新毒株依然有效。

甲型流感病毒是变异最为频繁的一个类型，每隔十几年就会发生一次抗原性大变异，产生一种新的毒株，这种变化称作抗原性转变，也称抗原的质变。在甲型流感亚型内还会发生抗原的小变异，其表现形式主要是抗原氨基酸序列的点突变，称作抗原性漂移，也称抗原的量变。抗原性转变可能是血凝素抗原和神经氨酸酶抗原同时转变，称作大族变异；也可能仅是血凝素抗原变异，而神经氨酸酶抗原则不发生变化或仅发生小变异，称作亚型变异。

对于甲型流感病毒的变异性，学术界尚无统一认识，一些学者认为，是由于人群中传播的甲型流感病毒面临较大的免疫压力，促使病毒核酸不断发生突变；另一些学者认为，是由于人甲型流感病毒和禽流感病毒同时感染猪后发生基因重组导致病毒的变异。后一派学者的观点得到一些事实的支持，实验室工作显示，1957 年流行的亚洲流感病毒(H2N2)基因的 8 个节段中有 3 个是来自鸭流感病毒，而其余 5 个节段则来自 H1N1 人流感病毒。

甲型流感病毒的高变异性增大了人们应对流行性感冒的难度，人们无法准确预测即将流行的病毒亚型，便不能有针对性地进行预防性疫苗接种。另外，每隔十数年便会发生病毒抗原变异，更会产生根本就没有疫苗的流感新毒株。甲型流感病毒抗原变异情况见表 4—3。

表 4—3 病毒抗原变异情况

亚型名称	抗原结构	流行年代	代表病毒株
原甲型(A0)	H0N1	1930—1946	A/PR/8/34(H0N1)
亚甲型(A1)	H1N1	1946—1957	A/FM/1/4/(H1N1)
亚洲甲型(A2)	H2N2	1957—1968	A/Singapore/1/57(H2N2)
香港亚型(A3)	H3N2	1968—1977	A/Hongkong/1/68(H3N2)
新 A1 与 A3 交替型	H1N1 H3N2	1977—至今	A/USSR/90/77(H1N1)、A/Beijing/32/92(H3N2)

代表病毒株命名法：型别/分离地点/毒株序号/分离年代(亚型)

5. 繁殖方式

流感病毒能在鸡胚的羊膜腔和尿囊腔中增殖。增殖的病毒游离于羊水或尿囊液中，用红细胞凝集试验即可检出。流感病毒虽可在组织培养细胞(人羊膜、猴肾、狗肾、鸡胚等细胞)中增殖，但不引起明显的细胞病变，可用红细胞吸附试验判定有无病毒增殖。易感动物为雪貂，病毒在小鼠中连续传代可提高毒力，使小鼠肺部发生广泛的实质性病变或死亡。

6. 主要特性

流感病毒抵抗力较弱，不耐热，在 56 ℃条件下只需 30 min 即可使病毒灭活。室温条件下传染性很快丧失，但在 0～4 ℃能存活数周，−70 ℃以下或冻干后能长期存活。流感病毒对干燥、日光、紫外线，以及乙醚、甲醛、乳酸等化学药物也很敏感。

7. 传播途径

流感病毒的传染源主要是患者，其次为隐性感染者，被感染的动物也可能是一种传染源。其主要传播途径是带有流感病毒的飞沫经呼吸道进入人体，少数也可经共用手帕、毛巾等间接接触而感染。

病毒传入人群后，传染性强并可迅速蔓延，传播速度和广度与人口密度有关。进入人体的病毒，如果不为咳嗽反射所清除，或不为机体的特异 IgA 抗体中和及黏膜分泌物中非特异性抑制物灭活，则可感染少数呼吸道上皮细胞，引起细胞产生空泡、变性并迅速产生子代病毒体扩散至邻近细胞，再重复病毒增殖周期。病毒的 NA 可降低呼吸道黏液层的黏度，不仅使细胞表面受体暴露，有利于病毒的吸附，而且还促进含病毒的液体散布至下呼吸道，在短期内使许多呼吸道细胞受损。流感病毒一般只引起表面感染，不引起病毒血症。流感病毒侵袭的目标是呼吸道黏膜上皮细胞，偶有侵袭肠黏膜的病例，侵袭肠黏膜会引起胃肠型流感。

病毒侵入体内后依靠血凝素吸附于宿主细胞表面，经过吞饮进入胞浆；进入胞浆之后病毒包膜与细胞膜融合释放出包含的 ssRNA；ssRNA 的 8 个节段在胞浆内编码 RNA 多聚酶、核蛋白、基质蛋白、膜蛋白、血凝素、神经氨酸酶、非结构蛋白等构件；基质蛋白、膜蛋白、血凝素、神经氨酸酶等编码蛋白在内质网或高尔基体上组装 M 蛋白和包膜；在细胞核内，病毒的遗传物质不断复制并与核蛋白、RNA 多聚酶等组建病毒核心；最终病毒核心与膜上的 M 蛋白和包膜结合，经过出芽释放到细胞之外，复制的周期大约为 8 h。

流感病毒感染将导致宿主细胞变性、坏死乃至脱落，造成黏膜充血、水肿和分泌物增多，从而产生鼻塞、流涕、咽喉疼痛、干咳，以及其他上呼吸道感染症状；当病毒蔓延至下呼吸道，则可能引起毛细支气管炎和间质性肺炎。

人群普遍易感，潜伏期长短取决于侵入的病毒量和机体的免疫状态，一般为 1～4 d。起病后患者有畏寒、头痛、发热、浑身酸痛、乏力、鼻塞、流涕、咽痛及咳嗽等症状。在症状出现的 1～2 d 内，随分泌物排出的病毒量较多，以后则迅速减少。无并发症患者发病后第 3～4 天就开始恢复；如有并发症，则恢复期延长。流感的特点是发病率高、死亡率低，死亡通常由并发细菌性感染所致。常见的细菌有肺炎链球菌、金黄色葡萄球菌、流感嗜血杆菌等，并发症多见于婴幼儿、老人和慢性病（心血管疾病、慢性气管炎和糖尿病等）患者。

8. 诊断方法

病毒感染还会诱导干扰素的表达和细胞免疫调理，造成一些自身免疫反应，包括高热、头痛、腓肠肌及全身肌肉疼痛等，病毒代谢的毒素样产物及细胞坏死释放产物也会造成和加剧上述反应。

因为流感病毒感染会降低呼吸道黏膜上皮细胞清除和黏附异物的能力,所以大大降低了人体抵御呼吸道感染的能力。因此,流感经常会引起继发性感染,由流感引起的继发性肺炎是流感致死的主要死因之一。

在流行期结合临床症状诊断流感并不困难,但要确诊或流行监测时必须进行实验室检查,主要包括病毒分离培养、血清学诊断和快速诊断方法。

(1)病毒的分离与鉴定。通常采取发病 3 d 内患者的咽洗液或咽拭子,经抗生素处理后接种于 9~11 d 龄鸡胚羊膜腔和尿囊腔中,于 33~35 ℃ 孵育 3~4 d 后,收集羊水和尿囊液进行血凝试验。如血凝试验阳性,再用已知免疫血清进行血凝抑制(Hemoagglutination Inhibition,HI)试验,鉴定型别。若血凝试验阴性,则用鸡胚再盲目传代 3 次,仍不能出现血凝则判断病毒分离为阴性。也可用组织培养细胞(如人胚肾或猴肾)分离病毒,判定有无病毒增殖可用红细胞吸附方法或荧光抗体方法。

(2)血清学诊断。血清学诊断主要采取患者急性期(发病 5 d 内)和恢复期(病程 2~4 周)双份血清,常用 HI 试验检测抗体。如果恢复期比急性期血清抗体效价升高 4 倍以上,即可作出诊断。正常人血清中常含有非特异性抑制物,因此,在进行 HI 试验前可用胰蛋白酶等处理血清,以免影响 HI 试验结果。HI 试验所用的病毒应当是与当前流行密切相关的病毒株,反应结果才确切。补体结合试验(Complement Fixation,CF)只能检测 NP、MP 的抗体。这些抗体出现早、消失快。因此,CF 试验的结果只能作为是否为新近感染的指标。

(3)快速诊断。对患者进行快速诊断,主要是采用间接或直接免疫荧光法、ELISA 法检测病毒抗原。常取患者鼻甲黏膜印片或呼吸道脱落上皮细胞涂片,用荧光素标记的流感病毒免疫血清进行免疫荧光染色检查抗原,或用 ELISA 检查患者咽漱液中的抗原。用单克隆抗体经免疫酶标法仅用 24~72 h 即可快速检测甲型、乙型流感病毒在感染细胞内的病毒颗粒或病毒相关抗原。

PCR、核酸杂交或序列分析等方法也被用于检测流感病毒核酸或进行分型。

9. 预防措施

流行性感冒是由流感病毒引起的急性呼吸道传染病,尚无特效抗病毒药物。但是只要进行适量运动,注意合理饮食,增强身体抵抗力,流感是完全可以预防的。

(1)提高自身免疫力。通过锻炼身体,提高身体免疫力,抵抗病毒。正常工作、生活、学习,应劳逸结合,过度疲劳会导致抵抗力下降,极易感染病毒性感冒。加强营养,均衡饮食,饮食宜清淡,要多食用富含维生素的蔬菜、水果,儿童不宜进食冷饮。

(2)坚持用冷水洗脸,增强鼻黏膜对空气的适应能力。及时掌握天气变化,根据天气添衣御寒。同时,加强体育锻炼,增强适应环境的能力和身体的免疫力。另外,在感冒流行期间,尽量少去人口密集的地方,经常洗手。当身体稍感不适、轻度口干、鼻塞时,立即吃药,多喝水,注意保暖和休息,使病情及时好转。

(3)使用空调前应先清洗,避免其中的大量病菌随风吹出;室温最好控制在 24 ℃ 以上,保持室内外温差不超过 7 ℃,避免体温调节中枢负担加重;睡觉时注意空调或电扇勿直吹头部等。

(4)夏季出汗多、消耗大,应补充足够的营养以提高机体抵抗力。可适当食用鱼、肉、蛋、奶和豆类食品补充蛋白质,多食用新鲜蔬果以摄取维生素 C,以及多食用一些清热利湿的食物，如苦瓜、桃、黄瓜、绿豆等。

（5）服用预防药物后，一般可使感冒的发病率降低50%左右。体质较弱的人可通过提前注射疫苗来预防流感。

流感病毒传染性强，传播快，易造成大流行。预防流感除了要加强自身锻炼，增强体质，保持居室卫生，流行期间避免人群聚集，公共场所进行必要的空气消毒之外，接种疫苗可明显降低发病率和减轻症状。但由于流感病毒不断发生变异，只有经常掌握流感病毒变异的动态，选育新流行病毒株，才能及时制备出有特异性预防作用的疫苗。应用的疫苗有灭活疫苗和减毒活疫苗两种。据报道，市场上试用的减毒活疫苗是温度敏感减毒株（Ca）A/Ann Arbor/6/60（H2N2）与H1N1或H3N2野毒株杂交产生的疫苗株。我国四川的B/四川/379/99代表株已被WHO推荐为2001—2002年全球流感季节的预防疫苗。

灭活疫苗的优点是经皮下注入，可产生大量的IgG，副作用小；缺点是局部SIgA少，接种次数多。减毒活疫苗采用鼻咽腔喷雾法接种，虽然操作简单方便，局部SIgA较多，但是副作用大，类似轻症感染。

研制的HA和NA亚单位疫苗副作用小，可抑制病毒在呼吸道的复制和传播，还可减轻临床症状。国外对流感病毒基因工程疫苗进行了大量的研究，用基因重组的方法将流感病毒的HA基因重组到痘苗病毒基因中，制成重组疫苗并已获得表达，经动物接种证实可产生特异性抗体。

目前对流感尚无有效的治疗方法，主要是对症治疗和预防继发性细菌感染。

2018年6月11日，四价流感病毒裂解疫苗在我国获批上市，用于预防3岁及3岁以上人群流感病毒的感染，获批上市的四价流感病毒裂解疫苗除包含普通三价流感疫苗的A1、A3、BV型病毒外，还包含BY型流感病毒。

流感疫苗最好是在秋季的时候接种，因为秋冬季气温变化较大，是流感的高发期，过了冬季到了春暖花开的时候流感也就减少了，接种一针流感疫苗一般可以保持半年的时间，接种完疫苗半个月就可以产生病毒抗体，增强人体免疫力，可以避免在流感高峰期生病。接种完疫苗也要注意，在流感高峰期，多注意休息，饮食清淡，增强体质，锻炼身体。

（6）注意卫生。要注意清洁卫生，防止病从口入。勤洗手、洗澡、勤换衣、勤晒被褥，房间经常通风。身边如有感冒患者，注意保持距离。感冒高发季节，尽量少到人员密集场所。

（7）食疗方法。多喝水可使口腔和鼻腔内黏膜保持湿润，能有效发挥清除细菌、病毒的功能。

1）多吃富含蛋白质的食物。组成人体免疫系统的主要物质是免疫球蛋白。当人体缺乏蛋白质时，会使免疫细胞中的淋巴细胞数目大量减少，免疫物质合成不足，免疫机能严重下降。蛋白质主要从动物性食品中取得，如牛肉、去皮鸡胸肉、蛋清、牛奶、虾等。

2）多吃富含铁的食物。研究发现，缺铁人群的免疫能力较低。当人体内铁元素含量不足时，免疫系统中起控制调节作用的T细胞含量就会下降，从而造成免疫系统无法有效运行。另外，铁是血红蛋白的重要组成部分，铁摄入增加，可促进血红蛋白的合成，促进末梢循环，避免手脚冰凉。因为脚对温度比较敏感，若脚部受凉，会反射性地引起鼻黏膜血管收缩，使人容易受流感病毒侵扰。富含铁的食物主要有动物肝脏、肉类、猪血、鸭血、蛋类、深色蔬菜等。

3）多吃富含锌的食物。锌能激活200多种对生命重要的激素和酶，帮助免疫系统发挥最大的保卫作用。缺锌会使体内免疫球蛋白水平下降，导致身体的抵抗力减弱，包括流感在内的各种流行病的发生概率增加。富含锌的食物主要有牡蛎、螃蟹、豆类、牛肉、羊肉、鱼干、扇贝、猪肝、小麦胚芽等。

4）多摄入维生素。维生素A可以维持呼吸道黏膜上皮细胞的稳定性；维生素C和维生素E是天然存在于食物中的抗氧化剂，可以清除对人身体有害的自由基，增强身体抵抗力；而B族维生素参与体内的能量代谢，促进蛋白质合成，对生理功能的正常维持起着十分重要的作用。这些维生素大量存在于蔬菜、水果、谷类、豆类等食物中。

（8）学习相关知识。了解流感的预防和防治，发现感冒及时就医，以免延误病情，同时需卧床休息，注意保暖，减少活动，多喝水。

10. 综合防治

防治流感病毒一方面要加强流感病毒变异的检测，尽量预报准确，以便进行有针对性的疫苗接种；另一方面是切断流感病毒在人群中的传播，流感病毒依靠飞沫传染，尽早发现流感患者、对公共场所进行化学消毒剂熏蒸等手段可以有效抑制流感病毒的传播。对于流感患者，可以使用干扰素、金刚烷胺、奥司他韦等药物进行治疗。干扰素是一种可以抑制病毒复制的细胞因子；金刚烷胺可以作用于流感病毒膜蛋白和血凝素蛋白，阻止病毒进入宿主细胞；奥司他韦可以抑制神经氨酸酶活性，阻止成熟的病毒离开宿主细胞。还有迹象显示，板蓝根、大青叶等中药可以抑制流感病毒的活性，但是未获试验事实的证实。除针对流感病毒的治疗外，更多的治疗是针对流感病毒引起的症状，包括非甾体抗炎药等，这些药物能够缓解流感症状但是并不能缩短病程。

虽然人在一年四季都可能受到流感病毒的攻击，但冬季是一个高发季节。冬季天气寒冷，人体抵抗力减弱，容易受寒；加之人们多半时间在室内活动，窗户常关闭，导致空气不流通，病毒更容易传播。另外，冬季气候干燥，人体呼吸系统的抵抗力降低，容易引发或加重呼吸系统的疾病。

11. 主要危害

流感是流行性感冒的简称，是由流感病毒引起的急性呼吸道传染病，通过飞沫传播，与普通感冒有着本质上的不同，对人体健康危害很大。

有研究发现，冬季流感可使心脏病及中风的概率增加一倍。呼吸道疾病的第一周内，心脏病及中风概率增加两倍。

英国的一项研究显示，流感能导致冠心病暴死率增加，因为它引发的炎症破坏了动脉中"休眠"凝块的平稳性。人们在感染流感后死于心脏病的风险上升了1/3。研究人员发现，流感病毒引起的急性肺炎能破坏动脉中动脉粥样硬化斑块的稳定性。动脉粥样硬化斑块是一些胆固醇和纤维组织形成的坚硬的沉积物，它们堆积在血管壁上。当它们分裂时，就会释放出凝块，阻碍血液流向心脏，引起心脏病发作。报告显示，流感可以使心脏疾病恶化，在流感季节里，死于心脏病发作的患者明显增多，仅在美国，这一数目每年就高达9万。美国研究人员在美国心脏病学会年会上指出，接种流感疫苗和在冬季时居住在暖和的地方，有助于降低心脏病发作的风险。

我国多数心脏病的患者没有认识到他们正处于由流感引起的与心脏病有关的并发症的

高风险中，接种流感疫苗者寥寥无几。我国流感流行通常发生在12月或1月初，持续时间为两个月，鉴于此，冬季仍是一年一度有效接种流感疫苗的最佳时机。

12. 研究进展

美国研究人员报道，已找到一种可以使抗药性菌株停止繁殖的抗流感新药，为治疗流感带来希望。《科学》杂志上发表的报告说，科研人员已经在老鼠身上试验并取得了疗效。研究人员目前正在其他动物身上试验，测试它的疗效。这种新药通过阻断流感病毒表面的一种重要酶(神经氨酸酶)，阻止它侵袭其他的细胞。

科学家研制出来的这种新型抗流感药可以永久性地附着在这种酶上，阻断它的移动，继而阻止病毒继续扩散传染其他细胞。科学家把这种新药叫作DFSAs，由于药物的作用，流感病毒如果想继续移动繁殖只能先自我毁灭，所以无法再感染其他细胞。

二、SARS冠状病毒

冠状病毒(CoV)属冠状病毒科冠状病毒属。由于其病毒包膜上有向四周伸出的凸起，形如花冠而得名。冠状病毒主要感染成人、少年和大龄儿童，引起普通感冒和咽喉炎，某些毒株还可引起成人腹泻。SARS冠状病毒是引起严重急性呼吸综合征的病原体，属变异的冠状病毒。2003年4月16日WHO正式宣布SARS的病原体是一种新型冠状病毒，称为SARS冠状病毒(SARS-CoV)。

(一)生物学性状

1. 形态与结构

SARS冠状病毒形态与冠状病毒相似，多呈球形或椭圆形，偶见不规则形态，直径为60～220 nm，有包膜，其外有放射状排列的花瓣样凸起，形状如花冠(图4-24)。

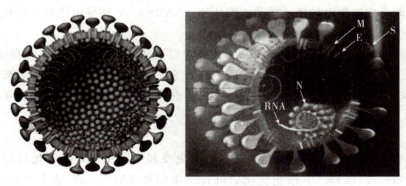

图4-24 SARS冠状病毒的电镜照片
E—包膜蛋白；M—跨膜蛋白；N—衣壳蛋白；S—刺突糖蛋白

SARS冠状病毒基因组为正单链RNA，约由30 000个核苷酸组成，与经典冠状病毒有约60%的同源性，编码主要结构蛋白N、S、M、E等，核衣壳(N蛋白)呈螺旋对称。N蛋白是SARS病毒的主要结构蛋白，结合在RNA上，在病毒转录、复制和成熟中起作用。病毒包膜上有以下三种糖蛋白。

(1)S蛋白：是刺突糖蛋白，凸出于包膜表面，呈棒状或球状，它能与宿主细胞受体结合，引起细胞融合，也是病毒的主要抗原。

(2)M蛋白：是跨膜蛋白，对病毒包膜的形成、出芽及病毒核心的稳定具有重要的作用。

(3)E蛋白：是一种较小的蛋白质，散布在病毒包膜上，其功能与病毒包膜的形成及核衣壳的装配有关。

2. 培养特性

SRAS-CoV的宿主细胞范围较广，在Vero E6、MDCK、Hep-2、Hela、BHK-21等很多细胞中都能生长，病毒增殖后细胞可出现病变。病毒复制可被恢复期患者的血清抑制。

3. 抵抗力

该病毒对脂溶剂敏感，不耐热和酸，可用0.2%～0.5%过氧乙酸或10%次氯酸钠消毒，普通消毒剂也可使其灭活。SRAS-CoV离开活宿主细胞后生存时间较短，在尿液中至少可存活10 d，在痰液和粪便中能存活5 d以上，在血液中可存活约15 d，在塑料、玻璃、马赛克、金属、布料、复印纸等多种物体表面可存活2～3 d。

(二)致病性与免疫性

1. 传染源与传播途径

传染源是SARS患者和隐性感染者。SARS-CoV通过呼吸道分泌物、粪便等排出，经近距离呼吸道飞沫传播，这是传播的主要途径。也可通过手接触呼吸道分泌物，经口、鼻黏膜及眼结膜传播，还存在粪—口传播等其他途径传播的可能。人群对SARS-CoV普遍易感。

2. 致病机制与所致疾病

其致病机制还不十分清楚。病毒先在上呼吸道黏膜上皮细胞内增殖，然后进入下呼吸道黏膜及肺泡上皮细胞内增殖，导致细胞坏死；SARS-CoV诱导机体产生的免疫应答可能也参与对肺组织的损伤。

SARS起病急，潜伏期一般为4～5 d，患者以发热为首发症状，体温高于38 ℃，可伴有头痛、乏力等，继而出现干咳、胸闷、气短等呼吸道感染症状，严重者肺部病变进展迅速，出现呼吸困难、休克，甚至死亡。X线检查胸部出现片状密度增高阴影，晚期可表现为肺实变。

3. 免疫性

机体感染SARS-CoV后，产生特异性体液免疫和细胞免疫，均有抗病毒作用。特异性抗体能中和病毒，$CD8^+$ T细胞活化后可直接杀伤被SARS-CoV感染的靶细胞。$CD4^+$ T细胞等分泌的干扰素等细胞因子也发挥一定作用。

(三)微生物学检查

1. 病毒的分离培养

取患者的呼吸道分泌物等标本，接种于Vero E6等细胞分离病毒，一般在接种5 d后出现细胞病变。

2. 血清学检查

可用酶联免疫吸附试验(ELISA)或间接免疫荧光法检测患者或疑似患者血清中的特异性抗体。一般在发病后1周左右即可检测出IgM抗体，10 d后可检测出IgG抗体。

3. 检测核酸

可用反转录-聚合酶链反应(RT-PCR)检测患者或疑似患者标本(血液、粪便、呼吸道分泌物或机体组织)中的 SARS-CoV 的 RNA。该法可用于病毒感染的早期诊断及疑似感染者的确诊。

(四) 防治原则

目前尚无有效的预防疫苗和特异的治疗药物。SARS 的预防主要是隔离患者和严格消毒，治疗采取支持疗法、激素治疗、抗病毒治疗或使用大剂量抗生素。主要用干扰素等抑制病毒增殖，用糖皮质激素降低对肺的损伤，用抗生素治疗并发的细菌感染及对症支持疗法等。中西医结合治疗 SARS 的效果要比单纯西医治疗好。另外，其他呼吸道病毒及所致疾病见表 4—4。

表 4—4 常见呼吸道病毒及所致疾病

病毒	主要生物学特性	所致疾病
副流感病毒	RNA、球形、有包膜	普通感冒、支气管炎等
麻疹病毒	RNA、球形、有包膜	麻疹、亚急性硬化性全脑炎
腮腺炎病毒	RNA、球形、有包膜	流行性腮腺炎
风疹病毒	RNA、球形、有包膜	风疹、胎儿畸形或先天性风疹综合征
腺病毒	DNA、球形、无包膜	呼吸道、胃肠道、尿道和眼结膜感染

三、脊髓灰质炎病毒

脊髓灰质炎病毒属于肠道病毒，引起脊髓灰质炎。该病毒感染人体后，以隐性感染多见，少数感染者因病毒损害脊髓前角运动神经元细胞，导致肢体肌肉弛缓性麻痹，多见于儿童，故又称小儿麻痹症。

(一) 生物学性状

1. 形态与结构

脊髓灰质炎病毒呈球形，直径为 27～30 nm，核衣壳为二十面体立体对称，无包膜。病毒衣壳蛋白主要由 4 种蛋白组成，分别为 VP1、VP2、VP3 和 VP4。其中，VP1、VP2 和 VP3 暴露在病毒衣壳的表面，是病毒与宿主细胞表面受体结合的部位，具有抗原性，是病毒分型的依据。VP4 位于衣壳内部，可维持病毒空间构型。

2. 培养特性

脊髓灰质炎病毒仅能在灵长类动物细胞内增殖，常用人胚肾、人羊膜或猴肾等进行细胞培养，生长最适温度为 36～37 ℃。病毒在细胞质中增殖，24 h 即可出现典型的细胞病变，被感染的细胞圆缩、坏死、脱落。病毒从溶解死亡的细胞中大量释放。

3. 抗原性与型别

脊髓灰质炎病毒有 3 个血清型，均可刺激机体产生中和抗体，但 3 型间无交叉免疫。

4. 抵抗力

脊髓灰质炎病毒对外界环境的抵抗力较强，在污水和粪便中可存活数月，有耐受胃酸、蛋白酶和胆汁的作用。病毒对紫外线、热和化学消毒剂敏感，在56 ℃条件下只需30 min即可迅速被破坏，各种强氧化剂和甲醛、氯化汞等均可灭活该病毒。

(二)致病性与免疫性

1. 传染源与传播途径

患者、隐性感染者和无症状带病毒者为传染源。病毒主要存在于粪便和鼻咽分泌物中，经粪—口途径传播。易感染者多为15岁以下、尤其是5岁以下儿童。

2. 致病机制与所致疾病

脊髓灰质炎病毒经口侵入机体后，首先在咽部和肠道集合淋巴结中增殖。有90%以上的感染者不出现症状或仅有轻微发热、咽痛、腹部不适等，表现为隐性或轻症感染。少数感染者病毒在肠道局部淋巴结增殖后进入血液，引起第一次病毒血症，临床上可出现发热、头痛、恶心等症状。病毒随血液播散到全身淋巴组织或其他易感组织，进一步增殖，再次进入血液，引起第二次病毒血症，患者全身症状加重。此时，若机体免疫力强，中枢神经系统可不受侵害，临床上不出现麻痹症状。极少数患者病毒侵入中枢神经系统，在脊髓前角运动神经元细胞中增殖并引起病变。重者可造成永久性弛缓性肢体麻痹。

3. 免疫性

根据显性感染患者的临床表现，其可分为三种类型。

(1)轻型：病症似流感，有发热、乏力、头痛、肌痛，有时伴有咽炎、扁桃体炎及肠胃炎症状。症状持续4～5 d后即退去。

(2)非麻痹型(又称无菌性脑膜炎型)：患者具有典型的无菌性脑膜炎症状，下肢疼痛，颈痛或背痛，可查出有轻度颈项强直及脑膜刺激症状，脑脊液中淋巴细胞增多。

(3)麻痹型：病毒从血液侵入中枢神经系统，当累及脊髓腰膨大部前角运动神经细胞时，造成肌群松弛、萎缩，最终发展为松弛性麻痹。

在极个别患者，病毒可累及颅下神经及脊髓颈区前角神经细胞，造成咽、软腭、声带麻痹，患者常因呼吸、循环衰竭而死亡。上述临床表现的严重程度取决于多种因素，如毒株的毒力、感染病毒的相对数量、机体免疫功能状态等。过度疲劳、创伤、妊娠、扁桃体切除、近期有以明矾为佐剂的疫苗接种史等易促使麻痹发生。重者发生延髓麻痹，导致呼吸衰竭或心力衰竭而死亡。sIgA和血清中及抗体(IgG、IgM)感染均可使机体获得对同型病毒的牢固免疫力，主要以进入血液、血清中和抗体发挥作用。sIgA能清除咽喉部和肠道内病毒，防止其进入中枢神经系统。中和抗体在体内维持时间甚久，6个月以内的婴儿可从母体获得被动免疫。

(三)微生物学检查

1. 病毒分离与鉴定

37 ℃培养7～10 d粪便标本加抗生素处理后，接种原代猴肾或人胚肾细胞，1 d后出现细胞病变，用中和试验进一步鉴定其型别。

2. 血清学试验

取发病早期和恢复期双份血清进行中和试验，若血清抗体效价有4倍或4倍以上增长，则有诊断意义。

3. 分子生物学方法

应用RNA探针进行核酸杂交试验及RT-PCR等方法检测病毒的RNA，可进行快速诊断。

(四)防治原则

对婴幼儿及儿童进行人工主动免疫是预防脊髓灰质炎的有效方法。脊髓灰质炎疫苗有灭活疫苗和减毒活疫苗两种。我国使用口服脊髓灰质炎三价减毒活疫苗,可获得抗三种血清型脊髓灰质炎病毒的免疫力。与患者有过密切接触的易感者可注射丙种球蛋白做紧急被动免疫,可阻止发病或减轻症状。另外,其他肠道病毒及所致疾病见表4-5。

表4-5 其他肠道病毒及所致疾病

病毒种类和型别	所致疾病	主要传播途径
轮状病毒	婴幼儿腹泻	粪—口途径
柯萨奇病毒(B组:1~6型)	上呼吸道感染、心肌炎、流行性肌痛等	粪—口途径
埃可病毒(ECHO)	无菌性脑膜炎、婴幼儿腹泻、儿童皮疹等	粪—口途径、呼吸道传播
新型肠道病毒	急性出血性结膜炎(俗称"红眼病")	接触、粪—口途径、昆虫媒介

四、肝炎病毒

肝炎病毒是引起病毒性肝炎的病原体,目前公认的有5种类型,包括甲型肝炎病毒(HAV)、乙型肝炎病毒(HBV)、丙型肝炎病毒(HCV)、丁型肝炎病毒(HDV)和戊型肝炎病毒(HEV)。

知识链接:手足口病

近年来,又发现一些与人类肝炎相关的病毒,如己型肝炎病毒、庚型肝炎病毒。病毒性肝炎传播极广,严重危害人体健康。因此,有效地防治肝炎,控制其传播是当前医药界研究的重点课题之一。

(一)甲型肝炎病毒

甲型肝炎病毒是甲型肝炎的病原体,甲型肝炎呈世界性分布,甲型肝炎病毒从感染者粪便排出,污染食物或水源,从而引起流行,主要感染儿童和青少年。人类感染HAV后,大多数表现为隐性感染,仅有少数发生急性肝炎,一般可以完全恢复,不转为慢性,不形成病毒携带者。

课堂互动

1. 生物学性状

(1)形态与结构:HAV为无包膜小球形病毒,直径约为27 nm(图4-25)。其衣壳呈二十面体立体对称,每个壳粒由4种(VP1~VP4)多肽组成。基因组为单股正链RNA,核酸有感染性。

(2)易感动物与培养:黑猩猩和绒猴等对HAV易感。HAV可在非洲绿猴肾细胞、人肝癌细胞株、人胚肺二倍体细胞等多种细胞中缓慢增殖,不引起明显的细胞病变。应用免疫荧光染色法可检测出培养细胞中的HAV。

(3)免疫原性:HAV免疫原性稳定,且只有一个血清型,可刺激机体产生中和抗体。

(4)抵抗力:HAV抵抗力较强,比一般肠道病毒更耐酸、耐乙醚、耐热。在自然界存活能力强,在污水中可存活1个月,因此,可通过粪便污染水源引起暴发流行。HAV在

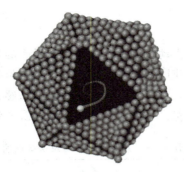

图 4—25 甲型肝炎病毒(HAV)

100 ℃条件下只需 5 min 即可消除其传染性。常用消毒剂如乙醇、苯酚、漂白粉和甲醛等可将其灭活。

2. 致病性与免疫性

(1)传染源与传播途径：传染源为患者与隐性感染者。甲型肝炎的潜伏期为 15～50 d，平均 30 d，患者于发病前后两周内均可自粪便排毒，转氨酶达高峰时，粪便排毒停止。HAV 主要通过粪—口途径传播。带病毒粪便污染食物、水源、海产品等均可造成散发或暴发流行。1988 年，上海曾发生市民因食用被 HAV 污染的毛蚶而导致 30 万人甲型肝炎暴发流行，危害十分严重。

(2)感染类型与致病机制：人类普遍对 HAV 易感，约 70% 为隐性感染。显性感染多发生于儿童及青少年。成人体内多含抗 HAV 的抗体而不易感。病毒经口侵入后首先在口咽部或唾液腺中增殖，然后在小肠淋巴结内增殖，继而进入血流，形成病毒血症，再到达并侵害肝脏，在肝细胞内增殖而致病。由于 HAV 在肝细胞内增殖非常缓慢，并不直接造成明显细胞损害。当黄疸出现时，血液和粪便中 HAV 量却明显减少，同时体内出现抗体，可见病毒复制的量与症状严重程度并不一致。说明机体的免疫应答参与了肝脏的损伤，除非特异性巨噬细胞、NK 细胞杀伤病毒感染的靶细胞外，还通过特异性 HAV 抗体在肝脏与 HAV 结合形成免疫复合物，或 CTL 细胞及其产生的细胞因子对感染病毒肝细胞的杀伤作用而引起肝脏损害。至今未发现 HAV 对细胞有转化作用，因此，甲型肝炎预后良好。甲型肝炎的临床表现有发热、疲乏、食欲不振、肝大、肝区痛、肝功能异常、黄疸等。急性肝炎可完全恢复，不转为慢性，不形成长期携带病毒者。

(3)免疫性：显性感染和隐性感染，机体均可产生抗 HAV 的抗体。抗-HAV IgM 在急性期早期即可产生，维持 2 个月左右；抗-HAV IgG 在恢复期出现，可维持多年，对 HAV 的再感染具有免疫作用。另外，IFN 的产生、NK 细胞和 CLT 细胞对清除病毒、控制感染具有重要的作用。

3. 微生物学检查

常用放射免疫检测法(RIA)或酶联免疫吸附试验(ELISA)检测患者血清中特异性抗体，HAV IgM 类抗体升高可作为甲型肝炎早期诊断依据。也可采用电镜或免疫电子显微镜检测急性期患者粪便中 HAV 病毒颗粒。

4. 防治原则

HAV 主要通过粪—口途径传播，故预防甲型肝炎主要是控制传染源，切断传播途径，加强卫生宣传，严格管理和改善饮食及饮水卫生，对患者排泄物、食具和床单衣物等物品应进行消毒处理。预防甲型肝炎可采用接种灭活疫苗或减毒活疫苗。对密切接触患者的易感者，可给予丙种球蛋白肌内注射进行被动免疫。

案例：

(1)患者。男，39岁，半月前出差在外，曾进食海鲜。1周来出现畏寒、发热、恶心、呕吐、乏力、食欲减退，近2 d尿如浓茶色，前来医院就诊。

(2)检查。巩膜黄染，肝肋下4 cm，脾未触及，其余正常。

(3)化验。ALT：998U，总胆红素：113 μmol/L，IgM（＋），抗－HBs（＋），其余均正常。

该患者的初步诊断及病原诊断是什么？可能经哪种途径感染？预后如何？

分析：通过临床症状、查体及化验结果分析，该患者为急性甲型肝炎，是感染甲型肝炎病毒所致。甲型肝炎病毒主要经粪—口途径传播，一般可痊愈，预后良好，不转为慢性肝炎。

(二)乙型肝炎病毒

乙型肝炎病毒属于嗜肝DNA病毒科正嗜肝病毒属，是乙型肝炎的病原体。乙型肝炎病毒（HBV）在世界范围内传播，估计全世界乙型肝炎病毒携带者有3.5亿人之多。我国为乙型肝炎高流行区，乙型肝炎患者和病毒携带者超过1.2亿人，感染率达10％以上。乙型肝炎的危害比甲型肝炎大，部分患者可转为慢性感染，甚至发展为肝硬化或肝癌，是我国重点防治的严重传染病之一。

1. 生物学性状

(1)形态与结构：乙型肝炎患者血清中用电子显微镜观察存在三种形态的颗粒，即大球形颗粒、小球形颗粒和管形颗粒(图4－26、图4－27)。

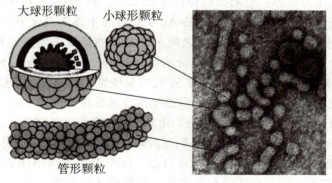

图4－26　电镜下的HBV

1)大球形颗粒：又称Dane颗粒，是1970年Dane首先在乙型肝炎患者血清中发现的。Dane颗粒是具有感染性的完整的病毒颗粒，呈球形，直径为42 nm，具有双层衣壳。其结构由外向内依次为外衣壳、内衣壳和核心。

①外衣壳：相当于一般病毒的包膜，由脂质双层和镶嵌蛋白质构成，镶嵌蛋白质即构成HBV的表面抗原(HBsAg)。

②内衣壳：呈二十面体对称结构，相当于一般病毒的衣壳，内衣壳蛋白构成HBV的

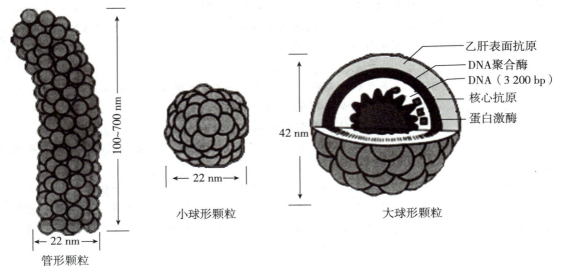

图 4-27 HBV 结构示意

核心抗原（HBcAg）和 e 抗原（HBeAg）。

③核心：含双链未闭合环状 DNA 和 DNA 聚合酶。

2）小球形颗粒：直径为 22 nm，是由 HBV 在肝细胞内复制时产生过剩的衣壳，主要成分为 HBsAg，不含病毒 DNA 及 DNA 聚合酶，无感染性，大量存在于血液中。

3）管形颗粒：是由小球形颗粒聚合而成，长为 100～700 nm。

（2）抗原组成：HBV 抗原组成较复杂，有以下三种。

1）表面抗原（HBsAg）：为外衣壳成分，存在于上述三种颗粒中。HBsAg 具有免疫原性，是制备疫苗的主要成分，可刺激机体产生抗 HBs。抗 HBs 是具有特异性保护作用的中和性抗体，可抵抗 HBV 的再感染。HBsAg 大量存在于感染者血中，是 HBV 感染的主要标志。HBsAg 有不同的亚型，各亚型之间一个共同的抗原决定簇 a 和两组互相排斥的亚型决定簇 dy 及 wr，因此，HBsAg 可分为 adr、adw、ayr、ayw 四种亚型。我国汉族 adr 多见，少数民族多为 ayw。前 S1 和前 S2 抗原免疫原性较 HBsAg 更强，可刺激机体产生中和性抗体，此类抗体能阻断 HBV 与肝细胞结合而抗病毒。

2）核心抗原（HBcAg）：为内衣壳成分，由于 HBV 表面有外衣壳，故在外周血中很难检出 HBcAg。HBcAg 免疫原性较强，可刺激机体产生抗 HBc。抗-HBc IgM 出现在感染早期，可作为早期诊断的重要指标，高效价抗-HBc IgM 提示 HBV 在体内复制增殖。抗-HBc IgG 产生较晚，可在血清中存在多年，但对机体无保护作用，可作为乙肝感染的指标。

3）e 抗原（HBeAg）：以可溶性蛋白的形式游离于血中。e 抗原仅见于 HBsAg 阳性血清中，其在血液中的消长动态与病毒体及 DNA 多聚酶一致，提示 HBeAg 是 HBV 复制及具有传染性的指标。HBeAg 也可刺激机体产生抗-HBe，对 HBV 感染有一定的抵抗作用，是预后良好的征象。

（3）易感动物：黑猩猩对 HBV 易感，接种后可发生与人类相似的急、慢性感染，是研究 HBV 最理想的动物模型。目前 HBV 体外细胞分离培养尚未成功。

(4)抵抗力:HBV对外界环境抵抗力较强,对低温、干燥、紫外线和一般消毒剂(如70%乙醇)均有耐受性。100 ℃煮沸10 min或高压蒸汽灭菌可将其灭活。环氧乙烷、0.5%过氧乙酸、5%次氯酸钠和2%戊二醛等可消除其传染性。但须注意HBV不被70%乙醇灭活。

2. 致病性与免疫性

(1)传染源与传播途径:乙型肝炎的主要传染源是HBV患者和无症状的HBV携带者。乙型肝炎的潜伏期长达45~160 d(以60~90 d多见)。HBV的主要传播途径如下。

1)血液传播:由于HBV在感染者血液中大量存在,而人群对其极易感,故极少量(10~6 mL)带病毒的血液进入人体即可致感染,输血、输液、注射、手术、针刺、拔牙、妇科操作、纤维内镜等均可传播。有学者认为,HBV也可通过公用剃刀、牙刷、吸血昆虫叮咬传播。

2)母婴传播:也称垂直传播。人群中1/3~1/2的HBV携带者来自母婴传播,主要是经产道、分娩及哺乳使新生儿受到感染,乙型肝炎有明显的家庭聚集倾向,尤其是母亲为HBeAg阳性的家庭。

3)性传播及密切接触传播:由于HBV存在于体液中,可通过密切接触和性接触而感染HBV。

(2)致病机制:HBV的致病机制较复杂,除对肝细胞的直接损害外,机体的免疫应答及其与病毒相互作用引起的免疫病理损伤则是造成肝脏损害的主要因素。HBV的致病机制主要如下。

1)细胞免疫介导的免疫损伤:HBV感染后,在肝细胞内复制可使肝细胞表面表达HBsAg、HBcAg和HBeAg,可激活T细胞攻击带有病毒抗原的肝细胞。在清除病毒的同时,也造成肝细胞的损伤,其中CTL对靶细胞的直接杀伤是肝细胞受损的主要原因。

2)免疫复合物沉积引起的损伤:血清中游离的HBsAg和HBeAg与相应抗体结合,形成免疫复合物。免疫复合物随血液循环沉积于肾小球基底膜、关节滑膜等,激活补体,引发Ⅲ型超敏反应导致损伤。慢性肝炎常同时伴有肾小球肾炎、关节炎等肝外损害。免疫复合物若沉积于肝内,可导致急性肝坏死。

3)病毒变异及对免疫功能的抑制:HBV基因变异使病毒的免疫学性状改变,可逃避免疫系统的识别和攻击。另外,HBV感染可抑制细胞产生IFN和IL-2,并使细胞表面HLA-I类分子的表达减少,CTL的杀伤活性减弱。免疫逃逸和免疫抑制可造成HBV的持续感染,迁延不愈。

4)自身免疫反应所引起的病理损害:HBV感染肝细胞后,使肝细胞特异脂蛋白(LSP)暴露,诱导机体产生自身免疫应答而损伤肝细胞。

5)病毒引起肝细胞转化:HBV基因组能与肝细胞染色体的DNA整合,可激活细胞内的原癌基因,引起肝细胞转化导致癌变。通过核酸杂交技术发现肝癌细胞中可检出HBV的DNA,流行病学调查也证明HBsAg慢性携带者,其原发性肝癌的发病率较高。

免疫应答的强弱与临床类型和转归有密切的关系。

1)若病毒感染所波及的肝细胞数量不多,免疫应答正常,可表现为急性肝炎,最终病毒被清除而痊愈。

2)若感染的肝细胞数量多而细胞免疫应答过强,迅速引起大量肝细胞坏死,则表现为重症肝炎。

3)若机体免疫功能低下或病毒变异,不能有效地杀伤病毒感染细胞,使 HBV 不断释放并感染新的细胞,便形成慢性肝炎。

4)若机体对 HBV 形成免疫耐受(尤其在婴幼儿),则可表现为无症状的 HBV 携带者。

(3)免疫性:

1)体液免疫。有保护作用的中和抗体主要是抗- HBs、抗- pres1 和抗- pres2,这些抗体可阻止 HBV 进入正常肝细胞,是清除细胞外游离 HBV 的重要因素。

2)细胞免疫:HBV 抗原激活的特异性 CTL 细胞对感染肝细胞的杀伤是机体清除细胞内 HBV 的最主要因素。NK 细胞、巨噬细胞及一些细胞因子等也参与对靶细胞的杀伤。HBV 所激发的免疫应答作用是双重的,一方面表现为免疫保护,如 CTL 对细胞内病毒的清除、HBs 抗体对病毒的中和作用等;另一方面可造成肝细胞和肝外组织的免疫损伤。

3. 微生物学检查

(1)HBV 抗原抗体的检测及结果分析。检测血清中 HBV 抗原抗体最常用的方法是酶联免疫吸附试验(ELISA),主要检测 HBsAg、HBeAg、抗- HBs、抗- HBe 及抗- HBc,俗称"两对半"或"乙肝五项"。对不同抗原抗体的检出,应结合几项指标进行分析才能作出判断。HBV 抗原抗体检测的结果分析见表 4-6。

表 4-6 HBV 抗原抗体检测结果的临床分析

HBsAg	HBeAg	抗- HBs	抗- HBe	抗- HBc IgM	抗- HBc IgG	结果分析
+	-	-	-	-	-	HBV 隐性或无症状携带者
+	+	-	-	+	-	急性或慢性乙型肝炎("大三阳")
+	-	-	+	-	+	急性感染趋向恢复("小三阳")
+	+	-	-	+	+	急性或慢性乙型肝炎、无症状携带者
-	-	+	+	-	+	乙型肝炎恢复期
-	-	-	-	-	+	既往感染
-	-	+	-	-	-	既往感染或接种过疫苗

1)HBsAg:是 HBV 感染的特异性标志,也是机体感染 HBV 后最早出现的血清学指标。HBsAg 阳性见于 HBV 携带者、急性乙型肝炎的潜伏期或急性期、慢性乙型肝炎、与 HBV 有关的肝硬化及原发性肝癌的患者。无症状 HBV 携带者可长期 HBsAg 阳性。急性乙型肝炎恢复后,一般在 1~4 个月内 HBsAg 消失,若持续 6 个月以上则认为已向慢性肝炎转化。但值得注意的是,由于 S 基因的突变或低水平表达,HBsAg 阴性也不能完全排除 HBV 感染。HBsAg 是筛选献血员的必检指标,HBsAg 阳性者不能作为献血员。

2)HBeAg:HBeAg 与 HBV DNA 聚合酶的消长基本一致。HBeAg 阳性表示病毒复制及血液具有传染性。急性乙型肝炎患者 HBeAg 阳性呈暂时性，若持续阳性表示可能转为慢性乙型肝炎。慢性乙型肝炎患者转为阴性者，表示病毒在体内停止复制。

3）抗-HBs：是一种保护性抗体，表示曾感染过 HBV，并对 HBV 具有免疫力，见于乙型肝炎恢复期、既往 HBV 感染者或接种 HBV 疫苗后产生免疫效应。患者体内检测抗-HBs 阳性，表示预后良好或已恢复。

4）抗-HBe：抗-HBe 阳性表示病毒在体内复制减弱，机体已获得一定的免疫力，多见于急性肝炎的恢复期。但由于 HBV 前 C 区突变株的出现，对抗-HBe 阳性的患者也应检测其血中的病毒 DNA，以正确判断预后。

5）抗-HBc IgM：抗-HBc IgM 阳性表示病毒在体内复制，患者血液具有很强的传染性。抗-HBc IgM 于感染早期出现，其下降速度与病情有关，下降快表示预后良好；若 1 年内不能降至正常水平或高低反复，提示可能已经转为慢性乙型肝炎。

6）抗-HBc IgG：出现较晚，但在体内维持时间长，见于慢性乙型肝炎。

HBV 抗原抗体检测主要用于：诊断乙型肝炎及判断预后；筛选献血员；乙型肝炎的流行病学调查；判断疫苗的免疫效果；对饮食、保育及饮水管理等行业人员定期进行健康检查。

(2) HBV 核酸的测定。通过核酸杂交法及 PCR 法检测血清 HBV 核酸，血清检测出 HBV DNA 是 HBV 在体内复制和血清有传染性的直接标志。

4. 防治原则

乙型肝炎的预防应针对其传播途径采取综合性预防措施。

(1) 一般预防：严格筛选供血员，以降低输血后乙型肝炎的发生率。加强医疗器械的消毒管理，杜绝医源性传播。患者的血液分泌物和排泄物、衣物及用具均需消毒处理。提倡使用一次性注射器。

(2) 人工主动免疫：接种乙型肝炎疫苗是预防乙型肝炎最有效的方法。新生儿接种疫苗免疫 3 次（0、1 个月和 6 个月），可获得 85%～95% 的抗-HBs 阳性率。乙型肝炎疫苗有血源疫苗和基因工程疫苗两种。

1）血源疫苗：为第一代乙型肝炎疫苗，是从无症状携带者血清中提纯的 HBsAg 经甲醛灭活而成的，具有良好的免疫保护效果，曾被广泛应用，但由于来源及安全性问题，现已停止使用。

2）基因工程疫苗：为第二代乙型疫苗，即将编码 HBsAg 的基因克隆到酵母菌或哺乳动物细胞中使其高效表达，经纯化后获得大量 HBsAg 供制备疫苗。另外，还有新型疫苗，如 HBsAg 多肽疫苗及重组乙肝疫苗等目前也在研制中。

(3) 人工被动免疫：目前常使用含有高效价抗-HBs 乙型肝炎免疫球蛋白（HBIg）对 HBV 接触者进行紧急预防。在紧急情况下，立刻注射抗-HBs 人血清免疫球蛋白 0.08 mg/kg，8 d 内均有预防效果，2 个月后需再重复注射一次。用 HBIg 和 HBsAg 疫苗对新生儿作被动-主动免疫，可有效阻断母婴间的垂直传播。

(4) 治疗：乙型肝炎的治疗至今尚无特效办法，一般用广谱抗病毒药、中草药及调节机体免疫功能的药物进行综合治疗，效果较好。

(三) 丙型肝炎病毒

丙型肝炎病毒是丙型肝炎的病原体。

1. 生物学性状

丙型肝炎病毒(HCV)是有包膜的球形病毒，直径约为 50 nm，核酸为线状单股正链 RNA。基因组的 5'端序列保守性强，病毒株间差异小，可用于基因判断。基因组中的包膜蛋白(E1、E2)基因易变异，使包膜蛋白抗原性改变而逃避免疫识别与清除。HCV 有 6 个基因型，我国以 Ⅱ 型感染为主。HCV 体外培养尚未找到敏感有效的细胞培养系统，可感染黑猩猩并在体内连续传代，引起慢性肝炎。HCV 对脂溶剂敏感，加热 10 ℃ 5 min、紫外线照射、甲醛处理均可灭活。

2. 致病性与免疫性

患者和病毒携带者是主要的传染源，其传播途径与 HBV 相似，主要经血液传播，也可经性传播及垂直传播。医源性感染是一个重要的途径，如医务人员接触患者血液及医疗操作意外受伤等。丙型肝炎曾有输血后肝炎之称，其潜伏期平均为 10 周。丙型肝炎的临床特点如下。

(1)隐性感染者较 HBV 更多见。

(2)更易发展为慢性，许多感染者发病时已呈慢性，其中约 20% 发展为肝硬化，可能是 HCV 基因易发生变异，导致 HCV 包膜抗原的改变而逃脱了原有包膜抗体的识别，病毒得以持续存在。部分慢性感染者可发展为肝癌，我国肝癌患者血中约 10% 存在抗-HCV，癌组织中约有 10% 检测到 HCV RNA。

(3)丙型肝炎患者恢复后，仅有低度免疫力，对再感染也无保护力。

3. HCV 的致病机制

(1)病毒入侵肝细胞，在肝细胞内复制，直接损伤肝细胞，临床上丙肝患者血清 HCV RNA 的含量与血清丙氨酸转移酶的水平呈正相关。

(2)免疫损伤，特异性 CTL 直接杀伤病毒感染的肝细胞或诱导细胞凋亡。

4. 微生物学检查

用 ELISA 检测血清抗-HCV，可快速筛选献血员和诊断丙型肝炎。抗-HCV 为非保护性抗体，阳性表示被 HCV 感染，不可献血。抗-HCV IgM 阳性常见于急性感染和慢性感染活动期；抗-HCV IgG 阳性多见于慢性丙型肝炎或恢复期。检测血清 HCV RNA 也是诊断 HCV 感染可靠的方法。

5. 防治原则

丙型肝炎的预防措施主要是严格筛选献血员和加强血制品管理，以最大限度地降低输血后肝炎的发生。目前，丙型肝炎疫苗仍处于研究阶段，至今尚无理想疫苗。对丙型肝炎的治疗目前尚缺乏特效药物，除进行改善肝功能治疗外，IFN-α 是临床常用于治疗丙型肝炎的制剂。

(四)丁型肝炎病毒

丁型肝炎病毒又称 deta 因子，是一种缺陷病毒，必须在乙型肝炎病毒或其他嗜肝 DNA 病毒辅助下才能复制。

1. 生物学性状

丁型肝炎病毒(HDV)呈球形，直径约为 36 nm，有包膜，包膜蛋白由 HBV 编码，是 HBV 的 HBsAg，核心由单股负链 RNA 和与之结合的丁型肝炎病毒抗原(HDV Ag)组成，敏感动物为黑猩猩、土拨鼠和北京鸭等。HDV 的抵抗力、灭活方法与 HBV 相似。HDV

只有一个血清型。

2. 致病性与免疫性

HDV 传播途径与 HBV 相同。临床上 HDV 感染有以下两种类型。

(1)联合感染：从未感染过 HBV 的正常人同时感染 HDV 和 HBV。

(2)重叠感染：已受 HBV 感染的乙型肝炎患者或无症状的 HBV 携带者再感染 HDV。重叠感染常致原有乙型肝炎病情恶化或转为慢性，慢性感染者易在短期内发展为肝硬化。HDV 感染 2 周后产生特异性抗-HDV IgM，1 个月后达高峰，以后随之下降。抗-HDV IgG 产生晚，一般在恢复期出现。

3. 微生物学检查

实验室常用 ELISA 检测血清中 HDVAg 或抗-HDV。HDVAg 多见于急性 HDV 感染早期，持续时间短，不易检测出；抗-HDV IgM 和抗-HDV IgG 不清除病毒，持续高效价提示慢性 HDV 感染。

4. 防治原则

丁型肝炎的预防措施与乙型肝炎相同，主要是严格筛选献血员和加强血制品管理，注射乙肝疫苗可预防 HDV 的感染。目前治疗尚无特效药。

(五)戊型肝炎病毒

戊型肝炎病毒是戊型肝炎的病原体。1978 年后，其曾被称为肠道传播的非甲非乙型肝炎病毒，1989 年美国学者雷耶斯(Reyes)等成功地克隆了戊型肝炎病毒基因组，并正式命名为戊型肝炎病毒。

1. 生物学性状

戊型肝炎病毒(HEV)呈球形，直径为 32～34 nm，核衣壳呈二十面体对称，无包膜，表面有锯齿状凸起，形如杯状，核心为单股正链 RNA。目前尚不能在体外组织培养，但黑猩猩、食蟹猴、恒河猴、非洲绿猴等对 HEV 敏感，可用于分离病毒。HEV 性质不稳定，对高热敏感，煮沸可将其灭活。

2. 致病性与免疫性

HEV 致病性与 HAV 相似。通过粪—口途径传播，潜伏期为 10～60 d，病毒在消化道黏膜增殖，进入血液形成病毒血症，再随血流侵害肝，在肝细胞内增殖，释放到血液和胆汁中，然后随粪便排出体外。患者在潜伏期末期至急性期早期粪便大量排毒，传染性强，病毒污染食物、水源引起散发或暴发流行。HEV 通过直接损伤和免疫病理损伤作用导致肝细胞炎症、坏死。HEV 感染后表现为隐性感染和显性感染。临床患者多为轻、中型急性肝炎，病程 4～8 周，常为自限性，预后良好，不转为慢性。HEV 主要侵害青壮年，儿童感染多表现为隐性感染，成人病死率高于甲型肝炎，孕妇患戊型肝炎病情严重，尤其在怀孕 6～9 个月发生感染病死率达 10%～20%。HEV 感染后可产生免疫保护作用，可防止 HEV 再感染。康复者血清中抗-HEV 持续存在数年。

3. 微生物学检查

目前，临床诊断常用 ELISA 检测体内 HEV 的 IgM 或 IgG 类抗体。有条件也可通过电子显微镜检查粪便中 HEV 颗粒，或采用 RT-PCR 法检测粪便中的 HEV RNA。

4. 防治原则

HEV 主要经消化道传播，故此病的预防主要采取以切断传播途径为主的综合性预防措施，包括保证安全用水、防止水源被粪便污染、加强食品卫生管理和宣传教育，有效控制戊型肝炎的流行。目前尚无有效的疫苗研制成功，也无特效治疗药物。

上述5种肝炎病毒的特性比较见表4—7。

表4—7 5种肝炎病毒的特性比较

类型	HAV	HBV	HCV	HDV	HEV
分类	小RNA病毒	嗜肝DNA病毒	黄病毒	未确定	肝炎病毒
形态结构	球形，无包膜	三种形态，有包膜	球形	球形、无衣壳（缺陷型病毒）	球形
基因组类型	+ssRNA	dsDNA	+ssRNA	ssRNA	+ssRNA
传播方式	粪—口传播	血源传播、垂直传播	血源传播、垂直传播	血源传播、垂直传播	粪—口传播
致病性	甲型肝炎、急性肝炎	乙型肝炎，急、慢性肝炎，重症肝炎	丙型肝炎、慢性肝炎、肝硬化、肾小球肾炎	丁型肝炎、重症肝炎	急性戊型肝炎、重症肝炎、孕妇感染常发生流产及死胎
预后	良好	较差，可形成慢性肝炎、肝硬化	较差，可形成慢性肝炎、肝硬化	较差，可形成慢性肝炎、肝硬化	较好
致癌性	无	有	有	不明确	无
特异性预防	甲肝疫苗	乙肝疫苗	无	乙肝疫苗	无
微生物学检查	抗-HAVIgM、抗-HAVIgG	HBsAg、抗-HBs、HBeAg、抗-HBe及抗-HBc	抗-HCV	抗-HDV	抗-HEV

五、人类免疫缺陷病毒

人类免疫缺陷病毒（HIV）是引起获得性免疫缺陷综合征（AIDS）的病原体。人类免疫缺陷病毒有HIV-1和HIV-2两型，其核苷酸序列相差超过40%。HIV-1是引起全球艾滋病流行的病原体；HIV-2只在西非呈地区性流行。AIDS以潜伏期长、传播速度快、病情凶险和高度致死性为主要特征，有"超级癌症"之称，目前已成为全球最重要的公共卫生问题之一。HIV在分类上属反转录病毒科，此类病毒大多引起禽类、猿猴、鼠、猫的肿瘤。引起人类疾病的反转录病毒有人类嗜T细胞病毒（HTLV），分为Ⅰ、Ⅱ、Ⅲ型，Ⅰ、Ⅱ型引起人类白血病和淋巴瘤，Ⅲ型即HIV。

(一) 生物学性状

1. 形态与结构

人类免疫缺陷病毒呈球形，直径为 100～120 nm，在电子显微镜下可见一致密的圆锥状核心，内含两条单股正链 RNA、核蛋白，以及复制病毒所需的反转录酶、整合酶、蛋白酶等。核酸外包被双层衣壳，内层衣壳由 p24 蛋白构成，呈圆锥状，外层衣壳（又称内膜蛋白或基质蛋白）由 p17 构成。双层衣壳外层为脂质双层包膜，嵌有刺突糖蛋白 gp120 和跨膜蛋白 gp41（图 4-28）。gp120 是病毒体与宿主细胞相应受体 CD4 结合的位点，也是中和抗体和 T 细胞结合的位点。gp41 可介导病毒包膜与宿主细胞膜融合。gp120 和 gp41 均具有免疫原性，刺激机体产生抗体，但 gp120 易发生变异，给疫苗的研制工作带来了很大困难。

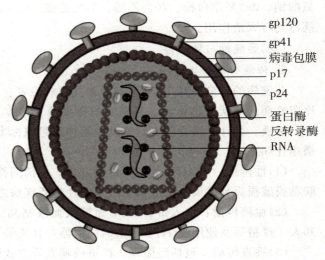

图 4-28　HIV 结构

2. 基因组结构

HIV 基因组全长为 9 700 bp，含有 *gag*、*pol*、*env* 3 个结构基因和 6 个调节基因。其中，*gag* 基因编码病毒的双层衣壳蛋白；*pol* 编码反转录酶、蛋白酶和整合酶，与病毒的复制有关；*env* 基因编码包膜糖蛋白刺突 gp120 和跨膜蛋白 gp41。

3. 病毒的复制

CD4 分子是 HIV 的主要受体。病毒的 gp120 与靶细胞膜表面的 CD4 分子结合，在辅助受体的协同下，病毒包膜与细胞膜发生融合，核衣壳进入细胞并脱去衣壳，释放基因组 RNA。病毒 RNA 在反转录酶作用下，生成负链 DNA，再由负链 DNA 互补正链 DNA，从而组成双链 DNA。在整合酶的作用下，双链 DNA 与细胞染色体整合，形成前病毒 DNA 并长期潜伏。前病毒 DNA 可被激活转录形成 RNA，其中一部分作为子代 RNA，另一部分成为 mRNA，翻译成病毒蛋白。最终装配为成熟的病毒颗粒，以出芽方式释放到细胞外。

4. 病毒培养特性

HIV 感染的宿主范围和细胞范围较窄。在体外仅感染表面有 CD4 受体的 T 细胞和巨噬细胞。实验室常用新鲜分离的健康人体 T 细胞或用患者自身分离的 T 细胞培养病毒。黑猩猩和恒河猴可作为 HIV 感染的动物模型。

5. 变异性

HIV 的显著特点之一是具有高度变异性，能频繁地改变其抗原性。在宿主体内易发生基因突变和抗原变异。*env* 基因最易发生变异，导致其编码的包膜糖蛋白 gp120 抗原变异。gp120 表面抗原变异有利于病毒逃避免疫清除，也给 HIV 疫苗研制带来困难。

6. 抵抗力

HIV 对理化因素的抵抗力较弱。在 56 ℃条件下 30 min 可被灭活。病毒在室温下可保存活力达 7 d。在冷冻血制品中，须在 68 ℃条件下加热 72 h 才能保证灭活病毒。0.2％次氯酸钠、0.1％漂白粉、70％乙醇、50％乙醚、0.3％过氧化氢或 0.5％甲酚处理 10 min 对病毒均有灭活作用。

(二)致病性与免疫性

1. 传染源与传播途径

艾滋病的传染源是 HIV 感染者和艾滋病患者。HIV 感染者是指血液中 HIV 抗体或抗原阳性而无症状的感染者，是重要的传染源。HIV 主要存在于血液、精液及阴道分泌物中，唾液、乳汁、脑脊液、脊髓及中枢神经组织标本中均可分离到病毒。艾滋病的主要传播途径如下。

(1)性传播：是 HIV 的主要传播方式，包括同性间或异性间的性行为，直肠和肛门皮肤黏膜破损更易感染。艾滋病是主要的性传播疾病之一。

(2)血液传播：输入带有 HIV 血液或血液制品、移植 HIV 感染者或患者的组织器官和人工授精等及使用受 HIV 污染的注射器与针头等，均有可能感染 HIV。

(3)垂直传播：包括经胎盘、产道或哺乳等方式传播。

2. 致病机制

HIV 进入机体后，选择性地侵害 $CD4^+$ T 淋巴细胞、单核巨噬细胞、树突细胞等，引起机体免疫系统的进行性损伤。$CD4^+$ T 淋巴细胞是 HIV 感染的主要细胞，HIV 包膜蛋白 gp120 与细胞膜上 CD4 和趋化性细胞因子受体结合，gp41 介导使病毒穿入易感细胞内，通过病毒大量增殖、抑制细胞正常生物合成、使被感染细胞融合并诱导被感染细胞凋亡等，引起严重细胞免疫缺陷，体液免疫功能障碍和迟发型超敏反应减弱或消失。HIV 与宿主细胞基因组 DNA 整合或装配的新病毒在巨噬细胞胞质内的空泡中储存是导致机体潜伏感染的主要原因。

HIV 可感染单核巨噬细胞，在细胞中呈低度增殖而不引起病变，但可损害其免疫功能。这些细胞也可将病毒扩散到全身，导致病毒侵害中枢神经系统，引起中枢神经系统疾病，如 HIV 脑病、脊髓病变、AIDS 痴呆综合征，以及胃肠道和肺、心、肾、泌尿生殖器等器官疾病。

3. 临床表现

人体感染 HIV 后，可经历 3～5 年甚至更长的潜伏期才发病。临床上将从 HIV 感染至发展为典型 AIDS 的过程，分为以下四个时期。

(1)原发感染急性期：HIV 感染机体后，在靶细胞内大量复制，形成病毒血症。此时期从血液、脑脊液和骨髓细胞中可分离到 HIV，从血清中可检测到 HIV 抗原。临床上可出现发热、头痛、乏力、咽炎、淋巴结肿大、皮疹等症状，持续 1～2 周后症状自行消退，但病毒血症可持续 8～12 周。此后，大多数病毒以前病毒形式整合于宿主细胞染色体上，长期潜伏下来，进入无症状潜伏期。

(2)无症状潜伏期：此期持续时间较长，可达 10 年左右。临床一般无症状，或症状轻微，有无痛性淋巴结肿大。此期血中病毒量明显下降，HIV 感染细胞在淋巴结持续存在，并进行大量增殖，不断有少量病毒释放到血液中，患者的血液及体液均具有传染性。外周血液中一般不能或很少能检测到 HIV 抗原，但感染者血清中 HIV 抗体检测显示阳性。

(3)AIDS 相关综合征期：当机体受到各种因素的影响，潜伏的病毒被激活再次大量增殖，导致机体免疫系统进行性损伤，出现各种临床症状，即 AIDS 相关综合征期。患者出现持续发热、盗汗、全身倦怠、体重下降、皮疹及慢性腹泻、持续性全身淋巴结肿大、口腔感染、皮疹等症状和体征，合并各种机会感染，最终发展为 AIDS。

(4)典型 AIDS 期：主要表现为严重免疫缺陷的合并感染和恶性肿瘤的发生。此期有以下四个基本特征。

1)严重的细胞免疫缺陷：特别是 $CD4^+$ T 细胞严重缺陷。

2)严重的机会性感染：由于免疫功能严重缺损，一些对正常无致病作用的生物，如病毒(如巨细胞病毒、疱疹病毒、腺病毒)、细菌(如结核分枝杆菌、李斯特菌)、真菌(如假丝酵母菌、卡氏肺孢子菌)等大量增殖，常可造成致死性感染。

3)恶性肿瘤：HIV 患者后期常伴发 Kaposi 肉瘤、恶性淋巴瘤、肛门癌、宫颈癌等。

4)严重的全身症状：患者全身症状加重，并可出现神经系统症状，如头痛、癫痫、进行性痴呆等。感染 HIV 后，10 年内发展为 AIDS 的约占 50%，AIDS 患者于 5 年内病死率约占 90%；未经治疗的患者，通常在临床症状出现后 2 年内死亡。

4. 免疫性

HIV 感染可诱导机体产生细胞免疫和体液免疫应答，但不能彻底清除体内潜伏的病毒。故 HIV 仍能在体内持续地复制，形成长期的慢性感染状态。

(三)微生物学检测方法

1. 检测病毒抗体

用 ELISA、RIA 检测患者血清中抗-HIV，可对艾滋病作出诊断。但因为 HIV 的全病毒抗原与其他反转录病毒有交叉反应，故有一定的假阳性反应。因此，ELISA 和 RIA 一般用于 HIV 抗体的初筛，确诊试验选用免疫印迹试验。若血清中同时检测出 p24、gp41 和 gp120 蛋白中两种或两种以上抗体，可确诊为受 HIV 感染。

2. 检测病毒核酸

利用核酸杂交试验、RT-PCR 定量检测 HIV-RNA，具有快速、高效、敏感和特异等优点，用以监测慢性感染者病情的发展及评价抗-HIV 药物的治疗效果。

3. 检测病毒抗原

常使用 ELISA 法检测 HIV 的 p24 抗原。此抗原于病毒感染的急性期出现，潜伏期常为阴性，典型的 AIDS 期抗原又可再现。

4. 病毒分离

从患者体内直接分离出 HIV 是感染的最直接证据。但病毒分离所用时间较长，并要求极严格的工作条件，故不宜用于临床诊断。

(四)防治原则

1. 综合性预防

艾滋病是一种蔓延速度快、死亡率高的全球性严重传染病。目前，既没有治愈 AIDS 的药物，也没研制出可有效预防 AIDS 的特异性疫苗。世界上许多国家都已采取预防 HIV 感染的综合措施，包括开展广泛宣传教育，普及预防知识，认识艾滋病的传染方式及其严重危害性；控制传染源，建立 HIV 感染的监测系统，掌握该疾病的流行动态；切断传

知识链接：艾滋病病毒感染的窗口期

播途径，对供血者进行 HIV 抗体检查，一切血液制品均应严格检疫，确保输血和血液制品的安全性。

2. 特异预防

研制安全、有效的 HIV 疫苗是控制 AIDS 全球流行的重要途径。目前，世界各国都投入了大量资金开展 HIV 疫苗的研究，已有数十个 HIV 疫苗正在进行人体临床试验，但目前尚无有效疫苗上市。动物试验较有效的疫苗有减毒活疫苗、DNA 疫苗和病毒载体等。由于 HIV 株的多样性和易变性，且以病毒形式潜伏于体内，从而给疫苗研制带来困难。

3. 药物治疗

目前，经美国 FDA 批准用于临床的 HIV 药物有 27 种，主要为 4 类，即核苷类反转录酶抑制剂（齐多夫定，AZT；拉夫米定，3TC）、非核苷类反转录酶抑制剂（奈韦拉平）、蛋白酶抑制剂（PIs），以及新近上市的以 gp41 为作用靶点的融合抑制剂（FI）。融合抑制剂能够抑制病毒包膜和细胞膜的融合，阻止 HIV 侵入细胞。作用于 HIV 复制周期不同环节的药物正在不断被研发。齐多夫定（AZT）、拉夫米定（3TC）等只能抑制 HIV 在体内复制，部分恢复机体免疫功能，可在一定程度上延缓疾病进程和延长生存时间。为防止耐药性的产生，联合用药比单一用药疗效更明显，目前采用多药联用的鸡尾酒疗法，至少由 3 种药组成，1～2 种 HIV 蛋白酶抑制剂或一种非核苷类反转录酶抑制剂与两种核苷类似物联合应用。

除以上介绍的常见的重要病毒外，其他人类致病性病毒见表 4－8。

表 4－8　其他人类致病性病毒的主要特征

代表种（或型）	主要生物学特点	致病性	主要传播途径
乙型脑炎病毒	RNA，球形，有包膜	流行性乙型脑炎（乙脑）	蚊叮咬
汉坦病毒	RNA，球形或多形性，有包膜	流行性出血热	呼吸道、消化道、皮肤接触
新疆出血热病毒	RNA，球形，有包膜	新疆出血热	蜱叮咬
单纯疱疹病毒	DNA，球形，有包膜	皮肤、黏膜疱疹	飞沫传播
水痘-带状疱疹病毒	DNA，球形，有包膜	水痘、带状疱疹	飞沫传播
巨细胞病毒	DNA，球形，有包膜	先天性巨细胞包涵体病、单核细胞增多症等	口腔、母婴传播、输血、器官移植、性传播
EB 病毒	DNA，球形，有包膜	上呼吸道感染、传染性单核细胞增多症、恶性淋巴瘤、鼻咽癌	唾液、输血
人类嗜 T 细胞病毒	RNA，球形，有包膜	T 淋巴细胞性白血病	输血、注射、母婴

续表

代表种（或型）	主要生物学特点	致病性	主要传播途径
狂犬病病毒	RNA、子弹形，有包膜	狂犬病	动物咬伤、破损的皮肤黏膜
人乳头瘤病毒	DNA	尖锐湿疣、子宫颈癌、寻常疣	接触、母婴传播

点滴积累

本章小结

目标测试

参考答案

第五章 微生物的营养和培养基

知识目标

1. 掌握微生物的营养要素、培养基、单功能营养物、双功能营养物、多功能营养物、生长因子等知识点。
2. 熟悉自养微生物及其主要生理类型、异养微生物;了解营养物质进入细胞的方式。

技能目标

能够掌握微生物的营养类型及配制培养基的原则及方法。

素质目标

培养学生具有良好的微生物思维习惯和微生物培养技能,为祖国微生物工业事业发展作出贡献。

案例导入

人类要摄入营养成分才能进行新陈代谢。与人类相似,微生物的生长繁殖同样需要摄取外界营养才能完成。营养是指微生物从外部环境中摄取对其生命活动必需的能量和物质,以满足正常生长和繁殖需要的一种最基本的生理功能。因此,营养是生命活动的起始点,它为一切生命活动提供了必需的物质基础。有了营养,才可以进一步进行代谢、生长和繁殖,并可能为人们提供各种有益的代谢产物和特殊的服务。营养物指具有营养功能的物质,在微生物学中,它还包括非常规物质形式的光辐射能。总之,微生物的营养物可为微生物的正常生命活动提供结构物质、能量、代谢调节物质和必要的生理环境。

学习微生物的营养知识并掌握其中的规律,是认识、利用和深入研究微生物的必要基础,尤其对选用、改造和设计符合微生物生理要求的培养基,以便进行科学研究或用于生产实践,具有极其重要的意义。

第一节 微生物的营养要素

微生物培养基的配方犹如人们的菜谱,新种类层出不穷。仅据1930年的一本汇编(*A Compilation of Culture Media*)就记载了2 500种培养基。任何一个微生物学工作者都须在这浩如烟海的无数配方中寻

微课:微生物的
六大营养要素

求其中的要素或内在本质，才能掌握微生物的营养规律，得心应手地选用或设计自己所需要的培养基。

从元素的水平或营养要素的水平来分析，微生物的营养要求与摄食型的动物（包括人类）和光合自养的绿色植物十分接近，它们之间存在着营养上的统一性。在元素水平上都需要20种左右，且以碳、氢、氧、氮、硫、磷6种元素为主，在营养要素水平上则都在六大类的范围内，即碳源、氮源、能源、生长因子、无机盐和水。

一、碳源

一切能满足微生物生长繁殖所需碳元素的营养物，称为碳源（Carbon Source）。微生物细胞含碳量约占干重的50%，故除水分外，碳源是需求最大的营养物，又称大量营养物。若将所有微生物作为一个整体来考察，可利用的碳源范围即碳源谱极其广泛（表5-1）。

表 5-1 微生物的碳源谱

类型	元素水平	化合物水平	培养基原料水平
有机碳源	C、H、O、N、X*	复杂蛋白质、核酸等	牛肉膏、蛋白胨、花生饼粉等
	C、H、O、N	多数氨基酸、简单蛋白质等	一般氨基酸、明胶等
	C、H、O	糖、有机酸、醇、脂类等	葡萄糖、蔗糖、淀粉、糖蜜等
	C、H	烃类	天然气、石油及其不同馏分、石蜡油等
无机碳源	C、O	CO_2	CO_2
	C、O、X	$NaHCO_3$、$CaCO_3$ 等	$NaHCO_3$、$CaCO_3$、白垩等
*X 指除 C、H、O、N 以外的任何其他一种或几种元素			

从表5-1中可以看出，碳源谱可分为有机碳源与无机碳源两大类。凡须用有机碳源的微生物，就是为数众多的异养微生物；反之，凡以无机碳源作为主要碳源的微生物，则是种类较少的自养微生物。从元素水平、化合物水平直至培养基原料水平来考察碳源，可见其数目是逐级扩大的甚至可多到无法计算。在元素水平上，碳源可归为7类，其中第五类的"C"是假设的，至少目前还没有发现纯碳可作为微生物碳源。从其余6类来看，可说明微生物能利用的碳源已大大超过了动物界或植物界所能利用的。有人认为，至今人类已发现或合成的700余万种有机物，对于微生物而言，大多都能分解或利用。

微生物的碳源谱虽广，但异养微生物在元素水平上的最适碳源是"C、H、O"型。具体地说，"C、H、O"型中的糖类是得到最广泛利用的碳源，其次是有机酸类、醇类和脂类等。在糖类中，单糖优于双糖和多糖，己糖优于戊糖，葡萄糖、果糖优于甘露糖、半乳糖；在多糖中，淀粉明显优于纤维素或几丁质等纯多糖，纯多糖则优于琼脂等杂多糖。在有机碳源中，"C、H、O、N"和"C、H、O、N、X"类虽也可被利用，但在设计培养基时，还应尽量避免把这两类主要用作宝贵氮源的化合物降格当作廉价的碳源使用。

上述碳源谱的广度是将微生物界作为一个整体来考察的，如果针对某一具体物种来看，其碳源差异则极大，例如，洋葱假单胞菌竟有 90 种之多，而产甲烷菌仅能利用 CO_2 和少数 1C 或 2C 化合物，一些甲烷氧化菌则仅局限于甲烷与甲醇两种。

对于一切异养微生物来说，其碳源同时又作为能源，因此，这种能源又称为双功能营养物。

须指明的是，异养微生物虽然要利用各种有机碳源，但有些物种尤其是生长在动物血液、组织和肠道中的致病细菌，还需要提供少量的 CO_2 作为碳源才能满足其正常生长。

另外，在选用一种具体培养基原料时，切莫简单地认为它就是一种纯粹的"营养要素"，例如，糖蜜原是制糖工业中的一种当作废液处理的副产品，内含丰富的糖类、氨基酸、有机酸、维生素、无机盐和色素等，甜薯干、马铃薯、玉米粉或红糖等都是发酵工业中的常用原料，习惯上把它们当作"碳源"使用，而事实上它们几乎包含了微生物所需的全部营养要素，只是各要素间的比例不一定合适而已。

二、氮源

凡能提供微生物生长繁殖所需氮元素的营养源，称为氮源。氮是构成重要生命物质即蛋白质和核酸等的主要元素，氮占细菌干重的 12%～15%，故与碳源相似，氮源也是微生物的主要营养物。若把微生物作为一个整体来考察，则它们能利用的氮源范围即氮源谱也是十分广泛的(表 5-2)。

表 5-2 微生物的氮源谱

类型	元素水平	化合物水平	培养基原料水平
有机氮源	N、C、H、O、X	复杂蛋白质、核酸等	牛肉膏、酵母膏、饼粕粉、蚕蛹粉等
	N、C、H、O	尿素、氨基酸、蛋白质等	尿素、蛋白胨、明胶等
无机氮源	N、H	NH_3、铵盐等	$(NH_4)_2SO_4$ 等
	N、O	硝酸盐等	KNO_3 等
	N	N_2	空气

微生物氮源谱有许多特点。与碳源谱类似，微生物的氮源谱也明显比动物或植物的氮源谱广。一般来说，异养微生物对氮源的利用顺序是"N、C、H、O"类或"N、C、H、O、X"类优于"N、H"类，更优于"N、O"类，而最不容易利用的是"N"类(只有少数固氮菌、根瘤菌和蓝细菌等可以利用它)。在微生物培养基成分中，最常用的有机氮源是牛肉浸出物(牛肉膏)、酵母膏、植物的饼粕粉和蚕蛹粉等，以动、植物蛋白质经酶消化之后的各种蛋白胨尤为使用广泛。从微生物所能利用的氮源种类来看，存在着一个明显的界限：一部分微生物是不需要利用氨基酸作为氮源的，它们能把尿素、铵盐、硝酸盐甚至氮气等简单的氮源自行合成所需要的一切氨基酸，故可称为"氨基酸自养型生物"；反之，凡需要从外界吸收现成的氨基酸作为氮源的微生物就是"氨基酸异养型生物"。所有的动物和大量的异

养微生物属于氨基酸异养型生物,而所有的绿色植物和不少微生物都是氨基酸自养型生物。对微生物氮源做这种分类具有重要的实践意义。因为人类和大量直接、间接地为人类服务的动物都需要外界提供现成的氨基酸和蛋白质,而这些营养成分往往又是在动物的食物或饲料、饵料中缺少的。为了充实人和动物的氨基酸营养,除继续向绿色植物索取外,还应更多地利用氨基酸自养型生物,让它们将人或动物原先无法直接利用的廉价氮源,包括尿素、铵盐、硝酸盐或氮气等转化成菌体蛋白(SCP或食用菌等)或含氮的代谢产物(谷氨酸等氨基酸),以丰富人类的营养和扩大食物资源,这对于21世纪的人类生存和发展来说,更具有特殊重要的意义。

三、能源

能源是为微生物生命活动提供最初能量来源的营养物或辐射能。各种异养微生物的能源就是碳源,因此,它们的能源谱十分简单。微生物的能源谱如图5—1所示。

$$
\text{能源谱} \begin{cases} \text{化学物质(化能营养型)} \begin{cases} \text{有机物:化能异养微生物的能源(同碳源)} \\ \text{无机物:化能自养微生物的能源(不同于碳源)} \end{cases} \\ \text{辐射能(光能营养型):光能自养和光能异养微生物的能源} \end{cases}
$$

图 5—1 微生物的能源谱

化能自养微生物的能源十分独特,它们都是一些还原态的无机物质,如 NH_4^+、NO_2^-、S、H_2S、H_2 和 Fe^{2+} 等。能利用这种能源的微生物都是一些原核微生物,包括亚硝酸细菌、硝酸细菌、硫化细菌、硫细菌、氢细菌和铁细菌等。化能自养微生物的存在,使人们扩大了对生物圈能源的认识,改变了以往生物界只是直接或间接利用太阳能的陈旧观念。

在能源中,更容易理解前面已提到的某一具体营养物可同时兼有几种营养要素功能的观点。例如,光辐射能是"单功能营养物"(能源),还原态无机物 NH_4^+ 是"双功能营养物"(能源、氮源),氨基酸类是"三功能营养物"(碳源、氮源、能源)。

四、生长因子

生长因子是一类调节微生物正常代谢所必需,但不能用简单的碳源、氮源自行合成的有机物。它没有能源和碳源、氮源等结构材料的功能,因此需要量一般很少。广义的生长因子除维生素外,还包括碱基、卟啉及其衍生物、甾醇、胺类、C_4~C_6的分支或直链脂肪酸,有时还包括氨基酸营养缺陷突变株所需要的氨基酸在内;而狭义的生长因子一般仅指维生素。

生长因子虽属于重要营养要素,但它与碳源、氮源和能源有所区别,即并非任一具体微生物都需要外界为它提供生长因子。现按微生物对生长因子的需要与否,把它们分成以下三种类型。

(1)生长因子自养型微生物。生长因子自养型微生物不需要从外界吸收任何生长因子,多数真菌、放线菌和不少细菌,如 *E. coli* 等都属于这类。

(2)生长因子异养型微生物。生长因子异养型微生物需要从外界吸收多种生长因子才能维持正常生长，如各种乳酸菌、动物致病菌、支原体和原生动物等。例如，一般的乳酸菌需要多种维生素；许多微生物及其营养缺陷株需要碱基；流感嗜血杆菌需要卟啉及其衍生物；支原体常需要甾醇；副溶血嗜血杆菌需要胺类；一些瘤胃微生物需要 C_4~C_6 分支或直链脂肪酸；某些厌氧菌如产黑素拟杆菌需要维生素 K 和氯高铁血红素等。在各种色层分析方法普及前，生长因子异养型微生物如醋酸菌等曾被用于维生素等生长因子的生物测定中。

(3) 生长因子过量合成的微生物。少数微生物在其代谢活动中，能合成并大量分泌某种维生素等生长因子，因此，可作为有关维生素的生产菌种。例如，可用阿舒假囊酵母生产维生素 B_2；可用谢氏丙酸杆菌、若干链霉菌和产甲烷菌生产维生素 B_{12} 等。

在配制培养基时，一般可用生长因子含量丰富的天然物质作为原料，以保证微生物对它们的需要，如酵母膏、玉米浆（一种浸制玉米以制取淀粉后产生的副产品）、肝浸液、麦芽汁或其他新鲜动、植物汁液等。

五、无机盐

无机盐（Mineral Salts）（图 5-2）或矿物质元素主要可为微生物提供除碳、氮源外的各种重要元素。凡生长所需浓度在 10^{-4}~10^{-3} mol/L 的元素，可称为大量元素，如 P、S、K、Mg、Na 和 Fe 等；凡生长所需浓度在 10^{-8}~10^{-6} mol/L 的元素，称为微量元素，如 Cu、Zn、Mo、Co 和 Ni、Sn、Se 等。当然，这是为工作方便而人为划分的，不同种微生物所需的无机元素浓度有时差别很大，如 G^- 菌所需 Mg 比 G^+ 菌约高 10 倍。无机盐营养功能如下：在配制微生物培养基时，对于大量元素来说，只要加入相应的化学试剂即可，但其中首选的应是 K_2HPO_4 和 $MgSO_4$，因为它们可同时提供 4 种需要量最大的元素。对于其他需要量较少的元素而言，因在其他天然成分、一般化学试剂、天然水或玻璃器皿中都以杂质状态普遍存在，故除非做特别精密的营养、代谢研究，一般没有专门添加的必要。

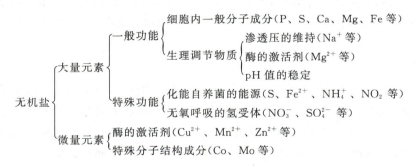

图 5-2 无机盐

六、水

除蓝细菌等少数微生物能利用水中的氢来还原 CO_2 以合成糖类外，其他微生物并非把水当作营养物。即使如此，因水在微生物代谢活动中不可缺少，故仍应作为营养要素来考虑。

水是地球上整个生命系统存在和发展的必要条件。首先，它是优良的溶剂，可保证几乎一切生物化学反应的进行；其次，它可维持各种生物大分子结构的稳定性，并参与某些重要的生物化学反应。另外，它还有许多优良的物理性质，诸如高比热容、高汽化热、高沸点及固态时的密度小于液态时的密度等，都是保证生命活动十分重要的特性。

微生物细胞的含水量很高，细菌、酵母菌和霉菌的营养体含水量分别为80％、75％和85％左右，霉菌孢子含水量约为39％，而细菌芽孢核心部分的含水量低于30％。

第二节 微生物的营养类型

微生物的营养类型是指根据微生物生长所需要的主要营养要素即能源和碳源的不同，而划分的微生物类型。微生物营养类型的划分方法很多（表5-3），按它们对能源、氢供体和基本碳源的需要来区分的4种类型，具体内容可见表5-4。

表5-3 微生物营养类型的分类

分类标准	营养类型
以能源分	光能营养型
	化能营养型
以氢供体分	无机营养型
	有机营养型
以碳源分	自养型
	异养型
以合成氨基酸能力分	氨基酸自养型
	氨基酸异养型
以生长因子分*	原养型或野生型
	营养缺陷型
以取食方式分	渗透营养型
	吞噬营养型
以取得死或活有机物分	腐生
	寄生

*野生型：在自然界中分离到的菌株一般被称为野生型。原养型：营养缺陷型突变株经突变或重组后产生的菌株，其营养要求在表现型上与野生型相同，但在基因型上与野生型往往有所差别。营养缺陷型：指微生物等不能在无机盐类和碳源组成的基本培养基中增殖，必须补充一种或一种以上的营养物质才能生长

表 5-4 微生物的营养类型

营养类型	能源	氢供体	基本碳源	实例
光能无机营养型(光能自养型)	光	无机物	CO_2	蓝细菌、紫硫细菌、绿硫细菌、藻类
光能有机自养型(光能异养型)	光	有机物	CO_2 及简单有机物	红螺菌科的细菌(紫色无硫细菌)
化能无机营养型(化能自养型)	无机物*	无机物	CO_2	硝化细菌、硫化细菌、铁细菌、氢细菌、硫黄细菌等
化能有机营养型(化能异养型)	有机物	有机物	有机物	绝大多数细菌和全部真菌

* NH_4^+、NO_2、S、H_2S、H_2、Fe^{2+} 等

第三节 营养物质进入细胞的方式

除原生动物外,其他各大类有细胞的微生物都是通过细胞膜的渗透和选择吸收作用而从外界吸收营养物质的。细胞膜运送营养物质有四种方式,即单纯扩散、促进扩散、主动运送和基团移位(图 5-3)。

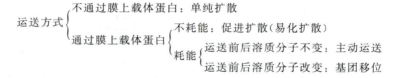

图 5-3 细胞膜运送营养物质的方式

一、单纯扩散

单纯扩散又称为被动运送,是指疏水性双分子细胞膜(包括孔蛋白在内)在无载体蛋白参与下,单纯依靠物理扩散方式使许多小分子、非电离分子尤其是亲脂性分子被动通过的一种物质运送方式。通过这种方式运送的物质种类不多,主要是 O_2、CO_2、乙醇和某些氨基酸分子。单纯扩散对营养物质的运送缺乏选择能力和逆浓度梯度的"浓缩"能力,因此不是细胞获取营养物质的主要方式。

二、促进扩散

促进扩散是指溶质在运送过程中，必须借助存在于细胞膜上的底物特异载体蛋白，但不能消耗能量的一类扩散性运送方式。载体蛋白有时称作渗透酶、移位酶或移位蛋白，一般通过诱导产生，它借助自身构象的变化，在不耗能的条件下可加速把膜外高浓度的溶质扩散到膜内，直至膜内外该溶质浓度相等为止(图5－4)。如酿酒酵母对各种糖、氨基酸和维生素的吸收，以及 $E.coli$ 对甘油的吸收等。

三、主动运送

主动运送是指提供能量(包括 ATP、质子动势或"离子泵"等)并通过细胞膜上特异载体蛋白构象的变化，而使膜外环境中低浓度的物质运入膜内的一种运送方式(图5－4)。因为它可以逆浓度梯度运送营养物质，所以对许多生存于低浓度营养环境中的贫氧菌(或称寡氧菌)的生存极为重要。主动运送的例子很多，主要有无机离子、有机离子和一些糖类(乳糖、葡萄糖、麦芽糖或蜜二糖)等。在 $E.coli$ 中，通过主动运送，一分子乳糖约耗费0.5分子 ATP，而运送1分子麦芽糖则要耗费1.0～1.2 ATP。

四、基团移位

基团移位是指既需特异载体蛋白的参与，又需耗能的一种物质运送方式。其特点是溶质运送各种糖类(葡萄糖、果糖、甘露糖和 N－乙酰葡糖胺等)、核苷酸、丁酸和腺嘌呤等物质。其运送机制在 $E.coli$ 中研究得较为清楚，主要靠磷酸转移酶系统即磷酸烯醇式丙酮酸-已糖磷酸转移酶系统进行。此系统由 24 种蛋白组成，运送某一具体糖至少有 4 种蛋白参与。其特点是每输入一个葡萄糖分子，就要消耗一个 ATP 的能量。具体运送分以下两步进行。

(1)热稳载体蛋白的激活。细胞内高能化合物——磷酸烯醇式丙酮酸(PEP)的磷酸基团通过酶Ⅰ的作用把 HPr 激活：

$$PEP+HPr=Pyr+P\sim HPr PEP+HPr=Pyr+P\sim HPr$$
$$PEP+HPr=Pyr+P\sim HPr$$

该反应在酶Ⅰ的作用下完成。

HPr 是一种低相对分子质量的可溶性蛋白，结合在细胞膜上，起着高能磷酸载体的作用。酶Ⅰ是一种可溶性细胞质蛋白。HPr 和酶Ⅰ在磷酸转移酶系统中均无底物特异性。

(2)糖经磷酸化而运入细胞膜内。膜外环境中的糖分子先与细胞膜外表面上的底物特异膜蛋白——酶Ⅱ$_c$作用，再把这一磷酸糖释放到细胞质中(图5－4)。

由上可知，酶Ⅱ有3种，其中Ⅱ$_a$为细胞质蛋白，无底物特异性，而Ⅱ$_b$和Ⅱ$_c$均为膜蛋白，它们对底物具有特异性，可通过诱导产生，因此种类很多。

在大肠埃希菌($E.coli$)、金黄色葡萄球菌、枯草芽孢杆菌和巴氏梭菌中，葡萄糖就是通过基团移位方式自外环境运送入细胞内的。具体见表5－5。

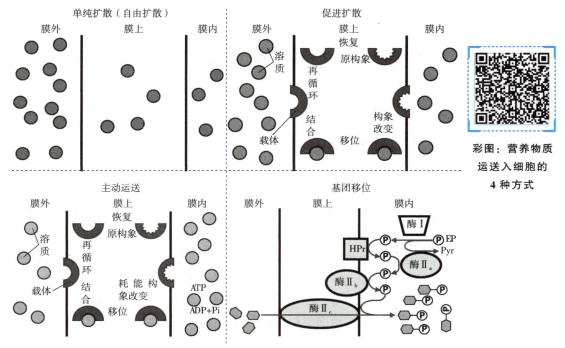

图 5-4 营养物质运送入细胞的 4 种方式

彩图：营养物质运送入细胞的 4 种方式

表 5-5 四种运送营养物质方式的比较

比较项目	单纯扩散	促进扩散	主动运送	基团移位
特异载体蛋白	无	有	有	有
运送速度	慢	快	快	快
溶质运送方向	由浓至稀	由浓至稀	由稀至浓	由稀至浓
平衡时内外浓度	内外相等	内外相等	内部浓度高得多	内部浓度高得多
运送分子	无特异性	有特异性	有特异性	有特异性
能量消耗	不需要	不需要	需要	需要
运送前后溶质分子	不变	不变	不变	改变
载体饱和效应	无	有	有	有
与溶质类似物	无竞争性	有竞争性	有竞争性	有竞争性
运送抑制剂	无	有	有	有
运送对象举例	H_2O、CO_2、O_2、甘油、乙醇、少数氨基酸、盐类、代谢抑制剂	SO_4^{2-}、PO_4^{3-}、糖(真核生物)	氨基酸、乳糖等糖类，Na^+、Ca^{2+}等无机离子	葡萄糖、果糖、甘露糖、嘌呤、核苷、脂肪等

第四节　培养基

培养基(Medium，复数为 Media 或 Culture Medium)是指由人工配制的、适合微生物生长繁殖或产生代谢产物用的混合营养料。任何培养基都应具备微生物生长所需要的六大营养要素，而且其比例是合适的。制作培养基时应尽快配制并立即灭菌，否则就会杂菌丛生，并破坏固有的成分和性质。绝大多数微生物都可以在人工培养基上生长，只有少数称作难养菌(Fastidious bacteria)的寄生或共生微生物，如类支原体(Mycoplasma-like Organisms，MLO)、类立克次氏体(Rickettsia-like Organisms，RLO)和少数寄生真菌等，至今还不能在人工培养基上生长。

一、选用和设计培养基的原则和方法

综合文献资料和实践经验，在设计和选用培养基时，建议遵循以下四个原则和四种方法。

(一)四个原则

1. 目的明确

在设计新培养基前，先要明确拟养何菌；获何产物；是用作实验室研究还是大生产使用；是进行一般研究还是用作精密的生理、生化或遗传学研究；是用作"种子"培养基还是发酵培养基；是生产含氮量较低的发酵产物(如乙醇、乳酸、丙酮、丁醇、柠檬酸等)还是生产含氮量较高的产物(如氨基酸、酶制剂、SCP 等)。根据不同的工作目的，运用自己丰富的生物化学和微生物学知识，可为最佳试验方案打下良好的基础。

2. 营养协调

对微生物细胞组成元素的调查或分析，是设计培养基时的重要参考依据。表 5-6、表 5-7 是两份有价值的参考数据。

表 5-6　原核细胞的化学成分

分子名称	占干重/%	每一细胞所含分子数	种类
1. 水	—		1
2. 大分子总数	96	24 609 802	~2 500
蛋白质	55	2 350 000	~1 850
多糖	5	4 300	
脂类	9.1	22 000 000	
DNA	3.1	2.1	
RNA	20.5	255 500	~660

续表

分子名称	占干重/%	每一细胞所含分子数	种类
3. 单体总数	3.5		~350
氨基酸及其前体	0.5		~100
糖类及其前体	2		~50
核苷酸及其前体	0.5		~200
4. 无机离子	1		~18

表5－7　三大类微生物细胞中各种成分的含量(干重)　　　　　　　　　　%

成分	细菌	酵母菌	真菌
碳	48(46~52)	48(46~52)	48(45~55)
氮	12.5(10~14)	7.5(6~8.5)	6(4~7)
蛋白质	55(50~60)	40(35~45)	32(25~40)
糖类	9(6~15)	38(30~45)	49(40~55)
脂类	7(5~10)	8(5~10)	8(5~10)
核酸	23*(15~25)	8(5~10)	5(2~8)
灰分	6(4~10)	6(4~10)	6(4~10)
磷		1.0~2.5	
硫、镁		0.3~1.0	
钾、钙		0.1~0.5	
钠、铁		0.01~0.1	
锌、铜、锰		0.001~0.01	

*只有用快速生长的细胞进行分析才取得这一高值

从表5－7可知，微生物细胞内各种成分之间有一较稳定的比例。因此，在大多数为化能异养型微生物配制的培养基中，除水分外，碳源(兼能源)的含量最高，其后依次是氮源、大量元素和生长因子。为便于记忆，可以认为，它们之间大体上存在着10倍序列的递减趋势，即

要素：　　H_2O　＞　C＋能源　＞　N源　＞　P、S　＞　K、Mg　＞　生长因子
含量(%)：　~10^{-1}　　10^{-2}　　　10^{-3}　　　10^{-4}　　10^{-5}　　　10^{-6}

在上述序列中，碳源与氮源含量之比即称为碳氮比(C/N比)，严格来说，C/N比应是指在微生物培养基中所含的碳源中的碳原子摩尔数与氮源中的氮原子摩尔数之比。因为在不同种类的碳源或氮源分子中，其实际含碳量或含氮量差别很大，从以下5种常用氮源化合物的含氮量占其总重的百分比，即可明白其原理。

氮源名：　　NH_3　　$CO(NH_2)_2$　　NH_4NO_3　　$(NH_4)_2CO_3$　　$(NH_4)_2SO_4$　　氨基酸　　蛋白质
含氮量(%)：82　　　46　　　　　35　　　　　　29.2　　　　　　21　　　　8~27　　~16

一般来说，真菌需要 C/N 比较高的培养基（似动物的"素食"），细菌尤其是动物病原菌需要 C/N 比较低的培养基（似动物的"荤食"）。

3. 理化适宜

理化适宜指培养基的 pH 值、渗透压、水活度和氧化还原反应势等物理化学条件较为适宜。

(1) pH 值。从整体上来看，各大类微生物都有适宜生长的 pH 值范围，如细菌为 7.0~8.0，放线菌为 7.5~8.5，酵母菌为 3.8~6.0，霉菌为 4.0~5.8，藻类为 6.0~7.0，原生动物为 6.0~8.0。但对于某一微生物种来说，其生长最适宜 pH 值范围可大大突破上述界限，其中一些嗜极菌更为突出。

微生物（尤其是一些产酸菌）的生长、代谢过程中会产生引起培养基 pH 值改变的代谢产物，如不及时调节，就会抑制甚至杀死其自身，因而在设计此类培养基时，就要考虑培养基成分对 pH 值的调节能力，这种培养基内在成分所起的调节作用，可称作 pH 值的内源调节。内源调节方式主要有以下两种。

1) 借磷酸缓冲液进行调节：例如，调节 K_2HPO_4 和 KH_2PO_4 两者浓度比即可获得一系列稳定的 pH 值（6.0~7.6）。当两者为等摩尔浓度比时，溶液的 pH 值可稳定在 6.8，其反应原理如下：

$$K_2HPO_4 + HCl \rightarrow KH_2PO_4 + KCl$$
$$KH_2PO_4 + KOH \rightarrow K_2HPO_4 + H_2O$$

2) 以 $CaCO_3$ 作为"备用碱"进行调节：$CaCO_3$ 在水溶液中溶解度极低，故将它加入其他液体或固体培养基中时，并不会提高培养基的 pH 值。但当微生物在生长过程中不断产酸时，可溶解 $CaCO_3$，从而发挥其调节培养基 pH 值的作用，反应式为

$$CO_3^{2-} \underset{-H^+}{\overset{+H^+}{\rightleftharpoons}} HCO_3^- \underset{-H^+}{\overset{+H^+}{\rightleftharpoons}} H_2CO_3 \Longleftrightarrow CO_2 + H_2O$$

因为 $CaCO_3$ 既不溶于水又是沉淀性的，故配制培养基时很难使它分布均匀，为了方便，有时可用 $NaHCO_3$ 来调节。

与内源调节对应的是外源调节，这是一类按实际需要不断从外界加酸液或碱液，以调节 pH 值的方法。

(2) 渗透压。渗透压是某水溶液中一个可用压力来量度的物化指标，它表示两种不同浓度的溶液间若被一个半透性薄膜隔开，稀溶液中的水分子会因水势的推动而透过隔膜流向浓溶液，直至浓溶液所产生的机械压力足以使两边水分子的进出达到平衡为止，这时由浓溶液中溶质所产生的机械压力即它的渗透压值。渗透压的大小是由溶液中所含有的分子或离子的质点数决定的，等重的物质，其分子或离子越小，则质点数越多，因而产生的渗透压就越大。与微生物细胞渗透压相等的等渗溶液最适合微生物的生长，高渗溶液会使细胞发生质壁分离，而低渗溶液则会使细胞吸水膨胀，形成很高的膨压（如 *E. coli* 细胞的膨压可达 2 个大气压或与汽车胎压相当），这对于细胞壁脆弱或丧失的各种缺壁细胞如原生质体、球状体或支原体来说，是致命的。当然，微生物在其长期进化过程中，已进化出一套高度适应渗透压的特性，如可通过体内糖原、PHB 等大分子贮藏物的合成或分解来调节细胞内的渗透压。据测定，G^+ 细菌的渗透压可达 20 个大气压，G^- 细菌的渗透压可达 5~10 个大气压。

(3)水活度a_w。其是一个比渗透压更有生理意义的理化指标,即在天然或人为环境中,微生物可实际利用的自由水或游离水的含量。其定量含义为:在同温同压下,某溶液的蒸汽压(P)与纯水蒸汽压(P_0)之比。故a_w也等于该溶液的百分相对湿度值(ERH),即$a_w = P/P_0 = ERH/100$。

各种微生物生长繁殖范围的a_w值为0.60~0.998,例如,知道了各种微生物生长的a_w后,不仅有利于设计它们的培养基,而且对防止食物的霉腐具有指导意义。现将若干食物和其他物料的a_w值列在表5-8中。

表5-8 若干食物和其他物料的a_w值

物品名	a_w值	物品名	a_w值
纯水	1.000	香肠	0.85
人血	0.995	果酱	0.80
新鲜水果	0.97~0.98	饱和蔗糖液	0.76
海水	0.98	咸鱼	0.75
家畜鲜肉	0.97	糖果、干果	0.70
面包	0.95	谷物、面粉	0.65
糖酱、火腿	0.90	奶粉	0.20

(4)氧化还原反应势。氧化还原反应势又称氧化还原电位,是量度某氧化还原系统中还原剂释放电子或氧化剂接受电子趋势的一种指标。氧化还原反应势一般以E_h表示,它是指以氢电极为标准时某氧化还原系统的电极电位值,单位是V(伏)或mV(毫伏)。就像微生物与pH值的关系那样,各种微生物对其培养基的氧化还原反应势也有不同的要求。一般好氧菌生长的E_h值为+0.3~+0.4 V;兼性厌氧菌生长的E_h值在+0.1 V以上时进行好氧呼吸产能,在+0.1 V以下时则进行发酵产能;而厌氧菌只生长在+0.1 V以下的环境中。在实验室中,为了培养严格厌氧菌,除应驱走空气中的氧外,还应在培养基中加入适量的还原剂,包括巯基乙酸、抗坏血酸(Vc)、硫化钠、半胱氨酸、铁屑、谷胱甘肽或庖肉(瘦牛肉粒)等,以降低它的氧化还原反应势。例如,加有铁屑的培养基,其E_h值可降至-0.40 V的低水平。

测定氧化还原反应势值除用电位计外,还可用化学指示剂,如刃天青等。刃天青在无氧条件下呈无色(E_h值相当于-40 mV);在有氧条件下,其颜色与溶液的pH值相关,一般在中性时呈紫色,碱性时呈蓝色,酸性时呈红色;在微含氧溶液中,则呈粉红色。

4. 经济节约

在设计大生产用的培养基时,经济节约的原则显得十分重要,在生产实践中,大体可以从以下几个方面实施这一原则。

(1)以粗代精。以粗代精是指以粗制的培养基代替纯净的原料,如用糖蜜代替蔗糖等。

(2)以"野"代"家"。以"野"代"家"是指以野生植物原料代替植物栽培原料,如用粗的木薯粉代替优质淀粉等。

(3) 以废代好。以废代好是指将生产过程中产生的营养丰富的废弃物作为培养基的原料，如造纸厂的亚硫酸废液(含戊糖)可培养酵母菌，豆制品厂的黄浆水可培养白地霉等。

(4) 以简代繁。生产上改进培养基成分时，一般存在越做改进，其成分总是有越来越丰富和复杂的趋向，故有时应转换思维方式，去尝试"减法"。

(5) 以氮代胺。以氮代胺即尽量利用氨基酸自养型微生物的生物合成能力，以低价格的大气氮、铵盐、硝酸盐或尿素来代替氨基酸或蛋白质，作为配置培养基的原料。

(6) 以纤代糖。以纤代糖是指在微生物碳源中，在可能条件下，尽量以纤维素代替淀粉或糖类原料，设法降低生产成本。

(7) 以烃代粮。以烃代粮是指以石油或天然气作为碳源培养某些石油微生物，从而节约宝贵的粮食原料。在微生物中，已知有28属细菌、12属酵母菌和30属丝状真菌能降解石油或利用天然气。如果让这类"石油微生物"利用石油或天然气生产一些不易用粮食生产的特殊化工原料(高级醇、脂肪酸和环烷酸等)及副产品——单细胞蛋白，应是十分有价值的工作。

(8) 以"国"代"进"。以"国"代"进"即以国产原料代替进口原料，这实为"以粗代精"原则的另一特殊形式。典型实例是20世纪50年代初，当时我国抗生素工业刚开始建立，由于国内还缺乏乳糖和玉米浆这两种青霉素发酵中的主要原料，严重影响生产的发展。当时我国学者根据以国产代进口的原则，终于找到了低价格的棉籽饼粉或花生饼粉代替玉米浆、以白玉米粉代替乳糖等培养基配方，推动了青霉素发酵工业的快速发展。

(二) 四种方法

1. 生态模拟

在自然条件下，凡有某种微生物大量生长繁殖的环境，必存在着该微生物所必要的营养和其他条件。若直接取用这类自然基质(经过灭菌)或模拟这类自然条件，就可获得一个"初级的"天然培养基，如可用肉汤、鱼汁培养细菌，用果汁培养酵母菌，用湿润的麸皮、米糠培养霉菌，以及用米饭或面包培养根霉等。

2. 参阅文献

任何科技工作者绝不能事事靠直接经验。多查阅、分析和利用文献资料上一切与自己研究对象直接或间接有关的信息，对设计新培养基有着重要的参考价值，因此，要时时注意和收集这类文献资料。

3. 精心设计

在设计、试验新配方时，常常需要对各种因子进行比较和反复试验，工作量极大。借助优选法或正交试验设计等行之有效的数学工具，可明显提高工作效率。

4. 试验比较

要设计一种优化的培养基，在上述3项工作的基础上，还需经过具体试验和比较才能最后予以确定。试验的规模一般遵循由定性到定量、由大到小、由实验室到工厂等逐步扩大的原则。例如，可先在培养皿琼脂平板上测试某微生物的营养要求，然后做摇瓶培养(Shake Culture)或台式发酵罐培养试验，最后才扩大到试验型并进一步放大到生产型发酵罐中进行试验。

二、培养基的种类

(一)按培养基成分分类

1. 天然培养基

天然培养基是指一类利用动物、植物或微生物体以及其提取物制作的培养基,这是一类营养成分既复杂又丰富、难以说出其确切化学组成的培养基。例如,培养多种细菌所用的牛肉膏蛋白胨培养基、培养酵母菌所用的麦芽汁培养基等。天然培养基的优点是营养丰富、种类多样、配置方便、价格低;缺点是成分不清楚、不稳定。因此,这类培养基只适合一般实验室中的菌种培养、发酵工业中生产菌种的培养和某一些发酵产物的生产等。在试验中配制这类培养基时,还常用商品形式的天然材料,包括酪蛋白、大豆蛋白、牛肉膏、酵母粉及它们的酶解或酸解产物(如各种蛋白胨)等。

2. 组合培养基

组合培养基又称合成培养基或综合培养基,是一类按微生物的营养要求精确设计后用多种高纯化学试剂配制成的培养基。例如,培养 $E.coli$ 等细菌用的葡萄糖铵盐培养基、培养 $Steptomyces\ spp.$ (一些链霉菌)的淀粉硝酸盐培养基(常称"高氏一号培养基")、培养真菌的蔗糖硝酸盐培养基(察氏培养基)等。组合培养基的优点是成分精确、重演性高;缺点是价格较高、配制麻烦,且微生物生长比较一般。因此,通常仅适用于营养、代谢、生理、生化、遗传、育种、菌种鉴定或生物测定等对定量要求较高的研究工作中。

3. 半组合培养基

半组合培养基又称半合成培养基,是指一类主要以化学试剂配制,同时还加有某种或某些天然成分的培养基,例如,培养真菌的马铃薯蔗糖培养基等。严格地说,凡含有未经特殊处理的琼脂的任何组合培养基,因其中含有一些未知的天然成分,故实质上也是一种半组合培养基。

(二)按培养基外观的物理状态分类

1. 液体培养基

液体培养基是一类呈液体状态的培养基,在实验室和生产实践中用途广泛,尤其适用于大规模地培养微生物。

2. 固体培养基

固体培养基是一类外观呈固体状态的培养基。根据固态的性质又可分为以下几种。

(1)固化培养基。固化培养基常称"固体培养基",由液体培养基中加入适量凝固剂而成,如加有1%~2%琼脂或5%~12%明胶的液体培养基,就可制成遇热可熔化、冷却后则呈凝固态的用途广的固化培养基。除琼脂和明胶外,海藻酸胶(Alginate)、脱乙酰吉兰糖胶和多聚醇F127也可以用作凝固剂,但是,琼脂是最优良的凝固剂,它自1881年开始用于配制微生物培养基以来,至今久盛不衰。现将琼脂与明胶两种凝固剂的特性列在表5-9中作比较。

表 5-9　琼脂与明胶若干特性的比较

类型	化学成分	营养价值	分解性	熔化温度	凝固温度	常用浓度	透明度	黏着力	耐加压灭菌
琼脂	聚半乳糖	无	罕见	<96 ℃	<40 ℃	高	强	强	强
明胶	蛋白质	用作氮源	极易	<25 ℃	<20 ℃	高	强	强	弱

(2) 非可逆性固化培养基。非可逆性固化培养基是指一类一旦凝固后不能再重新熔化的固化培养基，如血清培养基或无机硅胶培养基等，后者专门用于化能自养型细菌的分离和纯化等方面。

1) 天然固态培养基：由天然固态基质配制成的培养基。例如，培养真菌用的由麸皮、米糠、木屑、纤维或稻草粉直接配制成的培养基，由马铃薯片、胡萝卜条、大米、麦粒、大豆、面包或动物、植物组织直接制备的培养基等。

2) 人工固态培养基：是用一种特制的滤膜（是一种坚韧且带有无数微孔的醋酸纤维薄膜）处理后得到的固态培养基。微生物工作者把滤膜制成圆片覆盖在浸有琼脂或浸有液体培养基的纤维素衬垫上，就形成具有固化培养基性质的培养条件。

滤膜对含菌量很少的水中微生物进行过滤、浓缩，然后揭下滤膜，把它放在含有适当液体培养基的衬垫上培养，待长出菌落后，就可计算单位水样中的实际含菌量。

固体培养基在科学研究和生产实践上用途很广，例如，可用于菌种分离、鉴定、菌落计数、检验杂菌、选种、育种、菌种保藏、生物活性物质的生物测定、获取大量真菌孢子，以及用于微生物的固体培养和大规模生产等。

3. 半固体培养基

半固体培养基是指在液体培养基中加入少量的凝固剂而配制成的半固体状态的培养基，如"稀琼脂"，它们在小型容器倒置时不会流出，但在剧烈振荡后呈破散状态，一般可在液体培养基中加入0.5%左右的琼脂制成。半固体培养基可放入试管形成"直立柱"，把它用于细菌的动力观察，趋化性研究，厌氧菌的培养、分离和计数，以及细菌和酵母菌的菌种保存等，若用于双层平板法中，还可测定噬菌体的效价。

4. 脱水培养基

脱水培养基又称脱水商品培养基或预制干燥培养基，是指含有除水外的一切成分的商品培养基，使用时只需要加入适量水分并加以灭菌即可，是一类既有成分精确又有使用方便等优点的现代化培养基。

（三）按培养基的功能分类

1. 基础培养基

基础培养基含有满足一般细菌生长繁殖所必需的营养物质，如肉汤培养基，其组成为牛肉浸膏、蛋白胨、氯化钠和水。

2. 营养培养基

营养培养基是指在基础培养基中加入葡萄糖、血液、血清、酵母浸膏等，专供营养要求较高或有特殊要求的细菌生长，如利于溶血性链球菌和肺炎链球菌生长的血琼脂平板。

3. 选择性培养基

选择性培养基是一类根据某微生物的特殊营养要求或其对某化学、物理因素的抗性而设计的培养基，具有使混合菌样中的劣势菌变成优势菌的功能，其广泛用于菌种筛选等领域。选择性培养基是19世纪末由荷兰的拜耶林克和俄国的维诺格拉茨基发明的。我国人民在12世纪的宋代就已根据(红曲霉)*Monascus sp.*耐酸和耐高温的特性，采用明矾调节酸度和用酸米抑制杂菌的高温培养法，获得了纯度很高的红曲，这实际上就是应用选择性培养基的先例；我国民间流传至今的泡菜制作，也是利用选择性培养基和厌氧培养法的一个实例。原始混合试样中数量很少的微生物，如按常规直接用平板划线或稀释法进行分离，必难奏效。第一种办法是可利用该分离对象对某种营养物有一特殊"嗜好"的原理，专门在培养基中加入该营养物，从而把它制成一种加富性选择性培养基，采用了这类"投其所好"的策略后，就可使原先极少量的筛选对象很快在数量上接近或超过原试样中其他占优势的微生物，因而达到了富集或增殖(Enrichment)的目的。第二种办法则是利用该分离对象对某种制菌物质所特有的抗性，在筛选的培养基中加入这种制菌物质，经培养后，使原有试样中对此抑制剂表现敏感的优势微生物长大受抑制，而原先处于劣势的分离对象趁机大量增殖，最终在数量上反而占了优势。通过这种"取其所抗"的办法，也可以达到富集培养的目的。因此，这种培养基实际上为一种抑制性选择培养基。在实际应用时，所设计的选择性培养基通常兼有上述两种功能，以充分提高其效率。用作加富的营养物主要是一些特殊的碳源或氮源，如甘露醇可富集自生固氮菌，纤维素可富集纤维分解菌，石蜡油可富集分解石油的微生物，较浓的糖液可富集酵母菌等；用作抑制特种微生物的选择性抑菌剂有染料(结晶紫等)、抗生素、脱氧胆酸钠和叠氮化钠等；用于选择性的其他理化因素还有温度、氧、pH值和渗透压等。现列举四种常用的选择性培养基，从中可以体会上述原理的使用情况。

(1) 酵母菌富集培养基：葡萄糖 5%、尿素 0.1%、$(NH_4)_2SO_4$ 0.1%、KH_2PO_4 0.25%、Na_2HPO_4 0.05%、$MgSO_4 \cdot 7H_2O$ 0.1%、$FeSO_4 \cdot 7H_2O$ 0.01%、酵母膏 0.05%、孟加拉红 0.003%、pH=4.5。

(2) Ashby 无氮培养基(富集好氧性固氮菌用)：甘露醇 1%、KH_2PO_4 0.02%、$MgSO_4 \cdot 7H_2O$ 0.02%、NaCl 0.02%、$CaSO_4 \cdot 2H_2O$ 0.01%、$CaCO_3$ 0.5%。

(3) Martin 培养基(富集土壤真菌用)：葡萄糖 1%、蛋白胨 0.5%、KH_2PO_4 0.1%、$MgSO_4 \cdot 7H_2O$ 0.05%、琼脂 2%、孟加拉红 0.003%、链霉素 30 μ/mL、金霉素 2 μ/mL。

(4) 含糖酵母膏培养基(在厌氧条件下富集乳酸菌用)：葡萄糖 2%、酵母膏 1%、KH_2PO_4 0.1%、$MgSO_4 \cdot 7H_2O$ 0.02%、pH=6.5。

4. 鉴别性培养基(Differential Media)

一类在成分中加有能与目的菌的无色代谢产物发生显色反应的指示剂，从而达到只需用肉眼辨别颜色就能方便地从近似菌落中找出目的菌菌落的培养基。最常见的鉴别性培养基是伊红亚甲蓝乳糖培养基，即EMB培养基。它在饮用水、牛奶的大肠埃希菌数等细菌学检查和在大肠埃希菌(*E. coli*)的遗传学研究工作中有着重要的用途。改良后的EMB培养基成分见表5—10。

表 5－10　EMB 培养基的成分

成分	蛋白胨	乳糖	蔗糖	K_2HPO_4	伊红	亚甲蓝	蒸馏水	最终 pH 值
含量/g	10	5	5	2	0.4	0.065	1 000	7.2

EMB 培养基中的伊红、亚甲蓝两种苯胺染料可抑制 G^+ 细菌和一些难培养的 G^- 细菌。在低酸度下，这两种染料会结合并形成沉淀，起着产酸指示剂的作用。因此，试样中多种肠道细菌会在 EMB 培养基平板上产生易于用肉眼识别的多种特征性菌落，尤其是 $E.coli$，因其能强烈分解乳糖而产生大量混合酸，菌体表面带 H^+，故可染上酸性染料伊红，又因伊红与亚甲蓝结合，故使菌落染上深紫色，且菌落表面也有相应的棕色，见表 5－11。

表 5－11　G^+ 细菌、G^- 细菌在 EMB 培养基上的表现

试样	发酵能力	产酸能力	代表菌属
G^+ 细菌	受抑制	—	—
G^- 细菌	能发酵乳糖	产酸能力强，菌落在透射光下呈紫色，反射光下呈绿色金属闪光	大肠埃希菌（$E.coli$）
	能发酵乳糖	产酸能力弱，菌落呈棕色	哈夫尼氏菌属、肠杆菌属、沙雷氏菌属、克雷伯氏菌属
	不发酵乳糖	不产酸，菌落无色透明	变形菌属、沙门氏菌属、志贺氏菌属

需要说明的是，以上关于选择性培养基和鉴别性培养基的划分只是人为的、为理解方便而进行的。在实际应用时，这两种功能常常有机地结合在一起，例如，上述 EMB 培养基除有鉴别不同菌落特征的作用外，兼有抑制 G^+ 细菌和促进 G^- 肠道菌生长的作用。因此，切不可机械地理解培养基的含义。

5. 特殊培养基

特殊培养基包括厌氧培养基、细菌 L 型培养基等。

厌氧培养基是专门用于培养专性厌氧菌的培养基。培养厌氧菌必须考虑两个重要因素：一是细菌生长的环境中不能有氧；二是培养基中营养物质的氧化还原电位（E_h）不能高，E_h 值一般为 $-420\sim-150$ mV。常用的厌氧培养基有疱肉培养基（肉汤中加入煮过的肉渣，其中含有具有还原性的不饱和脂肪酸和谷胱甘肽）、巯基乙酸钠培养基等。

本章小结

目标测试

参考答案

第六章　微生物的生长繁殖

◎ **知识目标**

1. 掌握微生物的连续培养、生长曲线、人工培养等知识点，熟悉恒化器、恒浊器。
2. 了解发酵罐、初级代谢、次级代谢。

◎ **技能目标**

1. 能够掌握微生物对数生长曲线。
2. 能够掌握微生物的生长特性。
3. 能够掌握微生物的连续培养条件及方法。

◎ **素质目标**

培养学生严谨的微生物科学态度。

◎ **案例导入**

众所周知，土壤、河流、大气中及人体表面，以及与外界相通的腔道部位都存在数万亿微生物，同时，微生物无论在自然条件下还是在人为条件下发生作用，都是通过"以数取胜"或"以量取胜"的。生长和繁殖就是保证微生物获得巨大数量的必要前提。可以说，没有一定数量的微生物就等于没有它们的存在。那么这些微生物是如何生长繁殖的呢？下面来探讨这个问题。

一个微生物细胞在合适的外界环境条件下，会不断吸收营养物质，并按其自身的代谢方式不断进行新陈代谢。如果同化（合成）作用的速度超过了异化（分解）作用的速度，则其原生质的总量（质量、体积、大小）不断增加，于是出现了个体细胞的生长；如果这是一种平衡生长，即各种细胞组分按恰当比例增长，达到一定程度后就会引起个体数目的增加，对于单细胞的微生物来说，这就是繁殖，不久，原有的个体已发展成一个群体。随着群体中各个个体的进一步生长繁殖，就引起了这一群体的生长。群体的生长可用其质量、体积、个体浓度或密度等作为指标测定。因此，个体与群体之间有以下关系，即个体生长→个体繁殖→群体生长；群体生长＝个体生长＋个体繁殖。

除特定的目的外，在微生物的研究和应用中，只有群体的生长才有意义，因此，在微生物学中，凡提到"生长"时，一般是指群体生长，这一点与研究大型生物时有所不同。

微生物的生长繁殖是对其在内外各种环境因素相互作用下生理、代谢等状态的综合反映，因此，有关生长繁殖的数据就可作为研究多种生理、生化和遗传等问题的重要指标；

同时，微生物在生产实践上的各种应用或人类对致病、霉腐等有害微生物的防治，也都与它们的生长繁殖或抑制紧密相关。这就是研究微生物生长繁殖规律的重要意义。

第一节　测定生长、繁殖的方法

生长意味着原生质含量的增加，因此测定生长的方法也都直接或间接地以此为依据，测定繁殖都要建立在计算个体数目这一原理上。

一、测生长量

测生长量的方法很多，它们适用于一切微生物。

1. 直接法

有粗放的测体积法（在刻度离心管中测沉降量）和精确的称干重法。微生物的干重一般为其湿重的 10%～20%。据测定，每个大肠埃希菌（$E.\ coli$）细胞的干重为 2.8×10^{-13} g，故 1 颗芝麻重（近 3 mg）的大肠埃希菌团块，其中所含的细胞数目竟可达到 100 亿个。仍以 $E.\ coli$ 为例，它在一般液体培养物中，细胞浓度通常为 2×10^9 个/mL，用 100 mL 培养物可得 10～90 mg 干重的细胞。在现代高密度培养物（HCDC）中，有的 $E.\ coli$ 菌株的细胞产量最高纪录已可达到 174 g/L。

2. 间接法

（1）比浊法。比浊法是指采用分光光度法对无色的微生物悬浮液进行测定，一般选用 450～650 nm 波段。若要连续跟踪某一培养物的生长动态，可用带有侧臂的三角烧瓶做原位测定（不必取样）。

（2）生理指标法。与微生物生长量相平行的生理指标有很多，可以根据试验的目的和条件选用。最重要的如测含氮量法（一般细菌的含氮量为其干重的 12.5%，酵母菌为 7.5%，霉菌为 6.5%，含氮量乘以 6.25 为粗蛋白含量），另有测含碳量及磷、DNA、RNA、ATP、DAP（二氨基庚二酸）、几丁质或 N-乙酰胞壁酸等含量的；此外，产酸、产气、耗氧、黏度和产热等指标，有时也用于生长量的测定。

二、计繁殖数

与测生长量不同，对计繁殖数来说，一定要一一计算个体的数目。所以，计繁殖数只适用于测定处于单细胞状态的细菌和酵母菌，而对放线菌和霉菌等丝状生长的微生物而言，则只能计算其孢子数。

1. 直接法

直接法是指用计数板（如血球计数板）在光学显微镜下直接观察细胞并进行计数的方法。此方法十分常用，但得到的数目是包括死细胞在内的总菌数。为解决这一矛盾，已有用特殊染料做活菌染色后再用光学显微镜计数的方法。例如，用亚甲蓝液对酵母菌染色后，其活细胞为无色，而死细胞为蓝色，故可作分别计数；又如，细菌经吖啶橙染色后，在紫外光学显微镜下可观察到活细胞发出橙色荧光,而死细胞发出绿色荧光,因而,也可做活菌和总菌计数。

2. 间接法

间接法是一种活菌计数法。它是依据活菌在液体培养基中会使其变浑或在固体培养基上(内)形成菌落的原理而设计的方法。方法很多,最常用的是利用固体培养基上(内)形成菌落的菌落计数法。

(1)平板菌落计数法。可用浇注平板或涂布平板等方法进行。此方法适用于各种好氧菌或厌氧菌。其主要操作是把稀释后的一定量菌样通过浇注或涂布的方法,使其内的微生物单细胞一一分散在琼脂平板上(内),待培养后,每一活细胞就形成一个单菌落,此即"菌落形成单位"(CFU),根据每琼脂平板上形成的 CFU 数乘以稀释度就可推算出菌样的含菌数。此方法最为常用,但操作较烦琐且要求操作者技术熟练。为克服此缺点,国外已出现多种微型、快速、商品化的用于菌落计数的小型纸片或密封琼脂板。其主要原理是利用加在培养基中的活菌指示剂 TTC(2,3,5-氯化三苯基四氮唑),它可使菌落在很微小时就染成易于辨认的玫瑰红色。

(2)厌氧菌的菌落计数法。一般可用亨盖特滚管培养法进行(见本章第四节)。但此法设备较复杂,技术难度很高。

第二节 微生物的生长规律

微课:细菌生长曲线

一、微生物的个体生长和同步生长

微生物的细胞是极其微小的,但是它与一切其他细胞和个体(病毒例外)一样,也有一个自小到大的生长过程。在整个生长过程中,微小的细胞内同样发生着阶段性的极其复杂的生物化学变化和细胞学变化。可是,要研究某一细胞的这类变化,在技术上是极为困难的。目前能使用的方法:一是用电子显微镜观察细胞的超薄切片;二是使用同步培养技术,即设法使某一群体中的所有个体细胞尽可能都处于同样细胞生长和分裂周期中,然后通过分析此群体在各阶段的生物化学特性变化,来间接了解单个细胞的相应变化规律。这种通过同步培养的手段而使细胞群体中各个个体处于分裂步调一致的生长状态,称为同步生长。

获得微生物同步生长的方法主要有以下两类。

(1)环境条件诱导法。用氯霉素抑制细菌蛋白质合成;细胞芽孢诱导发芽;藻类细胞的光照、黑暗控制;用 EDTA 或离子载体处理酵母菌;短期热休克(40 ℃)法(用于原生动物梨形四膜虫)等。

(2)机械筛选法。利用处于同一生长阶段细胞的体积、大小的相同性,使用过滤法、密度梯度离心法或膜洗脱法收集同步生长的细胞。其中,以 Helmstetter-Cummings 的膜洗脱法较为有效和常用,此法是根据某些滤膜可吸附与其(如硝酸纤维素)具有相反电荷细胞的原理,让非同步细胞的悬液流经此膜,于是一大群细胞被牢牢吸附。然后将滤膜翻转并置于滤器中,其上慢速流下新鲜培养液,最初流出的是未吸附的细胞,不久,吸附的细胞开始分裂,在分裂后的两个子细胞中,一个仍吸附在滤膜上;另一个则被培养液洗脱。若滤膜面积足够大,只要收集刚滴下的子细胞培养液即可获得满意的同步生长的细胞。当然,这种细胞在培养过程中,一般经过2～3个分裂周期就会很快丧失同步性。

二、单细胞微生物的典型生长曲线

定量描述液体培养基中微生物群体生长规律的试验曲线,称为生长曲线。当把少量纯种单细胞微生物接种到恒容积的液体培养基中后,在适宜的温度、通气等条件下,该群体就会由小到大,发生有规律的增长。如以细胞数目的对数值作为纵坐标,以培养时间作为横坐标,就可画出一条由延滞期、指数期、稳定期和衰亡期4个阶段组成的曲线,这就是微生物的典型生长曲线。说它"典型",是因为它只适合单细胞微生物如细菌和酵母菌,而对丝状生长的真菌或放线菌而言,只能画出一条非"典型"的生长曲线,例如,真菌的生长曲线大致可分3个时期,即生长延滞期、快速生长期和生长衰退期。典型生长曲线与非典型的丝状菌生长曲线之间的差别是后者缺乏指数生长期,与此时期相当的只是培养时间与菌丝体干重的立方根成直线关系的一段快速生长期。

根据微生物的生长速率常数即每小时分裂次数(R)的不同可把典型生长曲线粗分为延滞期、指数期、稳定期和衰亡期(图6-1)。

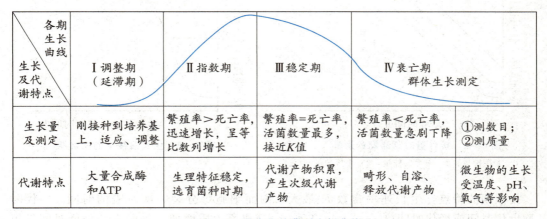

各期生长曲线 生长及代谢特点	Ⅰ调整期 (延滞期)	Ⅱ指数期	Ⅲ稳定期	Ⅳ衰亡期 群体生长测定
生长量及测定	刚接种到培养基上,适应、调整	繁殖率>死亡率,迅速增长,呈等比数列增长	繁殖率=死亡率,活菌数量最多,接近K值	繁殖率<死亡率,活菌数量急剧下降	①测数目; ②测质量
代谢特点	大量合成酶和ATP	生理特征稳定,选育菌种时期	代谢产物积累,产生次级代谢产物	畸形、自溶、释放代谢产物	微生物的生长受温度、pH、氧气等影响

图6-1 微生物的典型生长曲线

1. 延滞期

延滞期又称停滞期、调整期或适应期,是指少量单细胞微生物接种到新鲜培养液中后,在开始培养的一段时间内,因代谢系统适应新环境的需要,细胞数目不增加的一段时期。该期的特点:生长速率常数为零;细胞形态变大或增长,许多杆菌可长成丝状,如巨大芽孢杆菌在接种时,细胞长仅为3.4 μm,而培养至3 h时,其长为9.1 μm,至5.5 h时,竟可达19.8 μm;细胞内的RNA尤其是rRNA含量增高,原生质呈嗜碱性;合成代谢十分活跃,核糖体、酶类和ATP的合成加速,易产生各种诱导酶;对外界不良条件如NaCl溶液浓度、温度和抗生素等理化因素反应敏感。

影响延滞期长短的因素有很多,除菌种外,主要有以下三种。

(1)接种龄。接种龄是指种子罐中培养的菌丝体开始移入下一级种子罐或发酵罐时的培养时间。这是指某一群体的生理年龄。试验证明，若以指数期接种龄的种子接种，则子代培养物的延滞期短；反之，若以延滞期或衰亡期的种子接种，则子代培养物的延滞期长；若以稳定期的种子接种，则延滞期居中。

(2)接种量。接种量的大小明显影响延滞期的长短。一般来说，接种量大，则延滞期短；反之则长(图6-2)。因此，在发酵工业上，为缩短延滞期以缩短生产周期，通常采用较大的接种量(种子：发酵培养基＝1:10, V/V)。

(3)培养基成分。接种到营养丰富的天然培养基中的微生物，要比接种到营养单调的组合培养基中的微生物延滞期短。因此，一般要求发酵培养基的成分与种子培养基的成分尽量接近，且应适当丰富些。

出现延滞期是由于接种到新鲜培养液的种子细胞中，一时还缺乏分解或催化有关底物的酶或辅酶，或是缺乏充足的中间代谢物。为产生诱导酶或合成有关的中间代谢物，就需要有一段用于适应的时间，此即延滞期。

2. 指数期

指数期又称对数期，是指在生长曲线中，紧接着延滞期的一段细胞数以几何级数增长的时期(图6-3)。

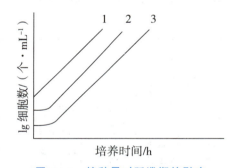

图6-2　接种量对延滞期的影响
1—大接种量；2—中等接种量；3—小接种量

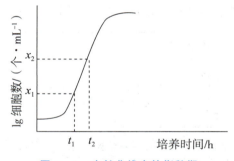

图6-3　生长曲线中的指数期

指数期的特点：生长速率常数 R 最大，因而细胞每分裂一次所需的时间——代时，又称世代时间或增代时间(Generation Time, G)或原生质增加一倍所需的倍增时间最短；细胞进行平衡生长，故菌体各部分的成分十分均匀；酶系活跃，代谢旺盛。

在指数期中，有三个重要参数，其相互关系及计算方法如下。

(1)繁殖代数(n)。从图6-3中可以得出：
∵ $\lg x_2 = \lg x_1 + n\lg 2$　∴ $n = 3.322(\lg x_2 - \lg x_1)$

(2)生长速率常数(R)。按前述生长速率常数的定义可知：
$$R = \frac{n}{t_2 - t_1} = \frac{3.322(\lg x_2 - \lg x_1)}{t_2 - t_1}$$

(3)代时(G)。按前述平均代时的定义可知：
$$G = \frac{1}{R} = \frac{t_2 - t_1}{3.322(\lg x_2 - \lg x_1)}$$

影响指数期微生物代时长短的主要因素如下。

(1) 菌种：不同菌种的代时差别极大。例如，几种最常见的微生物的代时为：大肠埃希菌（$E.coli$）12.5～17 min，枯草芽孢杆菌 26～32 min，嗜酸乳杆菌 66～87 min，乳酸链球菌 26～48 min，金黄色葡萄球菌 27～30 min，结核分枝杆菌 792～932 min，活跃硝化杆菌 1 200 min，以及酵母菌 120 min 等。

(2) 营养成分：同一种微生物，在营养丰富的培养基上生长时，其代时较短；反之则长。例如，同在 37 ℃下，$E.coli$ 在牛奶中代时为 12.5 min，而在肉汤培养基中代时为 17.0 min。

(3) 营养物浓度：营养物的浓度既可影响微生物的生长速率，又可影响它的生长总量。如图 6-4 所示，只有在营养物浓度很低（0.1～2.0 mg/mL）时，才会影响微生物的生长速率。随着营养物浓度的逐步提高（2.0～8.0 mg/mL），生长速率不受影响，而仅影响到最终的菌体产量。如进一步提高营养物浓度，则已不再影响生长速率和菌体产量。凡处于较低浓度范围内可影响生长速率和菌体产量的某营养物，就称为生长限制因子。

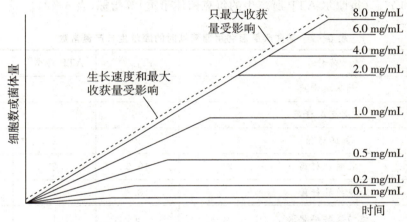

图 6-4 营养物浓度对微生物生长速度和菌体产量的影响

(4) 培养温度：温度对微生物的生长速率有明显的影响（表 6-1）。这一规律对发酵实践、食品保藏和夏天防范食物变质与食物中毒等都有重要的参考价值。

表 6-1 $E.coli$ 在不同温度下的代时

温度/℃	代时/min	温度/℃	代时/min
10	860	35	22
15	120	40	17.5
20	90	45	20
25	40	47.5	77
30	29		

指数期的微生物因具有整个群体的生理特性较一致、细胞各成分平衡增长和生长速率恒定等优点，故是用作代谢、生理等研究的良好材料，是增殖噬菌体的最适宿主，也是发酵工业中用作种子的最佳材料。

3. 稳定期

稳定期又称恒定期或最高生长期。其特点是生长速率常数 R 等于零，即处于新繁殖的细胞数与衰亡的细胞数相等，或正生长与负生长相等的动态平衡中。这时的菌体产量达到了最高点，而且菌体产量与营养物质的消耗间呈现出有规律的比例关系，这一关系用生长产量常数 Y 或称生长得率（Growth Yield）来表示：

$$Y = \frac{X - X_0}{C_0 - C} = \frac{X - X_0}{C_0}$$

式中，X 为稳定期的细胞干重（g/mL）；X_0 为刚接种时的细胞干重；C_0 为限制性营养物的最初浓度（g/mL）；C 为稳定期时限制性营养物的浓度（因为计算 Y 时必须有一限制性营养物，所以 C 应等于零）。例如，据试验计算，产黄青霉（*Penicillium chrysogenum*）在以葡萄糖为限制性营养物的组合培养基上生长时，其 Y 为 1∶2.56，说明这时每 2.56 g 葡萄糖可合成 1 g 菌丝体（干重）。为更精确地计算 Y 值，又提出 Y_{subst}（每摩尔底物产生的每克菌体干重）和 Y_{ATP}（每摩尔 ATP 所产生的每克菌体干重）等指标（表6-2）。

表6-2 某些厌氧菌利用葡萄糖时的摩尔生长产量常数

菌种	Y_{subst}①	ATP 产率②	Y_{ATP}③
大肠埃希菌	26	3	8.6
肺炎克氏杆菌	29	3	9.6
粪肠球菌	20	2	10.0
乳酸乳杆菌	19.5	2	9.8
植物乳杆菌	18.8	2	9.4
运动发酵单胞菌	9	1	9.0
酿酒酵母	18.8	2	9.4

① Y_{subst} = g（菌体干重）/mol 底物。
② ATP 产率 = mol ATP/mol 底物（发酵途径理论计算值）。
③ Y_{ATP} = g（菌体干重）/mol ATP

进入稳定期时，细胞内开始积聚糖原、异染颗粒和脂肪等内含物；芽孢杆菌一般在这时开始形成芽孢；有的微生物在这时开始以初生代谢物作为前体，通过复杂的次生代谢途径合成抗生素等对人类有用的各种次生代谢物。因此，次生代谢物又称稳定期产物。由此还可对生长期进行另一种分类，即以指数期为主的菌体生长期和以稳定期为主的代谢产物合成期。稳定期到来的原因：营养物尤其是生长限制因子的耗尽；营养物的比例失调，如 C/N 比不合适等；酸、醇、毒素或 H_2O_2 等有害代谢产物的累积；pH 值、氧化还原反应势等物理化学条件越来越不适宜等。稳定期的生长规律对生产实践有着重要的指导意义，例如，对以生产菌体或与菌体生长相平行的代谢产物（SCP、乳酸等）为目的的某些发酵生产来说，稳定期是产物的最佳收获期；对于维生素、碱基、氨基酸等物质进行生物测定来说，稳定期是最佳测定时期；此外，通过对稳定期到来原因的研究，还促进了连续培养原理的提出和工艺、技术的创建。

4. 衰亡期

在衰亡期中,微生物的个体死亡速度超过新生速度,整个群体呈现负生长状态(R 为负值)。这时细胞形态发生多形化,例如,会产生膨大或不规则的退化形态;有的微生物因蛋白水解酶活力的增强而发生自溶(Autolysis);有的微生物在这一时期会进一步合成或释放对人类有益的抗生素等次生代谢物;而在芽孢杆菌中,往往在此时期释放芽孢等。

衰亡期到来的原因主要是外界环境对继续生长越来越不利,从而引起细胞内的分解代谢明显超过合成代谢,继而导致大量菌体死亡。

三、微生物的连续培养

连续培养又称开放培养,是相对于上述绘制典型生长曲线时所采用的单批培养即批式培养或密闭培养而言的。

连续培养是在研究典型生长曲线的基础上,深刻认识稳定期到来的原因,并采取相应的防止措施实现的,即当微生物以单批培养的方式培养到指数期的后期时,一方面,以一定的速度连续流入新鲜培养液和通入无菌空气,并立即搅拌均匀;另一方面,利用溢流的方式,以同样的流速不断流出培养物。于是容器内的培养物就可达到动态平衡,其中的微生物可长期保持在指数期的平衡生长状态和恒定的生长速率上,于是形成了连续生长(图6-5、图6-6)。

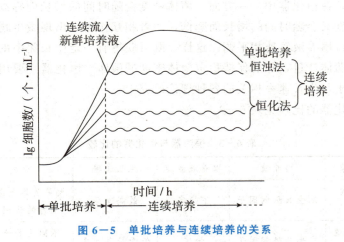

图6-5 单批培养与连续培养的关系

以下仅介绍控制方式和培养器级数不同的两种连续培养器的原理及应用范围。

(1)按控制方式分。

1)恒浊器(Turbidostat):这是一种根据培养器内微生物的生长密度,并借光电控制系统来控制培养液流速,以取得菌体密度高、生长速度恒定的微生物细胞的连续培养器。在该系统中,当培养液的流速低于微生物生长速度时,菌体密度增大,这时通过光电控制系统的调节,可促使培养液流速加快;反之亦然,并以此来达到恒密度的目的。因此,这类培养器的工作精度是由光电控制系统的灵敏度决定的。在恒浊器中的微生物始终能以最高生长速率进行生长,并可在允许范围内控制不同的菌体密度。在生产实践上,为了获得大

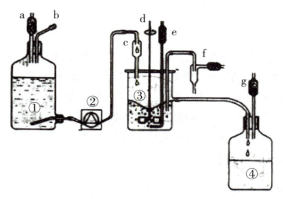

图 6-6 连续培养装置结构示意

①—培养液贮备瓶,其上有过滤器(a)和培养基进口(b);②—蠕动泵;③—恒化器,其上有培养基入口(c)、搅拌器(d)、空气过滤装置(e)和取样口(f);④—收集瓶,其上有过滤器(g)

量菌体或与菌体生长相平行的某些代谢产物(如乳酸、乙醇),都可以利用恒浊器类型的连续发酵器。

2) 恒化器:与恒浊器相反,恒化器是一种设法使培养液的流速保持不变,并使微生物始终在低于其最高生长速率的条件下进行生长繁殖的连续培养装置。这是通过控制某一营养物的浓度使其始终成为生长限制因子来达到目的的,因而可称之为外控制式的连续培养装置。可以设想,在恒化器中,一方面,菌体密度会随时间的增长而提高;另一方面,生长限制因子的浓度又会随时间的增长而降低,两者相互作用,出现微生物的生长速率正好与恒速流入的新鲜培养液流速相平衡。这样,既可获得有一定生长速率的均一菌体,又可获得虽低于最高菌体产量,却能保持稳定菌体密度的菌体。恒化器主要用于实验室科研工作中,尤其适用于与生长速率相关的各种理论研究中。

恒浊器与恒化器的比较见表 6-3。

表 6-3 恒浊器与恒化器的比较

装置	控制对象	培养液	培养液流速	生长速率	产物	应用范围
恒浊器	菌体密度(内控制)	无生长限制因子	不恒定	最高速率	大量菌体或菌体相平行的代谢产物	生产为主
恒化器	培养液流速(外控制)	有生长限制因子	恒定	低于最高速率	不同生长速率的菌体	实验室为主

(2) 按培养器级数分。按此法把连续培养器分成单级连续培养器和多级连续培养器两类。如上所述,若某微生物代谢产物的产生速率与菌体生长速率相平行,就可采用单级恒浊式连续发酵器来进行研究或生产。相反,若要生产的产物恰与菌体生长不平行,如丙酮、丁醇或某些次生代谢物,就应根据两者的产生规律,设计与其相适应的多级连续培养装置。

以丙酮、丁醇发酵为例,丙酮丁醇梭菌的生长分为两个阶段,前期较短,以生产菌体为主,生长温度以 37 ℃ 为宜,是菌体生长期;后期较长,以产溶剂(丙酮、丁醇)为主,温度以 33 ℃为宜，为产物合成期。根据这种特点，国外曾有人设计了一个两级连续发酵罐：第一级罐保持 37 ℃，pH 值为 4.3，培养液的稀释率为 0.125/h（控制在 8 h 对容器内培养液更换一次），第二级罐温度为 33 ℃，pH 值为 4.3，稀释率为 0.04/h（25 h 才更换培养液一次），并把第一级、第二级罐串联起来进行连续培养。这一装置不仅溶剂的产量高、效益好，而且可在一年多的时间内连续运转。在我国上海，早在 20 世纪 60 年代就采用多级连续发酵技术大规模地生产丙酮、丁酮等溶剂。

连续培养如用于生产实践则称连续发酵。连续发酵与单批发酵相比优点如下：高效，它简化了装料、灭菌、出料、清洗发酵罐等许多单元操作，故减少了非生产时间和提高了设备的利用率；自控，即便于利用各种传感器和仪表进行自动控制；产品质量较稳定；节约了大量动力、人力、水和水蒸气，且使水、气、电的负荷均衡合理。当然，连续发酵也存在着明显的缺点：菌种易退化，因长期使微生物处于高速率的细胞分裂中，故即使其自发突变概率极低，仍无法避免突变的发生，尤其当发生相比原生产菌株营养要求降低、生长速率增高、代谢产物减少的负变类型时；易污染杂菌，在长时期连续运转中，存在着因设备渗漏、通气过滤失灵等造成的污染；营养物的利用率一般低于单批培养。故连续发酵中的"连续"还是有限的，一般可达数月至一两年。

在生产实践中，连续发酵技术已经广泛应用于酵母菌单细胞蛋白（SCP）的生产，乙醇、乳酸、丙酮和丁醇的发酵，用解脂假丝酵母等进行石油脱蜡，以及用自然菌种或混合菌种进行污水处理等。国外还报道了把微生物连续发酵的原理运用于提高浮游生物饵料产量的实践中，并获得了良好的效果。

四、微生物的高密度培养

微生物的高密度培养（HCDC）有时也称为高密度发酵，一般是指微生物在液体培养中细胞群体密度超过常规培养 10 倍以上时的生长状态的培养技术。现代高密度培养技术主要是在用基因工程菌（尤其是 $E.coli$）生产多肽类药物的实践中逐步发展起来的。$E.coli$ 在生产各种多肽类药物中具有极其重要的地位，其产品都是高产值的贵重药品，如人生长激素、胰岛素、白细胞介素类和人干扰素等。若能提高菌体培养密度、产物的比生产率（单位体积单位时间内产物的产量），则不仅可减小培养容器的体积、减少培养液的消耗和提高在"下游工程"中分离、提取的效率，而且可以缩短生产周期、减少设备投入和降低生产成本，因此具有重要的实践价值。

不同菌种和同种不同菌株间，在达到高密度的水平上差别极大。有人曾计算过在理想条件下，$E.coli$ 的理论高密度值可达 200 g（湿重）/L，还有人认为甚至可达 400 g（湿重）/L。在前一情况下，几乎 1/4 发酵液中都充满了 $E.coli$ 细胞，引起培养液的高黏度，其流动性也几近丧失。至今已报道过的高密度生长的实际最高纪录为 $E.coli$ W3110 的 174 g（湿重）/L 和 $E.coli$ 用于生产 PHB 的"工程菌"的 175.4 g（湿重）/L。当然，微生物高密度生长的研究时间尚短，理论研究还有待深入，因此，被研究过的微生物种类还很有限，主要局限于 $E.coli$ 和酿酒酵母等少数兼性厌氧菌上。若进一步加强对其他好氧菌和厌氧菌高密度生长的研究，并扩大对各大类、各种生理类型微生物的深入研究，则对微生物学基础理论和有关生产实践具有重大的意义。

进行高密度培养的具体方法很多，应综合考虑和充分运用这些规律，以获得最佳效果。

(1) 选取最佳培养基成分和各种成分含量。以 $E.coli$ 为例，其产 1 g 菌体需要：NH_4Cl 0.77 g/L、KH_2PO_4 0.125 g/L、$MgSO_4·7H_2O$ 17.5 mg/L、K_2SO_4 7.5 mg/L、$FeSO_4·7H_2O$ 0.64 mg/L、$CaCl_2$ 0.4 mg/L；而在 $E.coli$ 培养基中一些主要营养物的抑制浓度为葡萄糖 50 g/L、氨 3 g/L、Fe^{2+} 1.15 g/L、Mg^{2+} 8.7 g/L、P 10 g/L、Zn^{2+} 0.003 8 g/L，以及合适的 C/N 比也是 $E.coli$ 高密度培养的基础。

(2) 补料。补料是 $E.coli$ 工程菌高密度培养的重要手段之一。在供氧不足时，过量葡萄糖会引起"葡萄糖效应"，并导致有机酸过量积累，从而使生长受到抑制。因此，补料一般应采用逐量增加的方式进行。

(3) 提高溶解氧的浓度。试验指出，提高好氧菌和兼性厌氧菌培养时氧的溶解量也是进行高密度培养的重要手段之一。大气中仅含 21% 的氧，若提高氧浓度，甚至用纯氧或加压氧气去培养微生物，就可大大提高高密度培养的水平，例如，有人用纯氧培养酵母菌，就可使菌体湿重达到 100 g/L。

(4) 防止有害代谢产物的生成。乙酸是 $E.coli$ 产生的对自身的生长代谢有抑制作用的产物。为防止它的生成，可采用以下方法：选用天然培养基，降低培养基的 pH 值；以甘油代替葡萄糖作为碳源；加入甘氨酸、甲硫氨酸；降低培养温度(从 37 ℃ 下降至 26～30 ℃)；采用透析培养法去除乙酸等。

第三节　影响微生物生长的主要因素

影响微生物生长的外界因素有很多，除前面已介绍过的营养条件外，还有许多物理因素。限于篇幅，以下仅阐述其中最重要的温度、氧气和 pH 值 3 项。

一、温度

微生物的生命活动都是由一系列生物化学反应组成的，而这些反应受温度影响又极其明显，故温度成了影响微生物生长繁殖的最重要因素之一。这里专门讨论在微生物生长范围内的各种温度。与其他生物一样，任何微生物的生长温度尽管有高有低，但总有最低生长温度、最适生长温度和最高生长温度这三个重要指标，这就是生长温度三基点。如果将微生物作为一个整体来看，其温度的三基点是极宽的，堪称"生物界之最"，这可从表 6—4 中看到。对于某一具体微生物而言，其生长温度有的很宽，有的则很窄，这与它们在长期进化过程中所处的生存环境温度有关。例如，一些生活在土壤中的芽孢杆菌，它们属于宽温微生物(15～65 ℃)；$E.coli$ 既可在人或动物体的肠道中生活，也可在体外环境中生活，故也是宽温微生物(10～47.5 ℃)；而专性寄生在人体泌尿生殖道中的致病菌——淋病奈瑟氏球菌是窄温微生物(36～40 ℃)。最适生长温度经常简称为"最适温度"，其含义为某菌分裂代时最短或生长速率最高时的培养温度。必须强调指出，对于同一种微生物来说，最适生长温度并非一切生理过程的最适温度，即最适温度并不等于生长速率最高时的培养温度，也不等于发酵速率或累积代谢产物最高时的培养温度，更不等于累积某一代谢产物最高时的培养温度，例如，黏质赛氏杆菌的最适生长温度为37 ℃，而其合成灵杆菌素的最适温度为20～25 ℃；黑曲霉的最适生长温度为37 ℃，而产糖化酶的最适温度为32～34 ℃。其他菌种都有类似情况，见表6-4。这一规律对指导发酵生产意义重大。例如，国外曾报道在产黄青霉总共165 h的青霉素发酵过程中，运用了上述规律，即根据其不同生理代谢过程有不同最适温度的特点，分成4段进行不同温度培养(图6-7)，即青霉素产量比常规的自始至终进行30 ℃恒温培养的对照组提高了14.7%。

表6-4 微生物各生理过程的不同最适温度

菌名	生长温度/℃	发酵温度/℃	累积产物温度/℃
嗜热链球菌	37	47	37
乳酸链球菌	34	40	产细胞：25～30
灰色链霉菌	37	28	产乳酸：30
北京棒杆菌	32	33～35	—
丙酮丁醇梭菌	37	33	
产黄青霉	30	25	20

$$0\ h \xrightarrow{30\ ℃} 5\ h \xrightarrow{25\ ℃} 40\ h \xrightarrow{20\ ℃} 125\ h \xrightarrow{25\ ℃} 165\ h$$

图6-7 青霉素发酵分成4段不同温度培养

二、氧气

地球上的整个生物圈都被大气层牢牢包围着。以体积计，氧约占空气的1/5，氮约占空气的4/5，因此，氧对微生物的生命活动有着极其重要的影响；同时，也应考虑到在地球上又有许多缺氧的环境，如水底污泥、沼泽地、水田、堆肥、污水处理池和动物肠道等处，也同样存在着种类繁多、数量庞大、与人类关系密切的厌氧微生物，它们中的绝大多数是细菌、线菌，只有极少数是真菌和原生动物。按照微生物与氧的关系，可把它们粗分成好氧微生物(好氧菌)和厌氧微生物(厌氧菌)两大类，并可进一步细分为以下五类(图6-8)。

(1) 专性好氧菌。专性好氧菌必须在较高浓度分子氧(0.2 bar左右)的条件下才能生长，它们有完整的呼吸链，以分子氧作为最终氢受体，具有超氧化物歧化酶(SOD)和过氧化氢酶，绝大多数真菌和多数细菌、放线菌都是专性好氧菌，如醋杆菌属、固氮菌属、铜绿假单胞菌(俗称"绿脓杆菌"和白喉棒杆菌等)。

微生物与氧的关系
- 好氧菌
  - 专性好氧菌：需氧，在正常大气压下通过呼吸产能
  - 兼性厌氧菌
    - 以呼吸为主，兼营发酵产能
    - 以呼吸为主，兼营厌氧呼吸产能
  - 微好氧菌：需在微量氧(0.01～0.03 bar)下生活
- 厌氧菌
  - 耐氧菌：不需氧，只以发酵产能，氧无毒害
  - 厌氧菌(专性)：氧有害或致死，以发酵或无氧呼吸产能

图6-8 微生物与氧的关系分类

(2)兼性厌氧菌。兼性厌氧菌是以在有氧条件下的生长为主,也可兼在厌氧条件下生长的微生物,有时也称兼性好氧菌。它们在有氧时靠呼吸产能,无氧时则借发酵或无氧呼吸产能;细胞含 SOD 和过氧化氢酶。许多酵菌和不少细菌都是兼性厌氧菌。如酿酒酵母、地衣芽孢杆菌、脱氮副球菌及肠杆菌科的各种常见细菌[包括 E. coil、产气肠杆菌(旧称"产气气杆菌"或"产气杆菌")和普通变形杆菌等]。

(3)微好氧菌。微好氧菌是只能在较低的氧分压(0.01～0.03 bar,正常大气中的氧分压为 0.2 bar)下才能正常生长的微生物,也是通过呼吸链并以氧为最终氢受体而产能。如霍乱弧菌、氢单胞菌属、发酵单胞菌属和弯曲菌属等。

(4)耐氧菌。耐氧菌即耐氧性厌氧菌的简称。其是一类可在分子氧存在条件下进行发酵性厌氧生活的厌氧菌。它们的生长不需要任何氧,但分子氧对它们也无害。它们不具有呼吸链,仅依靠专性发酵和底物水平磷酸化而获得能量。耐氧的机制是细胞内存在 SOD 和过氧化物酶(但缺乏过氧化氢酶)。通常的乳酸菌多为耐氧菌,例如,乳酸乳杆菌、肠膜明串珠菌、乳酸链球菌和粪肠球菌等;非乳酸菌类耐氧菌如雷氏丁酸杆菌等。

(5)厌氧菌。厌氧菌有一般厌氧菌与严格厌氧菌(专性厌氧菌)之分。其特点如下。
1)分子氧对它们有毒,即使短期接触也会抑制甚至致死。
2)在空气或含 $10\%CO_2$ 的空气中,它们在固体或半固体培养基表面不能生长,只有在其深层无氧处或在低氧化还原反应势的环境下才能生长。
3)生命活动所需能量通过发酵、无氧呼吸、循环光合磷酸化或甲烷发酵等提供。
4)细胞内缺乏 SOD 和细胞色素氧化酶,大多数还缺乏过氧化氢酶。常见的厌氧菌有梭菌属、拟杆菌属、梭杆菌属、双歧杆菌属及各种光合细菌和产甲烷菌等。其中,产甲烷菌属于古生菌类,它们都属于严格厌氧菌。

现把一批微生物与氧的关系及其在深层半固体琼脂柱中的生长状态列在图 6－9、图 6－10中。

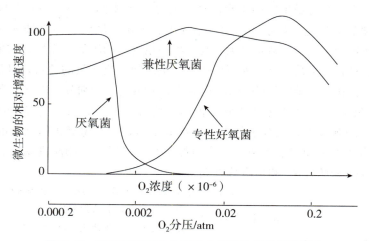

图 6－9　分子氧浓度和分压对 3 类微生物生长的影响

关于厌氧菌的氧毒害机制问题,从 20 世纪初起已陆续提出过几种假说,但直到 1971 年在麦考德(McCord)和费雷德维奇(Fridovich)提出关于专性厌氧生活的超氧化物歧化酶(SOD)学说后,才有了重大进展。他们在广泛调查了不同微生物中 SOD 和过氧化氢

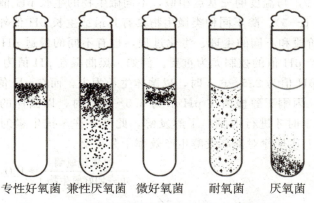

专性好氧菌　兼性厌氧菌　微好氧菌　耐氧菌　厌氧菌

图 6-10　多种菌在半固体琼脂柱中的生长状态模式

酶的分布状况后发现：凡严格厌氧菌就无 SOD 活力，一般也无过氧化氢酶活力；所有具有细胞色素系统的好氧菌都有 SOD 和过氧化氢酶；耐氧菌不含细胞色素系统，但具有 SOD 活力而无过氧化氢酶活力。在此基础上，他们认为，SOD 的功能是保护好氧菌免受超氧化物阴离子自由基的毒害，从而提出了缺乏 SOD 的微生物必然只能进行专性厌氧生活的学说。

生物在其长期进化历史中，早就发展为将超氧化物阴离子自由基等各种有害活性氧分歧化成毒性稍低的 H_2O_2，在过氧化氢酶的作用下 H_2O_2 又进一步变成无毒的 H_2O，厌氧菌因不能合成 SOD，所以根本无法使 O_2^- 歧化成 H_2O_2，因此，在有氧存在时，细胞内形成的 O_2^- 就使自身受到毒害。绝大多数的耐氧菌都能合成 SOD，且有过氧化物酶；因此剧毒的 O_2^- 可先歧化成有毒的 H_2O_2，然后还原成无毒的 H_2O。即已有试验表明，原为兼性厌氧菌的大肠埃希菌，若使它突变为 SOD 缺陷株，则它也转变成一株短期接触氧就能被"杀死的"严格厌氧菌了。按 SOD 分子中所含金属辅基的不同，可把它分为以下 3 类。

知识链接：自由基

(1) 含 Cu、Zn 的 SOD，存在于几乎所有真核生物的细胞质中。
(2) 含 Fe 的 SOD，主要存在于原核微生物中。
(3) 含 Mn 的 SOD，主要存在于真核生物的线粒体中。

SOD 除可清除超氧化物阴离子自由基外，还发现在防治人体衰老、治疗自身免疫性疾病、抗癌、防白内障、治疗放射病和肺气肿，以及解除苯中毒等方面有一系列疗效，故在利用微生物进行生产及进行化学修饰等方面正在作进一步研究，以期降低其免疫原性和提高在体内的半衰期，尽快达到在医疗保健中应用的目的。

三、pH 值

pH 值表示某水溶液中氢离子浓度的负对数值，它源于法文"puissance hudrogene"（氢强度）。纯水呈中性，其氢离子浓度为 10^{-7} mol/L，而定其 pH 值为 7。pH 值小于 7 呈酸性，大于 7 则呈碱性，每差一级，其离子浓度就相差 10 倍。微生物作为一个整体来说，其生长的 pH 值范围极广（2～10），有少数种类还可超出这一范围。但绝大多数微生物的生长 pH 值都为 5～9，与温度的三基点相似，不同微生物的生长 pH 值也存在最低、最适与最高 3 个数值（表 6-5）。除不同种类微生物具有其最适生长 pH 值外，即使同一种微生物在其不同的生长阶段和不同的生理、生化过程，也有不同的最适 pH 值要求。研究其中的规律，对发酵生产 pH 值的控制尤为重要。例如，黑曲霉在 pH 值为 2.0～2.5 时，有利于合成柠檬酸，在 pH 值为 2.5～6.5 时，以菌体生长为主，而在 pH 值为 7 左右时，则大量合成草酸。又如，丙酮丁醇梭菌在 pH 值为 5.5～7.0 时，以菌体的生长繁殖为主，而在 pH 值为 4.3～5.3 时才进行丙酮、丁醇发酵。此外，许多抗生素的生产菌也有同样情况（表 6-6）。利用上述规律对提高发酵生产效率十分重要。

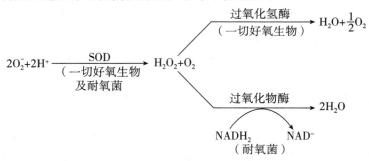

表 6-5　不同微生物的生长 pH 值范围

微生物名称	pH 值		
	最低	最适	最高
氧化硫硫杆菌	0.5	2.0～3.5	6.0
嗜酸乳杆菌	4.0～4.6	5.8～6.6	6.8
醋化醋杆菌	4.0～4.5	5.4～6.3	7.0～8.0
大豆根瘤菌	4.2	6.8～7.0	11.0
枯草芽孢杆菌	4.5	6.0～7.5	8.5
大肠埃希菌	4.3	6.0～8.0	9.5
金黄色葡萄球菌	4.2	7.0～7.5	9.3
褐球固氮菌	4.5	7.4～7.6	9.0
酿脓链球菌	4.5	7.8	9.2
亚硝化单胞菌	7.0	7.8～8.6	9.4
黑曲霉	1.5	5.0～6.0	9.0
一般放线菌	5.0	7.0～8.0	10.0
一般酵母菌	2.5	4.0～5.8	8.0
一般霉菌	1.5	3.8～6.0	7.0～11.0

表6-6 几种抗生素产生菌的生长与发酵的最适pH值

抗生素产生菌	菌生长最适pH值	合成抗生素最适pH值
灰色链霉菌	6.3~6.9	6.7~7.3
红霉素链霉菌	6.6~7.0	6.8~7.3
产黄青霉	6.5~7.2	6.2~6.8
金霉素链霉菌	6.1~6.6	5.9~6.3
龟裂链霉菌	6.0~6.6	5.8~6.1
灰黄青霉	6.4~7.0	6.2~6.5

虽然微生物外环境的pH值变化很大，但细胞内环境中的pH值相当稳定，一般接近中性。这就免除了DNA、ATP、菌绿素和叶绿素等重要成分被酸破坏，或RNA、磷脂类等被碱破坏的可能性。与细胞内环境的中性pH值相适应的是，胞内酶的最适pH值一般也接近中性，而位于周质空间的酶和分泌到细胞外的胞外酶的最适pH值则接近环境的pH值。pH值除对细胞产生直接影响外，还会对细胞产生间接影响。例如，可影响培养基中营养物质的离子化程度，从而影响微生物对营养物质的吸收；影响环境中有害物质对微生物的毒性及影响代谢反应中各种酶的活性等。

微生物的生命活动过程也会能动地改变外界环境pH值，即通常遇到的培养基的原始pH值在培养微生物的过程中会时时发生改变的原因。其中，发生pH值改变的可能反应如图6-11所示。

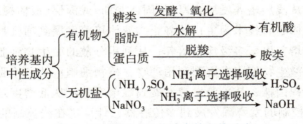

图6-11 发生pH值改变的可能反应

上述变酸与变碱两种过程，在一般微生物的培养中往往以变酸占优势，因此，随着培养时间的延长，培养基的pH值会逐渐下降。当然，pH值的变化还与培养基的组分尤其是碳氮比有很大的关系，碳氮比高的培养基，如培养各种真菌的培养基，经培养后，其pH值会显著下降；相反，碳氮比低的培养基，如培养一般细菌的培养基，经培养后，其pH值会明显上升。在微生物培养过程中，pH值的变化往往对该微生物本身及发酵生产有不利的影响，因此，如何及时调整pH值就成了微生物培养和发酵生产中的一项重要措施。通过总结实践中的经验，这里把调节pH值的措施分成"治标"和"治本"两大类。前者是指根据表面现象而进行直接、及时、快速但不持久的表面化调节；后者则是指根据内在机制采用的间接、缓效但可发挥持久作用的调节。这两类调节pH值的措施见表6-7。

表 6－7 调节 pH 值的措施

pH 值调节	治标	过酸时	加 NaOH、Na_2CO_3 等碱液中和
		过碱时	加 H_2SO_4、HCl 等酸液中和
	治本	过酸时	加适当氮源：加尿素、$NaNO_3$、NH_4OH 或蛋白质等
			提高通气量
		过碱时	加适当碳源：加糖、乳酸、醋酸、柠檬酸或油脂等
			降低通气量

第四节 微生物培养法概论

本章一开始就强调微生物各种功能的发挥是靠"以数取胜"或"以量取胜"的。这里，将从历史与现状的角度，让读者在很短的时间内全面了解微生物生长规律是如何被运用于保证微生物大量生长繁殖和产生有益代谢产物的。

一个良好的微生物培养装置的基本条件是：按微生物的生长规律进行科学的设计，能在提供丰富而均匀营养物质的基础上，保证微生物获得适宜的温度和良好的通气条件（只有厌氧菌例外）。此外，还要为微生物提供一个适宜的物理化学条件和严防杂菌污染的环境等。从历史发展的角度（纵向）来看，微生物培养技术发展的轨迹具有以下特点：从少量培养到大规模培养；从浅层培养发展到厚层（固体制曲）或深层（液体搅拌）培养；从以固体培养技术为主到以液体培养技术为主；从静止式液体培养发展到通气搅拌式液体培养；从单批培养发展到连续培养以至多级连续培养；从利用分散的微生物细胞发展到利用固定化的细胞；从单纯利用微生物细胞发展到利用动物、植物细胞；从利用野生型菌种发展到利用变异株直至遗传工程菌株；从单菌发酵发展到混菌发酵；从低密度培养发展到高密度培养（HCDC）；从人工控制的发酵罐发展到多传感器、计算机在线控制的自动化发酵罐等。

以下就实验室和生产实践中一些较有代表性的微生物培养法做一简要介绍。

一、实验室培养法

（一）固体培养法

1. 好氧菌的固体培养

好氧菌主要用试管斜面、培养皿琼脂平板及较大型的克氏扁瓶、茄子瓶等进行平板培养。

2. 厌氧菌的固体培养

实验室中培养厌氧菌除需要特殊的培养装置或器皿外，首先应配制特殊的培养基。在厌氧菌培养基中，除保证提供 6 种营养要素外，还需要加入适当的还原剂，必要时，还要加入刃天青等氧化还原反应势指示剂。具体培养方法如下。

(1)高层琼脂柱。把含有还原剂的固体或半固体培养基装入试管中,经灭菌后,除表层尚有一些溶解氧外,越是深层,其氧化还原反应势越低,越有利于厌氧菌的生长。例如,韦荣氏管就是一根长为 25 cm、内径为 1 cm,两端可用橡皮塞封闭的玻璃管,可进行稀释、分离厌氧菌并对其进行菌落计数。

(2)厌氧培养皿。用于培养厌氧菌的培养皿有几种,有的是利用特制皿盖去创造一个狭窄空间,再加上还原性培养基的配合使用而达到厌氧培养的目的,如 Brewer 皿。有的是利用特制皿底——有两个相互隔开的空间,其一是放焦性没食子酸;其二是放 NaOH 溶液,待在皿盖的平板上接入待培养的厌氧菌后,立即密闭,经摇动,上述两试剂因接触而发生反应,于是造成了无氧环境,如图 6-12 中的 Spray 皿或 Bray 皿。

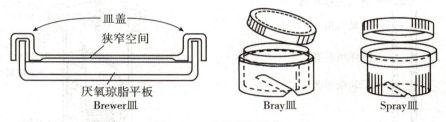

图 6-12 三种厌氧培养皿

(3)亨盖特滚管技术。亨盖特滚管技术由美国著名微生物学家亨盖特(R.E. Hungate)于 1950 年设计,因此得名。这是厌氧菌微生物学发展历史中的一项具有划时代意义的创造,由此推动了严格厌氧菌(瘤胃微生物区系和产甲烷菌)的分离和研究。其主要原理是利用除氧铜柱(玻璃柱内装有密集铜丝,加温至 350 ℃时,可使通过柱体的不纯氢中的 O_2 与铜反应而被除去)来制备高纯氮,再用此高纯氮去驱除培养基配制、分装过程中各种容器和小环境中的空气,使培养基的配制、分装、灭菌和储存,以及菌种的接种、稀释培养、观察、分离、移种和保藏等操作的全过程始终处于高度无氧条件下,从而保证了各类严格厌氧菌的存活(图 6-13)。用严格厌氧方法配制、分装、灭菌后的厌氧菌培养基,称为预还原无氧灭菌培养基即"PRAS 培养基"。在进行产甲烷菌等严格厌氧菌的分离时,先用 Hungate 的这种"无氧操作"把菌液稀释,并用注射器胶塞严密塞住后平放,置于冰浴中均匀滚动,使含菌培养基布满在试管内表面上(犹如将好氧菌浇注或涂布在培养平板上),经培养后,会长出许多单菌落,亨盖特滚管技术的优点是试管内壁上的琼脂层有很大的表面积可供厌氧菌长出单菌落,而且试管口的面积和试管腔体积都极小,故有利于阻止氧与厌氧菌接触。

(4)厌氧罐技术。厌氧罐技术是一种经常使用的但不是很严格的厌氧菌培养技术,原因是它除能保证厌氧菌在培养过程中处于良好无氧环境外,无法保证在培养基配制、接种、观察、分离、保藏等操作中也不接触氧气。其装置如图 6-14 所示。厌氧罐的构造:一个用聚碳酸酯制成的圆柱形透明罐体(内可放 10 个常规培养皿),其上有一个可用螺旋夹紧密夹牢的罐盖,盖内的中央有一个用不锈钢丝编织成的催化剂室,内放钯催化剂,罐内还放一种含有亚甲蓝溶液的氧化还原指示剂。使用时,先装入接种后的培养皿或试管菌样,然后封闭罐盖,接着可采用抽气换气法彻底驱走罐内原有空气,一般操作步骤为抽真空→灌 N_2→抽真空→灌 N_2→抽真空→灌混合气体(N_2:CO_2:H_2=80:10:10,$V/V/$

V)。最后，罐内少量剩余氧又在钯催化剂的催化下，与灌入混合气体中的 H_2 还原成 H_2O 而被除去，从而形成良好的无氧状态(这时亚甲蓝指示剂从蓝色变为无色)。国际上早已盛行以"GasPak"内源性产气袋商品来取代上述烦琐的抽气换气过程。只要把这种产气袋剪去一角并注入适量水后投入厌氧罐，并立即封闭罐盖，它就会自动缓缓放出足够的 CO_2 和 H_2。

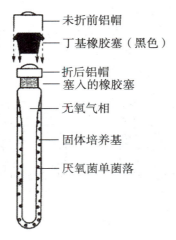

图6-13 用于亨盖特滚管技术中的厌氧试管剖面

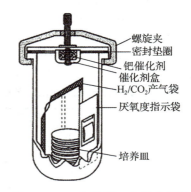

图6-14 厌氧罐的一般构造剖面

其原理如下。
1)产 H_2 反应(图6-15)：

$$NaBH_4 + 2H_2O \xrightarrow{Na^+ 或 Ca^{2+}} NaBO_2 + 4H_2$$

图6-15 产 H_2 反应

一般用 0.6 g 硼氢化钠与 40 mL 的水即可产 1 250 mL H_2。

2)产 CO_2 反应(图6-16)：

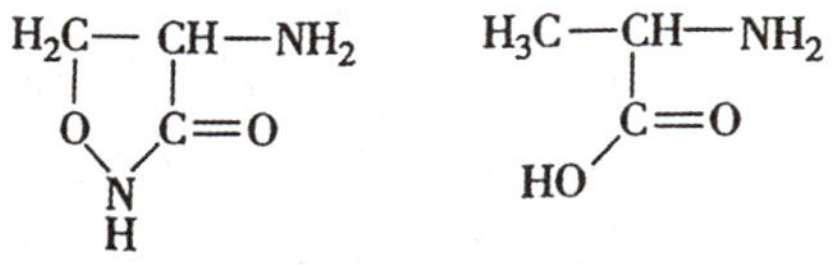

环丝氨酸   丙氨酸

图6-16 产 CO_2 反应

(5)厌氧手套箱技术。厌氧手套箱技术是于20世纪50年代末问世的一种用于培养、研究严格厌氧菌的箱形装置和相关的技术方法。箱体结构严密、不透气，其内始终充满成分为 $N_2:CO_2:H_2=85:5:10(V/V/V)$ 的惰性气体，并有钯催化剂保证箱内处于高度无氧状态。通过两个塑料手套可在箱内进行种种操作，箱内还设有恒温培养箱，以随时进行厌氧菌的培养。外界物件进出箱体可通过有密闭和抽气换气装置的交换室(由计算机自控)进行。厌氧手套箱的外观如图6-17所示。

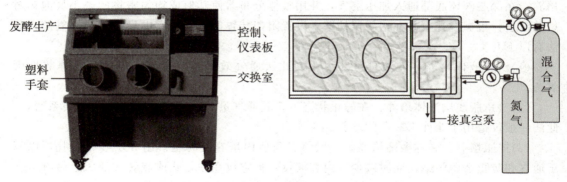

图 6-17 厌氧手套箱

上述的厌氧罐技术、亨盖特滚管技术和厌氧手套箱技术已成为现代实验室中研究厌氧菌最有效的"三大件"技术。其比较见表 6-8。

表 6-8 三种现代常用厌氧培养技术的比较

比较项目	厌氧罐技术	亨盖特滚管技术	厌氧手套箱技术
除氧原理	以氮取代空气,残氧用氢去除	用高纯氮去除各个环境中的空气	以氮取代空气,残氧用氢去除
基本构造	透明可密闭罐体;钯催化剂盒;亚甲蓝指示剂;外源或内源法供氮、CO_2 和氢	制纯氮的铜柱;专用试管;"滚管"装置	附有 2 个操作手套和交换室的大型密闭箱体;箱内有恒温培养箱和钯催化剂盒等;另有供氮、氢和 CO_2 等装置
操作要点	放入物件→紧闭罐盖→抽气换气(或内源气袋供气)→恒温培养	用铜柱制高纯氮→配 PRAS 培养基→接种制"滚管"→恒温培养	物体经交换室入箱→自动抽气换气→接种→培养
优缺点	设备价格低,操作简便,除培养时为无氧外,其余过程无法避氧	各环节能严格驱氧;操作烦琐;技术要求极高	各环节能达到严格除氧,设备价格高;操作、维护较烦琐

(二)液体培养法

1. 好氧菌的液体培养

大多数微生物都是好氧菌,且微生物一般只能利用溶于水中的氧,故如何保证在培养液中始终有较高的溶解氧浓度就显得特别重要。在一般情况(1 个大气压,20 ℃)下,氧在水中的溶解度仅为 6.2 mL/L(0.28 mol),这些氧仅能保证氧化 8.3 mg 即 0.046 mmol 的葡萄糖(相当于培养基中常用葡萄糖浓度的 1/1 000)。除葡萄糖外,培养基中的其他有机或无机养料一般可保证微生物使用几小时至几天。因此,氧的供应始终是好氧菌生长繁殖中的限制因子。为解决这个矛盾,必须设法增加培养液与氧的接触面积或提高氧的分压来提高溶解速率,具体措施如下:浅层液体静止培养;将三角瓶内培养物放在摇床上做摇瓶培养；在深层液体底部通入加压空气，并用气体分布器使其形成均匀密集的微小气泡；对培养液进行机械搅拌，并在培养器的壁上设置阻挡装置等。实验室中最常用的好氧菌培养法有以下几类。

(1)试管液体培养：装液量可多可少。此法通气效果不够理想，仅适合培养兼性厌氧菌。

(2)三角瓶浅层液体培养：在静止状态下，其通气量与装液量和通塞的状态关系密切。此法一般仅适用于兼性厌氧菌的培养。

(3)摇瓶培养：又称振荡培养。一般将三角瓶内培养液的瓶口用 8 层纱布包扎，以利于通气和防止杂菌污染，同时减少瓶内装液量，把它放在往复式或旋转式摇床上做有节奏的振荡，以达到提高溶氧量的目的。此法最早由荷兰著名学者克鲁维(Kluyver)发明(1933年)，目前仍广泛用于菌种筛选及生理、生化、发酵和生命科学多领域的研究工作中。

(4)台式发酵罐：是一种利用现代高科技制成的实验室研究使用的发酵罐，体积一般为数升至数十升，有良好的通气、搅拌及其他各种必要装置，并有多种传感器、自动记录和用计算机调控的装置。现成的商品种类有很多，应用较为方便。

2. 厌氧菌的液体培养

在实验室中对厌氧菌进行液体培养时，若放入上述厌氧罐或厌氧手套箱中培养，就不必采取额外的培养措施；若单独放在有氧环境下培养，则在培养基中必须加入硫基乙酸、半胱氨酸、维生素 C 或庖肉(牛肉小颗粒)等有机还原剂，或加入钢丝等能显著降低氧化还原电位的无机还原剂。在此基础上，再用深层培养或同时在液面上封一层石蜡油或凡士林-石蜡油，则可保证培养基的氧化还原电位(E_h)降至$-420 \sim -150$ mV，以适合严格厌氧菌的生长。

二、生产实践中培养微生物的装置

(一)固体培养法

1. 好氧菌的曲法培养

距今 4 000～5 000 年前，我国人民就已发明了制曲酿酒。原始的曲法培养就是将麸皮、碎麦或豆饼等固态基质经蒸煮和自然接种后，薄薄地铺在培养容器表面，使微生物既可获得充足的氧气，又有利于散发热量。对于真菌来说，还十分有利于产生大量孢子。曲(Qu 或 Mouldy Bran)的构造与功能如图 6－18 所示。

曲的构造与功能
- 固体基质
  - 提供营养
  - 有利于疏松通气，赋予曲的外形
- 菌体(菌丝、孢子或细胞)可用作“种子”
- 代谢产物
  - 胞外酶类：可用作粗酶制剂
  - 其他：如柠檬酸、赤霉素和抗生素等

图 6－18　曲的构造与功能

根据制曲容器的形状和生产规模的大小，可将各种制曲方法分成瓶曲、袋曲(一般用塑料袋制曲)、盘曲(用木盘制曲)、帘子曲(用竹帘子制曲)、转鼓曲(用大型木质空心转鼓横向转动制曲)和通风曲(即厚层制曲)等。其中，瓶曲、袋曲形式在目前的食用菌制种和培养中仍有广泛应用。通风曲是一种机械化程度和生产效率都较高的现代大规模制曲技术，在我国酱油酿造业中广泛应用。一般是由一个面积为 10 m² 左右的水泥曲槽组成，槽上有曲架和用适当材料编织成的筛板，其上可摊一层约 30 cm 厚的曲料，箅架下部不断通以低温、湿润的新鲜过滤空气，以此制备半无菌状态的固体曲（图 6-19）。

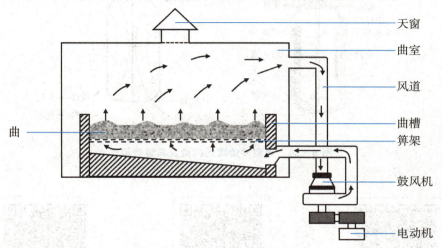

图 6-19 通风曲槽结构模式

2. 厌氧菌的堆积培养

生产实践上对厌氧菌进行大规模固体培养的例子还不多见，在我国的传统白酒生产中，一向采用大型深层地窖对固体发酵料进行堆积式固体发酵，这对酵母菌的酒精发酵和己酸菌的己酸发酵等都十分有利，因此可生产名优大曲酒（蒸馏白酒）。

（二）液体培养法

好氧菌的培养包括浅盘培养、深层液体通气培养等。

（1）浅盘培养。浅盘培养是一种用大型盘子对有氧菌进行浅层液体静止培养的方法。在早期的青霉素和柠檬酸等发酵中，均使用过这种方法，但因存在劳动强度和生产效率低及易污染杂菌等缺点，故未能广泛使用。

（2）深层液体通气培养。深层液体通气培养是一类应用大型发酵罐进行深层液体通气搅拌的培养技术。它的发明在微生物培养技术发展史上具有革命性的意义，并成为现代发酵工业的标志。发酵罐是一种最常规的生物反应器，一般为一钢质圆筒形直立容器，其底和盖呈扁球形，高与直径之比为 1:(2~2.5)。容积可大可小，大型发酵罐一般为 50~500 m³，最大的为英国用于甲醇蛋白生产的巨型发酵罐，有效容积达 1 500 m³。发酵罐的主要作用是为微生物提供丰富、均匀的养料，良好的通气和搅拌条件，适宜的温度和酸碱度，并能消除泡沫和确保防止杂菌的污染等。除罐体有相应的各种结构（图 6-20）外，还要有一套必要的附属装置如培养基配制系统、蒸汽灭菌系统、空气压缩和过滤系统、营养物添加系统、传感器和自动记录系统、调控系统及发酵产物的后处理系统（俗称"下游工程"）等。除上述典型发酵罐作为好氧菌的深层液体培养装置外，还有其他各种形式的发酵罐，如连续发酵罐和用于固定化细胞发酵的各种生物反应器。

微课：微生物在白酒酿造中的应用

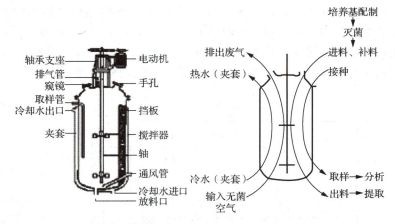

图6—20 典型发酵罐的构造及其运转原理

本章小结

目标测试

参考答案

第七章　微生物的控制

知识目标

1. 掌握消毒、灭菌、防腐、杀菌剂、消毒剂和治疗剂等知识点。
2. 熟悉消毒剂及影响消毒、灭菌的各种因素。
3. 了解化学杀菌剂、消毒剂和治疗剂。

技能目标

能够熟练掌握消毒、灭菌的操作方法及适用对象。

素质目标

培养学生严谨的微生物科学态度,以及严格的微生物纯种培养和无菌操作技能。

案例导入

自然界中微生物种类繁多,分布广泛。有些微生物对人类健康有益,它们能改善机体内外环境,有利于人体健康;也有一些微生物对人类健康有害,它们可使人、动物和植物致病,或者引起食品腐败变质,从而危害人类健康。人类文明的发展史始终伴随着对有益微生物的利用和对有害微生物的防控,在与病原微生物的斗争中,人类积累了重要的消毒与灭菌知识,对传染病的预防和控制、食品及药品生产和储存等起到重要作用。

第一节　消毒与灭菌的基本概念

人们利用煮沸、盐腌、火烧、日晒和砂滤等方法杀灭或去除微生物,以保存食物、净化饮水和预防疾病。随着现代医学的建立,人类逐渐明确了病原微生物的存在,并逐渐找到了在诊疗过程中避免微生物污染的具体措施——消毒与灭菌,从而使消毒、灭菌方法与技术取得了长足发展。大量化学消毒剂的发现和使用、新型消毒与灭菌器械的开发和应用,以及生物消毒技术的研究等,进一步满足了医疗卫生工作和防病保健的需要。而且在实践中建立了一套更加完善、可靠的合理选择和正确使用消毒与灭菌技术的方法与规范,从而使消毒与灭菌技术在传染病和条件致病菌感染的预防方面起到了更积极与重要的作用。消毒、灭菌与食品、制药、生物制品、预防保健、进出口商品检验、科研,以及农、林、牧、副、渔的种植和养殖等方面都有密切关系,在卫生微生物学领域也得到了广泛应用。

一、消毒

(一)消毒的基本概念及要求

消毒是指杀灭或清除传播媒介上的病原微生物,使其达到无害化的处理。杀灭、抑制或阻止微生物生长繁殖的处理称为抗菌。防止或抑制病原微生物和其他有害微生物生长繁殖,以防止其腐败的处理则称为防腐。有时也将防腐作为一种消毒措施。消毒措施多用于卫生防疫、医院中不接触无菌组织类的医疗器材和环境等的处理。杀灭人体组织内的微生物则属于治疗措施,不属于消毒范畴。不同的媒介上可能存在的微生物种类、数量均有所不同,所需要采取的消毒处理方法也不尽相同,因微生物(特别是病原微生物)的种类、生物学特性的差异,对各种消毒方法的抵抗力也不同。如何确保消毒工作真正杀灭病原微生物达到无害化的程度,是要在实际工作中认真考虑的。在临床医学和卫生保健中,为确保消毒的质量,需要制定科学、可靠的判定标准。理论上说,消毒工作的一个重要目的是控制传染病流行,故通过长期的流行病学调查科研来确定消毒合格标准最科学。但大多数传染病的预防措施是综合性的,消毒只是其中一个重要的组成部分。因此,即使发病率下降、流行停止,也不能确定是由消毒与灭菌措施还是其他措施奏效所致。然而,大量的生产实践和流行病学调查研究也表明,严格的消毒措施对控制医院感染和医药及食品等加工中产品的质量发挥了难以替代的作用。至于消毒合格与否的判定指标,目前主要根据实践经验、数学推导及有限的试验验证后确定。我国消毒技术规范在参考国内外大量文献、指南和标准的基础上,结合我国的实践规定,符合下列所有相应条件的消毒产品是合格的。

(1)去除残留消毒剂效果的鉴定试验合格。

(2)消毒产品的实验室试验结果应符合下列相应条件。

1)悬液定量试验时,每次试验对金黄色葡萄球菌、大肠埃希菌、铜绿假单胞菌、白色葡萄球菌、枯草杆菌黑色变种芽孢的杀灭对数值≥5.00;对龟分枝杆菌脓肿亚种、假丝酵母菌和黑曲霉菌的杀灭对数值≥4.00;对脊髓灰质炎病毒-Ⅰ型疫苗株的灭活对数值≥4.00;对照组微生物数在规定的范围内。

2)载体定量试验(含载体流动浸泡)时,每次试验对各类微生物的杀灭对数值或灭活对数值≥3.00,对照组微生物数在规定的范围内。

3)载体定性试验时,各次试验所有载体相应细菌芽孢均无生长,对照组微生物数在规定的范围内。

(3)消毒模拟现场试验时,各次试验对试验微生物的杀灭对数值≥3.00,对照组微生物数在规定的范围内。灭菌模拟现场试验时,各次试验所有载体相应细菌芽孢均无生长,对照组微生物数在规定的范围内。

(4)现场试验时,对消毒对象上自然菌的平均杀灭对数值≥1.0。

(5)消毒产品用于饮用水消毒时,消毒效果的评价按《生活饮用水卫生监督管理办法》(2016年修改)进行。要求消毒处理后的水符合饮用水卫生标准。

杀灭对数值和杀灭率的计算公式分别见式(7-1)、式(7-2)。

$$KL = \lg N_0 - \lg N_x \tag{7-1}$$

$$KR = 100\% \times (1 - N_x/N_0) \tag{7-2}$$

式中 KL——杀灭对数值；

KR——杀灭率(%)；

N_0——对照组平均活菌浓度(CFU/mL 或 CFU/片)；

N_x——试验组活菌浓度(CFU/mL 或 CFU/片)。

(二)特殊消毒概念

当将消毒应用于特殊场合或条件时，为了区别不同的工作要求，又产生了以下一些特殊消毒概念。

(1)医院消毒。医院消毒是指杀灭或清除医院环境中和物体上污染的病原微生物的过程。例如，医院病房及各种场所的消毒，患者使用器、物品、衣物等的消毒，手术室、隔离病房等的空气消毒，手术器械、敷料则需灭菌。其目的是防止医院感染的发生。

(2)疫源地消毒。疫源地消毒是指对存在或曾经存在过传染源的场所进行的消毒。其目的是杀灭或清除传染源排出的病原体。传染病病房和传染病患者家庭消毒即此种类型的消毒。

(3)随时消毒。随时消毒是指疫源地有传染源存在时进行的消毒。其目的是及时杀灭或清除患者排出的病原微生物。

(4)终末消毒。终末消毒是指传染源离开疫源地(包括传染源住院、转移，死亡后离开疫点或终止传染状态)后进行的彻底消毒。终末消毒的目的是完全消灭患者所播散的、遗留在居室和各种物体上的存活的病原体，使疫点无害化。终末消毒进行得越及时、越彻底，干预和控制传染病的传播越有效。《中华人民共和国传染病防治法》规定，进行终末消毒的传染病有鼠疫、霍乱、伤寒、副伤寒、细菌性痢疾、病毒性肝炎、脊髓灰质炎、肺结核、炭疽等。

(5)预防性消毒。预防性消毒是指对可能受到病原微生物污染的物品和场所进行的消毒，如餐具消毒、饮水消毒、公共场所消毒、污水处理等。进行预防性消毒时，一般不存在已知的传染源，故其效果不易体现而易被忽视。

(6)工业消毒与灭菌。工业消毒与灭菌是指在工业生产过程中防止产品污染菌所进行的消毒或灭菌处理，如医疗器械、医疗用品、制药、生物制品、食品和畜产品等工业。其目的是防止这些产品作为传染病的传播媒介，防止产品被微生物损坏等。进行工业消毒与灭菌，有利于降低成本、提高效率、保证质量。目前，工业消毒发展的快慢已成为衡量一个国家消毒工作水平的重要标志之一。

二、灭菌

(一)灭菌的基本概念及要求

灭菌是指杀灭或清除传播媒介上一切微生物的处理。灭菌的概念是绝对的，要求灭菌处理后的物品必须完全没有微生物存活，即使有一个菌生长也不算达到灭菌要求。因此，"基本灭菌"或"部分灭菌"的说法都是不对的。灭菌加工的目的是杀灭产品上污染的微生物，所有理化因子对微生物的杀灭均遵循指数定律，因此，可以计算出微生物存活的概率。这个概率是产品上微生物的数目和种类、灭菌加工的杀菌能力，以及在某一情况下加工处理时微生物所在环境的函数。由此得出，在一个灭菌产品总体中，每件产品的灭菌不能在绝对意义上得到保证。故在大量产品的工业化灭菌时，灭菌合格标准以是否达到灭菌保证水平来判断。灭菌保证水平（SAL）是指灭菌处理后单位产品上存在活的微生物的概率，通常表示为10^{-n}。一般 SAL 为10^{-6}，即在灭菌处理后，在百万件物品中最多只能有一件物品仍存在活的微生物。灭菌多用于医院中对需接触无菌组织的医疗器材的处理，以及工业生产过程中对一次使用性无菌医疗器材和无菌药品的处理。这些物品都要与人体的无菌组织接触，即使没有活的微生物，微生物的代谢产物（如热原质、变应原等）仍然会导致人类健康受到危害。因此，近年来，不少学者指出传统的灭菌概念不够全面。当物品中含有较大量的微生物时，若不经彻底清洗就进行灭菌处理，即使达到产品上无活的微生物存在，但物品上仍存在死的微生物及其代谢产物，这些物质进入人体无菌组织也是有害的。因此，从更严格意义上说，灭菌的物品应无菌、无毒、无热原质、无变应原。为此，对这些进入无菌组织的器材进行灭菌处理前应先彻底清洗，充分去除有毒、有害物质，再进行灭菌处理，方能保证健康与安全。

（二）与灭菌相关的其他概念

（1）无菌。无菌是指不存在任何微生物的状况，往往是灭菌处理的结果。无菌产品是指无活的微生物的产品。但实践中要达到如此绝对化的结果很难，要证实某产品的真正无菌状态更是不可能的。自然界的微生物种类非常多，甚至有人认为人类已知的微生物只占地球上微生物种类的1%。要想证实物品上没有这些微生物，人类现有的科学技术水平还无能为力。

（2）商业无菌。商业无菌是指罐头食品经过适度的热杀菌后，不含有致病的微生物，也不含有在通常温度下能在其中繁殖的非致病性微生物。商业无菌的实质是指罐头食品中所有的肉毒梭菌芽孢和其他致病菌，以及在正常的储存和销售条件下能引起内容物变质的嗜热菌均被杀灭，但其中偶尔会有少数耐热性芽孢残留，只要在43 ℃以下的温度储存，这些残留微生物就不会引起内容物变质。

（3）无菌操作。无菌操作是指在无菌状态下的操作。如外科手术或注射用药的生产等，都必须在无菌条件下使用无菌操作技术。无菌操作的整个过程都必须不能向被操作对象带入微生物。无菌条件和无菌操作都需要在灭菌与消毒的基础上才能实现。

（4）防腐。防腐是指防止或抑制微生物生长、繁殖的方法。在该状态下，细菌一般不死亡，但不生长，故可防止食品或生物制品腐败。用于防腐的化学药物称为防腐剂。同一种化学药物高浓度时为消毒剂，低浓度时为防腐剂。

三、消毒与灭菌的区别与联系

在实际应用中，区别消毒与灭菌的概念是很重要的。消毒是指杀灭或清除传播媒介上的病原微生物，使之减少到不能引发疾病即可，其要求的程度可因微生物的种类与防病的需要而异；灭菌则需要将传播媒介上的所有微生物全部杀灭或清除，其概念是绝对性的，不随条件的变化而变化。消毒处理不一定能达到灭菌的要求，而灭菌处理一定能够达到消毒的目的。

第二节 消毒与灭菌方法

自古以来,人类使用了多种方法来达到消毒和灭菌的目的,这些方法可分为三大类,即物理消毒与灭菌法、化学消毒与灭菌法和生物消毒与灭菌法。每种方法对微生物的杀灭机制、杀灭效果均有所不同,应用范围也有差异。在实际工作中,应根据消毒、灭菌的对象和目的要求,选择合适的方法。

一、物理消毒与灭菌法

物理消毒与灭菌是指利用各种物理因子对传播媒介进行处理,达到清除或杀灭传播媒介上的微生物的目的,是人类历史上最早使用的消毒与灭菌方法。物理消毒与灭菌具有效果可靠、不残留有害物质等优点,是消毒工作中的首选方法。常用于消毒、灭菌处理的物理因子有热力、紫外线、电离辐射、滤过作用、微波等。随着科技进步,一些新型的技术也逐渐被用于消毒与灭菌处理,如脉冲强光、高压、等离子体技术等。

(一)热力消毒与灭菌法

各种微生物都只能在一定温度范围内生长繁殖,温度过高或过低均影响微生物的活性。热力消毒与灭菌是指通过加热使介质上的微生物升温,最终杀灭微生物。湿热和干热是热力灭菌的两大作用因子,两者的区别在于进行灭菌处理时加热环境和微生物细胞的湿度水平有所不同。湿热处理中微生物内部与加热环境均处于湿度饱和状态,此时,微生物与纯水或饱和蒸汽呈平衡状态。进行干热处理时,加热环境的湿度低于饱和状态,其湿度水平可以为0,也可以是低于饱和状态的任意湿度。

微课:热力消毒与灭菌法

1. 湿热消毒与灭菌法

湿热处理对物品的热穿透力强。湿热处理时,微生物吸收高温水分,使自身的蛋白质易于凝固变性。湿热蒸汽有潜热存在,每 1 g 水在 100 ℃ 时由气态变为液态,可释放 2 215 J(529 cal)热能,这种潜热能迅速提高被灭菌物品的温度。湿热杀灭微生物的机制如下:使菌体蛋白质变性和凝固;使细菌核酸降解;使细菌胞质膜损伤。常用的湿热消毒与灭菌方法有煮沸消毒法、流通蒸汽消毒法、巴斯德消毒法、压力蒸汽灭菌法和间歇灭菌法等。

(1)煮沸消毒法。煮沸消毒法是最早使用的消毒方法之一,具有简便、经济、实用的特点,是家庭卫生消毒中的一种常用方法。在一些紧急情况下(如野外),也可用作紧急医疗救助时的消毒。使用煮沸消毒时,将需要消毒的物品置于容器内,加水淹没,然后加热煮沸,从水沸腾开始计时,持续作用 5~15 min。该法适用于饮食器具、食物、棉织品、金属、玻璃等耐热、耐湿物品,但不能用于塑料、化纤等忌热物品。

(2)流通蒸汽消毒法。流通蒸汽消毒又称为常压蒸汽消毒,是在正常的气压下采用约 100 ℃ 的水蒸气进行消毒处理,由于蒸汽具有潜热作用,其杀菌效果强于煮沸消毒法。

(3)巴斯德消毒法。巴斯德消毒法简称巴氏消毒法,起源于法国微生物学家巴斯德防止酒腐败的研究,对酒加热至50～60 ℃能有效防止其腐败。目前,巴氏消毒法主要用于牛奶的消毒,常规的牛奶巴氏消毒法采用62.8～65.6 ℃保持30 min,也可以71.7 ℃保持15 s以上。巴氏消毒法可以杀灭牛奶中的大多数细菌繁殖体,但不能有效杀灭细菌芽孢和嗜热脂肪杆菌,所以,巴氏消毒后的牛奶需要冷至10 ℃以下保存。该法也可用于对血清、疫苗等进行消毒处理,只是处理温度应降至56～60 ℃,作用时间需要相应延长。

(4)压力蒸汽灭菌法。通过较高的压力提高蒸汽的温度和穿透力,能有效地杀灭各种微生物,达到灭菌要求,效果可靠、杀灭速度快。压力蒸汽灭菌必须采用压力蒸汽灭菌器进行。压力蒸汽灭菌器中空气的存在会显著降低蒸汽的穿透力,影响灭菌效果,所以必须预先排出其内的冷空气。根据冷空气的排出方式不同,可将压力蒸汽灭菌器分为下排气式和预真空压力蒸汽灭菌器两类。

1)下排气式压力蒸汽灭菌器:根据蒸汽比冷空气轻的原理,使蒸汽由上方不断通入灭菌器内,将冷空气由下方排气口挤压排出。此设备要求简单,但影响因素很多,尤其是难以彻底排出冷空气,灭菌器内存在冷空气可阻碍蒸汽对物品的穿透,从而容易造成灭菌失败。常见的下排气式压力蒸汽灭菌器有手提式、立式和卧式三种类别。使用下排气式压力蒸汽灭菌器时应注意:彻底排出冷空气;灭菌物品包装不能过紧;装载量不得超过总体积的80%;根据物品的导热性和包装大小确定灭菌时间。

2)预真空压力蒸汽灭菌器:该类灭菌器即在关闭柜门后,先用抽气机将柜内空气抽出至-98.64 kPa,然后通入高温蒸汽进行灭菌。此法缩短了冷空气的排出时间,增加了冷空气的排出能力,从而提高了灭菌效果,缩短了灭菌处理时间。但此法容易产生小装量效应,即当预真空压力蒸汽灭菌器柜室中放置的物品过少时灭菌效果反而下降的现象。大量实践发现,当装载量小于容量的10%时,容易产生小装量效应。小装量效应产生的原因是预真空压力蒸汽灭菌器柜室内抽真空后,残留的空气易集中渗入物品内,包裹在物品周围,形成空气屏障,阻碍热传导,从而导致灭菌失败,小装量效应的实质也是空气排出不彻底。为克服小装量效应,并减小抽真空和维修的难度,又发展出了脉动真空法,该法先抽空气至-93.31～-90.64 kPa,然后通入蒸汽至常压或略高,再次抽气后再通入蒸汽,如此重复3～4次,最后一次抽真空后通入蒸汽至182.41 kPa(温度达132 ℃),保持3～4 min即可达到灭菌要求。与预真空压力蒸汽灭菌器相比,脉动真空压力蒸汽灭菌器的优点体现在:反复抽气,可排出柜室内物品包中98%以上的冷空气,能显著加快蒸汽对物品的穿透,降低对容器透气性的要求,灭菌效果也更稳定;对物品装载量和装载方式的要求降低;克服小装量效应;灭菌时间缩短到4 min,减少高温对物品的氧化损害;实现了自动化、智能化操作,减少了造成灭菌不彻底的人为因素,并且可以自动记录打印,有利于消毒工作的监督。因预真空压力蒸汽灭菌法需先抽真空,故不适用于对液体的灭菌处理。

表7-1列出了下排气式压力蒸汽灭菌器与脉动真空压力蒸汽灭菌器的区别。

表7-1 下排气式压力蒸汽灭菌器与脉动真空压力蒸汽灭菌器的比较

比较项目	下排气式压力蒸汽灭菌器所需时间/min	脉动真空压力蒸汽灭菌器所需时间/min
排除冷空气	20～25	10～15

续表

比较项目	下排气式压力蒸汽灭菌器所需时间/min	脉动真空压力蒸汽灭菌器所需时间/min
热穿透	10～35	2
杀菌	20	4
干燥冷却	10～15	8～14
灭菌周期	60～95	20～25

(5)间歇灭菌法。间歇灭菌法采用流通蒸汽加热以达到灭菌的目的。将物品置于流通蒸汽灭菌器中 15～30 min，每日一次，连续 3 d。第一次加热，杀死其中的细菌繁殖体，但尚存有芽孢。将物品置于 37 ℃培养箱过夜，使其中的细菌芽孢发育成细菌繁殖体，次日再通过流通蒸汽加热杀死新发育的细菌繁殖体。如此连续 3 次后，可将所有细菌繁殖体和芽孢杀死，但又不破坏被灭菌物品的成分。此法适用于某些不耐高温如含有血清、卵黄等培养基的灭菌。

2. 干热消毒与灭菌法

干热对物品的穿透力与杀菌作用不及湿热，所需温度高（＞160 ℃），时间长（1～3 h），但对忌湿、耐热物品的消毒与灭菌仍具有重要的意义。干热杀灭微生物的机制是使菌体蛋白质氧化、变性，电解质浓缩引起细胞中毒，以及对核酸进行破坏。常用的干热消毒与灭菌法有烘烤法、红外线照射法、烧灼法、焚烧法等。

(1)烘烤法。烘烤也称为干烤。该法利用干烤箱加热，通过热空气传导使被灭菌物品升温至所需温度，维持相应的时间达到灭菌要求。该法适用于耐高温、忌湿物品的灭菌处理，如玻璃制品、金属制品、陶瓷制品、油剂（如甘油）等。烘烤灭菌的温度和维持时间视被处理的对象而异，表 7-2 列出了不同温度下干烤灭菌所需的时间。

表 7-2 不同温度下干热灭菌所需的时间

温度/℃	维持时间/min
160	120
170	60
180	30

注：表中所列条件不能灭活热原质。热原质的灭活要 180 ℃处理 4 h 或 250 ℃处理 30 min

(2)红外线照射法。红外线具有很好的热效应，也可以制作成红外烤箱使用，其使用方法同干烤法。

在使用干烤法或红外线照射法时，物品上的有机物会被炭化，从而影响物品的使用，所以，干烤或红外线照射前必须将物品洗净。

(3)烧灼法。烧灼法是指将待处理物品置火焰上烧灼以杀灭物品上的微生物的方法。

该法主要用于微生物学实验室中对接种针、接种环等的灭菌,在没有其他灭菌方法可以使用时,也可用于外科手术器械的灭菌。

(4)焚烧法。焚烧对废弃物可兼有消毒与销毁的作用,适用于对无用的衣物、纸张、垃圾等的无害化处理。

湿热灭菌是在流通蒸汽、饱和蒸汽或水中进行的。在同一温度下,湿热灭菌优于干热灭菌。因为湿热中菌体蛋白质更易变性凝固;湿热的穿透力比干热大;湿热的蒸汽含有潜热,水由气态变成液态时放出的潜热可迅速提高被灭菌物体的温度。

(二)紫外线消毒法

紫外线为非电离辐射,泛指波长范围在10~400 nm的射线。其中,波长为200~280 nm的紫外线具有杀菌作用,尤以240~280 nm最强(以253.7 nm为代表)。日晒是一种古老的消毒与灭菌方法,其主要杀菌作用就是依靠自然日光中的紫外线。紫外线的主要杀菌机制是破坏微生物的核酸,紫外线作用于微生物的DNA,使一条DNA链上相邻的两个胸腺嘧啶共价结合而形成双聚体,改变DNA的分子构型,干扰DNA的复制与转录,从而导致微生物死亡或变异。紫外线消毒操作方便、杀菌广谱,但因穿透性差、反射率低、影响因素多(如灯管质量和清洁程度、空气灰尘含量、大气湿度、照射距离、水中溶质等均可影响其杀菌作用),使其应用受到一定限制。玻璃中的氧化铁可阻止紫外线的穿透,因此,紫外线无法穿透普通玻璃(一般的窗玻璃厚度为2.5 mm)。有机玻璃或聚氯乙烯玻璃可阻挡70%~90%的紫外线。另外,紫外线有明显的阴影效应,即对其照射阴影部位的微生物不具有杀灭作用。因此,紫外线只适用于对平坦光滑的表面或流动的空气和水进行消毒,一般不用于灭菌处理。日晒可用日光中的紫外线杀灭衣物等物品上的微生物,但因日光照到地面时,其杀菌波长紫外线的辐射强度已经很弱,因此,大规模的紫外线消毒处理需要建立人工紫外线光源。人工紫外线主要利用汞蒸气放电而产生。根据汞蒸气放电的条件不同,可分为热阴极低压汞紫外线杀菌灯、冷阴极低压汞紫外线杀菌灯及高压汞紫外线杀菌灯。热阴极低压汞紫外线杀菌灯发出的光线中95%以上是杀菌力最强的253.7 nm波长;冷阴极低压汞紫外线杀菌灯只有60%以上是253.7 nm波长;高压汞紫外线杀菌灯发出的253.7 nm波长紫外线比例更低。虽然高压汞紫外线杀菌灯发出的253.7 nm波长紫外线的同比例低,但其总能量很大,杀菌能力也很强。普通紫外线杀菌灯灯管在产生紫外线的同时还会产生臭氧,臭氧与紫外线有协同杀菌作用,能提高消毒效果。因此,其广泛用于室内空气消毒。高强度紫外线杀菌灯在距离灯源3 cm的位置,紫外线辐照强度可达500 GW/cm^{2}以上,甚至超过1 000 GW/cm^2,可用于对试验台面、桌面等表面进行消毒及用于对透明度较高的水进行消毒处理。紫外线对人体的眼睛、皮肤等有伤害,使用时应避免照射到眼睛和皮肤。对紫外线杀菌灯监测时,检测人员也需要进行必要的防护。臭氧对人体有害,因此,采用高臭氧型紫外线杀菌灯对室内空气进行消毒时要求室内无人。目前,已有低臭氧紫外线杀菌灯灯管生产销售。一支30 W普通紫外线杀菌灯在20 m^{2}密闭室内照射60 min,空气中臭氧浓度可达10~20 mg/m^3,而使用低臭氧型紫外线杀菌灯时,空气中臭氧浓度可低于我国规定的容许浓度,《室内空气中臭氧卫生标准》(GB/T 18202—2000)规定为0.1 mg/m^3。

(三)电离辐射灭菌法

电离辐射是一切能引起物质电离的辐射总称,包括带电粒子和不带电粒子。带电粒子有α粒子、β粒子、质子等；不带电粒子有中子、X射线和γ射线。

γ射线来源于原子核从激发状态向低能态的跃迁，释放的射线以光速运行，其能量足以使原子被解离或激活。天然存在的α粒子和β粒子的射线穿透力很弱，但经过电子加速器加速至很高的速度后，具有很高的能量和很好的穿透力。电离辐射具有较高的能量和穿透力，可直接或间接破坏微生物的核酸、蛋白质和酶系统，从而对其产生致死效应。微生物受到电离辐射后，经过能量吸收，引起分子或原子电离激发，引发一系列物理、化学和生物学变化，从而导致微生物死亡。目前，电离辐射灭菌的工艺已达工业化生产水平。常用的有 ^{60}Co 辐射装置（主要依靠γ射线杀灭微生物）和电子加速器照射装置（主要用产生的高能电子束杀灭微生物）。电离辐射不使物品升温，且穿透力强，适用于忌热物品如塑料制品、生物制品、食品、药品（中药）、皮毛等的消毒或灭菌，尤其对一次性使用医疗卫生产品（包装后）的消毒和灭菌具有重要的意义，并且正在逐步取代环氧乙烷灭菌法。目前，^{60}Co 辐射装置的应用最为普遍，但电子加速器照射装置占地面积小，使用较安全（表7-3），适合对小件物品如外科缝线、手术刀、创可贴等一次性使用器材的灭菌，研究与应用越来越广。

表7-3 两种电离辐射灭菌方法的比较

比较项目	γ射线辐射（^{60}Co）	β射线辐射（电子加速器）
穿透	深（60 cm 水）	浅（<2.5 cm 水）
持续处理	可以	不可以
灭菌所需时间	长（约48 h）	短（数秒）
物品大小	大小均可	限小型物品
设施	占地大	占地小
安全设施	要求严格	要求宽松

(四) 滤过除菌法

滤过除菌是将处理的介质（液体或气体），通过致密的滤过材料，用物理阻留的原理去除介质中的微生物。采用滤过除菌法只能去除介质中的微生物，但不能将其杀灭。滤过除菌一般不能阻留病毒等体积微小的微生物，其除菌效果受滤材性质、结构及滤孔大小影响。滤过除菌不破坏介质，无残留毒性，尤其适用于不耐高温的血清、毒素、抗生素、药液及空气的除菌。滤菌器的种类较多，常用的有薄膜滤器、素瓷滤器、硅藻土滤器、烧结玻璃滤菌器和石棉滤菌器等。薄膜滤器是将纤维滤膜固定于过滤漏斗或其他特制框架内构成的过滤装置，其滤膜主要用纤维素膜、高分子聚合物和尼龙材料及多聚碳酸盐和氟化碳等材料，采用胶化和浇铸法、放射腐蚀法和膨胀伸展法等技术制成。不同孔径大小的微孔滤膜对微生物的去除能力也有差异，孔径为 $0.45\ \mu m$ 的微孔滤膜能去除颗粒和大多数细菌类微生物，但不能去除支原体、衣原体、病毒等，通常用于对液体、气体的消毒处理；孔径小于 $0.2\ \mu m$ 者可去除支原体、衣原体、病毒等，一般在医院和制药工业中，可用于对不能用热力和化学消毒剂处理的药剂用水、注射液、器官保存液、腹膜透析液、生物培养液、抗生素、眼药水、疫苗、血清及血清制品、麻醉剂、类固醇、发酵溶液和某些诊疗性药物等进行消毒或灭菌。使用微孔薄膜滤器时应注意以下几项。

(1)不能用于混悬液、乳剂和油质液体等的无菌处理。

(2)微孔滤膜不得有破损或褶皱，并正确安装在滤器板状衬垫处。每次过滤后，也应检查微孔滤膜有无裂纹等破损现象，若有破损，必须对滤过液重新处理。

(3)过滤时，除操作应在无菌的密闭系统中进行外，微孔滤膜及滤器必须经过灭菌处理。

(4)过滤时，保持适宜的流量。微孔滤膜孔径与相应的流量见表7-4。

表7-4 微孔滤膜孔径与流量

微孔滤膜孔径/μm	流量[mL/(cm^2·min)]
0.30	40
0.22	21
0.10	2
0.05	1

(5)微孔滤膜不可重复使用。使用滤过除菌法消毒室内空气，可以克服喷化学消毒剂、紫外线照射等方法杀菌效果不理想及对人体有害的缺点，其不足之处是对空气阻力大且需要定时更换滤器。

将滤过除菌与静电吸附、高强度紫外线杀菌灯或等离子体等联合使用，可以大大增加对空气消毒的效果。层流通风法是使空气经高效滤器过滤后，由房间的一侧均匀缓慢地流向另一侧(或由上往下)，将污染空气排出，可达到近乎无菌的程度。层流通风法或根据此原理制作的空气消毒、除尘设备，已被医院、实验室、工厂等对空气洁净度要求严格的场所广泛采用。随着素瓷滤器、硅藻土滤器和薄膜滤器的采用，对饮用水中细菌的滤除效果提高。滤过除菌在工业生产和微生物实验室中应用广泛，如洁净厂房、洁净操作台、生物安全柜等。

(五)微波消毒法

微波是一种频率高、波长短的电磁波，波长范围为1 mm～1 m。由于微波的频率很高，也称为超高频率电磁波。微波可使物质中的偶极子(如水分子)产生高频运动，从而将存在的微生物杀灭。该法兼有热效应和其他效应，其杀菌作用与红外线加热方法相比，具有作用温度低、所需时间短和加热内外均匀等优点。微波对各种微生物均具有杀灭作用，但其杀灭效果取决于微波的输出功率、频率及波长，并受待处理物品性质的影响。目前，微波常用于餐饮具、部分医疗药品及器械的消毒处理。微波对人体有危害，应在使用时注意做好防护。

(六)脉冲强光灭菌法

脉冲强光(IL)是一种利用瞬间放电的脉冲工程技术和特殊的惰性气体灯管，以脉冲形式释放的强烈的白光,其光谱分布近似太阳光,光强度相当于到达地球表面太阳光强度的数千倍乃至数万倍。脉冲强光灭菌技术(法)是一种冷灭菌技术,它利用瞬时高强度的脉冲光能量杀灭各类微生物,从而克服了传统热杀菌、化学杀菌的缺点。脉冲强光灭菌技术出现于20世纪80年代,发展至今已成为一项强大的工业灭菌技术。脉冲强光灭菌技术主要利用高强度脉冲强光中的紫外线对微生物进行杀灭,具有处理时间短(一般几秒到几十秒)、残留少、对环境污染小、不直接接触被处理物品、操作容易控制等特点,可应用于水处理、空气杀菌、食品加工、制药、农副产品等众多领域。

二、化学消毒与灭菌法

一些化学药物能影响细菌的化学组成、物理结构和生理活动,从而发挥消毒甚至灭菌的作用。利用化学药物杀灭病原微生物的方法称为化学消毒与灭菌法。用于消毒或灭菌的化学药物被称为化学消毒剂。化学消毒剂虽有杀菌效果不稳定,具有一定的腐蚀性、刺激性和毒性,可造成环境污染等不足之处,但其种类多、适用广、使用方便,在日常消毒与灭菌中仍占有重要地位。不同微生物的化学组成及结构不同,对各类化学消毒剂的抵抗力也不同。一般来说,将微生物对化学因子的抵抗力分为7级,由高到低依次为朊病毒(克-雅病的病原体)→细菌芽孢(枯草杆菌芽孢)→分枝杆菌(结核分枝杆菌)→无脂病毒或小型病毒(脊髓灰质炎病毒)→真菌(念珠菌和发癣菌属)→细菌繁殖体(铜绿假单胞菌、金黄色葡萄球菌)→含脂病毒或中型病毒(单纯疱疹病毒、乙型肝炎病毒、艾滋病毒)。按杀灭微生物的能力,一般可将化学消毒剂分为以下三级。

(1)高效消毒剂:可杀灭所有种类微生物(包括细菌芽孢)达到消毒要求的消毒剂,如二醛、过氧乙酸等。提高此类消毒剂浓度或延长作用时间用于灭菌者称为灭菌剂。

(2)中效消毒剂:可杀灭细菌繁殖体(包括结核分枝杆菌)、大多数种类的病毒与真菌(不包括细菌芽孢)达到消毒要求的消毒剂,如乙醇、氯代二甲苯酚等。

(3)低效消毒剂:可杀灭大多数细菌与一些种类的病毒和真菌(不包括结核分枝杆菌和细菌芽孢)达到消毒要求的消毒剂,如氯己定、苯扎溴铵等。

消毒剂按其化学成分与特性可分为含氯类、含碘类、过氧化物类、醛类、醇类、酚类、季铵盐类和其他类。消毒剂的种类多,其杀灭微生物的机制主要有以下四个方面。

(1)使微生物体内蛋白质变性或凝固,大多数重金属盐类、氧化剂、醇类、酚类、醛类、酸、碱等均有此种作用。

(2)干扰微生物的酶系统和代谢,如某些氧化剂、重金属盐类(低浓度)与细菌的SH基结合使有关酶失去活性。

(3)改变微生物细胞膜的通透性,如阳离子表面活性剂(苯扎溴铵)、脂溶剂、酚类(低浓度)等,能降低细菌细胞的表面张力并增加其通透性,胞质内物质溢出,胞外液体内渗,致使细菌破裂。

(4)破坏微生物的核酸,有些消毒剂进入微生物体内后,可以直接作用于核酸物质,使核酸结构受到破坏。

一种消毒剂对微生物的杀灭可能会通过上述多种作用,如氧化剂类消毒剂既可使微生物蛋白质变性凝固,又能干扰酶系统的作用,还能改变细胞膜的通透性,从而最终使微生物死亡。同一种消毒剂在不同浓度下,对微生物的杀灭机制也会有所不同,如高浓度氯己定能凝聚胞质成分，但低浓度时主要是抑制脱氢酶活性。化学消毒剂使用方便、应用广泛，但只有使用消毒剂规定的剂量才能达到预期杀菌效果，消毒剂应用的剂量包括浓度和作用时间，两者缺一不可，消毒剂浓度的计算应统一按所含主要杀菌成分的浓度为准，不能以商品原药作为100%计算稀释浓度。例如，含氯消毒剂应以含有效氯多少计算其浓度，碘伏应以含有效碘量计算其溶液浓度。还应注意药物在保存期内有效成分的下降，特别是对稳定性差的次氯酸类和过氧化物类消毒剂，有的在3个月内即下降10%以上。配制不稳定的消毒剂，最好用化学滴定或用合适的试纸进行测定。作用时间是消毒剂与被消毒物品接触的时间，消毒时不得任意缩短规定的作用时间，用提高浓度、缩短作用时间的方法是可行的，但必须有一定的试验基础，而且也应有一定限度。若时间过短，药物未能进入物品深处与微生物接触，或接触未达必需的时间，均难以达到预期效果。一般达到灭菌所需时间要远比达到消毒的时间长。若直接将实验室的试验测定的杀菌剂量作为应用剂量，往往会造成消毒或灭菌的失败，因为实验室的条件是人为固定的，是有利于对比而设计的。而现场应用时的条件（温度、有机物含量，pH、药物穿透时间等）往往变化较大，微生物的抵抗力也可能超过试验菌株。因此，实际使用剂量需在实验室的试验结果上再乘以安全系数，使灭菌与消毒的成功更有保证。安全系数的设定随消毒剂种类、处理对象、实施条件和实验室试验的代表性而定。

（一）含氯消毒剂

含氯消毒剂是指溶于水中产生次氯酸（$HClO$），以次氯酸为主要杀菌因子的消毒剂。含氯消毒剂包括无机氯化合物（如次氯酸钠、次氯酸钙、氯化磷酸三钠）和有机氯化合物（如二氯异氰尿酸钠、三氯异氰尿酸钠、氯胺T等）。含氯消毒剂杀菌谱广，对各种类型的微生物均具有杀灭作用，其价格低，作用迅速，在饮水消毒、预防性消毒、疫源地消毒及医院消毒方面均有广泛应用。含氯消毒剂的缺点：稳定性较差（尤其是配制成消毒剂溶液后）、容易受有机物影响、有刺激性、对物品有漂白作用、能与水中的一些有机物反应形成具有致癌作用的化合物。含氯消毒剂的杀灭微生物机制包括次氯酸的氧化作用、新生态氧的氧化作用和氯化作用。次氯酸的氧化作用是含氯消毒剂最主要的消毒机制。含氯消毒剂溶解于水中时可产生未解离的次氯酸，它是破坏微生物的最重要的基本物质。试验证明，次氯酸的浓度越高，消毒作用越强。次氯酸不仅可与微生物细胞壁发生作用，而且因其分子小，不带电荷，易侵入微生物细胞内与蛋白质发生氧化作用或破坏酸脱氢醇，使糖代谢失调。次氯酸分解时可产生新生态氧，新生态氧能与微生物细胞原浆相结合而干扰微生物正常生理作用。含氯消毒剂中的氯能使细胞壁、细胞膜的通透性发生改变；也能与细胞膜蛋白结合，形成氮-氯化合物；氯对微生物的某些重要的酶发生作用，干扰其新陈代谢。含氯消毒剂的杀菌作用主要取决于次氯酸的浓度，次氯酸浓度越高，杀灭微生物的能力也越强。不同含氯消毒剂配方不同，有效成分的含量自然不同。一般含氯消毒剂的有效浓度用有效氯含量表示。有效氯含量是指含氯消毒剂的氧化能力相当于多少氯的氧化能力。有效氯含量能反映含氯消毒剂氧化能力的大小。有效氯含量越高，消毒剂的消毒能力越强；反之，消毒能力越弱。在实际工作中，应根据待处理物品中的微生物种类及污染情况，配制不同浓度的含氯消毒剂，并注意监测使用中消毒剂的有效氯含量。无机氯化合物稳定性较差，易受光、热和潮湿的影响而丧失其有效部分；有机氯化合物则相对稳定。但无论有机氯消毒剂还是无机氯消毒剂，溶于水之后均不稳定，所以应临用新配。含氯消毒剂广泛用于餐具消毒、环境消毒、疫源地消毒等。自19世纪末，含氯消毒剂就开始用于饮用水消毒，已经建立了一套自动化程度很高的消毒程序，500～2 000 mg/L、有效氯浸泡15～30 min能杀灭细菌繁殖体和病毒；2 000 mg/L、有效氯浸泡30～60 min可杀灭结核分枝杆菌；5 000 mg/L、有效氯浸泡60 min可杀灭物品上的细菌芽孢。饮用水消毒时，将含氯消毒剂加入水中达到1～3 mg/L，作用30 min，并要求余氯大于0.3 mg/L。20世纪70年代以来，人们发现氯可与水中的有机物反应产生具有致癌作用的副产物，导致人们对饮用水消毒方法进行改进，但目前仍有很多国家在使用含氯消毒剂进行饮用水消毒。含氯消毒剂用于环境消毒或疫源地消毒时，根据消毒对象的不同，可以使用浸泡法、擦拭法、喷洒法，甚至直接使用干粉法，对细菌繁殖体污染的物品，使用含有效氯200 mg/L的消毒液浸泡10 min以上才能达到消毒要求；对肝炎病毒、结核分枝杆菌及细菌芽孢污染的物品，使用含有效氯2 000 mg/L消毒液浸泡30 min以上才能达到消毒要求。对难以浸泡的大件物品，可参照浸泡所用的消毒液浓度和作用时间进行擦拭消毒。对地面、物表，采用含有效氯1 000～2 000 mg/L的消毒液均匀喷洒，作用30～60 min。对排泄物、水等，可直接加入含氯消毒剂干粉，搅拌混合均匀，对排泄物消毒的干粉用量为排泄物的1/5，搅拌均匀，作用2～6 h，对医院污水消毒，加入量使有效氯浓度达到50 mg/L，搅拌均匀，作用2 h后排放。

(二) 过氧化物类消毒剂

过氧化物类消毒剂依靠其氧化能力破坏蛋白质的分子结构杀灭微生物。这类消毒剂包括过氧乙酸、过氧化氢、二氧化氯、臭氧等。它们具有微生物谱广、杀微生物能力强、作用时间短、分解后生成无毒成分、无留毒性、易溶于水等优点；其缺点是性质不稳定、易分解、未分解前有刺激性或毒性，对物品有漂白或腐蚀作用。

1. 过氧乙酸

过氧乙酸对各类微生物均有杀灭作用，可用作灭菌剂。其适用于耐腐蚀物品、环境及人体皮肤等的消毒，使用方法有浸泡、擦拭，凡能够浸泡的物品均可使用过氧乙酸浸泡消毒，1 000 mg/L过氧乙酸溶液作用1～10 min可杀灭细菌繁殖体；5 000 mg/L溶液作用5 min可杀灭结核分枝杆菌；5 000 mg/L溶液作用30 min可杀灭枯草杆菌芽孢。对污染表面可采用2 000～4 000 mg/L的过氧乙酸喷洒消毒，对一般污染表面作用30～60 min可达到消毒要求。过氧乙酸雾化后，当气雾中的过氧乙酸浓度达到1 g/m³时，可杀灭物体表面的细菌芽孢，其分解产物无毒无害，可用于空气消毒。

2. 过氧化氢

过氧化氢的分子式为H_2O_2，是一种常用的高效消毒剂，可杀灭细菌繁殖体、细菌芽孢、病毒、真菌等各类微生物，适用于外科埋置物、角膜接触镜和餐饮具等的消毒处理，以及口腔含漱、外科伤口清洗等。过氧化氢能与水以任何比例互溶，在水中很快分解成水和氧。用杂质含量小的水配制，加入稳定剂可制备稳定性过氧化氢溶液。采用1%～1.5%过氧化氢溶液漱口，可治疗或预防口腔炎、咽喉炎等；3%过氧化氢溶液可用于伤口消毒；过氧化氢喷雾可用于空气消毒。

3. 二氧化氯

二氧化氯的分子式为ClO_2，是一种高效消毒剂（灭菌剂），能杀灭各种类型的微生物。二氧化氯在常温下为黄绿色气体，有强烈刺激性，对温度、压力和光照敏感，溶于水得到黄绿色溶液。采用碳酸钠、明酸酸钠等使二氧化氯转化成氯化钠可制成稳定性二氧化氯，使用时加酸活化释放出游离二氧化氯。稳定剂的使用解决了二氧化氯不易保存的难题，但活化后二氧化氯极易分解，所以需要现配现用。二氧化氯不仅能用作消毒剂、灭菌剂，还可用作防腐剂和保鲜剂，在疫源地消毒、医院消毒、饮用水消毒及食品加工设备消毒、食品保鲜等方面有很好的应用潜力。可采取浸泡、擦拭、喷洒等方法。对细菌繁殖体污染的物品，使用 100～500 mg/L 二氧化氯作用 30 min，可达到消毒要求；在饮用水中加入二氧化氯使最终浓度为 5 mg/L 作用 5 min，可达到饮用水卫生标准。作为水消毒剂，二氧化氯既可杀菌，也可去除化学污染物，而且不产生氯化消毒的有毒产物，但当水中有溴离子存在时可产生三溴甲烷。

4. 臭氧

臭氧的分子式为 O_3，其是性质不同于氧气的另一种氧单质，为具有特殊臭味的气体，由氧气在一定条件下(如受放电作用发生化学反应)转变而成。臭氧是一种强氧化剂，可杀灭所有类型的微生物。臭氧杀灭微生物的机制包括以下 3 个方面。

(1)作用于细胞膜，导致细胞膜的通透性增加，细胞内物质外流。

(2)使细胞活动必要的酶失去活性。

(3)破坏细胞内遗传物质。

一般认为，臭氧主要通过破坏病毒 DNA 或 RNA 而杀灭病毒，而对细菌及真菌类微生物是首先作用于细胞膜，使细胞膜的构成受到损伤，臭氧继续渗透作用于酶、核酸等，导致新陈代谢障碍并抑制其生长，最终死亡。臭氧在水中杀菌的速度比氯快，是一种比较理想的水消毒剂。水经臭氧消毒后，不遗留残余毒性，且能除去水中的异味、颜色。一般洁净饮用水消毒，臭氧浓度加至 0.5～1.5 mg/L，作用 5～10 min。用于游泳池循环水处理，投入臭氧量为 2 mg/L。臭氧用于水消毒的不足在于：在水中分解快，持续作用时间短，因而不能清除持续污染；稳定性差，常温下可自行分解成氧，只能现场生产、立即使用；对含溴的水作用后能产生具有致癌作用的溴酸盐。臭氧对空气中的微生物有明显的杀灭作用，采用 30 mg/m³ 浓度的臭氧作用15 min，对自然菌的杀灭率达到 90% 以上。使用臭氧对室内空气进行消毒时，必须密闭门窗，在无人条件下进行，消毒后至少 30 min 才能进入。臭氧广泛用于手术室、病房、工厂无菌车间等场所的空气消毒。

(三)碘消毒剂

碘消毒剂是一类高效、广谱的消毒剂，对细菌繁殖体、细菌芽孢、真菌、病毒等均有较好的杀灭作用。其杀灭微生物的机制主要是通过碘元素卤化菌体蛋白质形成沉淀，最终杀灭微生物。碘消毒剂在医疗卫生、日常生活中均有广泛的应用，也应用于农牧养殖业及饮用水消毒等。常用的碘消毒剂有碘酊和碘伏。碘溶于乙醇成碘酊，常用于皮肤消毒。碘伏(Iodophor)是碘与表面活性剂(如聚乙烯吡咯烷酮、聚乙氧基乙醇)的不定型结合物，如聚乙烯吡咯烷酮碘大约含有 10% 的碘。由于表面活性剂起到碘的载体和助溶作用，碘伏溶液逐渐释放碘，延长了碘的杀菌作用时间。碘伏具有广谱杀菌作用、刺激性小、毒性低、不易着色、无腐蚀性和性质稳定、便于储存等优点，而且碘伏的颜色深浅与杀菌作用呈正比，便于判断其杀菌能力。但在制备碘伏时，大部分成为无杀菌作用的复合物，以致成本较高。含有效碘为 0.5%～1.0% 的碘伏被广泛用于外科伤口清洗、注射前皮肤消毒及手术部位的消毒，还可用于皮肤、食具及物品表面的消毒。碘的水溶液可用作口腔、咽喉及阴道黏膜的消毒。碘甘油溶液刺激性小，更适用于黏膜消毒。碘还可用于少量饮水的紧急消毒。碘消毒剂的杀灭微生物作用取决于消毒液的有效碘含量，在使用中应注意监测有效碘含量。

(四)醇类消毒剂

醇类消毒剂能使微生物蛋白质变性，酶变性失活，从而干扰微生物代谢，最终杀灭微生物。醇类消毒剂具有较强的渗透力，能迅速杀灭各种细菌繁殖体、结核分枝杆菌和亲脂病毒，对亲水病毒和真菌孢子效果较差，不能杀灭细菌芽孢，常用于注射前皮肤消毒、外科洗手及器具浸泡消毒。消毒领域常用的醇主要是乙醇和异丙醇。乙醇浓度在60%～90%范围杀菌作用最强，这是因为醇使蛋白质变性过程中需要水，高浓度的乙醇能在迅速凝固蛋白质的同时，形成固化层，保护了微生物，使醇溶液不能进一步与微生物有效接触。也由于这个原因，醇类消毒剂不宜用于血、粪便及污物等蛋白质含量高的物品的消毒处理。常用的乙醇消毒剂为70%～75%的乙醇溶液，使用方法为浸泡或擦拭。异丙醇的杀菌作用强于乙醇，且稀释后不易失效，但其毒性比乙醇高一倍，常用于物体表面和环境消毒、手消毒及部分医疗用品的消毒，也用于制备消毒湿巾等，常用的消毒浓度为含异丙醇50%～70%。

(五)醛类消毒剂

醛类消毒剂主要通过凝固蛋白质，还原氨基酸，使蛋白质分子烷基化杀灭微生物，常用于消毒的醛类化合物有甲醛、戊二醛和邻苯二甲醛。

1. 甲醛

甲醛可杀灭各种微生物。4%～8%的甲醛水溶液或8%的醇溶液对细菌繁殖体、病毒、细菌芽孢、真菌等均具有杀灭作用，但对细菌芽孢需较长时间才能有效。甲醛对人有毒性，有强烈的刺激性气味，特别是对眼睛和鼻黏膜有极强的刺激性，因此应用受到限制。使用有机溶剂配制甲醛可降低刺激性。甲醛消毒剂的使用方法有浸泡、喷洒及气体熏蒸等。

2. 戊二醛

戊二醛(GTA)是一种广谱、高效的消毒剂，可有效杀灭细菌芽孢，能用于灭菌处理。其具有对金属腐蚀性小、受有机物影响小等特点，适用于不耐热的医疗器械和精密仪器等的消毒与灭菌，特别是各种内镜的消毒与灭菌。戊二醛用于灭菌处理的常用浓度为2%，作用10 h；消毒处理则用2%戊二醛或1%增效戊二醛浸泡10～20 min。戊二醛在弱碱性条件下(pH为7.6～8.6)杀菌作用较好，但稳定性差；酸性条件下稳定性好但杀菌能力差。戊二醛的使用方法多为浸泡方式，随着浸泡物品数量及次数增加，戊二醛的有效含量会随之下降，其消毒液的连续使用期限应随使用情况而定，一般不宜超过14 d。戊二醛具有较强的刺激性与毒性。在配制与使用时，应采取保护措施，避免直接接触药液。在使用保护措施的情况下，将空气中戊二醛的浓度减小至安全浓度以下，否则应戴呼吸防护器材。美国职业安全与健康管理局(Occupational Safety and Health Administration)规定空气中戊二醛的最高浓度应不超过0.8 mg/m³。我国国家卫生健康委员会规定，接触皮肤的复方制剂中戊二醛的含量不得超过0.1%。

3. 邻苯二甲醛

邻苯二甲醛(OPA)是一种重要的医药化工中间体，20世纪末发现其具有良好的消毒效果而被用于内镜消毒。OPA 具有与戊二醛相当的广谱、高效的杀灭微生物作用，又具有刺激性小、低腐蚀的优点。OPA 对细菌芽孢的杀灭作用较差，一般不用于灭菌处理，常使用 5 000 mg/L 的 OPA 浸泡对内镜进行高效消毒。

(六) 季铵盐类消毒剂

季铵盐（QAC）是一类阳离子表面活性剂。季铵盐类清毒剂杀灭微生物的机制为吸附至微生物细胞表面，改变细胞膜的通透性，溶解损伤细胞使菌体破裂，细胞内容物外流；通过其表面活性作用在微生物表面聚集，阻碍微生物的代谢，使细胞结构紊乱；渗透进入微生物体内，作用于蛋白质使其变性后沉淀；破坏酶系统，特别是脱氢酶类和氧化酶类，干扰微生物代谢。季铵盐类消毒剂属于低效消毒剂，不能杀灭真菌、分枝杆菌，更不能杀灭细菌芽孢，但其具有强大的抑菌能力，能在极低浓度下抑制细菌繁殖，对革兰阳性菌的杀灭作用要大于阴性菌。由于季铵盐对皮肤黏膜无刺激，毒性小，稳定性好，对消毒物品无损害，故常用于皮肤消毒和黏膜冲洗。季铵盐类极易被多种物体吸附，其浸泡液的浓度随消毒物品数量增多而逐渐较低，使用中应注意监测其有效含量，及时更换。季铵盐类消毒剂不得与肥皂或其他阴离子洗涤剂合用，也不宜消毒粪、尿、痰等。消毒领域常用的季铵盐化合物有十二烷基二甲基溴化铵（苯扎溴铵）、十二烷基二甲基苄基氯化铵（苯扎氯铵）、十二烷基二甲基乙苯氧乙基溴化铵等。随着研究的扩展与深入，一些长链季铵盐或双长链季铵盐被用于消毒领域。双长链季铵盐带有一个亲水基和两个流水基（如癸基），其杀菌作用比单长链季铵盐优越，而且性能稳定、溶解性强、毒性较低。常用的双长链季铵盐消毒剂有百毒杀（50％双癸基二甲基溴化铵）、新洁灵消毒液［溴化双（十二烷基二甲基）、乙撑二铵］、四烷基铵盐（拜洁）、乙撑二胺等。

(七) 胍类消毒剂

胍类消毒剂因其分子中有胍基而得名。目前使用较多的胍类消毒剂有氯己定和聚六亚甲基双胍。

1. 氯己定

氯己定的化学名为 1，6-双（正对氯苯双胍）己烷，是一种阳离子双缩胍，呈碱性，可与有机酸、无机酸形成盐类，如醋酸氯己定、盐酸氯己定和葡萄糖酸氯己定等。氯己定也称为洗必泰，其具有性质稳定，无臭、有苦味，难溶于水的特点。氯己定对细菌繁殖体具有杀灭作用，但对分枝杆菌和细菌芽孢只有抑制能力，其对革兰阳性菌的杀灭作用较阴性菌强。氯己定的杀菌机制为：迅速吸附于细菌细胞表面，破坏细胞膜，使胞质成分外漏；抑制细菌脱氢酶活性；高浓度时能凝聚胞质成分。在所有的消毒剂中，氯己定的抑菌能力最突出，在 pH 为 5.5~8.0 范围内具有杀菌活性，偏碱时活性最佳。阴离子表面活性剂、肥皂可与氯己定反应，使其丧失杀菌能力；有机物对氯己定杀菌活性有明显影响。0.2％~0.5％的氯己定水溶液可用于皮肤、手消毒，卫生洗手时，浸泡 1~2 min；外科洗手时，浸泡 3~5 min。

2. 聚六亚甲基双胍

聚六亚甲基双胍（PHMB）作为一种广谱的抗菌剂在欧洲被开发应用已经有 20 多年的历史，它的应用范围包括作为外用的消毒剂、纺织的抗菌剂，以及很低用量时作为一种抑制剂。PHMB 是一种广谱的抗菌剂，其在低浓度下对革兰阳性菌、革兰阴性菌有很强的抑制作用，并且由于其比较稳定，可长期保持有效的抗菌效果，同时，PHMB 毒性低，不刺激眼睛,故已广泛用于日化、水处理、医药和食品工业中。

(八)酚类消毒剂

酚类消毒剂的使用已有100多年的历史。1867年,英国医生李斯特就报告了采用苯酚(石炭酸)对外科手术室进行消毒,使手术死亡率显著下降。常用的酚类消毒剂有苯酚、煤酚皂及其他(如酚等)卤化酚类消毒剂。酚类消毒剂为低效或中效消毒剂,大量使用对环境可造成污染,目前已较少应用。

(九)气体消毒剂

气体消毒剂是指在使用时为气体状态的消毒剂。自20世纪50年代开始,气体消毒剂被大量用于物品的灭菌处理,有关技术发展较快。用于灭菌的气体消毒剂有环氧乙烷、甲醛、臭氧、过氧化氢、过氧乙酸、二氧化氯等。目前使用最多的是环氧乙烷和甲醛。

1. 环氧乙烷

环氧乙烷在低温下为无色液体,沸点为10.8 ℃。环氧乙烷气体杀菌力强、杀菌广谱,可杀灭各种微生物,且细菌繁殖体和芽孢对环氧乙烷的敏感性差异很小,这是环氧乙烷作为灭菌剂的一个特点。环氧乙烷气体穿透力强,甚至能穿透玻璃纸、聚乙烯和聚氯乙烯薄膜。环氧乙烷对物品损害轻微,不宜采用一般方法灭菌的物品(如电子仪器、光学仪器、医疗器械、内镜、透析器和一次性使用的诊疗用品等)均可用环氧乙烷消毒和灭菌。环氧乙烷是目前最主要的低温灭菌方法之一。环氧乙烷易燃、易爆,因此,必须在密闭的环氧乙烷灭菌器内进行消毒、灭菌。近年开发出与负压技术相结合的使用方法,安全性得以改善,有逐渐转用纯环氧乙烷气体进行灭菌的趋势。目前使用的环氧乙烷灭菌器种类很多,大型的容器体积有数10 m³,小型的甚至不足1 m³,分别用于对不同大小、不同类型的物品进行消毒、灭菌处理,各自所需的环氧乙烷浓度、作用时间均有所不同。影响环氧乙烷气体灭菌的因素很多,必须严格控制有关因素,才能达到灭菌效果。环氧乙烷对人有一定毒性,工作环境应保持良好通风,空气环氧乙烷浓度不得超过1.82 mg/m³(ppm),灭菌后应清除物品上残留的环氧乙烷,方可使用。环氧乙烷水解可生成乙二醇,故不能用于食品消毒。

2. 甲醛

甲醛气体的刺激性较环氧乙烷大,但无易燃、易爆危险,药物易于获得,故在消毒与灭菌方面使用也较普遍。使用自然蒸发灭菌法难以保证消毒、灭菌效果,改用能控制浓度、温度、湿度和时间的负压灭菌柜进行可以提高消毒、灭菌效果。甲醛对人体有毒,工作场所最高容许浓度为5 mg/m³。

(十)其他消毒剂

1. 三氯羟基二苯

三氯羟基二苯的化学名为2,4,4-三氯-2羟基二苯醚,是一种非离子表面活性剂,对细菌繁殖体有良好的杀灭作用,且不受阴离子表面活性剂的影响,多复配于肥皂、洗发液、沐浴液中使用,兼有杀菌作用。我国规定在配方中用量不得超过0.3%。

2. 酸性氧化电位水

酸性氧化电位水(EOW)是在经过软化处理的自来水中加入低浓度的氯化钠(溶液浓度小于0.1%),在离子隔膜式电解槽中电解后,从阳极一侧生成的具有高氧化还原电位、低浓度有效氯的酸性水溶液。酸性氧化电位水具有较强的氧化能力和快速杀灭微生物的作用，对人体无毒副作用，对环境污染小，可用于手消毒、内镜的清洗消毒、血液透析装置的消毒、医院环境的消毒、果蔬的消毒等。酸性氧化电位水的优点是无毒性残留物；缺点是稳定性较差，杀菌作用易受有机物和金属离子的影响。

三、生物消毒与灭菌法

生物消毒与灭菌法是指利用活体生物或生物材料杀灭或去除病原微生物的方法。例如，洗手液及卫生用品利用抗菌植物药抑制或杀灭微生物；污水净化利用厌氧微生物的生长来阻碍需氧微生物的存活；堆肥利用嗜热菌生长产生的热量杀灭病原微生物。

生物消毒与灭菌法虽然作用缓慢，效果有限，但费用低，具有环保、无污染的优点，多用于废物与排泄物的卫生消毒处理。生物消毒与灭菌法目前的技术还不是很成熟，应用不广，但其具有副作用小、无环境残留等优点，是消毒领域发展的方向之一。

第三节　消毒与灭菌效果的影响因素

消毒与灭菌的效果受多种因素的影响。掌握有关规律，采取措施避免干扰因素的作用，有助于保证消毒与灭菌的效果。其主要影响因素有以下几项。

1. 消毒处理剂量

消毒处理剂量包括强度和时间。强度泛指作用因子的量，在热力消毒中是指温度，在紫外线消毒中是指紫外线的辐照强度，在化学消毒中是指消毒剂的有效浓度。时间是指所使用的处理方法对被处理物品作用的时间。

一般强度越高，微生物越易被杀灭。但醇类例外，70%～75%乙醇或50%～80%异丙醇的效果最好，提高浓度，杀菌力反而减弱。时间越长，微生物被杀灭的概率越大。消毒处理的剂量是杀灭微生物的基本条件。在实际消毒工作中，必须明确并充分保证所需的强度与时间，否则难以达到预期效果。

2. 微生物的种类和数量

不同种类的微生物对消毒剂的敏感性不同，如苯扎溴铵、氯己定对革兰阳性菌的杀灭作用要大于革兰阴性菌，对细菌细芽孢只有抑制作用。70%的乙醇可杀死细菌繁殖体，但不能杀灭细菌芽孢。老龄菌比幼龄菌抵抗力强。因此，必须根据消毒对象选择合适的消毒剂。物品上微生物污染程度越高，消毒就越困难，因为微生物的数量多，彼此重叠加强了机械保护作用；微生物的数量多，抵抗力强的个体也随之增多。因此，消毒污染严重的物品，增加药物用量（或药物浓度）或延长作用时间方能达到消毒合格的要求。

3. 温度

热力消毒完全依靠高温的作用杀灭微生物，温度对它的影响不言而喻，其他消毒方法也受温度的影响，无论物理还是化学消毒方法，一般温度越高，消毒效果越好。如含氯消毒剂温度每提高10 ℃，杀灭细菌芽孢的时间可减半。5%的甲醛溶液，20 ℃杀灭炭疽杆菌芽孢需要32 h，但37 ℃仅需要1.5 h。不同的消毒剂受温度影响的程度也不同，如过氧乙酸受温度变化的影响较小，3%的过氧乙酸在－30 ℃的条件下作用 1 h 仍可达到灭菌效果，乙醇稀释过氧乙酸可防冻，适于 0 ℃以下的消毒。但也有少数例外，如臭氧水消毒，低温有利于臭氧溶于水，从而增强杀菌效果。过氧化物稳定性差，在 40 ℃时可升华，故采用过氧化物消毒剂消毒时不宜加热。

4. 空气的相对湿度

空气的相对湿度（RH%）对气体消毒剂影响显著。使用环氧乙烷或甲醛消毒都有一个最适 RH%，过高或过低都会影响杀灭效果。环氧乙烷消毒一般以相对湿度为 80% 为宜，甲醛气体消毒以相对湿度为 80%～90% 为宜。臭氧气体消毒物品表面，当相对湿度≥70%，才能达到消毒效果。

RH% 对空气消毒的影响也显著。过氧乙酸喷洒消毒，空气相对湿度为 20%～80% 时，湿度越大，杀菌效果越好。当相对湿度低于 20% 时，则杀菌作用较差，臭氧空气消毒，当相对湿度≥60% 时，才能达到消毒效果。

5. 酸碱度

酸碱度的变化可严重影响某些消毒剂的杀菌作用：一方面酸碱度影响消毒剂有效成分的释放；另一方面酸碱度的变化也影响微生物的生命活动。如戊二醛在碱性条件下可使杀菌能力提高，但易聚合失效；酸性条件下较稳定，但杀菌力下降。而含氯消毒剂类在碱性条件下稳定，杀菌最适 pH 值为 6～8，pH<4 时易分解。氯己定溶液 pH 值为 5.5～8.0 时具有杀菌活性，偏碱更好，但 pH 值不宜超过 8.0。季铵盐类最适杀菌 pH 值为 9～10，不宜低于 7。而酸碱度对甲醛杀菌作用影响不大。

6. 化学拮抗物质

某些化学物能与消毒剂发生反应，消耗消毒剂，从而使其消毒效果下降；另一些化学物则可能对微生物起到保护作用，从而导致消毒效果下降。这些能使消毒效果下降的物质称为化学拮抗物质。例如，蛋白质、油脂类有机物包围在微生物外面可阻碍消毒因子的穿透，并消耗一部分消毒剂，使杀菌效果下降。因此，应将污染物品清洗后进行消毒，或提高浓度，或延长作用时间。受有机物影响较大的消毒剂有含氯消毒剂类、季铵盐类、氯己定、醇类等。此外，锰、亚硝酸盐、铁、硫化物可减弱含氯消毒剂的杀菌作用；棉纱布或合成纤维可吸附季铵盐类减弱杀菌作用；阴离子表面活性剂及钙、镁、铁、铝等离子也可减弱季铵盐类的活性；含氯消毒剂、含碘消毒剂、过氧化物类消毒剂易被还原剂中和。在实际应用中，需要注意避免化学拮抗物质对消毒剂的作用，才能更好地保证消毒与灭菌的效果。

7. 穿透能力

消毒因子必须穿透物品接触到微生物才能发挥杀灭作用。不同因子的穿透能力不同。穿透能力强的物理因子有电离辐射、微波和湿热。紫外线穿透能力弱；湿热穿透能力比干热强，但饱和蒸汽不能穿透油性液体和固体，油性液体和固体只能采用干热法灭菌。穿透能力强的化学因子有环氧乙烷和戊二醛，甲醛气体穿透能力弱。消毒时，除要保证有足够的穿透时间外，还需为消毒作用的穿透创造条件。例如，热力消毒时，物品不宜包扎得太大、太紧；甲醛熏蒸时，消毒对象要充分暴露，不能堆放；消毒粪便、痰液时，应将消毒剂与其搅拌均匀等。

第四节　消毒与灭菌效果的评价与保证

经消毒或灭菌处理后,处理物品是否达到预期的消毒或灭菌目标,应当通过试验进行验证。新消毒与灭菌方法能否满足要求,在推广前也必须通过严格的试验进行评价。

一、消毒与灭菌效果的评价

新消毒与灭菌产品的申报必须提供消毒与灭菌效果评价试验的结果,已有的消毒灭菌产品扩大应用范围时,也应进行消毒与灭菌效果评价试验。消毒与灭菌效果的评价可分为实验室试验、模拟现场试验、现场试验三大类。实验室试验是指在实验室内采用规定的微生物作为试验微生物,测试消毒与灭菌方法对试验微生物的杀灭能力。必要时还需要评价影响因素对其微生物杀灭作用的影响。不同的国家、组织规定的微生物种类、株系等均有所不同。我国常用金黄色葡萄球菌、大肠埃希菌作为细菌繁殖体的代表,用假丝酵母菌和黑曲霉分别作为单细胞真菌和多细胞真菌的代表,用枯草杆菌黑色变种芽孢作为细菌芽孢的代表。模拟现场试验是在实验室内,人工模拟受试方法实际使用中的环境条件,评价或验证受试方法的使用剂量,使用的微生物是某些规定的微生物。现场试验则是在实际使用现场对受试方法进行评价,测试的微生物是处理物品上的自然微生物,而且微生物种类及数量预先都不清楚。

二、消毒与灭菌效果的监测

为保证消毒与灭菌工作达到预期的效果,必须加强有关的监测工作。消毒效果监测是评价所用的消毒方法是否合理、效果是否可靠的唯一有效手段,对消毒工作质量至关重要。实践证明,做好监测工作可及时发现问题,使灭菌与消毒工作踏踏实实展开,技术水平不断提高;反之,就容易使消毒与灭菌工作流于形式。要做好这方面的工作,除给予应有的重视外,还需要掌握监测的重点问题和相关技术理论,使用正确和先进的方法。消毒与灭菌效果监测的方法可分为微生物学监测法、指示物监测法和程序监测法三种。

1. 微生物学监测法

微生物学监测法通过监测消毒或灭菌后样本中相关微生物(细菌与真菌)存活的情况来判断处理是否合格。微生物学监测法是最经典、最准确的方法。

无菌试验是针对灭菌处理最常用的微生物学监测法,即在灭菌后抽取一定量样本进行培养,观察有无细菌和真菌(自然菌)生长。在规定条件下无菌生长者,方可判为灭菌合格。该试验程序烦琐,需专职的生物检验人员进行,且当天无法出结果(细菌需培养 5 d,真菌需培养 7 d),不利于被处理物品的尽快使用,但其结果准确、可靠,目前仍是很多国家药典规定的监测方法之一。在消毒方面,微生物学监测多用于现场消毒效果验证,或对消毒剂可能杀菌效果的实验室验证；现场消毒效果的监测多以自然菌的存活情况为依据，也可将规定的标准试验菌株制成菌片投放于现场消毒环境中，处理后检验微生物的存活情况；实验室验证采用规定的标准试验菌株进行。

2. 指示物监测法

指示物监测法（Indicator）是将一些化学物、生物等制作成特定的器材，根据消毒处理后该器材的颜色等特性变化情况来判断消毒与灭菌效果。根据指示器材的性质不同，指示物可分为化学指示物、生物指示物及混合指示物。

(1) 化学指示物（Chemical Indicator）：一般用于医疗器材灭菌和工业生产灭菌效果的监测。使用时，根据要求可将化学指示物粘贴于物品包装表面，或放于包装的中心部位，或单独将化学指示物放于最难达到灭菌的部位，随待消毒与灭菌物品一起进行灭菌处理，通过指示物中化学物质在处理过程中的变化，来测定有关消毒与灭菌参数是否达到要求，从而间接判断灭菌的效果。新一代化学指示物多将对杀菌因子敏感并产生颜色变化的涂料（指示剂）印于纸片或塑料膜上制成，根据指示剂颜色变化判断是否到达终点，以判断灭菌是否合格。也有少数化学指示物通过指示物外形变化程度来判断所接触到的剂量多少，如晶体变为非晶体，或粉剂变为块状。各种化学指示物均以相应灭菌方法规定的参数值来间接表达灭菌效果，其准确度有一定的局限性。根据化学指示物的功能，可将其分为以下6类。

1) 过程指示物：用于单个物品包或容器，可表示是否经过了灭菌处理过程，如灭菌指示胶带。

2) 特殊试验指示物：有关灭菌器和灭菌标准要求进行的特殊试验所用的指示物，如预真空压力蒸汽灭菌的 BD 试验测试图。

3) 单参数指示物：设计中只考虑符合某单项参数要求的指示物。

4) 多参数指示物：设计中考虑符合某灭菌程序多项关键参数要求的指示物。

5) 积分指示物：设计中综合考虑符合所有参数要求的指示物。

6) 仿真指示物：用于对灭菌周期特定范围所有关键性参数的监测，其参数值以灭菌周期所设定的有关数值为准，又称周期确认指示物。上述 3)~6) 类指示物主要用于不同要求下对物品灭菌效果的监测。

(2) 生物指示物（Biological Indicator）：是指将适当载体染以一定量的特定微生物，用于监测消毒或灭菌效果的制品。生物指示物的微生物常用对监测的消毒因子抵抗力较强的细菌芽孢制备（表 7-5）。生物指示物对灭菌效果的监测最为准确，但在经济性、方便性、快速性等方面较为欠缺，只能作为加强监测的措施之一，未能完全取代化学指示物的应用。生物指示物可分为细菌菌片和自含式生物指示管。细菌菌片是将规定指标菌的芽孢涂染于纸片上制成的，封装于特定的纸袋内销售和使用；自含式生物指示管是将所用细菌菌片与装有相应液体培养基的小玻璃安瓿共装于塑料管中制成，监测后，打破其中的安瓿使培养基浸湿菌片，然后进行培养，利用细菌生长产酸使酸碱指示剂变色的原理来判断有无细菌存活。利用细菌生长产生荧光酶使荧光底物发光的特性制作的自含式生物指示管所需的培养时间缩短，具有快速判读的优点。

表 7-5 常用灭菌监测生物指示物使用的微生物

灭菌方法	指示物所用的微生物
压力蒸汽	嗜热脂肪杆菌芽孢 ATCC7953 或 SSIK31 枯草杆菌黑色变种芽孢 ATCC35021
电离辐射	短小芽孢杆菌 E601
环氧乙烷	枯草杆菌黑色变种芽孢 ATCC9372
干热	枯草杆菌黑色变种芽孢 ATCC9372

由于细菌具有变异性、适应性等特点，不同单位使用相同的标准试验菌株所制备的生物指示物对消毒灭菌因子的抵抗力也会有所不同，必然会导致监测结果的差异。因此，对生物指示物的质量进行统一要求具有重要的意义。生物指示物的质量评价指标主要有活菌数、D 值、存活时间和杀灭时间等。活菌数是指每个生物指示物上的活菌数量，一般要求为 $5\times10^5 \sim 5\times10^{-6}$ CFU/片(或 CFU/mL)，通过细菌培养进行检测；D 值是指杀灭生物指示物中 90% 细菌所需的时间；存活时间(Survival Time，ST)是指经处理后所有指示物均能检出活菌的最长时间；杀灭时间(Killing Time，KT)是指经处理后所有指示物均不能检出活菌的最短时间。

(3)混合指示物：由一种指示物与一种染料混合而成，或是由两种不同指示物混合而成的指示物。混合指示物可以使指示物变色范围中的过程颜色褪去，使人眼容易判别，从而使变色范围狭窄，更有利于判断消毒、灭菌是否彻底。

3. 程序监测法

指示物监测法虽然比无菌试验简单许多，但仍然难以满足大规模工业生产灭菌工作监测的需求。程序监测法预先通过化学和生物学的反复检测，确认所设定的程序在规定的条件下足以达到消毒或灭菌的要求，以后根据每次处理程序和有关参数的记录，判断是否达到相应的消毒或灭菌要求。这种监测法在制定有效程序时工作量很大，但在以后的常规监测则相对简便且快速，非常适用于工业和医院中日常大量物品的消毒与灭菌监测。

三、一些常用消毒与灭菌方法的监测

(一)压力蒸汽灭菌法的监测

要想使压力蒸汽灭菌法取得理想的灭菌效果，首先应使蒸汽能顺利穿透包装并与被处理物品上的微生物接触。蒸汽具有热负载高、冷凝时体积缩小、灭菌时热穿透快的特点。相较之下，空气对热的传导效果就相差很远。因此，在使用压力蒸汽灭菌法时，必须注意排出空气，保证蒸汽的饱和度≥85%，并为蒸汽的穿透创造良好条件，否则易导致灭菌的失败。另外，压力蒸汽灭菌的成功与否取决于温度(间接指标为蒸汽压力)、作用时间和热穿透的条件等是否合乎要求，故对灭菌的监测不应只观察化学或生物指示物结果，还需进行比较全面的监测。压力蒸汽灭菌法的监测，在使用压力、温度和时间的自动记录仪进行程序监测的基础上，还应注意到化学与生物指示物的使用。化学指示物有以下三类。

(1)灭菌指示胶带：使用时贴于灭菌包外，处理后变色，主要用于区别已灭菌物品与未灭菌物品，但不能表示灭菌包内的物品达到规定灭菌剂量的处理。

(2)灭菌指示卡：使用时放于物品包中央，处理后变色，表明经过灭菌规定剂量的处理，但不能确保微生物的杀灭已达到灭菌要求。

(3)BD试验指示图：用于测定预真空压力蒸汽灭菌器空气排除效果，使用时将指示图置于标准敷料包内的中层，处理后指示图变色均匀而完全，说明预真空效果良好，否则表明灭菌器功能有损，应检查时使用。一般多在每天第一次灭菌时进行该项测试。

上述3类指示物各有其功能，制作要求也不同，故不得随意混用。压力蒸汽灭菌的生物指示物是将嗜热脂肪芽孢杆菌(ATCC7953或SSIK31株)染于纸片载体上，干燥后装入纸袋或安瓿瓶内备用，指示物的回收量应为 $5.0×10～5.0×10^6$ CFU/片，在 121 ℃±0.5 ℃条件下，现定 D 值为 1.3～1.9 min，杀灭时间(KT)≤19 min，存活时间(ST)为 3.9 min。试验用培养基为溴甲紫葡萄糖蛋白胨水培养基。测试时，将生物指示物置于标准试验包中心部位。处理后 56 ℃±1 ℃培养，观察培养基颜色变化，判断是否达到灭菌要求。检测时，需设阴性对照和阳性对照。该法需培养 7 d 才可得知结果，不利于灭菌物品的尽快使用。现已研制出快速生物指示物，可在 1～2 h 内得出结果。监测所用的指示物须经卫生健康委员会认可，并在有效期内使用。生物指示物监测应每月进行 1 次。

(二)干热灭菌器灭菌效果的监测

干热灭菌器灭菌效果的监测，可采用物理法或化学法间接测试，也可采用生物测试法直接测定灭菌效果。一般情况下，可从烤箱上装备的温度计直接读出灭菌箱内的温度，不需采用热电偶或化学指示管测试。但为了评价灭菌器灭菌性能是否符合原设计规定的要求，需采用生物监测法，以测定干热灭菌器对细菌芽孢的杀灭效果。

1. 物理监测法

监测时，将多点温度检测仪(热电偶温度计)的多个探头分别放于灭菌器各层内、中、外各点。关好柜门，将导线引出，通过记录仪观察温度上升与持续时间。若所示温度(曲线)达到预置温度，则判定灭菌温度合格。

2. 生物监测法

生物监测法采用枯草杆菌黑色变种(ATCC9372)菌片。其抗力应满足在 160 ℃±2 ℃情况下，D 值为 1.3～1.9 min，ST≥3.9 min，KT≤19 min。监测时，将菌片分别装入灭菌试管内，在灭菌器每层门把手对角线的内、外角处各放置 2 个含菌片的试管，关好柜门，经一个灭菌周期后，无菌操作取出试管，取出菌片进行培养、观察。

(三)紫外消毒的监测

紫外线杀菌谱广，但穿透力差，只用于光滑物表面消毒、空气消毒和水消毒，几乎不用于灭菌处理。对微生物的杀灭效果取决于微生物所受到的紫外线辐照强度。紫外线杀菌灯的反射率低，照射强度受灯管质量、使用时间、照射距离、电压等的影响。为保证紫外线消毒的效果，需注意清洁紫外线杀菌灯灯管，加强监测。在紫外线消毒过程中，重要监测项目是测定紫外线辐照度值，测定辐照度值可了解灯管性能及计算消毒中使用的剂量。可使用辐照度值测定仪或化学指示卡进行测定。评价紫外线杀菌灯灯管的质量，以距离放射源 1 m 处所测值为准。紫外线表面消毒的效果监测，以片定量法或棉拭子涂抹采样定量法进行，空气消毒效果的监测可采用琼脂平板沉降法或撞击法采样进行。消毒后表面或空气菌落总数不应超过国家规定的卫生标准。

(四)化学消毒与灭菌法的监测

化学消毒剂使用方便，人们乐于接受，但其消毒或灭菌效果除与消毒剂浓度和作用时间密切相关外，还受到其他一些因素的影响，化学消毒剂本身也可能被微生物污染。对化学消毒与灭菌法的监测应注意以下方面：消毒剂的有效浓度；作用时间；消毒剂污染情况；温度、pH等可能影响消毒效果的因素。必要时进行微生物学监测。目前，有多种化学消毒剂的浓度监测卡(试纸)出售，为快速监测消毒剂浓度提供了方便。

四、消毒与灭菌方法的选择

消毒与灭菌方法的种类多，应用条件各不相同。工作中如何根据实际情况选择恰当的消毒与灭菌方法，对保证消毒与灭菌效果至关重要。选择消毒与灭菌的方法应考虑以下三个方面。

1. 根据物品的性质进行选择

不同物品对各种消毒灭菌因子的穿透力及耐受力不同，应据此选择不同的消毒与灭菌方法。其总原则是保护消毒物品不受损坏，使消毒方法易于发挥作用。

(1)高温度的物品和器材，应首选压力蒸汽灭菌；耐高温的玻璃器材、油剂类和干粉类等可选用干热灭菌。

(2)不耐热、不耐湿及贵重物品，可选择环氧乙烷或低温蒸汽甲醛气体消毒、灭菌。

(3)医疗器械的浸泡灭菌，应选择对金属基本无腐蚀性的灭菌剂。

(4)选择表面消毒方法，应考虑表面性质，光滑表面可选用紫外线消毒器近距离照射，或液体消毒剂擦拭；多孔材料表面可采用喷雾消毒法。

(5)对于一些无使用价值的医疗废物、患者衣物等可采用焚烧处理。

2. 根据物品上污染的微生物类型及数量进行选择

不同类型的微生物对消毒灭菌因子的抵抗力不同，因此，被不同类型微生物污染，应采用的消毒与灭菌方法也有所不同。

(1)对受到致病性菌芽孢、真菌孢子、分枝杆菌和经血传播病原体(乙型肝炎病毒、丙型肝炎病毒、艾滋病毒等)污染的物品，选用高效消毒法或灭菌法。

(2)对受到真菌、亲水病毒、螺旋体、支原体、衣原体和病原微生物污染的物品，选用中效以上的消毒方法。

(3)对受到一般细菌和亲脂病毒等污染的物品，可选用中效或低效消毒法。

(4)杀灭被有机物保护的微生物时，应加大消毒药剂的使用剂量和(或)延长消毒作用时间。

(5)当消毒物品上微生物污染特别严重时，应加大消毒药剂的使用剂量和(或)延长消毒作用时间。

3. 根据物品污染后的危害程度进行选择

不同物品的使用目的不同，对其上微生物的要求也不同。因此，需使用不同的消毒与灭菌方法，以达到相应的要求。

(1)高度危险性物品必须选用灭菌方法处理。

(2)中度危险性物品一般情况下达到消毒目的即可，可选用中效或高效消毒法。但中度危险性物品的消毒要求并不相同，有些要求严格，如内镜、体温表等必须达到高效消毒，需采用高效消毒方法消毒。

(3)低度危险性物品一般可用低效消毒方法或只做一般的清洁处理即可，仅在特殊情况下，才做特殊的消毒要求。例如，在有病原微生物污染时，必须针对所污染病原微生物的种类选用有效的消毒方法。

本章小结

目标测试

参考答案

知识链接：消毒与灭菌研究的展望

微课：化妆品微生物的污染

微课：沙门氏菌食物中毒

微课：微生物发酵

微课：微生物污染食物的途径

知识链接：微生物在生物制药中的应用

目标测试（微生物在生物制药中的应用）

参考答案（微生物在生物制药中的应用）

知识链接：化妆品微生物

目标测试（化妆品微生物）

参考答案（化妆品微生物）

第二篇

人体寄生虫学

第二章

岩石と岩石

第八章　人体寄生虫学概述

知识目标

1. 掌握寄生、寄生虫、宿主、生活史、感染阶段的概念及寄生虫病流行的基本环节。
2. 熟悉寄生虫对人体的致病作用。
3. 了解寄生虫病的检查方法。

技能目标

能够掌握寄生虫病的防治技能。

素质目标

培养学生养成防治寄生虫病的良好职业操守。

微课：寄生现象

案例导入

吃三文鱼怎样才能避免寄生虫

吃三文鱼想避免寄生虫最好的办法就是将其煮熟，并且要熟透。但是三文鱼一般只作生食食用。对此，可以将三文鱼放在 $-18\ ℃$ 的环境下冷藏，并且冷藏时间要超过 36 h，这样可以有效减少三文鱼身上的寄生虫。

人体寄生虫学（Human Parasitology）又称医学寄生虫学（Medical Parasitology），是研究与人体健康有关的寄生虫的形态结构、生活史、致病性、实验室诊断方法、流行规律和防治措施，阐明寄生虫与人体及外界因素的相互关系的科学。它是预防医学和临床医学的一门基础课程。人体寄生虫学包括医学原虫学（Medical Protozoology）、医学蠕虫学（Medical Helminthology）和医学节肢动物学（Medical Arthropodology），是病原生物学的重要组成部分。学习人体寄生虫学的目的是控制、消灭及预防寄生虫病，保障人类健康。

目前，世界卫生组织（WHO）热带病培训和研究特别规划署（Special Programme for Research and Training in Tropical Diseases，TDR）重点防治的 10 种热带病中，除麻风病、结核病、登革热外，均为寄生虫病，即疟疾、血吸虫病、淋巴丝虫病、盘尾丝虫病、利什曼病、非洲锥虫病和美洲锥虫病。

第一节 寄生现象、寄生虫和宿主

一、寄生现象

在自然界，生物在长期进化过程中，不同生物之间逐渐形成了复杂的关系。两种不同的生物共同生活的现象称为共生(Symbiosis)，从其利害关系可分为以下三种基本类型。

(1)共栖(Commensalism)。共栖是指两种生物共同生活，一方受益，另一方既不受益也不受害。

(2)互利共生(Mutualism)。互利共生是指两种生物共同生活，双方相互依赖，彼此受益。

(3)寄生(Parasitism)。寄生是指两种生物共同生活，一方受益，另一方受害，受害方为受益方提供营养和居住场所，这种关系称为寄生。受益者称为寄生物，受害者称为宿主。

二、寄生虫及其分类

寄生虫(Parasite)是指某些逐渐失去自生生活能力，长期或短暂依附于另一种生物体内或体表，获得营养并给对方造成损害的低等动物。被寄生的生物即宿主(Host)。

人体寄生虫有200多种，依据其与宿主的关系，可分为以下四个类别。

(1)按寄生部位可分为体内寄生虫(如蛔虫寄生于小肠，疟原虫的红内期寄生于红细胞，红外期寄生于肝细胞)和体外寄生虫(如虱、蚤寄生于人或动物的体表)。

(2)按寄生性质可分为专性寄生虫(至少有一个阶段营寄生生活，如血吸虫)、兼性寄生虫(既可营自生生活，也可寄生生活，如粪类圆线虫)、偶然寄生虫(因偶然机会侵入宿主内营寄生生活，如蝇蛆)、机会致病寄生虫(常为隐性感染，当机体免疫力下降时增殖致病，如弓形虫)。

(3)按寄生时间长短可分为长期性寄生虫(如蛔虫)、暂时性寄生虫(如蚊)。

(4)按照生物学系统分类见表8-1。

表8-1 人体寄生虫的纲以上分类

界	门	纲
动物界	线形动物门	线虫纲
	棘头动物门	棘头虫纲
	扁形动物门	吸虫纲、绦虫纲
	原生动物门	叶足纲、鞭毛纲、孢子纲、动基裂纲
	节肢动物门	蛛形纲、昆虫纲、甲壳纲、唇足纲

三、宿主及其类别

寄生虫在发育过程中需要一种或一种以上的宿主，按照寄生关系的性质，宿主可分为以下四类。

(1)终宿主：寄生虫成虫或有性生殖阶段所寄生的宿主。

(2)中间宿主：寄生虫幼虫或无性生殖阶段所寄生的宿主。有些寄生虫在其发育过程中需要两个中间宿主，按寄生顺序依次称为第一中间宿主和第二中间宿主。

(3)保虫宿主：又称储存宿主，是指有些寄生虫既可寄生于人，又可寄生于某些脊椎动物，这些受染的脊椎动物可作为人体寄生虫病的传染来源。

(4)转续宿主：某些寄生虫的幼虫侵入非适宜宿主后不能发育为成虫，但能长期存活并维持幼虫状态，如有机会侵入适宜宿主体内，可继续发育为成虫。这种含有滞育状态寄生虫幼虫的非适宜宿主称为转续宿主。

四、寄生虫生活史

1. 生活史

生活史是指寄生虫完成一代生长、发育和繁殖的全过程，包括顺序发育的各个阶段和所需的外界环境条件。寄生虫生活史中具有感染人体能力的阶段称为感染阶段，感染阶段中侵入机体的过程称为感染途径。

按照生活史过程中是否需要转换宿主，可将寄生虫分为以下几类。

(1)直接型：在完成生活史的过程中不需要更换宿主。其中，蠕虫中的蛔虫、钩虫等，虫卵或幼虫在外界可直接发育至感染期而感染人体，在流行病学上又称为土源性蠕虫。

(2)间接型：在完成生活史的过程中需要更换宿主。其中，蠕虫中的肝吸虫、肺吸虫、血吸虫等即为此类型，在流行病学上又称为生物源性蠕虫。

2. 寄生虫形态、生理特征与寄生生活的关系

寄生虫经历了漫长的适应宿主环境的过程，从自生生活演化为寄生生活，并发生形态、结构和生理功能上的变化以适应寄生环境。寄生生活对寄生虫形态和生理特征的影响有以下表现。

(1)体形的改变。如肠道内寄生虫为适应环境多为线状、扁平带状或叶状，而蚤类为适应宿主体毛间活动逐渐演变为左右扁平的体形。

(2)器官的变化。某些器官退化或消失，如绦虫消化器官消失，靠体表的微绒毛吸收营养。某些器官逐渐发达，如蛔虫的生殖器官发达，每条雌虫每天产卵24万个；绦虫的孕节内只有高度发达的子宫；牛带绦虫孕节含卵约8万个。新器官的产生，有些虫种如吸虫和绦虫形成吸盘、吸槽、小钩等固着器官，以附着于寄生局部如宿主肠道等部位，以免被宿主排出。

第二节 寄生虫的感染与免疫

寄生虫与宿主的关系，包括寄生虫对宿主的损害及宿主对寄生虫的影响两个方面。寄生虫进入宿主体内，受到宿主免疫系统的攻击，竭力将寄生虫清除。寄生虫发生生理、代谢、形态等方面的改变，宿主则可能发生病理、生化、免疫等方面的改变。

一、寄生虫的致病性

1. 掠夺营养

寄生虫在宿主体内生长、发育和繁殖所需要的营养物质均从宿主获取，导致宿主营养损耗，抵抗力下降，如发生于生长发育期的儿童，还会导致发育障碍。

2. 机械性损伤

寄生虫在其寄生局部造成阻塞、压迫及其他物理损害，如钩虫的钩齿或板齿致肠黏膜损伤，蛔虫引起肠梗阻或肠穿孔，棘球蚴引起压迫症状等。

3. 毒性作用与免疫损伤

寄生虫的成虫、幼虫及虫卵等各阶段的分泌物、排泄物及代谢产物等均可对宿主产生化学刺激或诱发免疫损伤，如蛔虫幼虫引起的哮喘，血吸虫虫卵可溶性抗原引起虫卵肉芽肿形成肝、肠病变。

二、寄生虫感染的免疫

宿主对寄生虫可产生一系列的防御反应，机体通过非特异性和特异性免疫反应抑制、杀伤或消灭感染的寄生虫，其中特异性免疫起主要作用。

1. 非特异性免疫

非特异性免疫即由遗传决定的(先天具有的)对致病因子的先天的抵抗力，如皮肤、黏膜和胎盘的屏障作用；吞噬细胞的吞噬作用；体液因素对寄生虫的杀伤作用，例如，补体系统对入侵的寄生虫的杀灭作用。另外，宿主对某些寄生虫病具有先天不感染性，如鼠感染的伯氏疟原虫不能使人感染。非特异性免疫对各种寄生虫感染具有一定程度的抵抗作用，但没有特异性。

2. 适应性免疫

适应性免疫即由寄生虫抗原刺激宿主免疫系统所产生的针对这种寄生虫抗原的免疫反应。根据其发生机制可分为体液免疫和细胞免疫两种类型；根据其结果可分为消除性免疫和非消除性免疫两种类型。

(1)消除性免疫。寄生虫感染后人体既可清除体内寄生虫，又能对再感染有完全抵抗力。仅见于黑热病原虫引起的皮肤型黑热病。

(2)非消除性免疫。感染寄生虫后产生适应性免疫，但体内寄生虫未被完全清除，而仅表现为在一定程度上能抵抗再感染，如带虫免疫和伴随免疫。

1)带虫免疫：疟疾患者发作停止后，体内仍有低密度原虫，维持一定的免疫力，对同种寄生虫再感染具有抵抗作用，这种免疫状态称为带虫免疫。

2)伴随免疫：某些蠕虫如血吸虫感染，所产生的免疫力对体内活的成虫无明显杀伤效应，但可杀伤再次侵袭的童虫，这种免疫状态称为伴随免疫。

3. 免疫逃避

寄生虫逃避宿主免疫力攻击的现象称为免疫逃避。其机制主要涉及以下几个方面。

(1)抗原改变：寄生虫可通过表面抗原改变逃避宿主免疫攻击，包括抗原变异(如血吸虫成虫表面抗原变异)和抗原伪装(如通过虫体体表结合宿主抗原等形式导致宿主免疫系统不能识别)。

(2)抑制或破坏宿主的免疫应答：某些寄生虫释放可溶性抗原，与宿主血清抗体结合形成抗原抗体复合物，抑制宿主免疫应答。

(3)解剖位置隔离：如肠道寄生虫较少受到宿主免疫力的作用。

4. 超敏反应

寄生虫感染诱发宿主的免疫反应，既可表现为对再感染具有一定抵抗力，又可发生超敏反应。超敏反应可分为Ⅰ型、Ⅱ型、Ⅲ型、Ⅳ型。

(1)Ⅰ型超敏反应，如蛔虫幼虫所致哮喘，棘球蚴囊液所致的严重的全身过敏反应。

(2)Ⅱ型超敏反应，如疟疾和黑热病患者因细胞毒作用导致溶血性贫血。

(3)Ⅲ型超敏反应，如疟疾和血吸虫患者可出现肾小球肾炎。

(4)Ⅳ型超敏反应，如血吸虫虫卵肉芽肿。

第三节　寄生虫病的检查方法与防治原则

一、寄生虫病的检查方法

流行病学资料、相应的症状和体征及有关影像诊断等检查结果均可作为寄生虫病诊断的重要线索，实验室检查的阳性发现是必要的诊断依据，主要包括以下几项。

1. 病原学检查

病原学检查是从患者的排泄物、血液、组织液及活组织等样本中检测出寄生虫某一发育阶段，如从排泄物中检测出各种寄生虫的虫卵、幼虫和成虫，血涂片检测出红内期疟原虫和丝虫的微丝蚴等。病原学检查的阳性结果是最可靠的试验诊断依据。

2. 免疫学检查

免疫学检查是以患者血清或其他样本，以及应用免疫学方法检测出的特异性的抗体、循环抗原或免疫复合物，作为寄生虫病的辅助诊断。这种检查常用于不能或难以检测出病原的寄生虫病。进行流行病学调查可采用皮内试验、各种凝集和吸附试验、荧光抗体试验、电泳、酶标技术等方法。

3. 新检查方法

新检查方法有DNA探针、聚合酶链反应等方法。

二、寄生虫病的流行与防治

(一)寄生虫病流行的基本环节

1. 传染源

人体寄生虫病的传染源是指感染了寄生虫的人和动物，包括患者、带虫者、保虫宿主及含有感染阶段的寄生虫存在的外环境。但有些寄生虫感染的早期尚不构成传染源，如疟疾患者在血液中配子体出现之前；有些晚期不再排出病原体，如晚期血吸虫病等。

2. 传播途径

传播途径是指寄生虫更换宿主在外界环境下所经历的途径。具体来说，传播途径是指寄生虫从传染源排出，侵入另一宿主所经过的途径。人体寄生虫病常见的传播途径如下。

(1)经空气传播：某些寄生虫的感染期虫卵可借助空气传播，如感染期蛲虫卵可在空气中飘浮，经呼吸道进入人体而感染。

(2)经水传播：包括经饮用水传播和接触疫水传播两种方式。如饮用被蓝氏贾第鞭毛虫包囊污染的水可感染蓝氏贾第鞭毛虫，接触含日本血吸虫尾蚴的疫水可感染日本血吸虫。

(3)经食物传播：经食物传播可分为两类：一类是食物本身含有寄生虫的感染期虫卵或感染期幼虫，如感染绦虫的牛或猪，其肉类含有感染期幼虫；另一类是食物在各种条件下被感染期虫卵或感染期幼虫污染，如粪便中的感染期虫卵污染了蔬菜或水果等。

(4)经接触传播：可分为直接接触传播和间接接触传播两种。如阴道毛滴虫可通过性接触传播或共用浴池、浴具、泳裤等传播。

(5)经节肢动物传播：也称虫媒传播，是以节肢动物作为传播媒介而造成的感染，如蚊子可传播疟原虫。

(6)经土壤传播：是指易感人群通过各种方式接触了被寄生虫的感染期虫卵或感染期幼虫污染的土壤所致的传播。土壤可因各种原因而被污染，如传染源的排泄物或分泌物以直接或间接方式使土壤污染。有些寄生虫必须在土壤中发育至一定阶段才能感染人，如蛔虫卵、钩虫卵等。

(7)垂直传播：通过母体传给子代的传播，或称母婴传播。如感染刚地弓形虫的初孕妇女，可经胎盘血流将刚地弓形虫传播给胎儿，造成先天性弓形虫病。

寄生虫侵入人体的常见感染途径如下。

(1)经口感染：通过食物或饮水等进入机体，如食入感染期蛔虫卵、感染期蛲虫卵等造成感染。

(2)经皮肤感染：寄生虫在感染阶段经皮肤侵入人体，如钩虫的丝状蚴、血吸虫的尾蚴均可经皮肤侵入人体使人感染。

(3)经媒介昆虫感染：某些寄生虫必须在昆虫体内才能发育至感染阶段，如蚊传播的疟疾和丝虫病。

(4)经接触感染：某些寄生虫可通过直接接触或间接接触而感染，如阴道毛滴虫、蠕形螨等。

(5)经其他途径感染：如弓形虫通过胎盘感染、疟疾通过输血感染、粪类圆线虫自体内重复感染等。

3. 易感人群

易感人群是指对寄生虫缺乏免疫力的人。一般来说，人对寄生虫普遍易感。而一些特定人群如儿童、从非流行区进入流行区即以前未曾接触过该病原的人群尤其易感。

(二)流行因素

(1)自然因素。地理环境、温度、湿度、光照、雨量等自然因素可通过对流行过程中的三个环节的影响而发挥作用。

(2)生物因素。寄生虫的储存宿主、中间宿主、媒介昆虫或媒介植物及这些生物的天敌和致病微生物，构成了影响寄生虫病流行的复杂生态系统。

(3)社会因素。社会的经济发展、文化、教育、卫生水平及生产方式、生活习惯等都直接或间接影响寄生虫病的流行。另外，对寄生虫病流行的人为介入，如防治工作的开展也是重要的影响因素。

(三)流行特点

(1)地方性。由于地理环境、中间宿主、媒介昆虫等因素的影响，寄生虫病有明显的地域性，多流行于热带、亚热带和温带地区，如吸虫的中间宿主中有螺类，故在我国东南部水域丰富的地区流行，而西北干燥高寒地区少见。

(2)季节性。外界环境条件直接影响寄生虫病的流行与传播，如蚊子传播丝虫病和疟疾，而每年的5—10月是蚊子的繁殖季节，也是丝虫病和疟疾的高发季节。

(3)自然疫源性。有的人体寄生虫可在脊椎动物和人之间自然传播，称为人畜共患寄生虫病。某些寄生虫病在荒漠地区，在脊椎动物之间传播，当人进入该地区时，可被感染。

(四)寄生虫的防治原则

切断寄生虫病流行的三个环节是防治寄生虫病的基本措施。

(1)消灭传染源。在流行区普查普治带虫者和患者及保虫宿主是控制传染源的重要措施。做好流动人口的监测，控制流行区传染源的输入和扩散也是必要的手段。

(2)切断传播途径。加强粪便和水源管理，注意环境和个人卫生，以及控制和杀灭媒介节肢动物和中间宿主是切断传播途径的重要手段。

(3)保护易感人群。人类对人体寄生虫普遍易感，因此，对人群采取必要的保护措施，加强健康教育，改变不良的饮食习惯和行为方式，提高自我保护意识是防止寄生虫感染最直接的方法。必要时可在皮肤表面涂抹驱避剂，还可预防服药。

对人体寄生虫的防治要根据流行区的实际情况，因地制宜，采取综合防治措施。

目标测试

参考答案

第九章　常见的人体寄生虫学

知识目标
1. 掌握常见人体寄生虫的寄生部位、感染阶段及感染途径。
2. 熟悉常见人体寄生虫的致病作用及试验诊断。
3. 了解医学节肢动物的形态特征、致病性及检查方法。

技能目标
能够掌握医学节肢动物常见种类与疾病的关系及防治原则和技能。

素质目标
培养学生养成为祖国防治寄生虫病的良好职业操守。

案例导入

"虫"从口入

寄生虫在感染阶段通常不易被察觉，它们常常隐藏在一些食物中，在人们享受美食时进入人体引起寄生虫病。因此，要注意饮食安全，防止"虫"从口入。

小龙虾是餐桌上的常客，但其体内多有肺吸虫寄生。人若是生食或食用半生不熟的小龙虾，就极有可能感染肺吸虫，从而引起肺吸虫病。

淡水鱼可能含有肝吸虫的囊蚴。生食或半生食淡水鱼可导致肝吸虫病，因此，淡水鱼一定要煮熟再吃。

食用未熟蛙肉可能感染裂头蚴，引起中枢神经系统病变。选购经过合格冷冻处理的蛙肉加上高温彻底烹煮，可以保证人们在享受蛙肉美味的同时不用为裂头蚴病而担心。

菱角、荸荠等可能携带姜片虫，因此尽量不生吃菱角、荸荠、莲藕等，也不要用牙齿啃皮。在生吃时一定要充分涮洗，并用开水烫泡。

第一节　医学蠕虫

蠕虫（Helminth）为多细胞无脊椎动物，它们借身体的肌肉收缩而做蠕形运动，故称为蠕虫。大部分的蠕虫存在自然界中，少部分会寄生在动物、植物体内或体表。寄生于人体的蠕虫称为医学蠕虫。医学蠕虫主要包括线形动物门中的线虫纲、扁形动物门中的绦虫纲和吸虫纲。它们既可寄生于人体的消化道、胆道和血管，又可寄生于人体的肺、肝、脑和肌肉等多种组织器官。

一、线虫

线虫属线形动物的线虫纲，是无脊椎动物中一个很大的类群，种类多且分布广，全球有1万余种。常见的寄生于人体并能导致严重疾病的线虫有10余种，主要有蛔虫、鞭虫、蛲虫、钩虫、丝虫、旋毛虫等。

(一) 似蚓蛔线虫

似蚓蛔线虫简称蛔虫，是人体内最常见的肠道寄生虫之一。成虫寄生于小肠，可引起蛔虫病。

1. 成虫

蛔虫成虫的虫体呈长圆柱形，头、尾两端略细，形似蚯蚓。活虫呈粉红色或微黄色，死后呈灰白色。体表有细横纹和两条明显的侧线。口孔位于虫体顶端，唇瓣呈品字形排列(图9-1)。直肠短，雌虫消化道末端开口于肛门，雄虫则通入泄殖腔。雌虫长为20~35 mm，最宽处直径为3~6 mm，尾端钝圆，雌性生殖系统为双管型；雄虫长为15~31 mm，最宽处直径为2~4 mm，尾端向腹面卷曲，雄性生殖系统为单管型，具有一对象牙状交合刺。

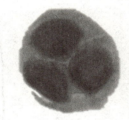

图9-1　蛔虫成虫口孔

2. 虫卵

自人体排出的虫卵有受精卵和未受精卵(图9-2)两种。

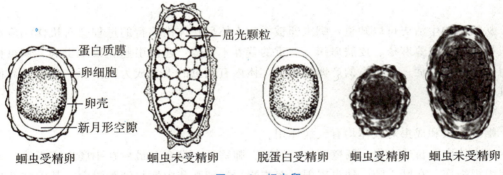

图9-2　蛔虫卵

(1)受精卵：呈宽卵圆形，大小为$(45\sim75)\mu m \times (35\sim50)\mu m$，卵壳较厚且透明，外表面是一层凹凸不平的蛋白质膜，被胆汁染成棕黄色，卵壳内有一个大而圆的卵细胞，其两端与卵壳间常有新月形空隙。

(2)未受精卵：多呈长椭圆形，大小为$(88\sim94)\mu m \times (44\sim49)\mu m$，卵壳与蛋白质膜均较受精卵薄，卵壳内含许多大小不等的屈光颗粒。

3. 生活史

蛔虫的发育过程包括虫卵在外界土壤中的发育和虫体在人体内的发育两个阶段。生活史不需要中间宿主，属于土源性线虫。

散布于土壤中的受精蛔虫卵在潮湿、氧气充足、荫蔽和适宜温度(21~30 ℃)的条件下,经5~10 d的发育,卵细胞发育为第一期幼虫。再经1周,幼虫经第一次蜕皮后发育为感染期卵。

感染期卵被人误食后,幼虫在小肠上段受宿主消化液和幼虫释放的孵化液的作用而孵出,然后侵入小肠黏膜和黏膜下层并钻入肠壁小静脉或淋巴管,经门静脉到肝,再经右心到肺,穿过肺毛细血管进入肺泡。在肺泡内,幼虫经过第二次及第三次蜕皮后沿支气管、气管移行到咽部,随人的吞咽动作进入食管,经胃到小肠,经第四次蜕皮后发育为成虫(图9-3)。自人体感染到雌虫产卵需60~75 d。成虫寿命通常为1年左右。

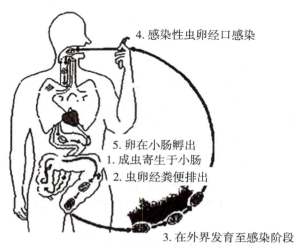

图9-3 蛔虫生活史

从蛔虫的生活史可以知道,蛔虫卵被吞入人体后在体内移行的过程会对机体相应部位造成损伤,造成荨麻疹、皮肤瘙痒、严重的营养不良等,还能引起胆道蛔虫病、蛔虫性肠梗阻等各种并发症;而蛔虫的产卵量很大,体内有蛔虫的人会成为传染源,污染外界而传给其他人。

4. 致病性

蛔虫幼虫和成虫对人体均有致病作用。

在人体内,自幼虫侵入肠壁开始,经肝、肺移行,发育至最后在小肠内寄生等,均可引起组织损伤。在肝、肺,幼虫周围可有嗜酸性粒细胞和中性粒细胞浸润,其中肺部病变最为明显,重度感染时,可出现肺出血、肺水肿、支气管扩张及黏液分泌增加等。患者可能出现发热、咳嗽、哮喘、血痰以及血中嗜酸性粒细胞比例增高等临床征象。幼虫也可侵入甲状腺、脾、脑、肾等器官,引起异位损害。

蛔虫对人体的致病作用主要是由成虫引起的,有以下三种表现形式。

(1)掠夺营养:蛔虫以人体肠腔内半消化物为食,其代谢产物会造成宿主肠黏膜的损伤,会影响机体对蛋白质、脂肪、糖类及维生素A、维生素B和维生素C的吸收,导致营养不良。患者常有食欲不振、恶心、呕吐及间歇性脐周疼痛等表现。重度感染的儿童甚至可引起发育障碍。

(2)引起超敏反应:蛔虫变应原被人体吸收后会引起IgE介导的超敏反应,如荨麻疹、皮肤瘙痒、血管神经性水肿及结膜炎等。

(3) 并发症：成虫有钻孔习性，当人体发热、胃肠病变、食物过于辛辣，以及不适当的驱虫治疗时，虫体活动性增强，容易钻入开口于肠壁上的各种管道，如胆道、胰管、阑尾等，会引起胆道蛔虫病、蛔虫性胰腺炎、阑尾炎或蛔虫性肉芽肿等并发症。其中以胆道蛔虫病最为常见。感染虫数较多时，成虫扭结成团，堵塞肠管，可引起肠梗阻。

5. 试验诊断

自患者粪便中检测出虫卵，即可确诊。蛔虫产卵量大，采用直接涂片法，一张涂片的检出率为80%左右，3张涂片可达95%。对直接涂片阴性者，也可采用沉淀集卵法或饱和盐水浮聚法，检测出效果更好。对粪便中检测不到虫卵，而临床表现疑似蛔虫病者，可试用药物驱虫进行诊断。

6. 流行与防治

蛔虫呈世界性分布。人群感染的特点是南方高于北方，农村高于城市，儿童高于成人。蛔虫感染率较高的原因是生活史简单，产卵量大，虫卵抵抗力强；不良的生活和卫生习惯等。

对蛔虫病的防治，应采取综合性措施。包括查治患者和带虫者，处理粪便、管好水源和预防感染几个方面。

(1) 加强宣传教育，普及卫生知识。注意饮食卫生和个人卫生，做到饭前、便后洗手，不生食未洗净的蔬菜和瓜果，不饮不洁之水，防止食入蛔虫卵，减少感染机会。

(2) 使用无害化人粪做肥料，防止粪便污染环境是切断蛔虫传播途径的重要措施。

(3) 对患者和带虫者进行驱虫治疗。常用的驱虫药物有甲苯达唑、阿苯达唑和哌嗪(哌吡嗪)等。

病例 9-1

患儿，男，7岁，近2个月常感肚脐周围间歇性疼痛，8 h前突发剑突下钻顶样疼痛，伴恶心呕吐，吐出一条圆柱形，头、尾两端略细，形似蚯蚓的虫子，急诊入院。

查体：痛苦面容，剑突下偏右侧有压痛、腹软，脐周可触及条索状物。

思考：该患儿患何病？如何防治？

(二) 毛首鞭形线虫

毛首鞭形线虫简称鞭虫，是人体常见的寄生线虫之一。成虫寄生于人体盲肠，可引起鞭虫病。

1. 成虫

毛首鞭形线虫的外形似马鞭，前端3/5细长，后端2/5明显粗大。雌虫长为35~50 mm，尾端直而钝圆；雄虫长为30~45 mm，尾端向腹面呈环状卷曲，有交合刺1根。两性成虫的生殖系统均为单管型。

2. 虫卵

毛首鞭形线虫的虫卵呈纺锤形，大小为$(50~54)\mu m \times (22~23)\mu m$，黄褐色，卵壳较厚，两端各具一个透明的盖塞，内含一个未分裂的受精卵(图9-4)。

3. 生活史

成虫主要寄生于人体盲肠内。雌虫每日产卵5 000~10 000个，虫卵随粪便排出体外，在适宜的条件下，经3~5周即可发育为感染期卵。人食入被感染期卵污染的食物或水而感染，在小肠内幼虫自卵中孵出，钻入肠黏膜，以肠黏膜为食。经10 d左右，幼虫重新回到肠腔，再移行至盲肠，其前端钻入肠壁黏膜至黏膜下层组织，后端则裸露在肠腔内发育为成虫。自感染至成虫产卵需1～3个月，成虫在人体内一般可存活3～5年。

4. 致病性与试验诊断

由于虫体的机械性损伤和分泌物的刺激作用，可致肠壁黏膜组织充血、水肿或出血等慢性炎症反应。鞭虫以组织液和血液为食，轻度感染多无明显症状，严重感染者可

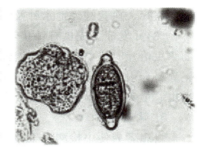

图9-4 鞭虫卵

出现头晕、腹痛、慢性腹泻、消瘦及贫血等。儿童重度感染可导致发育障碍、营养不良、直肠脱垂。部分患者可出现发热、荨麻疹、嗜酸性粒细胞增多、四肢浮肿等全身反应，以及诱发或加重其他疾病，如阿米巴痢疾、阑尾炎等。诊断以检获虫卵为依据，可采用粪便直接涂片法、沉淀集卵法及饱和盐水浮聚法等。严重感染者可进行肛门镜检。该检查具有快速、安全、简便的特点。

5. 流行与防治

鞭虫广泛分布于热带及温带地区，鞭虫病的分布及流行因素大体与蛔虫相同。鞭虫感染常与蛔虫感染并存，但感染率一般低于蛔虫。人是唯一的传染源。应强调加强环境卫生、个人卫生和饮食卫生，并做好饮用水的清洁及加强粪便管理。及时治疗患者和带虫者，常用驱虫药物有阿苯达唑、甲苯达唑、伊维菌素等。噻嘧啶与甲苯达唑合用效果会更好。

(三) 蠕形住肠线虫

蠕形住肠线虫又称蛲虫，主要寄生于人体回盲部，可引起蛲虫病。

1. 成虫

蛲虫的线虫为乳白色，呈细小线头状。角皮具横纹，头端角皮膨大形成头翼。口囊不明显，口孔周围有三片唇瓣。咽管末端膨大呈球形，称为咽管球。雌虫大小为(8～13)mm×(0.3～0.5)mm，虫体中部膨大，尾端直而尖细，生殖系统为双管型。雄虫微小，大小为(2～5)mm×(0.1～0.2)mm，体后端向腹面卷曲，生殖系统为单管型，泄殖腔开口于虫体尾端，有1根交合刺。

2. 虫卵

虫卵大小为(50～60)μm×(20～30)μm，卵壳无色透明，有两层壳质，蛋白质膜光滑。普通显微镜下观察的卵壳一侧较平，另一侧稍凸，两端不等宽，虫卵的立体构型呈近似椭圆形的不等面三角体。虫卵自虫体排出时，卵壳内细胞多已发育有一卷曲的蝌蚪期胚胎(图9-5)。

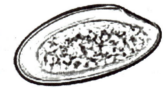

图9-5 蠕形住肠线虫虫卵

3. 生活史

成虫寄生于人体的盲肠、阑尾、结肠、直肠及回肠下段，以肠内溶物、组织或血液为食。雌、雄虫交配后，雄虫死亡。雌虫向肠腔下段移行。当宿主入睡后，肛门括约肌松弛时，部分雌虫移行到肛门外，因受温度和湿度的改变及氧的刺激，开始大量排卵。排卵后的雌虫多因干枯死亡，但少数雌虫可由肛门蠕动移行返回肠腔。偶尔可误入阴道、子宫、

输卵管、尿道致异位寄生。

黏附在肛周的虫卵在适宜条件下很快发育,约经 6 h,卵壳内幼虫发育成熟,蜕皮 1 次后即成为感染期卵。

感染期卵经吞食或随空气吸入等方式使人受染。虫卵在十二指肠内孵出幼虫,幼虫沿小肠下行途中蜕皮两次,到回盲部再蜕皮 1 次后发育为成虫。自吞食感染期虫卵至雌虫产卵需 2~6 周。

4. 致病性

雌虫在宿主肛周产卵引起的肛门及会阴部皮肤瘙痒和继发性炎症是蛲虫病的主要症状。患者常有烦躁不安、失眠、食欲减退、夜惊等表现,反复感染会影响儿童的健康成长。虫体附着局部肠黏膜的轻度损伤,可致消化功能紊乱或慢性炎症;异位寄生时,往往会导致严重后果,如果雌虫侵入阴道,则会引起阴道炎、子宫内膜炎和输卵管炎等;若在腹腔、腹膜、盆腔、肠壁组织、输卵管等部位寄生,则会引起以虫体或虫卵为中心的肉芽肿病变。

5. 试验诊断

蛲虫一般不在人体肠道内产卵,故诊断蛲虫病常采用透明胶纸法或棉签拭子法,于清晨解便前或洗澡前检查肛周。此外,如发现患儿睡后用手抓挠肛门,即可查看肛周有无成虫。

6. 流行与防治

蛲虫病呈世界性分布,是一种常见的人体寄生虫病。一般表现为城市高于农村、儿童高于成人、集体机构生活的儿童感染率更高的特点。患者和带虫者是唯一的传染源,感染方式主要是通过肛门—手—口的直接感染引起的自身重复感染和人群的密切接触引起的相互感染。

根据本虫的流行特点,宜采取综合措施,防止相互感染和自身反复感染。讲究公共、家庭和个人卫生,做到饭前便后洗手、勤剪指甲、勤洗澡、勤晒被褥、玩具定期消毒。常用的驱虫药物有甲苯达唑、噻乙吡啶、噻嘧啶、阿苯达唑等。使用蛲虫膏、2%氧化氨基汞膏或甲紫等涂于肛周,具有止痒杀虫的作用。

(四)十二指肠钩口线虫和美洲板口线虫

寄生人体的钩虫,主要有十二指肠钩口线虫(简称十二指肠钩虫)和美洲板口线虫(简称美洲钩虫)。发达的口囊是其形态学的特征,成虫寄生于人体小肠上段,以血液为食,使人体慢性贫血,导致钩虫病。

1. 成虫

钩虫的成虫体长约为 1 cm,半透明,肉红色,死后呈灰白色。虫体前端较细,顶端有一发达的口囊,由坚韧的角质构成。十二指肠钩虫的口囊呈扁卵圆形,其腹侧缘有钩齿 2 对,美洲钩虫口囊呈椭圆形。其腹侧缘有板齿 1 对。

2. 幼虫与虫卵

(1)幼虫。钩蚴为钩虫的幼虫,其可分为杆状蚴和丝状蚴两个阶段。杆状蚴体壁透明,前端钝圆,后端尖细。口腔细长,能自由摄食。杆状蚴有两期,第一期杆状蚴大小为 $(0.23\sim0.4)\text{mm} \times 0.017 \text{ mm}$;第二期杆状蚴大小为 $0.4 \text{ mm} \times 0.029 \text{ mm}$。丝状蚴大小为 $(0.5\sim0.7)\text{mm} \times 0.025 \text{ mm}$,口腔封闭,不能摄食,咽管内有咽管矛。

(2)虫卵。虫卵呈椭圆形，壳薄、无色透明。大小为$(56\sim76)\mu m\times(36\sim40)\mu m$，随粪便排出时，卵内细胞多为2～4个，卵壳与细胞间有明显的空隙。若患者便秘或粪便放置过久，卵内细胞可继续分裂为多细胞期。

3. 生活史

十二指肠钩虫与美洲钩虫的生活史基本相同。

成虫寄生于人体小肠上段，其借口囊内钩齿（或板齿）咬附在肠黏膜上，以血液、组织液、肠黏膜为食。雌雄成虫交配后产卵，虫卵随粪便排出体外后，在温暖（25～30℃）、潮湿、荫蔽、含氧充足的疏松土壤中，卵内细胞不断分裂，24 h内第一期杆状蚴即可破壳孵出。此期幼虫以细菌及有机物为食，生长很快，在48 h内进行第一次蜕皮，发育为第二期杆状蚴。再经5～6 d，虫体口腔封闭，停止摄食，咽管变长，进行第二次蜕皮后发育为丝状蚴，即感染期蚴。感染期蚴具有明显的向温性，当其与人体皮肤接触并受到体温的刺激后，虫体活动力显著增强，经毛囊、汗腺口或皮肤破损处主动钻入人体，时间需30～60 min，丝状蚴钻入人的皮肤后，在皮下组织移行并进入小静脉或淋巴管，随血流经右心至肺，穿出毛细血管进入肺泡。此后，幼虫沿肺泡并借助小支气管、支气管上皮细胞纤毛摆动向上移行至咽部，随吞咽活动经食管、胃到达小肠。幼虫在小肠内迅速发育，并在感染后的第3～4天进行第三次蜕皮，形成口囊、吸附肠壁，摄取营养，再经10 d左右，进行第四次蜕皮后逐渐发育为成虫。自感染期蚴钻入皮肤至成虫交配产卵，一般需5～7周。成虫在人体内一般可存活3年左右。

4. 致病性

两种钩虫的致病作用相似。十二指肠钩蚴引起皮炎者较多，成虫导致的贫血较严重，同时，还是引起婴儿钩虫病的主要虫种，因此，十二指肠钩虫较美洲钩虫对人体的危害更大。

(1)钩蚴性皮炎：丝状蚴钻入皮肤后，数十分钟内患者局部皮肤即可有针刺、烧灼和奇痒感，进而出现充血斑点或丘疹，1～2 d内出现红肿及水疱，搔破后可有浅黄色液体溢出。若有继发细菌感染，则形成脓疱，最后经结痂、脱皮而愈，此过程俗称为"粪毒"。皮炎部位多见于与泥土接触的足趾、手指间等皮肤较薄处，也可见于手、足的背部。

(2)呼吸道症状：钩蚴移行至肺，穿破微血管进入肺泡时，可引起局部出血及炎性病变。患者可出现咳嗽、痰中带血，并常伴有畏寒、发热等全身症状。重者可表现持续性干咳和哮喘。若一次性大量感染钩蚴，可能引起暴发性钩虫性哮喘。

(3)消化道病变及症状：成虫以口囊咬附肠黏膜，可造成散在性出血点及小溃疡，有时也可形成片状出血性瘀斑。病变深可累积黏膜下层，甚至肌层。患者初期表现为上腹部不适及隐痛，继而出现恶心、呕吐、腹泻等症状，食欲多显著增加，而体重逐渐减轻。有少数患者出现喜食生米、生豆，甚至泥土、煤渣、破布等异常表现，称为"异嗜症"。

(4)贫血：成虫以血液为食，吸血时，头腺分泌抗凝素，使伤口不易凝血而利于其吸血。吸血致使患者长期慢性失血，铁和蛋白质不断耗损而导致贫血。因为缺铁，所以引起小细胞低色素性贫血。患者出现皮肤蜡黄、眩晕、乏力，严重者做轻微活动都会引起心慌气促。部分患者出现面部及全身浮肿、胸腔积液、心包积液等贫血性心脏病。妇女则可引起停经、流产等。

(5)婴儿钩虫病：感染钩虫病的患儿可出现柏油样黑便、腹泻、食欲减退、皮肤黏膜苍白、心尖区收缩期杂音、肝脾肿大、贫血、嗜酸粒细胞的比例明显增高等症状。患儿发育差，合并症多，病死率较高。

常见的感染原因：婴儿用的尿布污染了丝状蚴，未做清洗和晾晒就给婴儿使用；婴儿穿开裆裤，随地乱坐，接触了含有丝状蚴的泥土；母亲怀孕期间感染，幼虫通过胎盘或乳汁传给下代。

5. 试验诊断

(1)直接涂片法：简便易行，但轻度感染者容易漏诊，反复检查可提高阳性率。

(2)饱和盐水浮聚法：检出率明显高于直接涂片法5～6倍。

(3)钩蚴培养法：检出率高，便于直接观察。在流行区出现咳嗽、哮喘等，宜做痰及血液检查，如痰中有钩蚴及表现小细胞低色素性贫血可确诊为钩虫病。

6. 流行与防治

钩虫病呈世界性分布。十二指肠钩虫属于温带型，美洲钩虫属于亚热带及热带型。我国北方以十二指肠钩虫为主，南方以美洲钩虫为主，混合感染极为普遍。流行特点为南方高于北方，农村高于城市。

钩虫病患者和带虫者是钩虫病的传染源。钩虫病的流行与自然环境、种植作物、生产方式及生活条件等诸因素有密切关系。在钩虫病流行区，人群的感染率在10岁以前不高，10～30岁或随着年龄的增长而升高，保持在稳定水平。

加强粪便管理及无害化处理，采用粪尿混合储存，经密封式沼气池、五格三池式沉淀等杀灭虫卵后，再用于旱地作物施肥。加强个人防护和防止感染，耕作时提倡穿鞋下地，手、足皮肤涂抹1.5%左旋咪唑硼酸酒精液或15%噻苯咪唑软膏，对预防感染有一定的作用。应尽量争取使用机械劳动代替手工操作，以减少感染机会。

治疗患者及控制传染源，常用驱虫药物有甲苯达唑、丙硫咪唑、噻苯咪唑等，除对成虫有杀灭驱虫作用外，对虫卵及幼虫也有抑制发育或杀灭作用。用噻苯咪唑配制15%软膏局部涂敷，可治疗钩蚴性皮炎，若同时辅以透热疗法，则效果更佳。即将受染部位浸入53℃热水中，持续20～30 min，有可能杀死皮下组织内移行的幼虫。

(五)班氏吴策线虫和马来布鲁线虫

丝虫(Filaria)是由吸血昆虫传播、寄生于人体和其他脊椎动物组织内的一类线虫。人体寄生的丝虫已知有8种。我国仅有寄生于淋巴系统的班氏吴策线虫(班氏丝虫)和马来布鲁线虫(马来丝虫)，它们均可引起淋巴丝虫病。

1. 成虫

班氏丝虫和马来丝虫成虫的形态结构相似。虫体呈乳白色，细长如丝线，体长近1 cm，雌虫大于雄虫，体表光滑。头端略膨大，呈球形或椭球形，口在头顶正中，周围有两圈乳突。雄虫尾端向腹面卷曲成圆，泄殖腔周围有数对乳突，从中伸出长短交合刺各一根。

2. 微丝蚴

微丝蚴虫体细长，头端钝圆，尾端尖细，外有鞘膜，活动时呈蛇样运动。体内有很多圆形或椭圆形的体核，头端无核区为头间隙，尾端有无尾核因种而异。以上结构在两种微丝蚴中有所不同，其鉴别要点见表9－1。

表 9-1　班氏与马来微丝蚴形态鉴别

项目	班氏微丝蚴	马来微丝蚴
长×宽/(μm)	(244~296)×(5.3~7.0)	(177~230)×(5~6)
体态	柔和,弯曲较大	硬直,大弯上有小弯
头间隙(长:宽)	较短(1:1或1:2)	较长(2:1)
体核	圆形或椭圆形,各核分开,排列整齐	椭圆形,大小不等,排列紧密

3. 感染期幼虫

感染期幼虫又称丝状蚴,寄生于蚊体内。虫体细长,活跃。班氏丝状蚴平均长1.617 mm,马来丝状蚴平均长1.304 mm。

4. 生活史

班氏丝虫和马来丝虫的生活史基本相似,都需要经过两个发育阶段,即幼虫在中间宿主(蚊)体内的发育及成虫在终宿主(人)体内的发育。

(1)蚊体内的发育:当雌蚊叮吸带有微丝蚴的患者血液时,微丝蚴随血液进入蚊胃,经1~7 h,脱去鞘膜,穿过胃壁经血腔侵入胸肌,在胸肌内逐渐变粗变短,虫体活动减弱,形成腊肠蚴。其后虫体继续发育,逐渐变细变长,蜕皮2次,发育为活跃的感染期丝状蚴。丝状蚴离开胸肌,进入蚊血腔,其中大多数到达蚊的下唇,当蚊再次叮人吸血时,幼虫自蚊下唇逸出,经吸血伤口或正常皮肤侵入人体。幼虫在蚊体不增殖。在蚊体内发育所需的时间与温度和湿度有关。最适合的温度为20~30 ℃,相对湿度为75%~90%。班氏微丝蚴需10~14 d,马来微丝蚴需6~6.5 d。

(2)人体内的发育:丝状蚴进入人体后迅速侵入附近的淋巴管,再移行至大淋巴管及淋巴结内寄生,经2次蜕皮发育为成虫,成虫以淋巴液为食。马来丝虫多寄生于上、下肢浅部淋巴系统,以下肢多见;班氏丝虫除寄生于浅部淋巴系统外,多寄生于深部淋巴系统中,主要见于下肢、阴囊、精索、腹股沟等处。雌、雄成虫交配后,雌虫产出微丝蚴,微丝蚴可停留在淋巴系统内,但大多随淋巴液进入血液循环,也可出现在乳糜尿、乳糜胸腔积液、心包积液和骨髓内。自丝状蚴侵入人体至发育为成虫产生微丝蚴所需的时间:班氏丝虫3~5个月,马来丝虫多为80~90 d。两种丝虫成虫的寿命一般为4~10年,个别可长达40年。微丝蚴的寿命一般为2~3个月,长者可活2年以上。

5. 致病性

人体感染丝虫后,其发病机制取决于多种因素,大致分为以下3种类型。

(1)微丝蚴血症:感染者血液中有微丝蚴,可持续多年无临床症状和体征,成为带虫者。

(2)急性期过敏和炎症反应:幼虫和成虫的分泌物、代谢及虫体分解产物及雌虫子宫排出物等均可刺激机体产生局部和全身性反应。临床症状表现为急性淋巴管炎、淋巴结炎和丝虫热。

(3)慢性期阻塞性病变:淋巴系统阻塞是引起丝虫病慢性体征的重要因素。由于阻塞部位不同,患者产生的临床表现也因人而异,主要有淋巴水肿、睾丸鞘膜积液、乳糜尿等。

6. 试验诊断

丝虫病的诊断包括病原诊断和免疫诊断。

(1)血检微丝蚴：由于微丝蚴具有夜现周期性，取血时间以晚上9时至次晨2时为宜。检查方法有厚血膜法、新鲜血滴法、浓集法等。

(2)体液和尿液检查微丝蚴：微丝蚴也可见于各种体液和尿液，故可于鞘膜积液、淋巴液、腹水、乳糜尿和尿液中查到微丝蚴。可取上述体液直接涂片，染色镜检；或采用离心浓集法、薄膜过滤浓集法等检查。

(3)成虫检查法：用注射器从可疑的结节中抽取成虫，或切除可疑结节剥离组织检查成虫及制成切片镜检。如果为丝虫性结节，则虫体周围会有典型的丝虫性病变。

(4)免疫学诊断：免疫学诊断可用作辅助诊断。方法有皮内试验、检测抗体、检测抗原。

7. 流行与防治

班氏丝虫病呈世界性分布，主要流行于热带和亚热带；马来丝虫病仅限于亚洲，主要流行于东南亚。丝虫病是我国五大寄生虫病之一。在丝虫病防治工作中，普查普治和防蚊灭蚊是两项主要措施。在已达到基本消灭丝虫病指标的地区，应将防治工作重点转入监测管理阶段。

(六)旋毛形线虫

旋毛形线虫简称旋毛虫，成虫和幼虫分别寄生于人和多种哺乳动物的小肠和横纹肌。由其引起的旋毛虫病是一种危害很大的人畜共患寄生虫病。

1. 成虫

旋毛虫的成虫呈乳白色，微小线状，雄虫大小为$(1.4\sim1.6)$ mm$\times(0.04\sim0.05)$ mm；雌虫大小为$(3.0\sim4.0)$ mm$\times 0.06$ mm。两性成虫的生殖器官均为单管型。雌虫子宫较长，中段充满虫卵，近阴道处含幼虫。

2. 幼虫

刚产出的幼虫称为新生蚴，大小为$124~\mu m\times 6~\mu m$。寄生在宿主横纹肌细胞内的幼虫，长约为1 mm，卷曲于梭形的囊包中，称为幼虫囊包。囊包大小为$(0.25\sim0.5)$ mm$\times(0.21\sim0.42)$ mm。1个囊包内通常含1~2条幼虫，也可多达6~7条。

3. 生活史

生活史的特点是成虫和幼虫寄生于同一个宿主内。成虫寄生于小肠，主要在十二指肠和空肠上段；幼虫则寄生在横纹肌细胞内。除人外，许多种哺乳动物，如猪、犬、鼠、猫及狼、狐等均可作为本虫的宿主。

当人或动物宿主食入了含活旋毛虫幼虫囊包的肉类后，在胃液和肠液的作用下，数小时内，幼虫在十二指肠自囊包中逸出，并钻入肠黏膜内，经一段时间的发育再返回肠腔。在感染后的2 d内，幼虫经4次蜕皮后，即可发育为成虫。雌、雄成虫交配后，雌虫子宫内的虫卵逐渐发育为幼虫，并向阴道外移动。感染后5~7 d，雌虫开始产幼虫，排幼虫的时间可持续4~16周。每条雌虫可产幼虫1 500~2 000条。雌虫寿命为1~4个月。

新生幼虫大多侵入局部淋巴管或静脉，随淋巴和血液循环到达宿主各器官、组织，但只有到达横纹肌内的幼虫才能继续发育。幼虫穿破微血管，进入肌细胞内寄生。约在感染后1个月，幼虫周围形成纤维性囊壁，并不断增厚，这种肌组织内含有的幼虫囊包，对新宿主具有感染力。如无进入新宿主的机会，半年后囊包会出现钙化现象，幼虫逐渐死亡，但有时钙化囊包内的幼虫也可继续存活数年，甚至长达30年之久。

4. 致病性

旋毛虫对人体致病的程度与食入囊包的活力、幼虫侵入部位和宿主的免疫力等诸多因素有关。轻感染者无明显症状，但重者临床表现复杂多样，如不及时诊治，可在发病后3～7周内死亡。旋毛虫的致病过程分为3期，分别是侵入期、幼虫移行期、囊包形成期。

5. 试验诊断

(1) 活检法：从患者疼痛肌肉处取样，经压片或切片镜检有无幼虫及囊包。轻度感染或病程早期(感染后10 d内)均不易检获虫体。若患者尚有吃剩的肉，也可使用同法检查。

(2) 人工胃液消化分离法：为提高检出率，可采用人工胃液消化分离法。将肌肉消化后，取沉渣或经过离心后检查有无幼虫。

(3) 免疫诊断：旋毛虫具有较强的免疫原性，因此免疫诊断有较大意义，检出率高，可检测出轻度感染及做早期诊断。一般多用幼虫制备抗原。常用的方法有皮内试验、环卵沉淀试验、皂土絮状试验、酶联免疫吸附试验等。

6. 流行与防治

旋毛虫病是重要的人畜共患寄生虫病，呈世界性分布，欧洲、北美洲发病率较高。我国自1964年在西藏首次发现人体旋毛虫病以后，相继在云南、贵州、甘肃、四川等15个省(市)自治区有局部流行和暴发流行。在自然界中，旋毛虫是肉食动物的寄生虫，目前已知有百余种哺乳动物可自然感染旋毛虫病，猪与鼠的相互感染是旋毛虫病流行的重要来源。猪为主要动物传染源。

人体感染和暴发流行与生食肉类的习惯有关，预防的关键措施是把住"口关"，不吃生的或半生的肉类。另外，讲究个人饮食卫生；加强肉类和食品卫生管理；改善养猪方法，提倡圈养，查治牲畜，减少传染源。治疗首选药物是阿苯达唑。

二、吸 虫

吸虫属扁形动物门的吸虫纲。寄生人体的吸虫属复殖目，称为复殖吸虫。复殖吸虫虽然种类繁多，形态各异，生活史复杂，但其基本结构和发育过程相似。

病例9—2

患者，女，47岁。发热20余天伴有咳嗽。入院前在其他医院住院，诊断为"支气管肺炎"，应用多种抗生素高热不退，随即转院。患者一个半月前曾外出钓鱼，第2天手部前臂出现瘙痒和丘疹。体格检查：T39 ℃，P96 次/min，R20 次/min，Bp120/80 mmHg，肺部听诊正常，肝剑突下2 cm肝区轻压痛，脾未及。血常规：WBC19.5×10^9/L，N0.6，L0.2，E0.2。大便检获血吸虫卵。

思考：此病的诊断是什么？如何治疗及预防本病？

(一) 华支睾吸虫

华支睾吸虫又称肝吸虫。成虫寄生于人体或其他脊椎动物的肝胆管内，可引起华支睾吸虫病，又称肝吸虫病。

1. 成虫

肝吸虫的成虫体形狭长,背腹扁平,前端尖细,后端略钝,形似葵花子,半透明。大小为(10~25)mm×(3~5)mm。活时略呈淡红色,死后或经固定后呈灰白色。口吸盘略大于腹吸盘。消化道的前部有口、咽及短的食管,然后分叉为两肠支伸至虫体后端。睾丸前后排列于虫体后端 1/3 处,呈分支状。卵巢边缘分叶,位于睾丸之前,受精囊在睾丸与卵巢之间,呈椭圆形。

2. 虫卵

虫卵为黄褐色,前端较窄,后端钝圆,形似芝麻,大小平均为 29 μm×17 μm,为人体最小的蠕虫卵,内含成熟毛蚴。

3. 生活史

成虫寄生于人或哺乳动物的胆管内。虫卵随胆汁进入消化道并随粪便排出体外。

(1)在中间宿主体内发育。虫卵入水被第一中间宿主淡水螺吞食后,在螺消化道孵出毛蚴。毛蚴穿过肠壁在螺体内发育,经历了胞蚴、雷蚴和尾蚴 3 个阶段。成熟的尾蚴从螺体逸出入水遇到第二中间宿主淡水鱼虾,则侵入鱼虾体内发育为囊蚴。

(2)在终宿主体内发育。当终宿主因食入含有囊蚴的鱼或虾时,囊蚴在十二指肠内脱囊为童虫。继而从胆总管进入肝胆管发育为成虫。成虫寿命长达 20~30 年。

4. 致病性

成虫在肝胆管内以血细胞、胆管黏膜及其分泌物为食。虫体的排泄、分泌物等代谢产物的化学毒性作用和虫体的机械刺激可引起局部病变。华支睾吸虫病的危害性主要是患者的肝受损。病变主要发生在肝的次级胆管。重度感染并经过相当长的时间后,胆管出现局限性的扩张,管壁增厚。大量的虫体可引起阻塞、胆汁滞留,如合并细菌感染可引起胆管炎和胆管肝炎。慢性感染可有大量的结缔纤维组织增生,附近的肝实质可有明显萎缩。

肝吸虫的临床症状以疲乏、上腹不适、消化不良、腹痛、腹泻、肝区隐痛、头晕等较为常见。体征有肝肿大,儿童反复感染引起发育障碍或侏儒症,严重感染者可造成肝硬化、腹水。

5. 试验诊断

(1)病原检查:检获虫卵是确诊的主要依据。因粪便直接涂片法易漏检,故多采用各种集卵法(如水洗离心沉淀法、乙醚沉淀法等)和十二指肠引流液进行离心沉淀检查等。

(2)免疫诊断:常用皮内试验、间接血凝试验、酶联免疫吸附试验。

6. 流行与防治

本病主要分布于东亚和东南亚。在我国,除西北地区尚无报道外,已有 25 个省(直辖市、自治区)有不同程度的发生或流行。引起华支睾吸虫病流行的主要因素如下。

(1)传染源:华支睾吸虫对宿主的要求特异性不高,除人外,大量保虫宿主如猫、猪、鼠等哺乳动物是人体华支睾吸虫病的重要传染源。

(2)中间宿主:我国各地池塘、湖、河、沟中有第一中间宿主淡水螺,同时,又有第二中间宿主淡水鱼、虾并存。

(3)不良的饮食习惯:华支睾吸虫病流行的一个关键因素是流行地区有生吃或半生吃鱼肉的习惯。由于各地吃鱼方法不同,感染的方式和对象也不同。在广东主要通过吃"鱼生""鱼生粥"或烫鱼片而感染;在东北地区,特别是朝鲜族居民主要是通过吃生鱼佐酒而感染；抓鱼后不洗手或用口叼鱼也是感染的原因；使用切过生鱼的刀及砧板切熟食、用盛过生鱼的器皿盛熟食物品也有感染的可能。合理处理粪便，防止水源污染，改变养鱼的习惯，消灭第一中间宿主淡水螺类。大力做好卫生宣传教育工作，改进烹调方法和改变饮食习惯。积极治疗患者、带虫者和保虫宿主。本病可用吡喹酮和阿苯达唑治疗。

(二)布氏姜片吸虫

布氏姜片吸虫简称姜片虫，寄生于人体小肠，引起姜片虫病。

1. 成虫

姜片虫的成虫外形似姜片，活虫呈肉红色，死后经固定呈暗灰色。雌、雄同体，大小为$(20\sim75)mm\times(8\sim20)mm\times(0.5\sim3)mm$，为人体寄生的最大吸虫。口吸盘较小，位于虫体的亚顶端，腹吸盘呈漏斗状，为口吸盘的4～5倍，紧靠口吸盘的后方。两个睾丸前后排列于虫体的后1/2。卵巢位于睾丸之前，子宫盘曲在卵巢与腹吸盘之间，卵黄腺呈滤泡状，布满虫体两侧。

2. 虫卵

姜片虫的虫卵呈椭圆形，为淡黄色，大小为$(130\sim140)\mu m\times(80\sim85)\mu m$，是人体蠕虫卵中最大的虫卵。卵壳薄，一端有不明显的卵盖，内含1个卵细胞和20～40个卵黄细胞。

3. 生活史

姜片虫的成虫寄生于人、猪(或野猪)的小肠内，少则几条，多则上千条。虫卵随粪便排出体外，入水后，在适宜的温度(26～32 ℃)下，经3～7周发育孵出毛蚴。毛蚴侵入中间宿主扁卷螺体内，经1～2个月发育和无性增殖，先后发育形成胞蚴、母雷蚴、子雷蚴及尾蚴。成熟的尾蚴自螺体逸出，附着在菱角、荸荠、茭白等水生植物的表面，分泌成囊物质，脱去尾部形成囊蚴即感染阶段，人或猪可因食入含有活囊蚴的水生植物或喝生水而感染。囊蚴在小肠消化液和胆汁的共同作用下，脱囊成为童虫，经1～3个月发育为成虫。成虫每日产卵15 000～25 000个，成虫寿命一般为1～2年，长者可达5年。

4. 致病性

姜片虫的虫体较大，吸盘发达，吸附力强，被吸附的肠黏膜及附近组织出现充血、水肿、出血等炎症，严重时使肠黏膜坏死脱落形成溃疡；虫体覆盖肠黏膜，影响肠道的消化、吸收功能；虫体的代谢产物、排泄物对人体具有毒性作用。轻度感染者可无明显症状，或偶有腹痛、腹泻；中度感染者可引起消化功能紊乱、营养不良、浮肿和维生素缺乏症，有时甚至发生肠梗阻；重症感染者可出现精神萎靡、消瘦、贫血甚至发生衰竭而死亡。

5. 试验诊断

(1)病原检查：取粪便标本检出虫卵即可确认。病原检查常采用直接涂片法，但该法对轻度感染者易于漏检，可用沉淀法或浓集法粪检虫卵，也可根据吐出或粪便排出的成虫形态、结构特征加以鉴定。

(2)免疫诊断：常用方法有皮内试验、酶联免疫吸附试验。

6. 流行与防治

姜片虫病主要分布于亚洲的温带和亚热带。在我国，除东北和西北地区外，其他省(区、市)均有流行。姜片虫病的传染源为患者、带虫者和猪等。中间宿主(扁卷螺)与菱角、荸荠等媒介水生植物并存，居民生食水生植物、饮用不洁净的水或用水生植物喂猪而感染。加强卫生宣传教育，注意饮食卫生，不喝生水，不生食水生植物；加强粪便管理和水源管理；科学养猪，防止虫卵入水；治疗患者和病畜，最有效的药物是吡喹酮。

(三) 卫氏并殖吸虫

卫氏并殖吸虫的成虫主要寄生在人及犬科动物的肺部，又称肺吸虫，易引起肺吸虫病。

1. 成虫

肺吸虫的成虫呈椭圆形，腹面扁平，背面隆起，似半颗豆粒。长为 7.5～12 mm，宽为 4～6 mm，厚为 3.5～5.0 mm。活体呈橙红色并透明，死后呈灰白色。口、腹吸盘大小相近，腹吸盘居虫体中横线偏前。消化器官有口、咽、食道及两支弯曲的肠管。卵巢位于腹吸盘之后，分 5～6 叶，呈指状，子宫与卵巢并列，虫体两侧有褐色的卵黄腺。一对分支状睾丸并列于卵巢及子宫的后方。

2. 虫卵

肺吸虫的虫卵为金黄色，呈椭圆形，大小为 $(80～118)\mu m \times (48～60)\mu m$，最宽处多近卵盖一端。卵盖大，常略倾斜，卵壳厚薄不均匀，卵内含一个卵细胞和 10 多个卵黄细胞。

3. 生活史

肺吸虫的成虫主要寄生于人或食肉动物的肺内，以血液及坏死组织为食，产出的虫卵随痰或粪便排出体外。其第一中间宿主为川卷螺，第二中间宿主为溪蟹和蝲蛄。

(1) 外界发育：成虫寄生于肺，虫卵可经气管排出或随痰吞咽后随粪便排出。卵入水中在适宜的温度下约经 3 周孵出毛蚴，遇到川卷螺主动侵入，发育经由胞蚴、母雷蚴、子雷蚴、尾蚴四个阶段。成熟的尾蚴在水中主动侵入或被溪蟹、蝲蛄吞食，在第二中间宿主体内形成囊蚴。人或其他宿主因食入含有活囊蚴的溪蟹、蝲蛄而感染。

(2) 人体内发育：囊蚴进入终宿主消化道后，在消化液的作用下，脱囊形成童虫。经 1～3 周，童虫由肝脏表面或直接从腹腔穿过膈肌经胸腔入肺发育为成虫，最后在肺中结囊产卵。有些童虫可终生穿行于组织间直至死亡。自囊蚴进入终宿主到成熟产卵，一般需要 2 个多月。成虫在宿主体内一般可活 5～6 年，长者可达 20 年。

4. 致病性

致病性主要是指童虫或成虫在人体组织与器官内移行，窜扰和寄居造成的机械性损伤及其代谢物等引起的免疫病理反应。根据病变发展的过程，大致可分为以下几个时期。

(1) 脓肿期：虫体移行引起组织破坏和出血，病变处呈窟穴状或隧道状，病灶处有炎性渗出，以中性粒细胞及嗜酸性粒细胞聚集为主，四周可见由肉芽组织而形成的薄状脓壁，并逐渐形成脓肿。患者出现低热、荨麻疹、食欲不振、乏力等症状。

(2) 囊肿期：窟穴形成后，在虫体停留的周围，炎性反应加剧，周围组织坏死。继之，病灶周围出现明显的肉芽组织增生，将坏死组织包绕，形成囊肿。患者的主要表现为低热、胸痛、咳嗽、咳血痰或铁锈色痰。

(3) 愈合期 (瘢痕期)：虫体死亡或游走，囊肿的内容物逐渐被吸收或排空，囊肿为肉芽组织所填充而纤维化，形成瘢痕。由于虫体的游走特性，常移行至肺部以外的组织异位寄生，如腹壁、肠系膜、胸壁、皮下、脑等，引起其他类型肺吸虫病。其中，以脑型肺吸虫病危害较大，临床表现为阵发性剧烈头痛、癫痫、瘫痪、视力障碍等。腹型肺吸虫病可出现腹痛、腹泻。皮肤型肺吸虫病可见皮下包块和结节。

5. 试验诊断

(1)病原检查。

1)取患者痰或粪便进行检查，查获虫卵即可确诊。

2)皮下包块或结节手术摘除可能发现童虫或典型的病理变化。若虫体已转移，可根据该病的病理特征作出诊断。

3)对脑型患者可采用X线拍片或CT检查协助诊断。

(2)免疫诊断：主要有皮内试验、酶联免疫吸附试验、循环抗原检测等。另外，杂交瘤技术、免疫印迹技术、生物素-亲和素系统等技术也开始试用。

6. 流行与防治

卫氏并殖吸虫病分布于亚洲、非洲的30多个国家和地区。在我国分布于浙江、江西、四川等23个省区。经过长期的防治，除东北的少数地区外，卫氏并殖吸虫病在多数地区已得到控制或消灭。

传染源为患者、带虫者和保虫宿主。国内流行区溪水中第一中间宿主和第二中间宿主的存在，有利于虫体在外界的发育。本病多流行于丘陵和山岳地区。在我国分为溪蟹型流行区和蝲蛄型流行区(仅限东北地区)。在流行区，人们以各种方式捕食溪蟹、蝲蛄及淡水虾，进行生、腌、醉、烤，东北还磨制蝲蛄豆腐、蝲蛄酱等，而囊蚴对外界抵抗力强，这些方式多不能杀死囊蚴，常致人感染。囊蚴污染炊具、手、饮水等也可造成感染。宣传教育是预防本病最重要的措施。要杜绝生吃或半生吃溪蟹等，不饮用生水；同时加强粪便管理，以防止虫卵入水，阻断流行环节。常用治疗药物有硫氯酚、吡喹酮等。

病例 9-3

患者，女，23岁。胸闷、咳嗽、盗汗40余天。CT检查，胸腔积液，右肺空洞形成，初诊为肺结核。可随后肺结核相关检查结果却显示一切正常。经询问，患者几个月前曾在江浙一带吃过生蟹做的醉蟹。取痰及粪便检查，查获虫卵。

思考：此病的诊断是什么？如何预防此病？

(四)斯氏狸殖吸虫

斯氏狸殖吸虫的成虫主要寄生于果子狸、狗、猫及豹猫等哺乳动物(保虫宿主)肺部，偶尔寄生于人体。人是本虫的非正常宿主，故在人体内多不能发育为成虫，主要引起肺并殖吸虫病。

1. 成虫

斯氏狸殖吸虫的成虫虫体肥厚狭长，呈梭形，大小为$(11.0\sim18.5)$ mm$\times(3.5\sim6.0)$ mm，口、腹吸盘大小相似，口吸盘位于虫体的顶端，腹吸盘位于虫体的前1/3处，子宫与分支状的卵巢左右并列于腹吸盘之后，一对分支状的睾丸左右并列于虫体的中、后1/3交界处。

2. 虫卵

虫卵呈椭圆形，大小为$71~\mu m\times48~\mu m$，多不对称，卵壳厚薄不均，虫卵近卵盖处最宽。

3. 生活史

生活史与卫氏并殖吸虫相似。保虫宿主是本虫的主要传染源，第一中间宿主为拟钉螺、微小拟钉螺等，第二中间宿主为溪蟹，囊蚴为感染阶段。童虫在人体内可生存，但多不能发育成熟。

4. 致病性

童虫有窜扰习性，可在多种组织器官中移行，如皮下（胸背部、腹部、头颈部、四肢、腹股沟及阴囊等处）、眼、腹腔、肝、胸腔、肺、脑等，引起幼虫移行症。

5. 试验诊断

皮下包块活组织检查、皮内试验等，是本病的主要试验诊断方法。

6. 防治

防治原则同卫氏并殖吸虫。

(五) 日本裂体吸虫

日本裂体吸虫又称日本血吸虫，简称血吸虫。其成虫主要寄生于人或牛、羊、猪、马等家畜的肠系膜下静脉内，可致血吸虫病。

1. 成虫

日本裂体吸虫的成虫为雌、雄异体，成虫在宿主体内呈雌、雄合抱状态。雄虫为圆柱状，较粗短，乳白色，大小为 $(10\sim22)\,mm\times(0.5\sim0.55)\,mm$，口、腹吸盘较发达。腹吸盘以下，背腹略扁，虫体两侧向腹面卷曲，形成抱雌沟。睾丸有7个，呈椭圆形，串珠状排列于腹吸盘后方的背侧；雌虫细长，大小为 $(12\sim26)\,mm\times(0.1\sim0.3)\,mm$，口、腹吸盘较小，肠管内充满消化或半消化的血液，故虫体的后半部呈灰褐色或黑色。卵巢有1个，呈长椭圆形，子宫呈管状，与卵巢相连，向前开口于腹吸盘下方的生殖孔。

2. 虫卵

成熟虫卵呈椭圆形或类圆形，淡黄色，大小为 $(74\sim106)\,\mu m\times(55\sim80)\,\mu m$。卵壳薄，无卵盖，卵壳的一侧亚顶端有一小棘，由于虫卵周围附着坏死组织、粪渣等污物，有时不易见到小棘。成熟虫卵内含有一毛蚴。

3. 尾蚴

尾蚴分为体部和尾部，体部前端有一头器，头器中央有一单细胞头腺，尾部又可分为尾干和尾叉。尾蚴大小为 $(280\sim360)\,\mu m\times(60\sim95)\,\mu m$。口吸盘位于体部前端正腹面，腹吸盘位于体部后1/3处，由发达的肌肉构成，具有较强的吸附能力。在体中部、后部有多细胞钻腺5对，以两束导管开口于头腺顶端。尾蚴依靠头器的伸缩、头腺与钻腺的分泌物及全身肌肉运动等协同作用而侵入人或哺乳动物的皮肤引起感染。

4. 生活史

血吸虫生活史包括成虫、虫卵、毛蚴、母胞蚴、子胞蚴、尾蚴及童虫7个发育阶段。成虫寄生于人或牛、羊、猪、马等哺乳动物的门静脉及肠系膜下静脉内，以血液为食。雌虫产卵于肠黏膜下层的静脉末梢内，大部分虫卵随血流到达肝脏沉积，少数虫卵在肠壁内沉积。卵内细胞反复分裂，约经11 d发育为毛蚴，称为成熟卵。毛蚴头腺分泌的可溶性虫卵抗原，透过卵壳刺激周围组织，引起肠壁组织坏死，形成以虫卵为中心的嗜酸性脓肿。由于肠蠕动、腹内压力及血管内压力增高，虫卵随破溃组织落入肠腔，并随粪便排出体外。虫卵入水，在适宜的环境下（20～30 ℃），经2～32 h孵出毛蚴。毛蚴遇到中间宿主,钉螺即钻入其体内,经母胞蚴、子胞蚴的无性繁殖,最后发育为成千上万条尾蚴,即感染阶段,成熟尾蚴逸出螺体进入水中,游动于近岸的水层。尾蚴寿命为1~3 d。人或动物与含尾蚴的疫水接触后,尾蚴利用其吸盘的吸附作用、尾叉高频率摆动的推进作用、钻腺分泌物蛋白酶类溶组织作用,迅速钻入宿主皮肤,脱去尾部发育为童虫。童虫侵入宿主末梢的小静脉或淋巴管内,随血流至右心,经肺、左心进入体循环,到达肠系膜动脉,穿过毛细血管网进入门静脉。待发育到一定程度,雌、雄成虫合抱,再移行至肠系膜下静脉中定居。自尾蚴侵入人体到雌虫产卵约需24 d,人体感染30 d后,可在粪便中检获虫卵。成虫寿命平均为5年,最长可达40年。

5. 致病性

血吸虫发育的各个阶段均可对宿主造成不同程度的损害,其中以虫卵的致病作用最为显著。

(1)尾蚴及童虫致病:尾蚴侵入宿主皮肤时,其机械性损伤及头腺、钻腺分泌物的化学毒性作用可导致局部皮肤炎症和超敏反应。局部皮肤出现丘疹,有瘙痒感,称为尾蚴性皮炎;童虫移行到肺时,引起血管炎、毛细血管栓塞、破裂,产生局部细胞浸润和点状出血。患者可出现发热、咳嗽甚至痰中带血丝等,称为尾蚴性肺炎。

(2)成虫致病:成虫的机械性损伤可致静脉内膜炎和静脉周围炎。免疫复合物的形成还可引起蛋白尿、水肿、肾功能减退等症状。

(3)虫卵致病:卵内毛蚴不断释放的可溶性虫卵抗原,透过卵壳,刺激效应T淋巴细胞产生各种淋巴因子,吸引嗜酸性粒细胞、巨噬细胞、中性粒细胞等至虫卵周围,形成以虫卵为中心的肉芽肿,虫卵周围组织坏死,形成嗜酸性脓肿。在虫卵周围除有大量的炎细胞外,还可见到抗原-抗体复合物。随着病情发展,卵内毛蚴死亡和组织修复,坏死组织逐步被吸收,最后引起的纤维化是晚期吸虫病的特征性病变。由于窦前静脉的广泛阻塞,常导致门静脉高压,出现肝脾肿大,食管、胃底静脉曲张等症状。

6. 试验诊断

(1)直接涂片法:急性血吸虫患者的黏液血便中常可查到血吸虫虫卵,但慢性期或晚期患者检出率较低。

(2)自然沉淀法和毛蚴孵化法:自然沉淀法检出率高于直接涂片法,但低于毛蚴孵化法。为提高粪便检查效果,常需要连续送检3次。大规模普查时还可采用许多改良方法,如尼龙袋集卵法。

(3)直肠黏膜或组织检查:适用于血便检虫卵有困难的慢性期及晚期血吸虫病患者。用直肠镜钳取组织,做压片法镜检,查到活卵或变性虫卵有助于诊断。

(4)免疫诊断:常用方法有皮内试验、环卵沉淀试验、间接血凝试验、酶联免疫吸附试验等,阳性符合率较高,均可作为诊断和疗效考核的指标。

7. 流行与防治

日本血吸虫流行于中国、日本、菲律宾及印度尼西亚等国家。我国流行于长江流域及其以南的湖北、湖南、江西、安徽、江苏、云南、四川等12个省区的391个县市。近年来,血吸虫病有回升趋势,其中以湖南省感染最为严重。血吸虫病的传染源包括患者及保虫宿主(牛、猪、狗、羊等40多种家畜和野生动物),保虫宿主的种类繁多、分布广泛是造成疾病流行的因素之一。中间宿主钉螺的适应能力强,繁殖速度快,在江湖洲滩、平原水网及丘陵地区的分布面积广,为本病的传播提供了条件。加强卫生宣传教育及人、畜粪便的管理,防止污染水源;查清钉螺分布情况,结合农田水利建设,消除钉螺滋生地;保护易感人群,搞好个人防护,尽量避免与疫水接触,必要时涂擦防护剂;查治患者、病畜,控制传染源。治疗常用药物为吡喹酮等。

三、绦虫

绦虫(Tapeworm)又称带虫,属扁形动物门的绦虫纲,寄生于人体的绦虫有30余种,成虫绝大多数寄生在脊椎动物的消化道中,生活史需1~2个中间宿主。分属于多节绦虫亚纲的圆叶目和假叶目。

(一)链状带绦虫

链状带绦虫也称猪肉绦虫、猪带绦虫或有钩绦虫,是我国最早记载的主要的人体寄生虫之一。人是猪带绦虫的终宿主,也可能成为中间宿主。成虫寄生在人体小肠内,引起猪带绦虫病;幼虫寄生在人或猪的肌肉等组织内,可引起猪囊尾蚴病。

1. 成虫

绦虫的成虫为乳白色,虫体扁长似带状,长为2~4 mm,前端较细,向后渐扁阔。头节近似球形,直径为0.6~1 mm,除有4个吸盘外,顶端还具有顶突,其上有小钩25~50个,呈内外两圈排列(图9-6),颈部纤细。链体上的节片数为700~1 000片,近颈部的幼节,短而宽;中部的成节近方形,末端的孕节则为长方形。每一节片的侧面有一生殖孔,每一成节具雌雄生殖器官各一套,睾丸为150~200个,输精管向一侧横走,在纵排泄管外侧经阴茎囊开口于生殖腔。阴道在输精管的后方。卵巢在节片后1/3的中央,分为3叶,除左右两叶外,在子宫与阴道之间另有一中央小叶。孕节中充满虫卵的子宫向两侧分支,每侧7~13支,每一支又继续分支,呈不规则的树枝状。每一孕节中含3万~5万个虫卵。

2. 虫卵

绦虫的虫卵呈近似球形,直径为31~43 μm。虫卵自孕节散出后,卵壳多已脱落,故为不完整卵。内为胚膜,较厚,棕黄色,光镜下呈放射状的条纹。胚膜内含球形的六钩蚴,直径为14~20 μm(图9-7)。

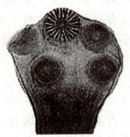
图9-6 链状带绦虫头节

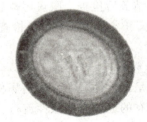
图9-7 链状带绦虫虫卵

3. 猪囊尾蚴

猪囊尾蚴又称囊虫,为黄豆大小、白色半透明的囊状物,囊内充满透明的囊液。囊壁分两层,头节凹入囊内,其构造和成虫头节相同。

4. 生活史

(1)在猪体内的发育：成虫寄生于人的小肠上段，孕节常以数节相连地从链体脱落，随粪便排出。当虫卵或孕节被猪等中间宿主吞食后，虫卵在小肠内经消化液作用下，经1~3 d后虫卵胚膜破裂，六钩蚴逸出，借其小钩和分泌物的作用，钻入小肠壁，经血液循环或淋巴系统而到达宿主全身，尤以运动较多的肌肉如股、肩、心、舌等处为多。经60~70 d后，猪囊尾蚴发育成熟。被囊尾蚴寄生的猪肉俗称为"米猪肉"或"豆猪肉"。当人误食生的或未煮熟的含囊尾蚴的猪肉后，囊尾蚴在小肠受胆汁刺激而翻出头节，附着于肠壁，经2~3个月发育为成虫。成虫在人体内寿命可达25年以上。

(2)在人体内的发育：人可成为猪带绦虫的中间宿主。当人误食虫卵或孕节后，其可在人体发育成囊尾蚴，但不能继续发育为成虫。人体感染虫卵的方式有以下三种。

1)自体内感染，如绦虫病患者反胃、呕吐时，肠道逆蠕动将孕节反流入胃中引起感染。

2)自体外感染，患者误食自己排出的虫卵而引起再感染。

3)异体(外来)感染，误食他人排出的虫卵引起感染。

5. 致病性

绦虫的成虫寄生于人体小肠，一般为1条。肠绦虫病的临床症状一般轻微，部分患者有上腹或全腹隐痛、消化不良、腹泻、体重减轻等症状，偶有因头节固着肠壁而致局部损伤者，少数穿破肠壁或引起肠梗阻。

囊尾蚴病是严重危害人体健康的寄生虫病之一，俗称囊虫病，其危害程度大于绦虫病。人体寄生的囊尾蚴可有1条至成千条，危害程度因囊尾蚴寄生的部位和数量而不同。人体囊尾蚴病依其主要寄生部位可分为3类，即皮下及肌肉囊尾蚴病、脑囊尾蚴病、眼囊尾蚴病。

6. 试验诊断

(1)猪带绦虫病的诊断：猪带绦虫病是由于生吃或半生吃"米猪肉"所致，故询问上述吃肉习惯，对诊断患者有一定的意义。对可疑的患者应连续数天进行粪便检查，必要时还可试验性驱虫。收集患者的全部粪便，用水淘洗检查头节和孕节可以确定虫种与明确疗效。

(2)囊尾蚴病的诊断：询问有无病史有重要意义。但主要根据发现皮下囊尾蚴结节，通过手术摘除结节后检查。眼囊尾蚴病用眼底镜检查易于发现；对于脑部和深部组织的囊尾蚴可用X线、B超、CT等影像检查。免疫学试验对无明显临床症状的脑型患者具有辅助诊断价值。

7. 流行与防治

猪带绦虫呈世界性分布，国内病例见于全国29个省区。近年来，各地的感染人数呈增加的趋势。有的地方有局限性流行。该病流行因素主要包括猪饲养不善、猪感染囊尾蚴和人食肉的习惯或方法不当。各地猪的囊尾蚴感染率高低不同。在猪带绦虫病严重的流行区，当地居民有生吃或半生吃猪肉的习惯，对本病的传播起着决定性的作用。

防治猪带绦虫病需采用综合防治措施。

(1)定期普查，及时为患者驱虫。药物有槟榔和南瓜子合剂、米帕林、吡喹酮、甲苯达唑、阿苯达唑等。

(2) 管理好卫生间，建圈养猪，控制人畜互相感染。
(3) 加强肉类检查。
(4) 注意个人卫生，去除不良习惯。

(二) 肥胖带绦虫

肥胖带绦虫又称牛带绦虫、牛肉绦虫或无钩绦虫，它与猪带绦虫同属于带科、带属。两者形态和发育过程相似。

1. 形态

肥胖带绦虫的外形与猪带绦虫很相似，但虫体大小和结构有差异（图 9—8），两种带绦虫的虫卵在形态上难以区别。主要区别见表 9—2。

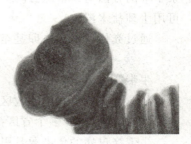

图 9—8　肥胖带绦虫头节

表 9—2　人体两种带绦虫的形态区别

区别点	猪带绦虫	牛带绦虫
体长	2～4 mm	4～8 mm
节片	700～1 000 节，较薄、略透明	1 000～2 000 节，较厚、透明
头节	球形、直径约 1 mm，有顶突和 2 圈小钩，25～50 个	略呈方形、直径为 1.5～2.0 mm，无顶突及小钩
成节	卵巢分为 3 叶，即左右两叶和中央小叶	卵巢只分 2 叶，子宫前端常可见短小的分支
孕节	子宫分支不整齐，每侧为 7～13 支	子宫分支较整齐，每侧为 15～30 支，支端多有分叉
囊尾蚴	头节具顶突和小钩，可寄生人体引起囊尾蚴病	头节无顶突及小钩，不寄生于人体

2. 生活史

人是牛带绦虫的唯一终宿主。成虫寄生在人的小肠上段，孕节多逐节脱离链体，随宿主粪便排出。当中间宿主牛吞食虫卵或孕节后，虫卵内的六钩蚴即在其小肠内孵出，然后钻入肠壁，随血液循环到周身各处，尤其是到运动较多的股、肩、心、舌和颈部等肌肉内，经 60～70 d 发育为牛囊尾蚴。人若吃生的或未煮熟的含有囊尾蚴的牛肉，经肠消化液的作用，囊尾蚴的头节即可翻出并吸附于肠壁，经 8～10 周发育为成虫。成虫寿命可达 20～30 年。

3. 致病性

寄生于人体的牛带绦虫成虫多为 1 条。患者一般无明显症状，仅时有腹部不适、肌肉痛、消化不良、腹泻或体重减轻等症状。但由于牛带绦虫孕节活动力较强，几乎所有患者都能发现自己排出节片，多数并有孕节自动从肛门逸出和肛门瘙痒的症状。脱落的孕节在肠内移动受回盲瓣阻挡时，可因加强活动而引起回盲部剧痛，偶然还可引致阑尾炎、肠腔阻塞等并发症。

4. 试验诊断

因为牛带绦虫孕节活动力强，并常自动逸出肛门，患者自带排出的孕节前来就诊。观察孕节的方法与猪带绦虫相同,根据子宫分支的数目特征可将两者区别。若节片已干硬,可用生理盐水浸软。

通过粪检可查到虫卵甚至孕节,但采用肛门拭子法查到虫卵的机会更多。

5. 流行与防治

牛带绦虫呈世界性分布,在多吃牛肉,尤其是有吃生的或半生的牛肉习惯的地区和民族流行,若干少数民族农牧区有地方性的流行,感染率高的至少为70%。一般地区仅有散在的感染。我国20多个省区都有散在分布的牛带绦虫患者。

牛带绦虫病的传染源是患者和带虫者。流行区农牧民常在牧场及野外排便,致使人粪便污染牧场、水源和地面。牛带绦虫卵在外界可存活8周或更久,因此,牛很容易吃到虫卵或孕节而受感染。如苗族、侗族人喜欢吃"红肉""腌肉",傣族人喜欢吃"剁生"等;藏族人将牛肉稍风干即生食。这些食肉习惯都容易造成人群的感染。非流行地区无吃生肉的习惯,但偶尔因牛肉未煮熟或使用切生牛肉的刀、砧板切熟食时污染了牛囊尾蚴引起感染。

驱虫常用槟榔和南瓜子合剂。其他的驱虫药物如吡喹酮、丙硫咪唑、甲苯达唑都有较好疗效。注意牧场清洁,管理好人粪便,勿使其污染牧场水源,避免牛受感染。加强卫生宣教,注意饮食卫生,改变不卫生的饮食习惯,不吃生肉和不熟的牛肉。加强肉类检查,禁止出售含囊尾蚴的牛肉。

(三)细粒棘球绦虫

细粒棘球绦虫又称包生绦虫,其成虫寄生在犬科动物小肠内,幼虫(称棘球蚴)寄生于人和多种食草动物的内脏中,引起一种严重的人畜共患病,称为棘球蚴病或包虫病。

1. 成虫

细粒棘球绦虫是绦虫中最小的虫种之一,体长为2~7 mm。除头颈外,整个虫体由幼节、成节和孕节各一节组成。头节略呈梨形,具有顶突和4个吸盘。各节片均为扁长形。成节的结构与猪、牛带绦虫相似,睾丸有45~65个。孕节的子宫具有不规则的分支和侧囊,含虫卵200~800个(图9-9)。

2. 虫卵

细粒棘球绦虫卵与猪、牛带绦虫卵基本相同,在光镜下难以区别。

3. 幼虫

幼虫即棘球蚴,为圆形囊状体,随寄生时间长短、寄生部位和宿主不同,直径可有不足1 cm至数十厘米。囊壁分两层,外层为角皮层,无细胞结构,厚约为1 mm,乳白色、半透明、易破裂。内层为生发层,也称胚层,厚约为20 μm,具有细胞核。囊腔内充满囊液,也称棘球蚴液。生发层(胚层)向囊内长出许多原头蚴,原头蚴呈椭圆形或圆形,大小为170 μm × 122 μm,为向内翻卷收缩的头节,其顶突和吸盘内陷,保护着数十个小钩。生发囊也称为育囊,是具有一层生发层的小囊,直径约为1 mm,由生发层的有核细胞发育而来,在小囊壁上生成数量不等的原头蚴,多者可达30~40个。子囊可由母囊(棘状蚴囊)的生发层直接长出,也可由原头蚴或生发囊进一步发育而成。子囊结构与母囊结构相似,其囊壁具有角皮层和生发层,囊内也可生长原头蚴、生发囊及与子囊结构相似的小囊,称为孙囊。原头蚴、生发囊和子囊可从胚层上脱落,悬浮在囊液中,称为囊砂或棘球蚴砂。

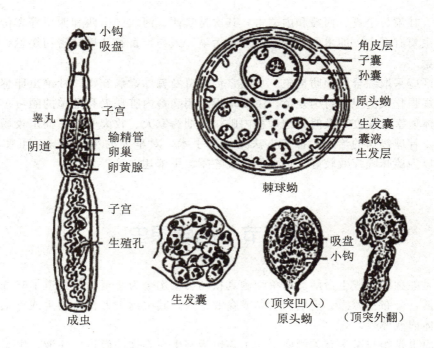

图 9-9 细粒棘球绦虫

4. 生活史

细粒棘球绦虫的成虫寄生在犬、狼等食肉动物小肠上段，孕节或虫卵随宿主粪便排出污染动物皮毛和周围环境，包括牧场、蔬菜、土壤及水源等。当人或马、牛、羊等中间宿主吞食了虫卵或孕节后，六钩蚴在其肠内孵出，然后钻入肠壁，经血液循环至肝、肺等器官，经 3~5 个月发育成直径为 1~3 cm 的棘球蚴。随棘球蚴囊大小和发育程度不同，囊内原头蚴可有数千至数万甚至数百万个。

棘球蚴被犬、狼等终宿主吞食后，其所含的每个原头蚴都可发育为一条成虫。故犬、狼肠内寄生的成虫也可达数千至上万条。从感染至发育成熟排出虫卵和孕节约需 8 周时间。大多数成虫寿命为 5~6 个月。

5. 致病性

棘球蚴可被发现于在人体内几乎所有部位。棘球蚴对人体的危害以机械损害为主。严重程度取决于棘球蚴的体积、数量、寄生时间和部位。常见症状有局部压迫和刺激症状、包块、过敏症状，以及中毒和胃肠功能紊乱。

6. 试验诊断

询问病史，了解患者是否来自流行区及与犬、羊等动物和皮毛接触史。X 线、B 超、CT 及同位素扫描等有助于对棘球蚴病的诊断和定位。但确诊应以病原学结果为依据，即手术取出棘球蚴或从痰、胸膜积液、腹水或尿等检获棘球蚴碎片或原头蚴等。

免疫学试验是重要的辅助诊断方法。目前认为对包虫病的免疫诊断应采取综合方法，经皮内试验过筛阳性者，应再加 2~3 项血清学试验以提高诊断准确率。

7. 流行与防治

棘球蚴病是人畜共患寄生虫病，呈世界性分布。主要流行在西北广大农牧区，即新疆、青海、甘肃、宁夏、西藏和内蒙古，其次是陕西、河北、山西和四川等省份。流行严重的因素主要有3点，即虫卵对环境的严重污染、人与家畜和环境的密切接触、病畜内脏喂狗或乱抛。

流行区应采取综合性预防措施。加强宣传，普及棘球蚴病知识，杜绝虫卵感染；结合必要的法规强化人的卫生行为规范，主要是根除用病畜内脏喂犬和乱抛的陋习；加强对屠宰场和个体屠宰的检疫，及时处理病畜内脏；定期为家犬、牧犬驱虫，捕杀牧场周围野生食肉动物。棘球蚴病的治疗，首选方法是外科手术，对早期的小棘球蚴，可使用药物治疗，目前以丙硫咪唑疗效较好，也可使用吡喹酮、甲苯达唑等。

第二节　医学原虫

原虫是能独立完成生命活动的单细胞真核动物。迄今为止至少已报道了65 000种，多营自生生活，分布在海洋、土壤、水体或腐败物内，其中约1万种营共生或寄生生活，寄生在动物体内或体表。

医学原虫是指与医学有关的原虫，主要包括寄生在人体的腔道、体液、组织或细胞内的致病及非致病性原虫，有40余种。WHO规定的6大类热带病中，原虫病占了三大类，即疟疾、锥虫病、（内脏）利什曼病。迄今为止它们仍是危害人类健康、威胁人们生命的严重疾病。

根据传统的分类方法，依据运动细胞器将原虫分为4个纲：叶足纲，以伪足为运动细胞器，如阿米巴原虫；动鞭纲：以鞭毛为运动细胞器，如阴道毛滴虫、蓝氏贾第鞭毛虫、利什曼原虫等；孢子纲，无显著运动细胞器，发育过程中有孢子的发育阶段，如疟原虫、弓形虫和隐孢子虫等；动基裂纲，以纤毛为运动细胞器，如结肠小袋纤毛虫等。

一、溶组织内阿米巴

病例9—4

患者，女性，19岁，因腹痛、腹泻、黏液血便3 d入院。医生询问原因得知在3 d前与朋友野外自助烧烤，可能是食入不洁食物。医生初步诊断为急性肠炎，给予氧氟沙星和黄连素治疗4 d无好转，大便仍为黏液脓血便，近闻有腥臭味，于是连续粪便常规检查和培养，结果显示脓细胞＋＋＋，红细胞＋＋，在粪便中找到溶组织内阿米巴滋养体。

思考：

1. 患者最终诊断是什么？判断的依据是什么？
2. 该患者是如何感染的？其病原体是什么？

溶组织内阿米巴又称痢疾阿米巴或痢疾变形虫，是一种主要寄生在人体结肠内的致病性原虫，引起阿米巴痢疾。有时溶组织内阿米巴也可侵入人体肝、肺和脑组织引起相应器官组织的脓肿和溃疡，称为肠外阿米巴病。

1. 形态

溶组织内阿米巴的生活史中有滋养体和包囊两个时期。

(1)滋养体。滋养体可分为大滋养体和小滋养体两种。大滋养体为致病型，小滋养体为无害寄生型。

1)大滋养体：直径为10～60 μm，运动活泼，形态多变，其胞质分内质和外质，内质较浓密呈颗粒状，外质透明，运动时外质伸出，形成伪足，能做定向运动，经苏木素染色后，细胞核呈泡状，核膜薄，核仁细小，居中或偏离中心，其直径为4～7 μm，在活体时，不易见到，大滋养体的胞质内可见被吞的红细胞。

2)小滋养体：大小为12～30 μm，运动缓慢，内质和外质分界不明，胞质中不含红细胞，只含细菌，其细胞核结构与大滋养体相似。

(2)包囊。包囊多呈球形，直径为10～20 μm，未染色时为一折光性圆形小体，碘液染色后呈黄色，外周包绕一层透明的囊壁，内含1～4个核，每个核中央有一个核仁。未成熟包囊有1～2个核，常见含有染成棕色的糖原泡和透明的棒状拟染色体；成熟包囊具有4个核，糖原泡和拟染色体不易见到(图9-10)。

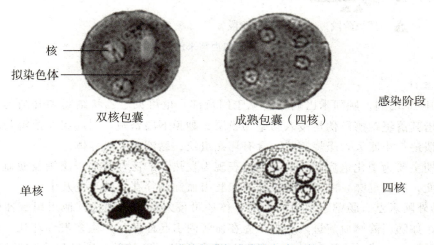

图9-10 成熟包囊与未成熟包囊比较

2. 生活史

溶组织内阿米巴的生活史基本过程是包囊→滋养体→包囊的循环过程。成熟的四核包囊是感染阶段。整个生活史过程仅需一种哺乳类宿主，人是主要的宿主(图9-11)。

人食入四核包囊，在小肠下段经碱性消化液作用后，囊壁变薄，虫体活跃，随即脱囊而出形成含4个胞核的囊后滋养体。此期历时甚短，脱囊后核很快各分裂一次，继之胞体分为8个肠腔型滋养体，在回盲部定居，发育至一定大小后不断以二分裂方式增殖。在肠腔内的滋养体称为小滋养体，当宿主抵抗力下降、肠功能紊乱或肠壁受损时，可入侵肠壁，吞噬红细胞和组织细胞转变为大滋养体，运动活泼，并不断破坏肠壁组织，引起原发病灶；侵入肠组织的滋养体可随血液流至肝或其他部位；也可能随坏死组织脱落入肠腔，在急性期肠蠕动增加的情况下，大滋养体无成囊的充分时间，致使大量排出体外。因为滋养体对外环境的抵御力很弱，故在传播上不起作用。而在无症状带虫者的正常粪便中可排出大量包囊，成为流行病学上的重要传染源。据估计，一个带虫者每天排出的包囊达0.45亿～3.5亿个。

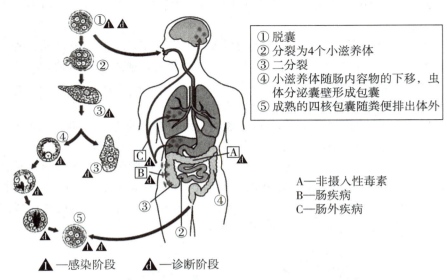

图9—11 溶组织内阿米巴的生活史

3. 致病性

(1)肠阿米巴病。肠阿米巴病变多见于回盲部,也可见于乙状结肠和升结肠。溶组织内阿米巴借其溶组织酶及伪足侵入肠壁黏膜层、黏膜下层繁殖,引起组织溶解与坏死,形成溃疡,溃疡口小底大,呈烧瓶状,含有坏死组织、黏液和大滋养体。

急性期主要为消化道症状,患者临床表现为发热、广泛性腹痛、腹泻及便血,酱红色黏液脓血便,有腥臭味,此期患者极易引起肠出血和肠穿孔,甚至危及生命。

(2)肠外阿米巴。肠壁组织内的大滋养体还可侵入静脉,到达其他组织脏器引起肠外阿米巴病,如随门静脉血流进入肝脏,先在血管内引起栓塞,产生多发性坏死,再液化为小脓肿,最后融合成单个大脓肿,包括阿米巴肝脓肿、肺脓肿、脑脓肿和皮肤阿米巴病。其中以阿米巴肝脓肿最为多见,多位于肝脏右叶,脓液由溶解的坏死组织组成,呈酱褐色,合并细菌感染,形成黄色脓液,而有恶臭,大滋养体往往在脓肿壁附近找到。脓肿若向周围组织穿破,可引起腹腔炎、腹膜炎、脓胸等。

此外,肺、脑、皮肤、泌尿生殖系统等也可受侵袭。

4. 试验诊断

肠阿米巴病可根据患者的主诉、病史和临床表现结合病原诊断,一旦在粪便中检获包囊或滋养体即可确诊。通常以查到大滋养体者作为患者,而查到小滋养体或包囊者只作为感染者。

(1)生理盐水直接涂片法。以检查粪便活滋养体为主,常用生理盐水直接涂片法检查活动的滋养体。急性痢疾患者的脓血便或阿米巴患者的稀便,要求容器干净,粪样新鲜,送检越快越好,寒冷季节还要注意运送和检查时保温。典型的阿米巴痢疾粪便为酱红色黏液样,有特殊的腥臭味,镜检可见黏液中含较多黏集成团的红细胞和较少的白细胞,有时可见活动的滋养体。这些特点可与细菌性痢疾的粪便相区别。

肠外阿米巴病的脓肿穿刺液也可做涂片镜检,穿刺液多为巧克力酱色脓状液,但要注意镜下滋养体与宿主组织细胞的区别。

(2)碘液染色法。碘液染色法以检查包囊为主，具有简便易行的优点。取一洁净的载玻片，滴加碘液1滴，再以竹签蘸取少量粪样，在碘液中涂成薄片加盖玻片，然后置于显微镜下检查，鉴别细胞核的特征和数目。

(3)免疫诊断。最常用的是检测特异性抗体，近年来国内外陆续报道了多种血清学诊断方法，其中以间接血凝试验(IHA)、间接荧光抗体试验(IFAT)和酶联免疫吸附试验(ELISA)研究较多，但188 h无症状的感染者的抗体也可为阳性，因此，免疫诊断只能作为临床的辅助诊断。

(4)核酸检测。采用PCR技术是近年发展较快且较有效、敏感和特异性的方法。

5. 流行与预防

溶组织阿米巴感染率高低与当地环境卫生、经济情况和饮食习惯等密切相关，我国发病率农村高于城市，男性高于女性，成人高于儿童，近年卫生生活水平提高，本病已较少见。传染源主要是慢性患者和无症状的包囊携带者。传播方式为粪-口途径，人群普遍易感，以壮年患者占比较高。

防治原则主要是查治患者和带虫者，管理好粪便和保护水源，注意饮食饮水卫生，养成良好的个人习惯，防止病从口入。治疗首选甲硝唑，400～800 mg/次，3次/d，连服5～10 d。

二、阴道毛滴虫

病例 9—5

患者，女，23岁，患者诉出现白带量多、色黄，并且下体奇痒如虫爬，同时伴尿频、尿急、尿痛等症状。检查：外阴潮红，阴道分泌物多、色黄，泡沫状，带腥臭味，镜下可见运动的倒置梨形样虫子。

思考：

1. 患者诊断为什么病？是如何感染本病的？
2. 该病的病原体是什么？如何治疗？

阴道毛滴虫(Trichomonas Vaginalis，TV)常寄生在女性阴道及泌尿道，男性的尿道、前列腺，也可在睾丸、附睾或包皮下寄生。阴道毛滴虫主要引起螨虫性阴道炎、尿道失禁、前列腺炎，是一种以性传播为主的传染病。

1. 形态

阴道毛滴虫只有滋养体期。滋养体呈倒置梨形或椭圆形，无色透明，有折光性，体态多变，活动力强。经苏木素或吉姆萨染色后，可见前端有一个椭圆形的细胞核，由核前方的毛基体发出5根鞭毛，其中4根前鞭毛、1根后鞭毛。轴柱纵贯虫体并从后端伸出，虫体侧有波动膜，借鞭毛和波动膜摆动旋转前进。

2. 生活史

阴道毛滴虫的生活史简单。滋养体即本虫的感染阶段，以二分裂法进行繁殖，通过直接或间接接触的方式在人群中传播。

3. 致病性

由阴道毛滴虫引起的疾病称为滴虫性阴道炎，其发病与阴道内环境关系密切。正常情况下，健康女性阴道的内环境因乳酸杆菌的作用而保持酸性（pH 值为 3.8～4.4），可抑制其他细菌生长繁殖，这称为阴道自净作用。如果泌尿生殖系统功能失调，如妊娠或月经后，阴道 pH 值接近中性，有利于滴虫和细菌生长、繁殖。滴虫性阴道炎在感染之后，最常见的症状就是阴道分泌物增多，而且这种分泌物一般是大量泡沫状，还会有异味。分泌物增多之后，就会刺激女性的外阴和阴道，从而可能会出现外阴和阴道的红、肿、热、痛的炎症表现，而这种疼痛在同房的时候可能会加重。除此之外，这种滴虫感染还有可能会侵袭到泌尿系统，因此，感染的女性还有可能会同时出现泌尿系统感染的症状，如尿频、尿急、尿痛，尿道周围也有可能红肿。男性感染可致慢性前列腺炎。

一般出现这种情况时，要及时到医院就诊，医生可以取阴道分泌物进行滴虫的检查，一般进行滴虫的悬滴法检查最为准确，在显微镜下就可以看到活动的小滴虫。确诊之后，要使用甲硝唑治疗，滴虫的治疗是建议首选全身用药，也就是以口服用药为主，这与其他的阴道炎有所不同，而且滴虫性阴道炎的治疗，是建议夫妻双方同时进行。而且在治疗之后，需要夫妻双方同时再到医院去复查，查看是否痊愈。

4. 试验诊断

取阴道后穹窿分泌物、尿液沉淀物、前列腺分泌物，直接涂片或涂片染色镜检，若检得滋养体即可确诊。还可将分泌物加入肝浸液培养基，37 ℃孵育 48 h 后镜检滋养体。也可用免疫的方法和 DNA 探针进行诊断。

5. 流行与防治

本病呈世界性分布，各地感染率不同，以 16～35 岁年龄组的女性感染率最高。

传染源为患者和带虫者。传播途径：直接传播是通过性生活，间接传播是通过公共浴池、游泳池、衣裤、坐式马桶等。易感人群是免疫力低下、有性生活的青年女性。

临床上常用的口服药物为甲硝唑（灭滴灵）。局部治疗可用乙酰唑胺或 1∶5 000 高锰酸钾溶液冲洗阴道，夫妻或性伴侣双方应同时治疗方可根治。同时开展性卫生教育，注意个人卫生。不穿公共游泳衣裤、保持坐式公厕清洁和杜绝娼妓是预防本病的重要措施。

三、杜氏利什曼原虫

病例 9—6

患者，男，45 岁，农民。3 个月前曾到四川、陕西水电站工作，回来后发病，主要症状为高热、头痛，先后在当地医院治疗无效，用药不详。入院后体检：体温 38 ℃，心率和血压正常。体重比病前下降了 8 kg，脾脏轻度肿大，神志清楚，发热面容，心肺及皮肤未见异常，血常规未见异常；血生化结果有白蛋白/球蛋白倒置（33.6/37.03＝0.9）；红细胞沉降率增高为 40 mm/h；骨髓片中查出利什曼原虫无鞭毛体，骨髓培养液培养 3 d 后查出利什曼原虫前鞭毛体。

思考：

1. 患者可能患什么病？其病原体是什么？
2. 该病是如何传播的？

杜氏利什曼原虫俗称黑热病原虫。寄生在人和犬等脊椎动物的肝、脾等器官的巨噬细胞内引起内脏利什曼病，又称黑热病。

1. 形态

杜氏利什曼原虫的生活史具有两种不同的形态,人体内为无鞭毛体,白蛉消化道内为前鞭毛体。

(1)无鞭毛体:又称利杜体,虫体很小,呈椭圆形。虫体大小为$(2.9\sim5.7)\mu m\times(1.8\sim4.0)\mu m$。瑞氏染液染色后,原虫的胞质呈浅蓝色。胞质内有一个核,呈红色圆形团块,常靠近细胞一侧。此外,尚有一个动基体,细小杆状,呈紫红色。

(2)前鞭毛体:呈梭形,前端有一根游离的鞭毛,长度约等于体长。细胞核位于虫体中部。动基体在虫体前部,离细胞核较远,基体位于动基体之前,并由此发出一根鞭毛,游离体外。

2. 生活史

杜氏利什曼原虫生活史需要人或哺乳动物和白蛉两个宿主。

(1)在白蛉体内发育。当雌性白蛉刺吸黑热病患者的血液时,患者末梢血液中的单核巨噬细胞内的无鞭毛体随同血液进入白蛉体内,转变为前鞭毛体,进行二分裂繁殖。发育至具感染性的前鞭毛体。

(2)在人体内发育。当白蛉叮咬人,刺吸人或哺乳动物的血液时,前鞭毛体随之进入人体或哺乳动物,一部分被免疫系统消灭,还有一部分可被巨噬细胞吞噬。在巨噬细胞内前鞭毛体失去鞭毛,虫体变圆,转成无鞭毛体,虫数逐渐增加。繁殖的结果是使巨噬细胞破裂,散出的无鞭毛体又可被附近的巨噬细胞吞噬,继续繁殖。患者若被白蛉叮咬,无鞭毛体又可随巨噬细胞进入白蛉,重复它在白蛉体内的生活史。

3. 致病性

脾大是黑热病最主要的特征。因为无鞭毛体不断繁殖破坏了大量的巨噬细胞,散出的无鞭毛体又被其他巨噬细胞所吞噬,相应地引起巨噬细胞的大量增生,除脾外,肝、淋巴结、骨髓等器官也会肿大。

贫血也是黑热病的重要特征。因为脾功能亢进,血细胞破坏使红细胞、白细胞和血小板均减少,形成长期不规则发热、贫血、脾肿大3个黑热病主要临床表现。

患者可出现白蛋白/球蛋白比例倒置,免疫功能降低,很少能自愈。经治疗痊愈后,患者可获得稳定的免疫力,很少发生再次感染。

4. 试验诊断

(1)病原检查。用组织穿刺法自脾、骨髓、肝或淋巴结取材,穿刺液涂片后,用瑞氏或姬氏染液,油镜下检查无鞭毛体。

(2)免疫检查。酶联免疫吸附试验(ELISA)、间接荧光抗体试验(IFA)、间接血凝试验(IHA)等的阳性率较高,但与其他疾病常有交叉反应,也不宜用于疗效考核。

5. 流行与防治

传染源为患者和病犬。传播途径为白蛉叮咬。人群普遍易感。我国在1958年基本消灭了黑热病,但至今在少数省份每年仍有新发患者,全国共有百来人,应予重视。我国黑热病常用药物葡萄糖酸锑钠治疗很有效。在预防上应积极捕杀病犬,消灭白蛉,同时应该加强个人防护,减少并避免被叮咬。

四、蓝氏贾第鞭毛虫

病例 9—7

患者,男,30岁,旅游爱好者。半年前旅游回家后发现经常腹泻,稀便并且伴有恶臭,甚至有时带血丝,经常恶心、呕吐、腹胀、腹痛、头痛、乏力、厌食等,医院就诊后做粪便检查发现有大量运动的鞭毛虫滋养体,且不断做上下翻滚运动,经染色后鉴定为蓝氏贾第鞭毛虫滋养体。医生给予甲硝唑进行治疗后病情好转。

思考:

1. 患者可能患什么病?如何感染此病?
2. 该病的病原体是什么?如何防治?

蓝氏贾第鞭毛虫,简称贾第虫,主要寄生于人和某些哺乳动物的小肠,引起腹泻和消化不良。

1. 形态

(1)滋养体。滋养体呈纵切半的倒置梨形,大小为(9~21)μm×(5~15)μm,两侧对称,前端宽钝,后端尖细,腹面扁平,背部隆起。一对细胞核位于虫体前端1/2的吸盘部位。有前侧、后侧、腹侧和尾侧鞭毛4对,均由位于两核间靠前端的基体发出。虫体借鞭毛做翻滚运动。

(2)包囊。包囊呈椭圆形,大小为(8~12)μm×(7~10)μm,囊壁较厚。在碘染标本内,未成熟包囊内含2个细胞核,成熟的含4个细胞核。胞质内可见虫体和鞭毛早期结构(图9—12)。

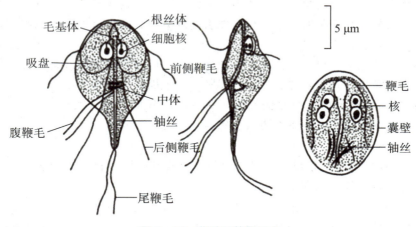

图 9—12 蓝氏贾第鞭毛虫

2. 生活史

生活史包括滋养体和包囊两个阶段。滋养体为营养繁殖阶段,成熟的四核包囊是感染阶段。人或动物摄入被包囊污染的饮水或食物而被感染。成熟四核包囊在十二指肠脱囊形成两个滋养体,滋养体寄生于十二指肠或小肠上段。虫体借助吸盘吸附于小肠绒毛表面,以二分裂方式进行繁殖。在外界环境不利时,滋养体分泌囊壁形成包囊并随粪便排出体外(图9—13)。

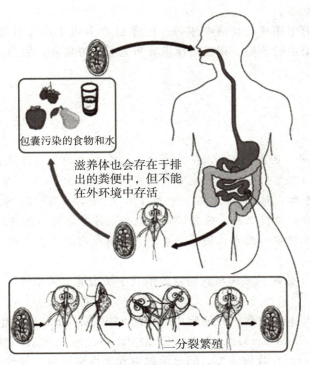

图 9-13　蓝氏贾第鞭毛虫生活史

3. 致病性

感染包囊后多为无症状带虫者。滋养体大量吸附于肠黏膜影响肠的吸收功能，使可溶性脂肪不能被吸收引起腹泻。因此，典型的患者表现为以腹泻为主的吸收不良综合征，腹泻呈水样便，量多，恶臭，无脓血，含较多脂肪颗粒，以及胃肠胀气。儿童患者可由于腹泻引起贫血等营养不良，导致生长滞缓。若不及时治疗，多发展为慢性，表现为周期性稀便，反复发作，大便甚臭，病程可长达数年。

当虫体寄生在胆道系统时，可能引起胆囊炎或胆管炎，如出现上腹疼痛、食欲不振、肝肿大及脂肪代谢障碍等。贾第虫的致病机制尚不完全清楚，一般认为，患者发病情况与虫株毒力、机体反应和共生内环境等多种影响因素有关。虫群机械阻隔，营养竞争，滋养体通过吸盘吸附于肠黏膜上造成的刺激与损伤及肠内细菌的协同作用等，在不同程度上可使肠功能失常。特别是宿主的免疫状态更是临床症状轻重不同的重要因素，如存在低丙种球蛋白血症和免疫功能低下如艾滋病（AIDS）患者，均易发生严重的感染。

4. 试验诊断

（1）病原性检查。粪便检查，急性期取新鲜标本做生理盐水涂片检查滋养体。

（2）免疫学检查。酶联免疫吸附试验、间接荧光抗体试验和对流免疫电泳试验均有较高的敏感性和特异性。

5. 流行与防治

传染源为患者和携带包囊带虫者。传播途径为经口食入。人群普遍易感，儿童、年老体弱者和免疫功能缺陷者尤其易感。近年来，贾第虫合并 HIV 感染，以及其在同性恋者中流行的报道不断增多。

常用治疗药物有甲硝唑、呋喃唑酮等。巴龙霉素多用于治疗有临床症状的贾第虫患者，尤其是感染贾第虫的孕妇。积极治疗患者和无症状带囊者；加强人和动物宿主粪便管理，防止水源污染。

五、疟原虫

病例 9—8

患者，男，25岁，因发热5 d入院。患者诉入院前1个月在西双版纳及中缅边境居住了半个月，无良好的防蚊措施，回来途中寒战发热，体温39.5 ℃，伴乏力、腰酸、头痛，按感冒治疗无效。查体：体温39.9 ℃，脉搏120次/分，血压133/80 mmHg，急性热病容，皮肤无明显黄染，结膜充血，咽红，心肺检查无异常，腹略膨隆，肝肋下1 cm、脾肋下1 cm，质软，无叩击痛，腹水征阴性。血涂片镜检检出疟原虫，随即收入感染科。

思考：

1. 患者诊断是什么病？该病与到西双版纳及中缅边境有关系吗？
2. 如何防治？

疟原虫寄生于人体红细胞、肝细胞中，引起疟疾（Malaria）。寄生于人体的疟原虫有间日疟原虫（Plasmodium Vivax）、恶性疟原虫（Palciparum）、三日疟原虫（P. malariae）和卵形疟原虫（P. ovale）。在我国主要是间日疟原虫和恶性疟原虫，其他两种较少见。

1. 形态

疟原虫在人体红细胞内形态有小滋养体（环状体）、大滋养体、裂殖体和配子体等形态（图9—14）。下面以间日疟原虫为例对各期形态特征进行描述。

环状体

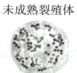
滋养体

未成熟裂殖体

裂殖体

雌配子体

雄配子体

感染细胞

图9—14　疟原虫在人体红细胞内的形态

(1)早期滋养体：又称为环状体，大小约为红细胞直径的1/3，核多为1个，虫体似一枚宝石戒指，红细胞没有明显变化。

(2)晚期滋养体：又称大滋养体，核为1个，胞质增多，形态不规则，有空泡，开始出现棕黄色小杆状疟色素。

(3)裂殖体：核开始分裂，空泡逐渐消失，疟色素开始集中，核可分裂为12~24个，胞质仍未分裂前为未成熟裂殖体，若胞质也完全分裂并包住每个核，即成熟裂殖体，其分裂形成的小体称为裂殖子。

(4)配子体：疟原虫经过几次红细胞内裂体增殖后，部分裂殖子在红细胞内不再进行裂体增殖，而发育为雌配子体和雄配子体。雌配子体占满胀大的红细胞，胞质呈深蓝色，核呈深红色，稍小，多位于虫体一侧；雄配子体胞质浅蓝略带红色，核呈淡红色，较大，多位于虫体中央。

2. 生活史

疟原虫的生活史包括在人体和雌性按蚊体内两个发育阶段。4种疟原虫的生活史基本相同，包括在人体内（肝细胞内、红细胞内）和按蚊体内两个发育阶段。现以间日疟原虫生活史为例叙述如下（图9-15）。

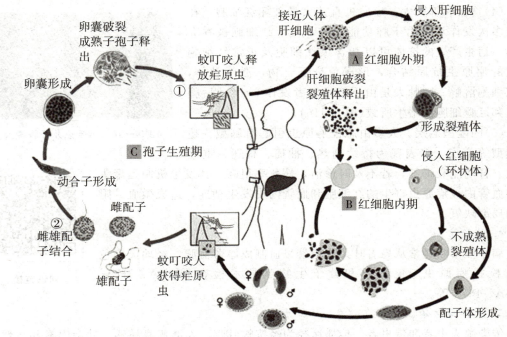

图9-15 间日疟原虫生活史

生活史中需要两个宿主，终宿主是按蚊。在其体内完成配子生殖并进行孢子生殖，形成对人有感染性的子孢子，人是其中间宿主，在人体内分为肝细胞内和红细胞内两个发育阶段，在肝细胞内的发育为裂体增殖，称为红细胞外期（红外期）；在红细胞内增殖称为红细胞内期（红内期）。红内期发育包括小滋养体、大滋养体和裂殖体的裂体增殖过程，周而复始，称为裂体增殖周期。完成一代红内期裂体增殖，间日疟原虫需48 h，恶性疟原虫需36～48 h，三日疟原虫需72 h。

彩图：间日疟原虫生活史

子孢子是疟原虫的感染阶段，现认为间日疟原虫子孢子存在速发型子孢子和迟发型子孢子两种类型，后者是引起间日疟疾复发的原因。

3. 致病性

疟原虫引起的疾病称为疟疾，俗称打摆子。

（1）潜伏期。间日疟疾的短潜伏期为11～25 d，长潜伏期为6～12个月或更长，恶性疟疾的潜伏期为7～27 d，三日疟疾的潜伏期为28～37 d。

（2）疟疾发作。典型发作表现为寒战、高热、出汗退热3个阶段。发热是由红内期的裂体增殖所致，当裂殖体成熟并胀破红细胞后，其中一部分被巨噬细胞、中性粒细胞吞噬，刺激这些细胞产生内源性热原质，引起发热。间日疟疾和卵形疟疾隔天发作一次，三日疟疾隔2 d发作一次，恶性疟疾隔36～48 h发作一次。

(3)再燃与复发。急性疟疾发作停止后,如红细胞内疟原虫未彻底清除,在一定条件下又可大量增殖,经数周或数月,在无重复感染的情况下,又出现疟疾发作,称为再燃。间日疟疾初发停止后,若血液中疟原虫已被彻底清除,而肝细胞内迟发型子孢子开始在红外期发育。随之侵入红细胞进行裂体增殖,引起临床症状发作,称为复发。

(4)贫血和脾肿大。疟原虫直接大量破坏红细胞,在疟疾多次发作后,由于脾功能亢进,大量红细胞被吞噬破坏,宿主产生的抗体可以和含虫红细胞及正常红细胞膜上的疟原虫抗原结合,形成免疫复合物,激活补体,使红细胞溶解。脾肿大是由于初发患者发作3~4 d后脾充血和巨噬细胞的增生所致(图9—16)。

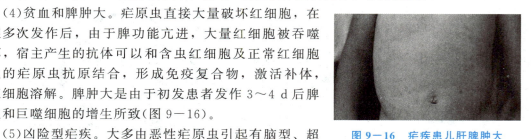

图9—16 疟疾患儿肝脾肿大

(5)凶险型疟疾。大多由恶性疟原虫引起有脑型、超高热型等疟疾,多表现为持续高热、抽搐、昏迷、重症贫血、肾功能衰竭等,若不及时诊治,病死率很高。其发生机制是聚集在脑血管内被疟原虫寄生的红细胞和血管内皮发生粘连,造成微血管阻塞和局部缺氧。

知识链接

4. 试验诊断

病原性诊断通常从患者耳朵或指端采血制成厚薄血膜,经瑞氏染色后镜检找疟原虫。免疫学和分子生物学技术检查有 IFA、IHA、FUSA、PCR 等。

5. 流行与防治

传染源为患者和带虫者。传播途径为经按蚊叮咬。人群普遍易感。社会因素和自然因素直接或间接地影响疟疾的传播和流行。

消灭疟疾必须采取治疗、灭蚊、防护三结合的综合性防治措施。

(1)控制传染源,治疗患者和带虫者,严格执行流动人口疟疾管理制度和坚持疟疾监测。

(2)灭蚊、防蚊为主,减少蚊幼虫滋生地为辅的综合措施。

(3)对易感人群进行服药或接种疫苗,是防止疟疾传播和降低流行高峰的有效措施。

(4)治疗药物,如疟疾发作时可用氯喹、青蒿素及磷酸咯萘啶等药物,以杀灭红细胞内期的疟原虫;杀灭红外期疟原虫和配子体的药物有伯氨喹。乙胺嘧啶常用作预防药物;氯喹和伯氨喹合用,可根治间日疟疾。

六、刚地弓形虫

病例9—9

患者,女,26岁,养猫爱好者。怀孕后依旧放不下对猫的宠爱。剖宫产下一名重3 kg的男婴。医护人员发现,新生儿腹部的皮肤被内脏胀破,结肠全部裸露并鼓出体外,甚至可以看见肠子在蠕动。经医生诊断,该患者是患了一种对胎儿极为不利的弓形虫病。

思考:引起这场悲剧的罪魁祸首是谁?是什么原因导致的?

刚地弓形虫又称弓形虫或弓浆虫,广泛寄生于人和多种动物的有核细胞内。该虫是条件致病原虫,当宿主免疫力低下时,可引起弓形虫病,造成严重后果。

1. 形态

在弓形虫的发育全过程中，有 5 种不同的形态，即滋养体、包囊、裂殖体、配子体和卵囊。对人体致病及与传播有关的是滋养体、包囊和卵囊。在终宿主（猫和猫科动物）体内 5 种形态均可存在；在中间宿主（人、哺乳动物、鸟类、鱼类）体内仅有滋养体和包囊（图 9—17）。

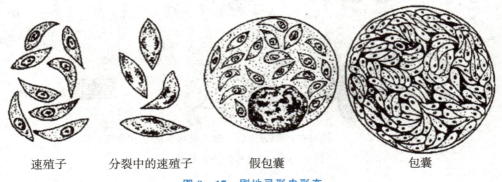

速殖子　　　分裂中的速殖子　　　假包囊　　　　　包囊

图 9—17　刚地弓形虫形态

(1) 滋养体。滋养体有速殖子和缓殖子两种。速殖子是指游离于细胞外或存在假包囊中的滋养体，缓殖子是指存在于包囊中的滋养体。

游离的虫体呈香蕉形或新月形，经姬氏染剂染色后，胞质呈淡蓝色，胞核呈紫红色，位于虫体中央，大小为 $(4\sim7)\mu m\times(2\sim4)\mu m$。细胞内寄生的滋养体不断增殖，由宿主细胞膜把这些虫体包绕起来，形成假包囊，内含大量速殖子。

(2) 包囊。包囊呈圆形或椭圆形，直径为 $5\sim100~\mu m$，多为 $30\sim60~\mu m$，外有一层坚韧的囊壁。内含大量缓殖子，形态与速殖子相似。

(3) 卵囊。圆形或椭圆形，大小为 $10~\mu m\times12~\mu m$、囊壁光滑，成熟卵囊内含两个孢子囊，每个孢子囊内有 4 个新月形子孢子。

2. 生活史

刚地弓形虫的生活史复杂，包括有性生殖和无性生殖两个阶段，完成生活史需要一种以上的脊椎动物宿主（图 9—18）。

(1) 在中间宿主内的发育。当成熟卵囊、动物肉类中的包囊或假包囊被人和其他中间宿主（哺乳动物、鸟类）吞食后，子孢子或滋养体在肠内逸出后侵入肠壁经血流或淋巴循环扩散至脑、心、肝、肺、肌肉及淋巴结内进行无性增殖，并在宿主细胞内形成假包囊。宿主细胞破裂时，假包囊内释出的速殖子随血流和淋巴循环重新侵入新的组织细胞，如此反复繁殖。当机体免疫功能正常时，虫体繁殖减慢，分泌囊壁，形成包囊，囊内含缓殖子。包囊可在中间宿主的脑、眼及骨骼肌中长期存活。

(2) 在终宿主内的发育。当猫、猫科动物食入成熟卵囊或动物肉中包囊及假包囊后，子孢子或滋养体逸出并侵入其小肠上皮细胞内发育繁殖。经数次裂体增殖后，部分裂殖子发育为雌、雄配子体，并发育雌、雄配子，受精后成为合子，逐渐发育为卵囊。卵囊落入肠腔，随粪便排出体外，在适宜环境中经 $2\sim4$ d 发育为具有感染性的成熟卵囊，可感染中间宿主或再感染终宿主。卵囊对外界的抵抗力很强。

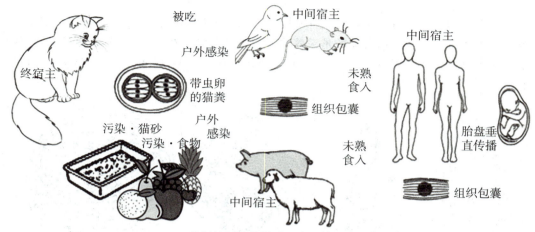

图 9-18 刚地弓形虫生活史

3. 致病性

速殖子是其主要致病阶段，弓形虫是一种重要的机会致病原虫，其致病作用与虫株毒力及宿主免疫状态有关，正常人感染后通常不发病，表现为隐性感染，但先天性感染和免疫功能低下或受损者如艾滋病患者常引起严重弓形虫病。

(1) 先天性弓形虫病。先天性弓形虫病是妊娠妇女感染后经胎盘传给胎儿的。多表现为隐性感染，也可造成孕妇流产、畸胎或死胎，若在早孕期感染，则畸胎发生率高。

(2) 后天性弓形虫病（获得性弓形虫病）。食入受卵囊污染的水、食物及未熟的含包囊、假包囊的肉类均可能感染后天性弓形虫病。最常见的是淋巴结肿大，还可引起脑炎、脑膜炎、癫痫和精神异常、心肌炎、肺炎、视网膜脉络膜炎等。

4. 试验诊断

(1) 病原学检查。因为本虫主要寄生在细胞内且无组织器官选择性，所以检查较为困难。

(2) 免疫检查。免疫检查是本病常用的重要诊断方法，有 DT、HA、IFA、ELISA。

5. 流行与防治

传染源是家畜、家禽及野生动物。传播途径主要是经口，也可经胎盘和破损的皮肤黏膜感染。易感人群普遍易感，孕妇较严重。

防治措施如下。

(1) 及时治疗急性期患者。常用的药物为复方新诺明、乙胺嘧啶，联合用药提高疗效。孕妇忌用，孕妇的首选药物为螺旋霉素。疗程中适当配合使用免疫增强剂，可提高宿主的抗虫能力。

(2) 检疫。加强肉类检疫制度和饮食卫生管理。

(3) 加强监管与隔离。孕妇不养猫、不接触猫，定期做弓形虫常规检查，以减少先天性弓形虫病的发生。加强对家畜、家禽和可疑动物的监测与隔离。

七、隐孢子虫

病例 9-10

患者，女，3岁，白族。5 d前生吃凉菜后突发腹泻，在当地医院使用普通抗生素治疗3 d后未见好转，后转院治疗。医生连续几天做了粪便镜检，发现水样粪便镜检后找到卵囊。医生诊断为隐孢子虫感染，给予相应治疗后情况好转。

思考：

1. 该病是通过什么方式感染人体的？是否存在年龄差异？
2. 如何进行预防？

隐孢子虫是机会致病性原虫，广泛存在于动物中，也可寄生于人体。是引起婴幼儿腹泻和旅游者腹泻的重要病原体，同时，也是AIDS患者合并肠道感染的常见病原体。

1. 形态

隐孢子虫生活史中有滋养体、裂殖体、配子体和卵囊等阶段（图9-19）。

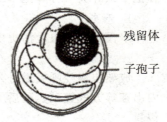

图9-19 隐孢子虫卵囊

2. 生活史

隐孢子虫生活史简单，无性生殖和有性生殖均在同一宿主体内完成，卵囊为感染阶段。

人误食成熟卵囊后，在消化液的作用下，子孢子从卵囊内逸出发育为滋养体，经二代裂体增殖，成熟的二代裂殖体释出后的裂殖子发育成为雌、雄配子体，两者结合形成合子，合子最后发育成卵囊。卵囊随宿主粪便排出体外，可感染新宿主。

3. 致病性

免疫功能正常者感染虫体后，常表现为自限性腹泻，粪便呈水样，量大，可有腹部痉挛性疼痛、恶心、厌食、发热和全身不适等症状。但免疫功能低下的AIDS患者可导致严重腹泻甚至死亡。隐孢子虫病为一种人畜共患寄生虫病。

4. 试验诊断

（1）病原性检查。使用金胺酚-改良抗酸染色检查患者粪便中的卵囊。

（2）免疫检查。荧光标记单克隆抗体和ELISA，特异性和敏感性均较高。

5. 流行

传染源为患者和患病动物。传播途径主要是粪-口方式。易感人群为婴幼儿、接受免疫抑制剂治疗的患者及先天或后天免疫功能低下者。

6. 防治

目前，对于本病的治疗尚无理想的有效药物。用螺旋霉素、巴龙霉素、大蒜素有一定效果。加强人畜粪便管理，注意个人和饮食卫生是防止本病流行的基本措施。对于免疫功能低下的人群，尤其是艾滋病患者要加强保护。

八、卡氏肺孢子虫

病例 9—11

患者,男,40岁,已发热、咳嗽 4 d,气短、呼吸困难 1 d 入院,7 年前诊断为 HIV 感染。医生给予抗感染和吸氧治疗后病情未见好转,发展为呼吸衰竭,最后死亡。尸检显示两肺弥漫性实变,间质性肺炎,大部分肺泡腔内充满泡沫状蛋白渗出物,银染色显示大量的卡氏肺孢子虫。

思考:
1. 该患者最后的死亡诊断应该是什么?
2. 该病是如何感染的?

卡氏肺孢子虫简称肺孢子虫。该虫寄生于人和其他哺乳动物的肺组织内,可引起卡氏肺孢子虫肺炎或称肺孢子虫病。

1. 形态

卡氏肺孢子虫生活史中主要有滋养体和包囊两种形态。

2. 生活史

成熟包囊经呼吸道进入肺泡,发育为小滋养体,逐渐发育为大滋养体,并以二分裂、内出芽等方式繁殖,随后大滋养体逐渐发育为包囊,最后发育为含 8 个囊内小体的成熟包囊。

3. 致病性

卡氏肺孢子虫为机会致病原虫,健康人感染后多为隐性感染,无症状。当宿主免疫力低下时,处于潜伏状态的虫体进行大量繁殖,并在肺组织内扩散导致间质性浆细胞性肺炎,即肺孢子虫病。肺孢子虫病临床上有以下两种类型。

(1)流行型(儿童型)。流行型肺孢子虫病多发生于早产儿或营养不良的婴儿,患儿通常高烧、拒食、干咳、呼吸和脉搏加快,严重时出现呼吸困难和发绀,浆细胞浸润为主。X 线检查可见双肺弥漫性浸润灶,病死率达 50%。

(2)散发型(成人型)。散发型肺孢子虫病多发于艾滋病、恶性肿瘤患者及其他免疫功能低下者,淋巴细胞浸润为主。X 线检查可见两肺弥漫性阴影或斑点状阴影。若治疗不及时,病死率很高。

4. 试验诊断

(1)病原学检查。收集痰液或支气管分泌物涂片染色后镜检,查获包囊为确诊依据。

(2)免疫学检查。酶联免疫吸附试验(ELISA)、补体结合试验(CFT)。

(3)分子生物学检。DNA 探针和 PCR 技术也已试用于肺孢子虫病的诊断,有较高的敏感性和特异性。

知识链接

5. 流行与防治

卡氏肺孢子虫呈世界性分布。传播途径主要是通过空气和飞沫传播。卡氏肺孢子虫病是艾滋病患者最常见的并发症,是艾滋病患者死亡的主要原因之一。治疗药物主要有复方新诺明和乙胺嘧啶等，应用喷他脒和氨苯砜也有一定的疗效。

第三节 医学节肢动物

一、医学节肢动物概述

1. 概念

医学节肢动物是指与医学有关且危害人畜健康的节肢动物。

医学节肢动物学是指研究医学节肢动物的形态、分类、生态和与人类疾病的关系及其防制的科学。

2. 形态特征及分类

节肢动物主要特征有：虫体两侧对称，身体及对称分布的附肢均分节；体表骨骼化，由几丁质及醌单宁蛋白组成的表皮，也称外骨骼；循环系统开放式，整个循环系统的主体称为血腔，内含血淋巴；发育史大多经历蜕皮和变态。

节肢动物门分为10多个纲，与医学有关的是甲壳纲、倍足纲、唇足纲、昆虫纲及蛛形纲5个纲，最重要的是昆虫纲和蛛形纲。其特征见表9-3。

表9-3 节肢动物各纲的主要形态特征

种类	昆虫纲	蛛形纲	甲壳纲	唇足纲	倍足纲
体形	分头、胸、腹3部分	分头胸和腹或胸腹愈合	分头胸部和腹部	虫体窄长、背腹扁平、多节	体呈长管状、多节
触角	1对	无	2对	1对	1对
足	3对	4对	步足5对	每体节有足1对	每体节有足2对
翅	有或无翅	无翅	无翅	无翅	无翅
呼吸器官	气门或呼吸管	双肺、气管或表皮	由鳃呼吸	气门呼吸	气门呼吸
重要虫种	蚊、蝇、白蛉、蚤等	蜱、螨、蜘蛛	剑水蚤、淡水蟹、淡水虾等	蜈蚣等	马陆等

3. 医学节肢动物的发育与变态

节肢动物的发育包括卵、幼虫（幼虫、若虫、蛹）、成虫3个时期。正常的发育与节肢动物所处的外界环境有着十分重要的关系。

节肢动物由卵至成虫所经历的外形、内部结构、生理功能、生活习性及行为和本能上的一系列变化的总和称为变态。

(1)全变态生活史：包括卵、幼虫、蛹和成虫4个时期。其特点是要经历1个蛹期，各期之间在外部形态、生活习性方面差别显著，如蚊、蝇等。

（2）不全变态（半变态）生活史：包括卵、若虫、成虫 3 个时期，这类节肢动物发育过程中幼虫与成虫的形态和生活习性相似，仅体积较小，性器官未发育成熟，称为若虫。常见的有虱、蝉等。

4. 医学节肢动物对人类的危害

（1）直接危害。直接危害是指节肢动物本身对人体直接造成的损害，包括以下 4 个方面。

1）骚扰和吸血：蚊、蛉、蚤、臭虫、蜱等可叮刺、吸血，造成骚扰，影响人们的工作和休息。蚊虫在夏天一般 2 d 吸血一次。

2）螫刺和毒害：由于某些节肢动物具有毒腺、毒毛或体液有毒，螫刺时分泌毒液注入人体而使人受伤。如蜈蚣、蝎子、毒蜘蛛等刺咬人后，不仅局部产生红、肿、痛，而且可引起全身症状；某些蜱吸血时将毒液注入人体，导致传导阻滞而出现肌肉麻痹，引起蜱瘫痪。又如，某些毒蛾和具有毒毛的幼虫，其毒毛接触到人体皮肤可引起皮炎。

3）超敏反应：节肢动物的躯体成分及其涎液、分泌物、排泄物及皮壳等，都可以成为致敏原，引起宿主过敏反应。如尘螨，可以引起尘螨性哮喘、过敏性鼻炎；粉螨、革螨可引起螨性皮炎。

4）寄生：一些节肢动物可直接寄居在人体组织或器官内而造成损害，如蝇类的幼虫可寄生于人体，引起蝇蛆病；蠕形螨寄生在人体毛囊、皮脂腺内，可引起蠕形螨病。

（2）间接危害。传播疾病虫媒病。其传播方式可分为以下两类。

1）机械性传播：病原体附着于节肢动物体内、体外，不经过发育或繁殖即能感染人体。如蝇传播痢疾、伤寒、霍乱等。

2）生物性传播：病原体必须先在适宜的节肢动物体内发育或繁殖后才能感染人。其可分为发育式、增殖式、发育增殖式、经卵传递式 4 种传播方式。

重要节肢动物与传播疾病的关系见表 9－4。

表 9－4　重要节肢动物与传播疾病的关系

传染病类型	传染病	病原体	传染媒介（节肢动物）
病毒病	流行性乙型脑炎	乙型脑炎病毒	三带喙库蚊
	登革热	登革病毒	埃及伊蚊、白纹伊蚊
	森林脑炎	森林脑炎病毒	硬蜱
	新疆出血热	新疆出血热病毒	硬蜱
	流行性出血热	汉坦病毒	革螨、恙螨
立克次氏体病	流行性斑疹伤寒	普氏立克次氏体	人虱
	地方性斑疹伤寒	斑疹伤寒立克次氏体	老鼠跳蚤
	恙虫病	恙虫病立克次氏体	恙螨
	Q 热	贝氏立克次氏体	蜱
鼠疫杆菌	鼠疫	鼠疫杆菌	老鼠跳蚤

续表

传染病类型	传染病	病原体	传染媒介(节肢动物)
土拉伦斯菌	野兔热	土拉伦斯菌	蜱、革螨
螺旋体病	回归热	回归热疏螺旋体	人虱、软蜱
	莱姆病	伯氏疏螺旋体	蜱
原虫病	疟疾	疟原虫	按蚊
	黑热病	杜氏利什曼原虫	中华白蛉
蠕虫病	马来丝虫病	马来布鲁线虫	中华按蚊、嗜人按蚊
	班氏丝虫病	班氏吴策线虫	致倦库蚊、淡色库蚊

5. 医学节肢动物的防制

许多有机杀虫剂的不断发展和广泛应用，使医学节肢动物的防制和虫媒病的控制取得了重要的进展。但是，随着杀虫剂长期、大量使用，节肢动物的抗药性越来越普遍，杀虫剂对环境污染及其对生态平衡的影响也越来越严重。由此，人们不得不寻求更加科学有效的防制途径和策略。

综合防制是节肢动物防制的一种综合性策略，同时又是一种防制思路，它从媒介与生态环境和社会条件的整体观点出发，标本兼治，以制本为主，遵循安全（包括对环境无害）、有效、经济和简便的原则，因地、因时制宜，对防制对象采取各种合理手段和有效方法，组成一套系统的防制措施，把目标节肢动物的种群数量降低到不足以传播疾病的程度。

医学节肢动物的防制方法包括环境防制、物理防制、化学防制、生物防制、遗传防制及法规防制六个方面。

（1）环境防制。

1）环境改造和环境处理。

2）改善人们的居住条件和生活习惯，搞好环境卫生，减少或避免人、媒介、病原体三者的接触机会，防止虫媒病的传播。

（2）物理防制。物理防制是利用各种机械、热、光、声、电等手段，以捕杀、隔离或驱赶害虫。如安装纱窗、纱门防止蚊、蝇等进入室内，挂蚊帐防止蚊虫叮咬，以及高温灭虱，用捕蝇笼、捕蝇纸诱捕蝇等。

（3）化学防制。化学防制是指使用天然或合成的对节肢动物有毒的物质，诱杀、毒杀或驱避节肢动物。

由于杀虫剂对人和动物大多具有毒性，在喷洒杀虫剂的地方滞留或室外处理水体等均可能引起人、鱼和牲畜的中毒。因此，在施用杀虫剂时要注意安全操作，如工作时须戴口罩，穿工作服，避免皮肤与药物接触；室外喷洒时，要站在上风处；室内喷洒时，防止药物污染食物、食具等；工作完毕后应用肥皂洗手、沐浴、更换衣服；喷洒后若药液剩余，不要随便放置，更不能倒入江河，避免发生意外事故。

（4）生物防制。生物防制是指利用生物或生物的代谢产物以防制害虫。其特点是不污染环境，对害虫有长期抑制作用。

(5)遗传防制。遗传防制是通过改变或移换昆虫的遗传物质,降低其繁殖能力或生存竞争力,从而达到控制或消灭种群的目的。遗传防治是新发展的害虫防治方法,即应用昆虫遗传学的原理,培育捕食性与寄生性昆虫的新品系,以提高其生物防制的效能;或利用雌雄生殖细胞的脑质不亲和性,杂交不育,染色体的倒位、易位,半致死因子等遗传学上的现象,培育所要防制害虫有遗传缺陷的品系或宗(雄虫);将它释放于自然群体中,能使这一害虫在三五代内完全绝灭。后者在防制尖音库蚊等传病蚊子上已获得成功。

(6)法规防制。法规防制是指利用法律或条例规定,防止媒介节肢动物的传入,对某些重要害虫实行监管,或采取强制性措施消灭某些害虫。其通常包括检疫、卫生监督和强制防制三个方面。

二、昆虫纲

昆虫纲是节肢动物门中最大的纲,有70多万种,分布广泛,虫种较多。

(一)蚊

蚊的种类很多,迄今为止已发现3 350多种和亚种。与人类疾病有关的蚊类主要有按蚊属、库蚊属和伊蚊属。主要以生物性传播方式传播各种疾病。

微课:蚊

1. 形态

蚊成虫体表有鳞片,呈黑色、灰褐色或棕褐色,体长为1.6~12.6 mm,分为头、胸、腹3部分。

2. 生活史

蚊为全变态,生活史分为卵、幼虫、蛹及成虫4个阶段(图9-20)。卵、幼虫、蛹3期生活在水中,成虫生活在陆地。雌蚊产卵于水中,在30 ℃时经2~3 d可孵出幼虫,幼虫以水中微小生物为食,经5~7 d,蜕皮4次化为蛹,再经1~2 d羽化为成蚊。蚊的全部生活史需要7~15 d。一年繁殖7~8代。

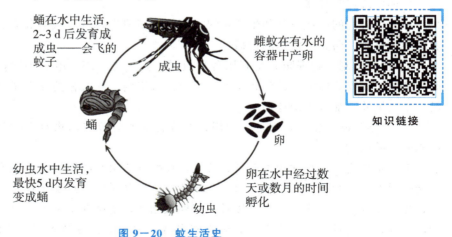

图9-20 蚊生活史

知识链接

雌蚊在10 ℃以上叮人吸血,除伊蚊白天吸血外,其他蚊类多在夜晚吸血。气温低于10 ℃时蚊类开始越冬。温度、湿度及雨量对蚊的季节消长有很大影响。在江南,蚊虫3月开始出现，5月密度上升，7—9月达到高峰，以后逐渐下降。熟悉蚊虫季节分布，有利于对蚊传播疾病的流行病学的调查及预防。

3. 致病性

主要传播的疾病是疟疾（按蚊）、丝虫病（淡色库蚊）、流行性乙型脑炎（三带喙库蚊）、登革热（埃及伊蚊和白纹伊蚊）等。

4. 防制原则

消除蚊子滋生地，杀灭幼虫，用物理或化学的方法防虫、杀虫。

（二）蝇

蝇（Fly）的种类多，分布广泛，已知全世界有3 000多种。与疾病有关的属于非吸血蝇、吸血蝇和蛆症蝇3类。

1. 形态

成蝇体长为5～10 mm，呈灰褐色、暗黄褐色，全身有鬃毛，许多有金属光泽。躯体多毛，分为头、胸、腹3部分。

知识链接

2. 生活史

生活史所需时间与蝇种，与温度、湿度、食物等因素有关。苍蝇属全变态昆虫，除少数蝇种，如麻蝇直接产蛆外，绝大多数蝇的生活史分为卵、幼虫、蛹和成虫4期。生活史为3～4周，成蝇寿命为1～2个月。蝇类多滋生于腐败的有机生物，如粪便、垃圾、腐败的动植物上等。成蝇可黏附携带大量的病原体，故成为重要的传播媒介（图9—21）。

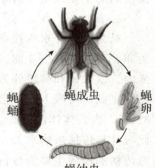

图9—21 蝇生活史

3. 致病性

蝇类对人体的危害是传播疾病和寄生。

（1）机械性传播：是蝇类主要的传病方式，所传播的疾病有肠道传染病、呼吸道传染病、皮肤病、眼病等。

（2）生物性传播：有的非吸血蝇可充当眼结膜吸吮线虫的中间宿主，有的吸血蝇可传播锥虫病。

（3）蝇蛆病：蝇类幼虫可寄生于组织或器官中，引起蝇蛆病。胃肠蝇蛆病：由蝇卵或幼虫随污染的食物或饮水进入人体而寄生致病。患者的症状有消化道功能紊乱、食欲不振、恶心、呕吐、腹痛、腹泻或肠炎等。粪便中排出或呕吐出蝇幼虫即可诊断。眼蝇蛆病主要由狂蝇一龄幼虫引致。狂蝇幼虫多致眼结膜蝇蛆病，患者有异物感、瘙痒及流泪等症状。皮肤蝇蛆病主要由纹皮蝇和牛皮蝇的一龄幼虫引起。症状表现为移行性眼球痛、幼虫结节。移行部位常有胀痛或瘙痒感。绿蝇、金蝇等幼虫入侵皮肤创伤处寄生也可引起蝇蛆病。

4. 防制

（1）环境防制：搞好环境卫生，及时清除粪便、垃圾，消灭幼虫滋生地。

（2）灭蝇：灭杀成虫和幼虫。

（3）防蝇：安装纱窗、纱门，食物加盖纱罩。

(三)其他昆虫

1. 白蛉

白蛉是一种小型双翅目吸血昆虫。世界上已发现 600 余种,我国目前已报告 40 多种。白蛉成虫长为 1.5～4 mm,呈浅灰色或棕黄色,全身有细毛,背驼。白蛉的发育为全变态。白蛉体小,飞行力弱,活动范围小,多做跳跃式飞行。其活动时间多为黎明和黄昏。

白蛉的危害:除叮人吸血外,主要传播的疾病有利什曼病;黑热病、东方疖、皮肤黏膜利什曼病;白蛉热;巴尔通体病。

防制原则:环境治理,清除幼虫滋生地,消灭成虫,个人防护。

2. 蚤

蚤俗称跳蚤,成虫体小,长约为 3 mm,侧扁,呈棕黄色或黑褐色。体分为头、胸、腹 3 部分。蚤的生活史为全变态,卵→幼虫→蛹→成虫。蚤多滋生于宿主的起居之处,如土坑、床下、鼠洞和犬舍等处的尘土及缝隙中,从而造成某些疾病的传播和流行。蚤对人体的危害除叮刺吸血、骚扰外,主要是能传播鼠疫、鼠型斑疹伤寒。蚤可作为犬复孔绦虫、微小膜壳绦虫和缩小膜壳绦虫的中间宿主,人因误食含囊尾蚴的蚤而感染。预防蚤传播疾病的主要原则是清除蚤的滋生地、灭蚤、防蚤和灭鼠。

3. 虱

虱为人体外永久性寄生,寄生人的虱有人头虱、人体虱和阴虱。虱为不完全变态,分为卵、若虫及成虫 3 期。人头虱多寄生于耳后发根及后颈,人体虱多寄居于内衣、裤的皱缝内,以衣领和裤腰处为多,卵多黏附于衣裤的织物纤维上。阴虱多寄生于阴毛、肛周毛等处。虱均嗜吸人血,常边吸血边排便。虱对温度、湿度极为敏感,最适宜的温度为 29～32 ℃,当人体体温升高、出汗或死亡后变冷时,则迅速爬离原宿主,另觅新宿主寄生,此习性与传播疾病有关。虱叮咬后,局部皮肤可出现瘙痒和丘疹,搔破后可继发感染。人虱传播的疾病主要为流行性斑疹伤寒及流行性回归热等。

人虱主要通过接触传播,因此,防虱感染的重要措施是注意个人卫生,保持衣被清洁。

三、蛛形纲

病例 9—12

患者,女,47 岁。几天前在自家小区的街心公园晨练,回来后开始发热,体温高达 40 ℃。医生一开始怀疑病毒感染,治疗后症状无好转,后做了磁共振及相关检查否定了其他病变的可能。体格检查发现该患者腹部有一小块圆形焦痂,全身长红疹,伴有剧烈头痛、浑身酸痛等症状,患者回忆当天晨练累了以后曾坐在草地上休息了一会儿。医生按经验怀疑是蜱虫病,经过治疗后症状消退,情况好转。

思考: 患者是如何感染的?生活中哪些情况会感染?

蛛形纲的重要组成部分是蜱和螨。

(一)蜱

蜱可分为软蜱和硬蜱。全世界已发现 800 余种。蜱是许多脊椎动物体表的暂时性寄生虫,是一些人畜共患病的传播媒介和储存宿主。

1. 形态

体型大，背腹扁平，外形多呈圆形或椭圆形。虫体可分为颚体和躯体两部分。

硬蜱的假头从背腹面均能看见，口下板逆齿发达，躯体背面有背板；软蜱的假头仅腹面可见，口下板逆齿不发达，躯体背面无背板。

2. 生活史

蜱的发育为半变态，蜱成虫在宿主身上吸血交配，吸饱血后离开宿主落地，于缝隙中产卵。生活史可分为卵、幼虫、若虫、成虫4个时期。在适宜条件下卵经2~4周孵出幼虫，幼虫饱食后经1~4周发育为若虫，若虫饱食后经1~4周蜕变为成虫。

3. 致病性

蜱对人体的危害包括以下几种。

(1)直接危害：主要是蜱在叮咬吸血时被叮咬的局部充血、水肿，甚至继发感染，使局部组织出现炎症；有的硬蜱和软蜱在吸血过程中涎液能分泌麻痹神经的毒素，引起蜱瘫痪。

(2)传播疾病：蜱是人畜共患病的重要传播媒介，可传播的病原体有病毒、螺旋体、立克次氏体、细菌等，传播的主要疾病有森林脑炎、新疆出血热、Q热、蜱媒斑疹伤寒、蜱媒回归热、莱姆病。

4. 防制

预防原则为清除滋生地、搞好个人防护，如进入林区、荒漠、草原等蜱滋生地中，外露部位可涂擦驱避剂。离开疫区前应互相检查，勿将蜱带出疫区。

(二) 蠕形螨

病例9—13

某职业技术学院的学生按照教师要求在睡前清洗面部，然后在面部皮肤鼻唇沟等处粘贴透明胶带，第二天取下贴在载玻片上放于显微镜下观察，同宿舍的4名同学惊奇地发现都在显微镜下找到形体较细长、末体占躯体长度2/3~3/4、末端钝圆的虫子。

思考：

1. 这4名同学初步诊断患有何种病？
2. 为什么这4个同学会同时患病？与其传播途径有关吗？
3. 如何预防？

蠕形螨俗称毛囊虫(Follicle Mite)，虫体细小似蠕虫状，是一种永久性寄生螨。寄生人体的蠕形螨有两种，即毛囊蠕形螨和皮脂蠕形螨。

1. 形态

成虫乳白色，长0.1~0.4 mm，由颚体、足体和末体3部分组成。毛囊蠕形螨形体较细长，末体占躯体长度的2/3~3/4，末端钝圆；皮脂蠕形螨略短粗，末体占躯体的1/2，末端尖细呈锥状。

2. 生活史

蠕形螨生活史为半变态。两种蠕形螨的发育基本相似，有卵、幼虫、前若虫、若虫、成虫5期，由卵发育至成虫需14~15 d。

3. 致病性

绝大多数人体蠕形螨感染者无自觉症状。蠕形螨病取决于虫种、感染度和人体的免疫力等因素，以及是否并发细菌感染。

蠕形螨各期均寄生在人体皮肤皮脂腺发达的部位。以颜面部为主，尤以鼻尖、鼻翼、眼周围、唇、颏、前额等处最多，其次是颈、乳头、胸、背部等处。面部皮肤潮红，丘疹，皮肤异常油腻，毛囊口显著扩大。表面粗糙，甚至凹凸不平，呈现典型的蠕形螨性皮损。在面部有痤疮、脂溢性皮炎、红斑丘疹、酒渣鼻的患者中，蠕形螨的感染率明显高于健康人。

4. 试验诊断

常用的蠕形螨检查方法有以下两种。

(1)挤压涂片法：采用痤疮压迫器刮取，或用手挤压，或用弯镊子等器材刮取受检部位皮肤，将刮出物置于载玻片上，加1滴甘油，铺开，加盖玻片镜检。

(2)透明胶纸粘贴法：用透明胶纸于晚上睡前，粘贴于患者额头部位及鼻唇沟等处，至次日取下贴于载玻片上镜检。试验诊断可用挤压涂片法或透明胶纸法检查。

5. 流行与防制

蠕形螨感染较为普遍，国内人群感染率一般在20%以上。

预防蠕形螨感染，要注意个人卫生，尽量不使用患者和带螨者的毛巾、脸盆、枕头。治疗可口服甲硝唑、伊维菌素等，也可外用甲硝唑霜、硫黄软膏等。

(三)恙螨

病例9—14

患者，16岁，某职业学院的学生。以寒战高热伴有剧烈头痛一周入院，医生询问病情得知一周前在校园草坪的石凳上睡过午觉。入院检查体温39.5℃，烦躁，左会阴部有1个黑色焦痂，左腹股沟淋巴结肿大，全身浅表淋巴结肿大。有触痛，眼角膜充血，头面及颈胸皮肤潮红，出现暗红色斑丘疹。

思考：

1. 患者诊断是患什么病？
2. 病原体是什么？如何防治？

恙螨(Chigger Mite)又称恙虫，属于恙螨科，可引起恙虫病。

临床病例分析与
讨论参考答案

1. 形态

幼虫呈椭圆形，为红、橙、乳白色或淡黄色，大小为0.2~0.5 mm。

2. 生活史

恙螨发育经卵→前幼虫→若蛹→若虫→成虫期。完成一代需2~3个月，只有幼虫期营寄生生活。

3. 致病性

(1)恙螨皮炎：人体寄生部位多见于颈部、腋窝、腹股沟、阴部等处，其幼虫叮咬人体时注入涎液，并分泌溶组织酶溶解宿主皮肤组织，在叮咬处出现奇痒的丘疹，有时出现炎症。

(2)恙虫病：恙螨可传播恙虫立克次氏体而引起恙虫病，患者表现为起病急、持续高热、皮疹、局部或全身淋巴结肿大，叮咬处有黑色的焦痂。该病原体可经卵传递到下一代幼虫。

4. 试验诊断

(1)病原性检查：小鼠腹腔内接种。

(2)免疫学检查：血清学检查，外斐试验。

5. 防制

灭鼠是消灭恙螨、杜绝恙虫病的根本措施。使用药物喷洒消灭滋生地，并做好个人防护。

目标测试

参考答案

素养高地

第三篇

医学免疫学

第十章 医学免疫学概述

◎ **知识目标**

1. 掌握免疫定义、功能及表现及特异性免疫及非特异性免疫的特点。
2. 熟悉免疫器官、免疫细胞、免疫分子。
3. 了解血-脑屏障、血-胎屏障。

◎ **技能目标**

能够掌握医学免疫学相关知识，提高自我保健技能。

◎ **素质目标**

培养学生治"未病"的良好职业操守。

微课：免疫学简史

◎ **案例导入**

人类生存的环境中存在大量的微生物（细菌、真菌、病毒等），这些微生物包绕在人的周围，无时无刻不与人进行着斗争，当它们侵入人体后，人体会受到什么影响？如何反应？将出现什么样的结果？这些疑问，经过科学家艰苦的科学探索后，人类获得了一定认识：人类的免疫系统以免疫应答的方式对外源生物性刺激产生反应，其结果是将这些入侵的微生物清除，维持机体自身稳定，这个过程就是免疫。因此，传统免疫概念认为，免疫（Immunity）是机体抵御微生物感染的能力。那么现代免疫学的概念又是如何界定的呢？

随着免疫学研究与相关科学研究的进一步发展，人们发现了一些与抗感染无关的现象，如超敏反应、输血反应和移植排斥反应等，从而大大丰富了免疫的内涵。现代免疫是指机体通过免疫系统识别"自己"和"非己"，对自身成分产生耐受，对非己异物产生排除作用的一种生理反应。此反应在正常情况下，产生对机体有益的保护作用，即抗感染的免疫防御作用，维持自身稳定的免疫自稳作用和抗肿瘤的免疫监视作用。若此反应异常，如过强或低下，则可产生对机体有害的作用，导致机体组织与器官损伤，出现临床疾病，如自身免疫病、超敏反应性疾病等（表10-1）。本章主要介绍抗感染免疫，即针对微生物的免疫。

表10-1 免疫的功能及其表现

免疫功能	正常表现	异常表现
免疫防御	清除病原微生物及其毒素，抗感染	过强：超敏反应；过弱：免疫缺陷病

续表

免疫功能	正常表现	异常表现
免疫自稳	清除自身衰老残损的组织细胞，维持自身稳定	自身免疫病
免疫监视	清除突变细胞，预防肿瘤发生	易患肿瘤、病毒感染

传染与免疫是代表了病原微生物与其宿主相互关系的两个方面。传染与免疫的规律是人类诊断、预防和治疗各种传染病的理论基础。免疫学方法因其高度特异性和灵敏度（达到 $10^{-12} \sim 10^{-9}$ g 水平），不但可用于基础理论研究中对众多生物大分子的定性、定量和定位，而且对多种疾病的诊断、法医检验、生化测定、医疗保健、生物制品生产、肿瘤防治、定向药物的研制和反生物战等多项实际应用都有极其重要的作用。

第一节 传染

课堂互动

一、传染与传染病

生物体在一定条件下，由体内或体外致病因素引起的一系列复杂且有特征性的病理状态，称为疾病（Disease）。按病因来分，疾病可分为非传染性疾病和传染性疾病两大类。前者如遗传病、生理性疾病、机械性创伤和大多数癌症等；后者如各种由微生物和寄生虫、节肢动物等生物性病原引起的疾病等。凡能引起传染病的各种微生物和其他生物，均称为病原体（Pathogen 或 Pathogenic Microorganisms，又译致病菌或病原菌）。据统计，已知的人类病原体有 1 709 种（根据国家卫生健康委员会编写的《2019 年中国卫生健康统计年鉴》）。

传染（Infection）又称感染或侵染，是指外源或内源性病原体突破其宿主的三道免疫"防线"（指机械防御、非特异性免疫和特异性免疫）后，在宿主的特定部位定植、生长繁殖或（和）产生酶及毒素，从而引起一系列病理生理的过程。若环境条件有利于病原体的大量繁殖并产生有害的酶和毒素，就导致其宿主发生传染病。简而言之，传染病（Infectious Disease，Communicable Disease，Contagious Disease）是一类由活病原体的大量繁殖所引起，可从某一宿主个体直接或间接传播到同种或异种宿主另一些个体的疾病。传染病的种类很多，在《中华人民共和国传染病防治法实施办法》（中华人民共和国卫生部令第 17 号）中就规定了约 40 种重要传染病的名称，包括属于一类的鼠疫耶尔森氏菌（*Yersinia pestis*）、霍乱弧菌（*Vibrio cholerae*）、天花病毒、艾滋病毒；属于二类的麻风杆菌（*Mycobacterium leprae*）、肝炎病毒、狂犬病毒、登革热病毒等；属于三类的脑膜炎奈瑟氏球菌（*Neisseria meningitidis*）、淋病奈瑟氏球菌（*N. gonorrhoeae*）、结核杆菌（*Mycobacterium tuberculosis*）、沙门氏菌（*Salmonella*

微课：传染

typhi)、志贺氏菌(*Shigella dysenteriae*)和梅毒螺旋体(*Treponema pallidum*)等。在各类病原体引起的传染病中,约有200种属于"人畜共患病",即这种传染病能在人类与其他脊椎动物间发生自然转移,较重要的包括鼠疫、狂犬病、鹦鹉热、疯牛病、炭疽病、猪丹毒和口蹄疫等共89种,它们对畜牧工作者和宠物饲养者等的危害极大。从1979年10月WHO(世界卫生组织)宣布地球上已消灭了天花起,不少人认为由于抗生素的广泛应用和其他一系列诊断、预防、治疗措施等的进步,人类会很快逐个消灭和控制传染病。可是事实恰恰相反,不但原有的、已控制的传染病因大量抗药性等变异菌株的出现又重新肆虐流行(如结核病、霍乱等),更为严重的是,近20年来,又陆续出现许多新的十分严重的传染病,以致常常令医务界人士猝不及防,包括艾滋病、疯牛病、O-157:H7大肠埃希菌腹泻病、埃博拉出血热(Ebola Hemorrhagic Fever)、幽门螺杆菌病[由Hp即*Helicobacter pylori*(幽门螺杆菌)引起的各种胃病]、莱姆病(Lyme)和溪谷热(裂谷热)等30余种。

二、决定传染结局的三大因素

(一)病原体

病原体的数量、致病特性和侵入方式是决定传染结局中的最主要因素。细菌、病毒、真菌和原生动物等不同病原体的致病特性差别很大,如细菌会通过产生各种侵袭性酶类、外毒素和内毒素等物质危害宿主,病毒会通过杀细胞传染、稳定传染和整合传染等方式危害宿主,而真菌会通过致病性、条件致病性、变态反应和产真菌毒素等方式危害宿主。现以细菌性病原体为例介绍其毒力、侵入数量和侵入门径三者在引起传染病中的作用(图10-1)。

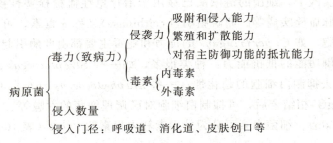

图10-1 细菌性病原体的毒力、侵入数量、侵入门径

1. **毒力**(Virulence)

毒力又称致病力(Pathogenicity),表示病原体致病能力的强弱。对细菌性病原体来说,毒力就是菌体对宿主体表的吸附,向体内侵入,在体内定居、生长和繁殖,向周围组织的扩散蔓延,对宿主防御功能的抵抗,以及产生损害宿主的毒素等一系列能力的总和。不同细菌的毒力组成有很大的差别,现把构成毒力的诸因素归结为侵袭力和毒素两个方面。

(1)侵袭力(Invasiveness)。侵袭力是指病原体所具有的突破宿主防御功能,并在其中进行生长繁殖和实现蔓延扩散的能力,包括以下三种能力。

1)吸附和侵入能力:如若干沙门氏菌(*Salmonella spp.*)和若干弧菌(*Vibrio spp.*)等生活在人体肠道的致病菌可通过其菌毛而吸附在肠道上皮上,淋病奈瑟氏球菌(*Neisseria* gonorrhoeae)的菌毛可使其牢牢吸附于尿道黏膜的上皮表面等。吸附后,有的病原体仅在原处生长繁殖并引起疾病,如霍乱弧菌(*Vibrio cholerae*);有的侵入细胞内生长、产毒,并杀死细胞、产生溃疡,如志贺氏菌(*Shigella dysenteriae*);有的则通过黏膜上皮细胞或细胞间质,侵入表层下部组织或血液中进一步扩散,如由溶血性链球菌(*Streptococcus hemolyticus*)引起的化脓性感染等。菌毛在吸附中起着主要的作用,如在已知的160种不同血清型的大肠埃希菌(*E. coli*)中,绝大多数都是只生活在大肠中与宿主互生的无毒正常菌群,只有0~157等极少数菌株才可黏附在小肠黏膜上并能产生肠毒素和引起腹泻。研究表明,后者在细胞表面具有特殊的菌毛蛋白——定居因子抗原(Colonization Factor Antigen,CFA)。

2)繁殖和扩散能力:不同的病原体有不同的繁殖、扩散能力,但主要都是通过产生一些特殊酶完成的。例如,透明质酸酶(Hyaluronidase):旧称"扩散因子"(Spreading Factor),可水解机体结缔组织中的透明质酸,引起组织松散、通透性增加,有利于病原体迅速扩散,因而可发展成全身性感染。链球菌属(*Streptococcus*)、葡萄球菌属(*Staphylococcus*)和梭菌属(*Clostridium*)的若干种可产此酶。胶原酶(Collagenase):能水解胶原蛋白(Collagen)以利于病原体在组织中扩散。产气荚膜梭菌(*Clostridium perfringens*)等可产此酶。血浆凝固酶(Coagulase)能使血浆加速凝固成纤维蛋白屏障,借以保护病原体免受宿主吞噬细胞和抗体的作用。金黄色葡萄球菌(*Staphylococcus aureus*)可产此酶。链激酶(Streptokinase)又称血纤维蛋白溶酶(Fibrinolysin),能激活血纤维蛋白溶酶原(胞浆素原),使其变成血纤维蛋白溶酶(胞浆素),再由后者把血浆中的纤维蛋白凝块水解,从而有利于病原体在组织中扩散。溶血性链球菌(*Streptococcus hemolyticus*)可产此酶。在医疗实践上,细菌的链激酶已被用于治疗急性血栓栓塞性疾病,如心肌梗死、肺栓塞及深部静脉血栓疾病等。卵磷脂酶(Lecithinase)又称α毒素,可水解各种组织的细胞,尤其是红细胞。如*C. perfringens*的毒力和蛇毒主要都由此酶引起。

3)对宿主防御功能的抵抗能力:种类很多,如一些*Streptococcus spp.*,可产生溶血素(Haemolysin)去抑制白细胞的趋化性;一些*Staphylococcus spp.*,可产生A蛋白,它与调理素(抗体IgG)相结合后,可抑制白细胞对已调理细菌的吞噬等。

(2)毒素(Toxin)。细菌毒素可分为外毒素和内毒素两个大类(表10-2)。

表10-2 外毒素与内毒素的比较

比较项目	外毒素	内毒素
产生菌	革兰阳性菌	革兰阴性菌
化学成分	蛋白质	脂多糖(LPS)
释放时间	活菌随时分泌	死菌溶解后释放
致病类型	不同外毒素作用不同	不同内毒素作用基本相同
抗原性	完全抗原,抗原性强	不完全抗原,抗原性弱或无
毒性	强*	弱

续表

比较项目	外毒素	内毒素
引起宿主发烧	不明显	明显
制成类毒素	能	不能
热稳定性	60~100 ℃、30 min 即破坏	耐热性强
存在状态	细胞外，游离态	结合在细胞壁上
举例	白喉毒素、破伤风毒素、肉毒毒素、链球菌红疹毒素、葡萄球菌肠毒素、霍乱弧菌肠毒素、大肠埃希菌肠毒素、志贺氏菌肠毒素等	沙门氏菌、志贺氏菌、奈瑟氏球菌和大肠埃希菌等革兰阴性菌所产生的内毒素

* 1 mg 纯肉毒毒素可杀死 2 000 万只小白鼠；1 mg 破伤风毒素可杀死 100 万只小白鼠；1 mg 白喉毒素可杀死 1 000 只豚鼠

1）外毒素（Exotoxin）：是指在病原细菌生长过程中不断向外界环境分泌的一类毒性蛋白质，有的属于酶，有的属于酶原，有的属于毒蛋白。

若用 0.3％~0.4％甲醛溶液对外毒素进行脱毒处理，可获得失去毒性但仍保留其原有免疫原性（抗原性）的生物制品，称作类毒素（Toxoid）。将其注射机体后，可使机体产生对相应外毒素具有免疫性的抗体（抗毒素）。常用的类毒素有白喉类毒素、破伤风类毒素和肉毒类毒素等。

2）内毒素（Endotoxin）：是 G^- 菌细胞壁外层的组分之一，其化学成分是脂多糖（LPS）。因它在活细胞中不分泌到体外，仅在细菌死亡后自溶或人工裂解时才释放，故称为内毒素（表 10—2）。若将内毒素注射到温血动物或人体内后，会刺激宿主细胞释放内源性的热源质（Pyrogen），通过它对大脑控温中心的作用，就会引起动物高热。与外毒素相比，内毒素的毒性较低，例如，它对试验鼠的 LD_{50} 为 200~400 μg/鼠，而外毒素—肉毒素仅 25 pg/鼠（1 pg= 10^{-12} g= 10^{-6} μg）。因此，内毒素的毒性比肉毒素低了 1 000 万倍。

由于内毒素具有生物毒性，又有极强的化学稳定性（在 250 ℃下干热灭菌 2 h 才完全灭活），因此，在生物制品、抗生素、葡萄糖液和无菌水等注射用药中，都严格限制其存在。但在脑膜炎的诊断中，则要检出脑脊液中是否有内毒素（即 G^- 菌的指示物）的存在。为此，需要有一种内毒素的灵敏检出法。以往曾用家兔发热试验法检测，但因此法既费时（2~3 d）、费工、费钱，又灵敏度较低（~2 ng/mL，1 ng= 10^{-9} g），故从 1968 年起，已逐步被一种更专一、简便、快速（1 h）和灵敏（10~20 pg/mL）的鲎试剂法（Limulus Assay）即鲎变形细胞溶解物试验法（Limulus Amoebocyte Lysate test，LAL test）所取代。

鲎俗称"马蹄蟹"，是一类属于节肢动物门、螯肢亚门、肢口纲、剑尾目、鲎科的无脊椎动物，是已有 3 亿历史的"活化石"，全世界现存种有 3 属 5 种，如美洲鲎（*Limulus polyphemus*）和产于我国浙江以南浅海中的东方鲎，或中国鲎（*Tachypleus tridentatus*）。鲎具有开放性血管系统，每只可采血 100~300 mL，其血清呈蓝色，内含血蓝蛋白和外源凝集素(Lectin)。鲎血中仅含一种变形细胞,其裂解产物与G⁻菌的内毒素(LPS)和脂磷壁酸(膜磷壁酸)等发生特异性和高灵敏度的凝胶化反应。其作用机制如图10－2所示。

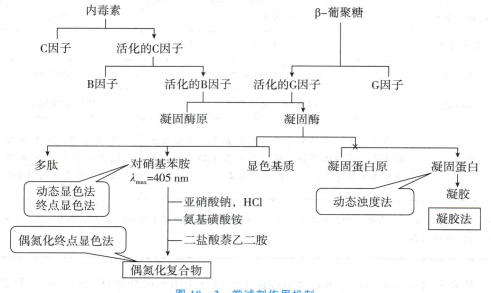

图 10－2　鲎试剂作用机制

鲎试剂法已被广泛用于临床诊断,药物、生物制品和血制品检验,食品生产检测,以及科学研究等许多领域中。

2. **入侵病原体的数量**

因不同致病菌的毒力和生长、繁殖条件的差别,故引起其宿主致病所需的个体数量也不同。例如,沙门氏菌(*Salmonella typhi*)的感染剂量为 $10^8 \sim 10^9$ 个/宿主;霍乱弧菌(*Vibrio cholerae*)约 10^6 个/宿主;志贺氏菌(*Shigella dysenteriae*)为 7 个/宿主;鼠疫耶尔森氏菌(*Yersinia pestis*)只要几个细胞即可致某一易感宿主患鼠疫。这些数字对卫生、防疫、医务、食品工作者和家庭卫生无疑提供了一个警示。

3. **侵入门径(Entry Point)**

病原体要入侵宿主体内实现其寄生生活,除上述的毒力和数量外,还必须有一种适合的侵入易感宿主的门径。

(1)消化道。通过消化道侵入人和动物宿主体内的病原体极多,如沙门氏菌(*S.typhi*)、志贺氏菌(*Sh.dysenteriae*)、霍乱弧菌(*V.cholerae*)、副溶血弧菌(*V.parahemolyticus*)、O－157大肠埃希菌(O－157.*E.coli*)、单核细胞增生李斯特氏菌(*Listeria monocytogenes*)、幽门螺杆菌(简称Hp)及甲型肝炎病毒和脊椎灰质炎病毒等。值得指出的是,在上述传染病中,有一类是近年来才发现并引起全球重视的严重传染病——由Hp引起的传染性胃病。我国在国际上属Hp高传染国家,比美国高30%。在我国无症状的幼儿和儿童中,感染率高达50%以上,成人竟达70%以上,而在患胃病的人群中,感染率高达90%。WHO已认定Hp是胃癌的最危险的致病因素,它可引发胃癌等10种胃病和6种其他疾病,被称为"感染王"。它的严重性超过外源性致癌因素黄曲霉毒素和亚硝酸盐。由于其传染途径是经过口腔,因此在我国传统的不分食、不消毒的饮食方式下,就容易造成家庭传染、人群传染和"逆向传染"(医治痊愈后又重新传染)等严重后果。目前,已发明简便、快速、无痛、无伤、特异、灵敏的"^{13}C 呼气试验法"的检测 Hp 的方法,其原理是:被检者喝少量含^{13}C 同位素的尿素——$^{13}CO(NH_2)_2$,经胃中的 Hp 产生的脲酶分解后,产生 CO_2 至肺部排除,然后用灵敏的检测仪测定^{13}C。

(2)呼吸道。对呼吸道有特异亲和力的病原体有结核杆菌(*Mycobacterium tuberculosis*)、嗜肺军团菌(*Legionella pneumophilia*)、肺炎链球菌(*Pneumoccus pneumoniae*)、白喉棒状杆菌(*Corynebacterium diphtheriae*)、百日咳博德特氏菌(*Bordetella pertusis*)、脑膜炎奈瑟氏球菌(*Neisseria meningitidis*)、流感嗜血菌(*Haemophilus influenzae*)、肺炎支原体(*Mycoplasma pneumoniae*)和流行性感冒病毒等。

(3)皮肤创口。经浅部皮肤创伤包括烫伤和不洁手术侵入的有金黄色葡萄球菌(*Staphylococcus aureus*)、酿脓链球菌(*Streptococcus pyogenes*)和铜绿假单胞菌(*Pseudomonas aeruginosa*)等;经深部创伤而侵入的是厌氧芽孢菌,如破伤风梭菌(*Clostridiumtetani*)和产气荚膜梭菌(*C. perfringens*)等。此外,还有炭疽芽孢杆菌(*Bacillus anthracis*)可通过皮肤侵入,再经循环系统的运作而在体内四处扩散;立氏立克次氏体(*Rickettsia rickettsii*)通过蜱类叮咬而由皮肤侵入,使人患落基山斑疹伤寒;狂犬病毒则是通过疯狗咬伤而从创口传入体内的;而乙型肝炎病毒来自唾液、精液、阴道分泌物和月经等,然后通过食物、餐具、玩具或创伤、注射、手术、针刺、剃刀等媒介,经皮肤或黏膜而侵入细胞,并通过血流直至肝脏的。

(4)泌尿生殖道。淋病奈瑟氏球菌(*Neisseria gonorrhoeae*)和苍白密螺旋体(*Treponema pallidum*),又称梅毒密螺旋体,是分别引起淋病和梅毒类性病的病原体,它们是通过泌尿生殖道侵害人体的。近年来,不但原有的性病仍在全球蔓延,而且新的性病又在扩大,侵入门径也相应扩大,因此,医务界已把原有的"性病"(Sex Disease)改称为"性传播疾病"(Sextransmitted Disease, STD),包括由 HIV 病毒(Human Immunodeficiency Virus,人类免疫缺陷病毒)引起的艾滋病(Acquired Immunodeficiency Syndrome, AIDS,即获得性免疫缺陷综合征)、衣原体性病(近期瑞典学者发现易导致子宫癌)、生殖器链珠菌病、阴道棒杆菌病和嗜血杆菌性阴道炎等多种"第二代性病"。其中,艾滋病以被称作"世纪瘟疫"或"黄色妖魔",通过不洁的性行为、输血、吸毒(通过静脉注射传染)和母婴传染等在世界各地广为传播。它自 20 世纪 80 年代初在美国发现以来,感染人数逐年猛增。按 WHO 统计,2000 年年底全球艾滋病的患者和感染者已达 3 600 万人,一年中死亡者达 300 万人。我国各省区均有发现,至 2000 年年底,全国实际感染人数已逾 60 万。只有广泛宣传、严加防范,才有可能阻止它的蔓延和发展。

(5)其他途径。有些病原体可通过多种途径侵害其宿主,例如,结核杆菌(*Mycobacterium tuberculosis*)或炭疽芽孢杆菌(*Bacillus anthracis*)除通过以上途径侵染其宿主外,还可通过多种途径侵害宿主,并引起相应部分或全身性疾病;有些病毒如艾滋病、疱疹、乙型肝炎等的病原体还可以通过胎盘、产道等途径由母亲传给婴儿,称为垂直传播途径。上述的炭疽芽孢杆菌因可通过皮肤、呼吸道和消化道 3 种途径引起人畜共患的严重炭疽病。

(二)宿主的免疫力

同种生物的不同个体，当它们与同样的病原体接触后，有的患病，而有的安然无恙，其原因在于不同个体间的免疫力不同。所谓免疫或称免疫性、免疫力(Immunity)，经典的概念是指机体免除传染性疾病的能力。随着免疫学的飞速发展，免疫的概念已变得更为丰富和全面了。现代免疫概念认为，免疫是机体识别和排除抗原性异物的一种保护性功能，在正常条件下，它对机体有利；在异常条件下，也可损害机体。具体来说，免疫功能包括免疫防御(Immunologic Defence)、免疫稳定(Immunologic Homeostasis)、免疫监视(Immunologic Sereillance)(图 10—3)。

- 免疫功能
  - 免疫防御
    - 正常：防御病原体的侵害和中和其毒素(抗传染免疫)
    - 异常：反应过高时，引起变态反应或免疫缺陷症
  - 免疫稳定
    - 正常：消除体内自然衰老或损伤的细胞，进行免疫调节
    - 异常：识别紊乱，导致自身免疫病的发生
  - 免疫监视
    - 正常：某些免疫细胞发现并清除突变的癌细胞
    - 异常：功能失调时，导致癌或持续性感染的发生

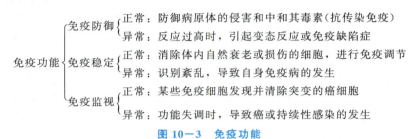

图 10—3　免疫功能

在这里，先将宿主免疫力的各个方面做一图解(图 10—4)。

- 宿主的免疫力
  - 非特异性
    - “第一道防线”
      - 外部屏障：皮肤、黏膜、正常的拮抗作用
      - 内部屏障：血-脑屏障、血-胎屏障
    - “第二道防线”
      - 抗菌物质：补体、溶菌酶、干扰素等吞噬细胞的吞噬作用
      - 炎症反应
      - 淋巴结的“过滤”作用
  - 特异性(“第三道防线”)
    - 体液免疫：浆细胞产生抗体蛋白
    - 细胞免疫：由致敏 T 细胞释放各种淋巴因子

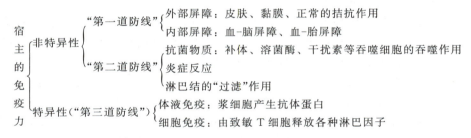

图 10—4　宿主的免疫力

(三)环境因素

传染的发生与发展除取决于上述的病原体的独立、数量、侵入门径和宿主的免疫力外，还取决于对以上因素都影响的环境因素。良好的环境因素有助于提高机体的免疫力，也有助于限制、消灭自然疫源和控制病原体的传播，因而可以防止传染病的发生或流行。现将诸环境因素图解，如图 10—5 所示。

- 环境因素
  - 宿主环境
    - 先天：遗传素质、年龄等
    - 后天：营养、精神、内分泌状态、药物、针灸、电离辐射等影响，体育锻炼等
  - 外界环境
    - 自然环境：气候、季节、温度、湿度、地理环境等
    - 社会环境：社会制度、居住环境、医疗环境等

图 10—5　环境因素

三、传染的三种可能结局

病原菌侵入其宿主后,按病原菌、宿主与环境三个方面对比影响的大小决定着传染的结局。结局不外乎有下列三种。

1. 隐性传染(Inapparent Infection)

如果宿主的免疫力很强,而病原菌的毒力相对较弱,数量又较少,传染后只引起宿主的轻微损害,且很快就将病原体彻底消灭,因而基本上不出现临床症状者,称为隐性传染。

2. 带菌状态(Carrier State)

如果病原菌与宿主双方都有一定的优势,但病原体仅被限制于某一局部且无法大量繁殖,两者长期处于相持的状态,称为带菌状态。这种长期处于带菌状态的宿主,称为带菌者(Carrier)。在隐性传染或传染病痊愈后,宿主常会成为带菌者,若不注意,就成为该传染病的传染源,十分危险。这种情况在伤寒、白喉等传染病中时有发生。"伤寒玛丽"(Typhoid Mary)的历史必须引以为戒。"伤寒玛丽"真名 Mary Mallon,是美国的一位女厨师,1906年,受雇于一名将军家作为厨师,不到3星期就使全家包括保姆在内的11人中的6人患了伤寒,而当地却没有任何人患此病。经检验,她是一个健康的带菌者,在粪便中连续排出沙门氏菌(*Salmonella*)。后经仔细研究,证实以往在美国有7个地区多达1 500个伤寒患者都是由她传染的。

3. 显性传染(Apparent Infection)

如果宿主的免疫力较低,或入侵病原菌的毒力较强、数量较多,病原菌很快在体内繁殖并产生大量有毒产物,使宿主的细胞和组织蒙受严重损害,生理功能异常,于是就出现了一系列临床症状,这就是显性传染或传染病。

按发病时间的长短可将显性传染分为急性传染(Acute Infection)和慢性传染(Chronic Infection)两种。前者的病程仅数日至数周,如流行性脑膜炎和霍乱等;后者的病程则可长达数月、数年至数十年,如结核病、麻风病、艾滋病和克雅氏病等。

按发病部位的不同,显性感染又可分为局部感染(Local Infection)和全身感染(Systemic Infection)两种。

按性质和严重程度的不同,显性感染可分为以下四类。

(1)毒血症(Toxemia)。病原体被限制在局部病灶,只有其所产毒素才能进入血流而引起全身性症状者,称为毒血症,如白喉、破伤风等症。

(2)菌血症(Bacteremia)。病原体由局部的原发病灶侵入血流后传播至远处组织,但未在血流中大量繁殖的传染病,称为菌血症,如伤寒症的早期。

(3)败血症(Septicemia)。病原体侵入血流并在其中大量繁殖,造成宿主严重损伤和全身性中毒症状者,称为败血症。例如,铜绿假单胞菌,旧称"绿脓杆菌"(*Pseudomonas aeruginosa*)常可引起败血症。

(4)脓毒血症(Pyemia)。一些化脓性细菌在引起宿主的败血症的同时,又在其许多脏器(肺、肝、脑、肾、皮下组织等)中引起化脓性病灶者,称为脓毒血症。例如,金黄色葡萄球菌(*Staphylococcus aureus*)就可引起脓毒血症。

第二节 非特异性免疫

凡在生物长期进化过程中形成，属于先天即有、相对稳定、无特殊针对性的对付病原体的天然抵抗能力，称为非特异性免疫（Nonspecific Immunity），也称先天免疫（Innate Immunity）或自然免疫（Natural Immunity）。对人和高等动物来说，非特异性免疫主要由宿主的屏障结构、吞噬细胞的吞噬功能、正常组织和体液中的抗菌物质，以及有保护性的炎症反应4个方面组成。应注意的是，非特异性免疫与特异性免疫只是为了学习方便而区分的，事实上它们之间联系密切，有时还是密不可分的。

一、表皮和屏障结构

（一）皮肤与黏膜

皮肤与黏膜是宿主对病原体的"第一道防线"或"机械防线"，其作用有机械性阻挡和排除作用；化学物质的抗菌作用，如汗腺分泌的乳酸，皮脂腺分泌的脂肪酸，胃黏膜分泌的胃酸，以及泪腺、唾液腺、乳腺和呼吸道黏膜分泌的溶菌酶等，都有制菌或杀菌作用；正常菌群的拮抗作用。

（二）屏障结构

1. 血-脑屏障（Blood-brain Barrier）

血-脑屏障是一种可阻挡病原体及其有毒产物或某些药物从血流透入脑组织或脑脊液的非专有解剖构造，具有保护中枢神经系统的功能，主要由软脑膜、脉络丛、脑血管及星状胶质细胞组成。婴幼儿因血-脑屏障未发育完善，故易患脑膜炎或乙型脑炎等传染病。

2. 血-胎屏障（Blood-embryo Barrier）

血-胎屏障由母体子宫内膜的底蜕膜和胎儿的绒毛膜共同组成，当它发育成熟（约妊娠3个月后），具有保证母子间物质交换和防止母体内的病原体进入胎儿的功能。

二、吞噬细胞及其吞噬作用

病原体一旦突破"第一道防线"即表皮和屏障结构后，就会遇到宿主非特异性防御系统中的"第二道防线"的抵抗，吞噬细胞的吞噬作用就是其中重要的一环。

人体的血细胞通常由红细胞（Erythrocyte）、白细胞（Leukocyte）和血小板（Blood Platelet）3部分组成。其中，尤以白细胞的种类为最多，它们担负着各种非特异和特异的免疫功能，因此被誉为机体的"白色卫士"。白细胞的功能如图10-6所示，其形状如图10-7所示。

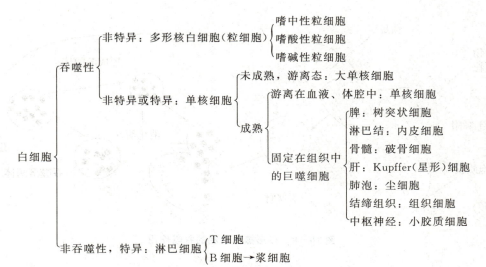

图 10-6 白细胞功能

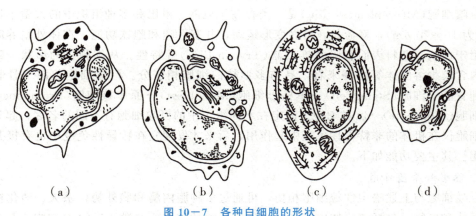

图 10-7 各种白细胞的形状
(a)嗜中性粒细胞；(b)单核细胞；(c)浆细胞；(d)淋巴细胞

吞噬细胞(Phagocytes)是一类存在于血液、体液或组织中，能进行变形运动，并能吞噬、杀死和消化病原微生物等异常抗原的白细胞，最主要的吞噬细胞有两类：一为多形核白细胞中的嗜中性粒细胞；二为以巨噬细胞为代表的各种单核吞噬细胞。

(一) 多形核白细胞

多形核白细胞(Polymorphonuclear Leukocyte, PMN)又称粒细胞。一类有分节状细胞核，细胞质内含大量溶酶体(Lysosome)颗粒的白细胞，形状较小(直径为 10～15 μm)，运动力强(40 μm/min)，在骨髓中形成，寿命短(半衰期为 6～7 h)，存在于血流和骨髓中。在其溶酶体中含有杀菌物质和酶类，如过氧化氢酶、溶菌酶、蛋白酶、磷酸酶、核酸酶和脂肪酶等。PMN 大量出现在急性感染部位，它们可以穿越血管壁，并发挥其吞噬功能。多形核白细胞有嗜中性粒细胞(Neutrophil)、嗜碱性粒细胞(Basophil)和嗜酸性粒细胞即嗜伊红粒细胞(Eosinophil)三类，其中嗜中性粒细胞最为重要，因为它的数量占三种粒细胞中的 90%，占白细胞总数的 40%～75%，在人血中含量为 2 500～7 500 个/mm^3。其吞噬过程如图 10-8 所示。

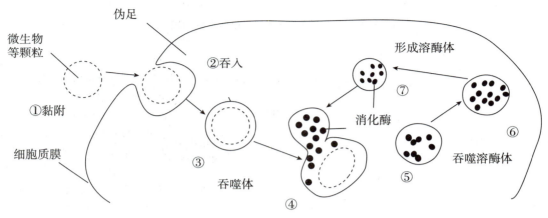

图 10-8 多形核白细胞的吞噬作用

(二)巨噬细胞

巨噬细胞(Macrophages，Mφ)是一类存在于血液、淋巴和多种组织中的大型单核细胞(直径为 10~20 μm)，寿命长，可做变形运动，并有吞噬和胞饮功能。在体外培养时，具有黏附于玻璃、塑料表面和吸收锥虫蓝(Trypan Blue)等特性。从细胞核的形状、数目和细胞内含较少溶酶体等特征来看，易与多形核白细胞相区分。巨噬细胞起源于骨髓干细胞，即骨髓干细胞(Stem Cell)→单核母细胞(Monoblast)→原单核细胞(Promonocyte)→单核细胞(Monocyte)→巨噬细胞。固定在不同组织中的巨噬细胞有不同的名称。起先认为巨噬细胞仅在机体的非特异性免疫中起作用，后来才发现它在特异性免疫中也有极其重要的作用。其主要功能如下。

1. 吞噬和杀菌作用

巨噬细胞与上述嗜中性粒细胞相仿，可通过多种胞内酶和胞外酶，杀灭、消化被吞入的病原体和异物，包括清除体内衰老、损伤或死亡的细胞。在激活后的 T 细胞或其某些产物如巨噬细胞活化因子(MAF)的作用下，可使 Mφ 激活，并产生激活前所没有的非特异性的抗病原菌活性，如可杀死摄入细胞内的单核细胞增生李斯特氏菌(*Listeria monocytogenes*)、克鲁氏锥体虫(*Trypanosoma cruzi*)和若干分枝杆菌(*Mycobacterium spp.*)等。

2. 抗原递呈作用

巨噬细胞可通过吞噬、处理及传递 3 个步骤，对外来抗原物质进行加工，以适应激活淋巴细胞的需要，这就是 Mφ 等细胞的抗原递呈作用(Antigen-Presentation)。通过 Mφ 表面黏多糖的吸附等方式，可与颗粒性抗原相结合，其中约 90% 被吞噬、分解成无抗原性的氨基酸和低聚肽，未被分解的约 10% 主要是抗原决定簇成分，它可与 Mφ 中的 MHC(主要组织相容性复合物)抗原结合成复合体，较长期地留存在细胞膜上并可将它传递给淋巴细胞。

3. 免疫调节作用

Mφ 除上述抗原递呈作用外，还可在外来抗原刺激下，分泌多种可溶性生物活性物质，借此来调节免疫功能，包括激活淋巴细胞、杀伤癌细胞、促进炎症反应或加强吞噬细胞的吞噬、消化作用等。这类活性物质种类很多，如白细胞介素-1(Interleukin-1，IL-1)、纤连蛋白(Fibronectin)、前列腺素(Prostaglandin)、淋巴细胞激活因子(LAF)、遗传相关巨噬细胞因子(GRE)、非特异性巨噬细胞因子(NMF)、绵羊红细胞溶解因子、肿瘤抗原识别因子(RF)、α或β干扰素、肿瘤坏死因子(TNF)、酸性水解酶类、中性蛋白酶类和溶菌酶等。

4. 抗癌作用

激活后的 Mφ 可通过非吞噬性的细胞毒作用，非特异性地抑制或杀伤癌细胞，也可协同特异性抗体或致敏 T 细胞产生的特异性细胞因子抑制或杀伤癌细胞。

试验证明，卡介苗(BCG Vaccine)、小棒杆菌(*Corynebacterium parvum*)、云芝糖肽(PSP)等多糖类物质和一些中药等可提高 Mφ 的数量和吞噬力，因而有助于癌症的辅助治疗。

三、炎症反应

炎症(Inflammation)是机体对病原体的侵入或其他损伤的一种保护性反应，在相应部位出现红、肿、热、痛和功能障碍，是炎症的五大特征。

广泛存在于人类和高等动物体内的白细胞、红细胞、血小板、组胺(Histamine)和 5-羟色胺(Serotonin，5-HT)在发炎早期有着重要的作用。炎症既是一种病理过程，又是一种防御病原入侵的积极的免疫反应，原因是：可动员大量吞噬细胞聚集在炎症部位；血流的加速使血液中抗菌因子和抗体发生局部浓缩；死亡的宿主细胞堆积可释放一部分抗菌物质；炎症中心部位氧浓度的下降和乳酸浓度的提高，可抑制多种病原体的生长；炎症部位体温的升高可降低某些病原体的繁殖速度。

四、正常体液或组织中的抗菌物质

在正常体液和组织中含有多种抗菌物质，如补体、溶菌酶、乙型溶素、α 和 β 干扰素、吞噬细胞杀菌素、组蛋白、白细胞素、血小板素、正铁血红素、精素、精胺碱和乳铁蛋白(Lactoferrin)等。它们一般不能直接杀灭病原体，而是配合免疫细胞、抗体或其他防御因子，使之发挥较强的免疫功能。现简要介绍其中两类。

(一) 补体

补体(Complement)实为一补体系统，是指存在于正常人体或高等动物血清中的一组非特异性血清蛋白(主要成分是 β 球蛋白)。在免疫反应中，由于它具有能扩大和增强抗体的"补助"功能，故称补体。至今已知它约有 30 种成分，但其中最主要的有 9 种，分别标以 C1~C9(C 即补体"Complement"的缩写)。补体的本质是一类酶原，能被任何抗原-抗体的复合物激活，激活后的补体就能参与破坏或清除已被抗体结合的抗原或细胞，发挥其溶胞作用(Cytolysis)、灭活病毒功能及促进吞噬细胞的吞噬和释放组胺等免疫功能。补体的性质不太稳定，只要在室温下放上几天或在 56 ℃下放置 10 min 左右即可失活。补体由巨噬细胞、肠道上皮细胞及肝、脾细胞所产生。在实验室中，通常豚鼠血是补体的方便来源，而红细胞的溶胞作用则是补体功能的灵敏指标。

由抗原-抗体复合物激活补体的过程是一系列较复杂的酶促级联反应。按补体激活物质及激活反应顺序的不同,可分为 3 条途径,即经典途径(Classical Pathway,CP)、凝集素途径(Lectin Pathway,LP)和替换途径(Alternative Pathway,AP)。

(二)干扰素(Interferons,IFNS)

1957 年,A. Isaacs 等在研究流感病毒时,发现先感染动物细胞的一种病毒,会对后感染该细胞的另一种病毒产生抑制,这就是病毒干扰(Virus Interference)现象。

干扰素是高等动物细胞在病毒或 dsRNA 等诱生剂的刺激下,所产生的一种具有高活性、广谱抗病毒等功能的特异性糖蛋白,相对分子质量很小(约 2.0×10^4)。它除能抑制病毒在细胞中的增殖外,还具有免疫调节作用(包括增强 Mφ 的吞噬作用、增强 NK 细胞和 T 细胞的活力)和对癌细胞的杀伤作用等,因此可用于病毒病和癌症的治疗。

目前知道的干扰素有 4 类,即 IFN-α(白细胞干扰素,Ⅰ型干扰素)、IFN-β(成纤维细胞干扰素,Ⅰ型干扰素)、IFN-γ(免疫干扰素或Ⅱ型干扰素,由淋巴细胞产生)和 IFN-ω;当动物细胞受病毒或其 RNA 传染时,会产生以抗病毒活性为主的 IFN-α 和 IFN-β,而当受其他干扰素诱生剂刺激时,则产生以免疫调节作用为主的 IFN-γ。

IFN 虽有广谱抗病毒的特性,但受宿主种属特异性的限制。例如,只有人细胞产生的干扰素才能保护人细胞免受各种病毒的感染;由鸡产生的抵抗流感病毒的干扰素可抑制鸡身上包括流感病毒在内的多种病毒的感染,却很难或根本不能用于抑制人或其他动物的感染。

除各种病毒、灭活病毒和病毒 RNA 等能诱导细胞产生干扰素外,还有许多物质具有同样的功能,它们都可称作干扰素诱生剂(Interferon Inducer),包括人工合成的 dsRNA(polyI:C 即聚肌苷:胞苷)、可在细胞内繁殖的微生物(立克次氏体、衣原体、支原体、细菌等)、微生物产物(LPS、真菌多糖等)、多聚化合物、植物血凝素(Phyt Hemagglutinin,PHA)、伴刀豆球蛋白 A(Concanavalin A,ConA)、葡萄球菌肠毒素 A 和卡那霉素等。

干扰素的诱导过程和作用机制如图 10-9 所示。总的过程:病毒侵染人或动物细胞甲后,在其中复制并产生 dsRNA,由它再诱导产生 IFN-RNA,进一步转译出 IFN。这时,宿主细胞甲死亡。所产生的 IFN 对同种细胞上的相应受体有极高的亲和力,两者结合后,可刺激该细胞合成抗病毒蛋白 AVP[(Antiviral Protein),或称转译抑制蛋白(Translation Inhibitory Protein,TIP)]。这种 AVP 与侵染病毒的 dsRNA 发生复合后,活化了 AVP,由活化的 AVP 降解病毒 mRNA。其结果阻止了病毒衣壳蛋白的转译,于是抑制了病毒的正常增殖。

由上述介绍可知,干扰素也可理解为是一类由脊椎动物细胞所产生的、防御外来有害物质尤其是"有害核酸"入侵的生理活性产物,是一类与一般免疫系统有分工的特殊免疫系统。两者不同的是,干扰素系统是以细胞为单位,并没有组织水平和细胞水平上的大量严格分化;干扰素诱生剂与一般的抗原物质不同,主要是双链核酸,其反应产物是干扰素,而不是一般的抗体;诱生剂与产物(干扰素)之间无特异性的结合反应等。

干扰素诱生剂虽很多,但因其多有毒性或抗原性,故无法用于临床。从相关细胞中提取的外源性干扰素具有毒性低、同种间无抗原性、反复注射而无耐受现象及起效速度快等优点,所以很快被用于临床治疗相应的疾病。干扰素的制备方法很多,如 IFN-α 可以通过人外周血白细胞或可以通过可人工繁殖的淋巴细胞-Namalwa 和 Ball-1 大量繁殖,再

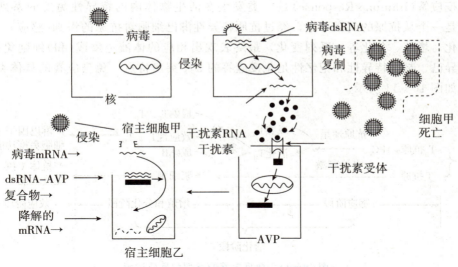

图 10-9　干扰素的诱导过程和作用机制

经仙台病毒诱生后提取；IFN-β 则可用人成纤维细胞经微载体等大规模培养后，用聚肌苷：胞苷诱生，再经环己亚胺诱导后提取；而 IFN-γ 可用人外周血白细胞经 T 细胞有丝分裂素诱生后提取。从 20 世纪 80 年代起，国内外已成功地用大肠埃希菌和酿酒酵母的基因工程菌大规模生产各种 IFN，在治疗流行性感冒、带状疱疹、乙肝、黑色素瘤和若干癌症中已证明有较好的疗效。

第三节　特异性免疫

特异性免疫（Specific Immunity）也称获得性免疫（Acquired Immunity），是相对于上述非特异性免疫而言的，其主要是通过识别非自身和自身个体在其后天活动中接触了相应的抗原而获得的，故又称获得的特异性免疫（Acquired Specific Immunity）。其产物与相应的刺激物（抗原）之间是特异的，包括体液免疫系统（Humoral Immunity System）和细胞免疫系统［(Cellular Immunity System)，即细胞介导免疫系统（Cell-mediated Immunity System)］。特异性免疫力在同种生物的不同个体间或同一个体在不同条件下有着明显的差别。

特异性免疫可通过自动或被动两种方式获得（图 10-10）。

特异性免疫 ｛ 自动获得 ｛ 天然的：经临床或亚临床感染后获得
　　　　　　　　　　　　人工的：接种死、活疫苗或类毒素后获得
　　　　　　　被动获得 ｛ 天然的：通过胎盘或初乳自母体中获得
　　　　　　　　　　　　人工的：注入免疫血清、抗毒素、丙种球蛋白或淋巴细胞后获得

图 10-10　特异性免疫的获得方式

免疫应答(Immune Response)是一类发生在活生物体内的特异性免疫的系列反应过程。这是一个从抗原的刺激开始，经过抗原特异性淋巴细胞对抗原的识别(感应)，使它们发生活化、增殖、分化等一系列变化，最终表现出相应的体液免疫或(和)细胞免疫效应。能识别异己、具有特异性和记忆性是免疫应答的3个突出特点。免疫应答的具体类型和反应过程如图10－11所示。

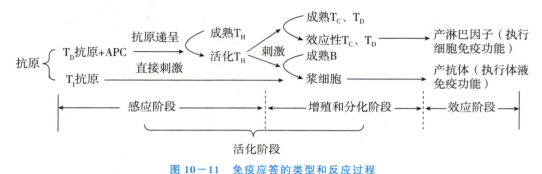

图10－11 免疫应答的类型和反应过程

免疫应答3个阶段和两大类型各英文简写的含义请详见正文说明。

由图10－11可见，免疫应答过程可分为3阶段，即感应阶段(Inductive Stage)、增殖和分化阶段(Proliferative and Differentiation Stage)及效应阶段(Effective Stage)。根据参与的免疫活性细胞的种类和功能的不同，免疫应答又可分为细胞免疫和体液免疫两类。

(1)细胞免疫：是指机体在抗原刺激下，一类小淋巴细胞(依赖胸腺的T细胞)发生增殖、分化，进而直接攻击靶细胞或间接地释放一些淋巴因子的免疫作用。

(2)体液免疫：是指机体受抗原刺激后，来源于骨髓的一类小淋巴细胞(B细胞)进行增殖并分化为浆细胞，由它合成抗体并释放到体液中以发挥其免疫作用。

图10－11的T_D抗原即胸腺依赖性抗原(Thymus-dependent Antigen)，包括血细胞、血清成分和细菌细胞等在内的多数抗原，它需要抗原递呈细胞[(Antigen Presenting Cell，APC)，又称辅佐细胞(Accessory Cell，AC)]递呈抗原，促使成熟的T_H(辅助性T细胞，Helper T Cell)转化成活化的T_H后才能刺激T_C(细胞毒T细胞，Cytotoxic Tell)和T_D(迟发型超敏T细胞，即T_{DTH}-Delayed Type Hypersensitivity Tell)产生淋巴因子(执行细胞免疫功能)，以及刺激成熟的B细胞转变成浆细胞后产生抗体(执行体液免疫功能)。具体来说，APC就是指任何能与T_D抗原相结合，经摄取、加工后递呈给特种T淋巴细胞并使之激活的免疫细胞。APC包括单核细胞、巨噬细胞、树突状细胞(Dendritic Cell)、朗格罕细胞(Langerhan's Cell)、枯否细胞(Kupffer Cell)和B细胞等。T_I抗原即非胸腺依赖性抗原(Thymus-independent Antigen)，是指它在刺激机体产生抗体时，不需要T细胞辅助的抗原或是对T细胞依赖程度很低的抗原，包括一些多糖类、脂类和核酸类抗原，如细菌荚膜多糖、LPS或聚鞭毛蛋白等，它们一般仅引起机体产生体液免疫中的初次应答而不引起再次应答。

特异性免疫是由相应的免疫系统来执行其功能的，包括免疫器官、免疫细胞和免疫分子3个层次，现分述如下。

一、免疫器官

(一)中枢免疫器官(Central Immune Organ)

中枢免疫器官又称一级淋巴器官(Primary Lymphatic Organ),是免疫细胞发生、分化和成熟的部位。

1. 骨髓(Bone Marrow)

骨髓是形成各类淋巴细胞、巨噬细胞和血细胞的部位。骨髓中的多能干细胞(Multipotential Stem Cell)具有很大的分化能力,可分化出以下两种细胞。

(1)髓样干细胞(Myeloid Stem Cell),由它发育成红细胞系、粒细胞系、单核细胞系和巨噬细胞系等。

(2)淋巴样干细胞,可发育成淋巴细胞,再通过胸腺或法氏囊(或类囊器官)衍化成T细胞或B细胞,最后定位于外周免疫组织(图10-12)。一般认为,人类或哺乳动物的骨髓是B细胞的成熟部位。

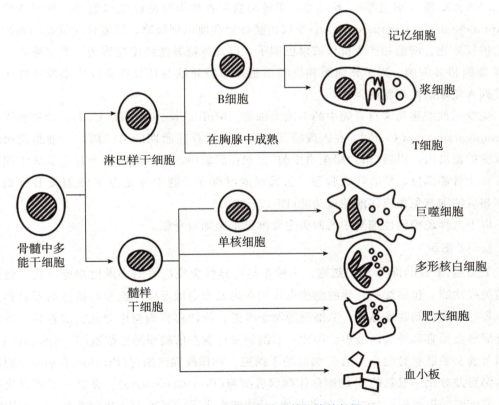

图 10-12 几种主要免疫应答细胞的起源

2. 胸腺(Thymus,Thymus Gland)

人和哺乳动物的胸腺位于胸腔的前纵隔,紧贴在气管和大血管之前,由左、右两大叶组成,它是T细胞分化和成熟的场所。T细胞的成熟主要通过胸腺中的网状上皮细胞所分泌的胸腺素(Thymosin)和胸腺生成素(Thymopoietin)等多种胸腺因子和胸腺微环境共同作用完成。

3. 法氏囊（Bursa of Fabricius）

法氏囊为鸟类所特有，形如囊状，由于其位于泄殖腔的后上方，故又称腔上囊。它是一个促使鸟类 B 细胞分化、发育，以发挥其体液免疫功能的中枢淋巴器官，相当于人和哺乳动物骨髓的功能。

（二）外周免疫器官（Peripheral Immune Organ）

外周免疫器官主要包括脾脏、淋巴结和黏膜相关淋巴组织。由中枢免疫器官产生的 T、B 淋巴细胞至外周免疫器官定居，在遇抗原刺激后，它们就开始增殖，并进一步分化为致敏淋巴细胞或产生抗体的浆细胞，以分别执行其细胞免疫或体液免疫功能。

二、免疫细胞及其在细胞免疫中的作用

免疫细胞（Immunocyte）泛指一切具有免疫功能的细胞，包括各类淋巴细胞（T、B、NK、NS、K 和 N 细胞等）、粒细胞、单核细胞和各种类型的巨噬细胞等。免疫活性细胞（Immunologically Competent Cell）则仅指能特异性地识别抗原，即能接受抗原的刺激，并随后进行分化、增殖和产生抗体或淋巴因子，以发挥特异性免疫应答的一群细胞，主要是指 T 细胞和 B 细胞。因单核细胞和巨噬细胞在非特异性与特异性免疫中都发挥作用，故也可列入免疫活性细胞内。

免疫活性细胞均来自骨髓中的多能干细胞[（Multipotential Stem Cell），即造血干细胞（Hemopoietic Stem Cell）]。在人或哺乳动物个体发育胚胎期的第三周，干细胞就出现在卵黄囊的血岛内，以后（第六周至出生前）出现在肝脏中，出生后的 5 个月直至成年期则主要存在于骨髓部位，然后转入胸腺、法氏囊或继续在骨髓中分化为 T 细胞或 B 细胞，以发挥相应的细胞免疫或体液免疫功能（图 10－13）。

以下选择免疫活性细胞中的四类主要淋巴细胞加以介绍。

（一）T 细胞

T 细胞（T cell）即 T 淋巴细胞，一种参与特异性免疫应答的小淋巴细胞，其主要执行细胞免疫功能，包括细胞介导的细胞毒作用和迟发型超敏反应，也参与抗体的形成和炎症反应等。在高等动物成体中，T 细胞起源于骨髓，待转移到胸腺中分化、成熟后，再分布到外周淋巴器官和外周血液中。因此，T 细胞又称胸腺依赖型淋巴细胞（T - lymphocyte）。自卵黄囊、胎肝和骨髓产生的 T 细胞的干细胞，称作胸腺前细胞（Prothymocyte），而经过胸腺保育并分化、成熟的 T 细胞称作胸腺后细胞（Post-thymocyte）。在这一系列分化过程中，T 细胞的表面标志（包括受体和抗原）及功能发生了一系列的变化和整合。T 细胞定位于周围淋巴结的副皮质区及脾脏白髓部分，并可经血液、组织和淋巴不断释放到外周血循环流中。当受到抗原刺激后，T 细胞会进一步分化、增殖，以发挥其特异性的细胞免疫功能。

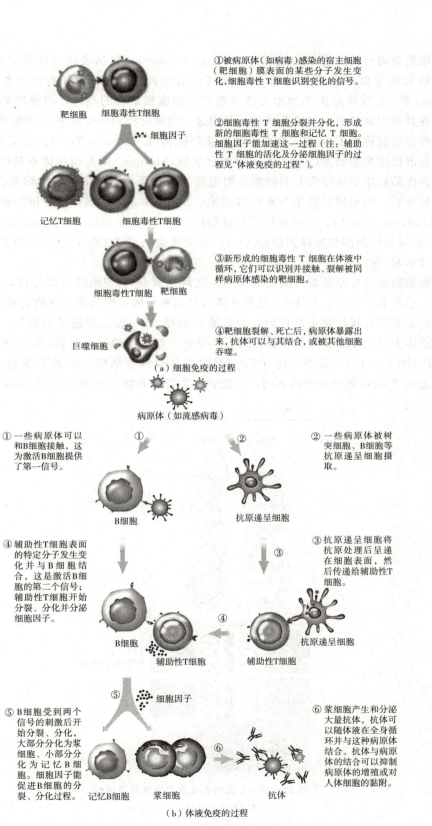

图 10—13　细胞免疫、体液免疫过程

T细胞表面有其独特的表面标志(Surface Marker)，包括表面受体和表面抗原两类。表面受体如绵羊红细胞受体，即 E 受体(Erythrocyte Receptor)和有丝分裂原(Mitogen Receptor)等。E 受体是指 T 细胞上能与绵羊红细胞相结合的受体，可使四周的绵羊红细胞结合在其周围而形成一玫瑰花状物。利用这一原理可检测外周血中 T 细胞的数目及其比例，这种试验就称为 E 花结试验或 E 玫瑰花环试验(E - rosette Test)。在正常人血中，T 细胞占总淋巴细胞数的 60%～70%。有丝分裂原(Mitogen)则是指在体外条件下，能与淋巴细胞表面的相应受体结合并刺激淋巴细胞的一类物质，它可促使淋巴细胞合成 DNA 和进行有丝分裂，因而使其转化为淋巴母细胞(Lymphoblast)，如菜豆的植物血凝素(Phyto Hemagglutinin，PHA)、刀豆的伴刀豆球蛋白 A[(Concanavalin A，ConA)，即伴刀豆凝集素 A]，以及抗胸腺细胞球蛋白(ATG)、葡萄球菌 A 蛋白(SpA，SAC)和美洲商陆有丝分裂原(PWM)等。

T 细胞的表面抗原是第二类表面标志，实际上就是 T 细胞的抗原受体，或称 T 细胞受体(T - Cell Receptor，TCR)，这是它执行复杂和精确识别抗原性异物的物质基础之一。它的特点是不能直接识别天然抗原，而只能识别经 APC 加工后递呈的抗原。T 细胞的表面抗原受体主要由 α 和 β 两条多肽链组成，每条链与 IgG 的 Fab 片段(详后)相似，镶嵌在细胞膜内(图 10—14)，此外，还有 Fc 受体和补体受体等结构。根据 T 细胞的发育阶段、表面标志和 T 细胞免疫功能的不同，可把它分为若干亚群，如图 10—15 所示。

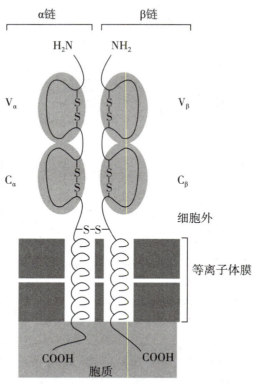

图 10—14　T 细胞表面抗原受体分子结构
V—多肽链的可变区；C—恒定区

主要 T 细胞亚群 $\begin{cases} T_R \begin{cases} T_H：促使 B 细胞活化成浆细胞以产生抗体 \\ T_S：抑制 T_H、T_C 和 B 细胞活性 \end{cases} \\ T_E \begin{cases} T_D：遇抗原后释放淋巴因子，引起迟发型超敏反应 \\ T_C：杀死带抗原的靶细胞 \end{cases} \end{cases}$

图 10—15　主要 T 细胞亚群

现按 T 细胞的功能来介绍以下几个主要亚群：

(1) 调节性 T 细胞(T Regulator，T_R)。

1) 辅助性 T 细胞(T Helper，T_H)在体液免疫中发挥的主要功能是辅助 B 细胞，促使其活化和产生抗体。由 T_D 抗原刺激 B 细胞产抗体时，必须有 T_H 的参与。T_H 与 T_D 抗原的蛋白质载体成分结合，释放出非特异性免疫因子，而 B 细胞可与 T_D 的半抗原部分结合，在 T_H 产生的非特异性免疫因子的协助下，B 细胞被激活、增殖，并转化为能分泌抗体的浆细胞(Plasma Cells)。人的 T_H 占外周血 T 细胞量的 40%～60%。

2) 抑制性 T 细胞(T Suppressor，T_S)可抑制 T_H、T_C 和 B 细胞的功能，由它控制淋巴细胞的增殖。

(2) 效应性 T 细胞(T Effect，T_E)。

1) 迟发型超敏 T 细胞(T Delayed，T_D)。迟发型超敏 T 细胞(T_D)在细胞介导的免疫中发挥作用。在 T_D 抗原的刺激下，可被活化、增殖并释放多种淋巴因子(Lymphokines, LK)，它们可在机体的局部引起以单核细胞浸润为主的炎症，这就是迟发型超敏反应(DTH)，并以此来消除由结核分枝杆菌、布鲁氏菌和破伤风梭菌等病原菌引起的慢性感染或胞内感染。此外，T_D 在肿瘤免疫、移植细胞排斥反应和自身免疫病中也有重要作用。由 T_D 释放的淋巴因子超过 50 种(表 10—3)。

表 10—3　主要淋巴因子及其对靶细胞的作用

淋巴因子	作用
巨噬细胞移动抑制因子(MIF)	抑制巨噬细胞随时移动
巨噬细胞趋化因子(MCF)	吸引巨噬细胞至局部
巨噬细胞聚集因子(MAggF)	使巨噬细胞集中
巨噬细胞活化因子(MAF)	激活和加强巨噬细胞溶菌和杀瘤能力
淋巴细胞生长因子类(IL-2，BCCF，IL-3 等)	诱导淋巴细胞的 DNA 合成，促其生长增殖
趋化因子类(CFs)	分别吸引各种不同的多形核粒细胞
白细胞移动抑制因子(LIF)	抑制嗜中性粒细胞的随机移动
淋巴毒素(LT)	对淋巴细胞以外的靶细胞有选择性杀伤作用
γ 干扰素(IFN-γ)	防止病毒在靶细胞内复制，激活 NK 细胞，加强巨噬细胞的溶菌能力
La 抗原·诱导因子	诱导巨噬细胞表达 La 抗原

续表

淋巴因子	作用
转移因子(TF)	使已致敏的其他正常淋巴细胞获得相应特异性细胞免疫的能力；也可将其转移给其他正常个体
皮肤反应因子(SRF)	引起血管扩张，增加血管通透性
有丝分裂原因子(MF)	非特异性地使淋巴细胞等进行有丝分裂，以扩大免疫应答的后备力量

它们须在特异性抗原刺激下释放，但淋巴因子的作用一般是无特异性的，即非直接针对抗原而是针对靶细胞的。

2) 细胞毒T细胞(Cytolytic T Cell，T_C)又称杀伤性T细胞(T Killer Cell，Cytolytic T Cell)，在细胞介导免疫中发挥作用。T_C能特异性地溶解带T_C抗原的靶细胞，如肿瘤细胞、移植细胞或受病原体感染的宿主组织细胞等。T_C在外周血T淋巴细胞中约占50%。

(二) B细胞

B细胞(B Cell)即B淋巴细胞，是一种在细胞膜表面带有自己合成的免疫球蛋白(也称膜抗体)的淋巴细胞。骨髓中的多能干细胞通过淋巴干细胞再分化为前B细胞，前B细胞在哺乳动物的骨髓中或在鸟类的腔上囊中进一步分化、成熟为B细胞。因此，B细胞又称骨髓依赖性淋巴细胞(Bone Marrow Dependent Lymphocyte)或囊依赖性淋巴细胞(Bursadependent Lymphocyte)。成熟的B细胞进一步发生克隆分化，形成能分泌抗体的浆细胞和具有记忆功能的B细胞。B细胞与上述的T细胞有许多不同之处，两者的比较可见表10-4。

表10-4 B细胞与T细胞的比较

比较项目	T细胞	B细胞
来源	骨髓	骨髓
成熟部位	胸腺	骨髓
寿命	数月至数年	或长(数月至数年)或短(数天至数周)
运动性	运动性强	运动性差
表面标志	T细胞受体(TCR)	补体受体和Ig
增殖和分化	在抗原刺激后发生增殖	在抗原刺激后发生增殖，并分化为浆细胞和记忆细胞
产物	合成并释放各种淋巴因子	合成并释放抗体(Ig)
其他功能	引起迟发型超敏反应(T)，协助B细胞产Ig(T)，在细胞介导免疫中杀靶细胞(T)，控制免疫应答(T)	

1. B 细胞和表面受体

B 细胞与 T 细胞的外形虽相同，但两者膜和表面结构即表面标志有差异，包括有丝分裂原受体、抗原受体、补体受体和 Fc（抗体的可结晶片段）受体等都有所不同。已知作为识别抗原性异物的 B 细胞膜表面的抗原受体，是一类镶嵌于膜脂质双分子层中的膜表面免疫球蛋白（Surface Membrane Immunoglobulin, SMIG），其主要成分是单体的 IgM 和 IgD。因此，SMIG 既是某相应抗原的一个特异性受体，又是一个具有免疫球蛋白抗原决定簇的表面抗原，能与相应的抗体进行特异性结合。根据这一原理，就可用检测出 SMIG 的免疫荧光法来鉴定 B 细胞。

2. B 细胞的表面抗原

B 细胞的表面抗原即上述的 B 细胞抗原受体 SMIG。随着 B 细胞分化程度的深入，细胞膜表面依次出现与膜结合的单体 IgM（图 10-16）和 IgD。

3. B 细胞的亚群

B 细胞亚群的分类方法较多，至今仍无公认的分类方法。一般把 B 细胞产生抗体时是否需要 T 细胞的辅助分成两个亚群，其中的 B-1 为 T 细胞不依赖性亚群，它只有初级免疫应答反应（产 IgM），而无次级免疫应答反应（产 IgG）；B-2 则为 T 细胞依赖性亚群，须在 T 细胞的辅助下才产生 IgG 和 IgM 等抗体，有次级免疫应答反应。

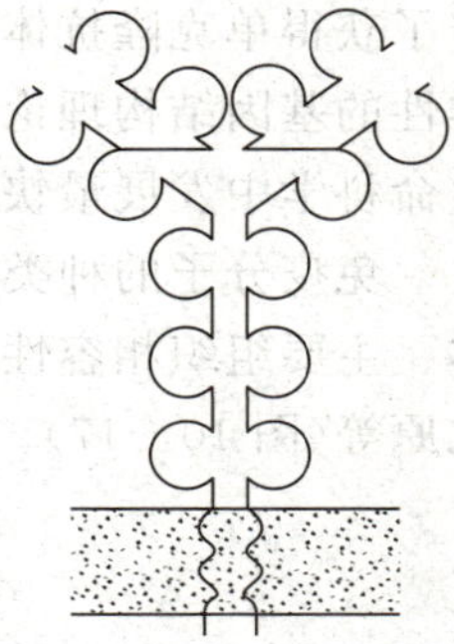

图 10-16 B 细胞表面抗原 IgM 的分子结构

（三）第三淋巴细胞

1. NK 细胞

NK 细胞即自然杀伤细胞（Natural Killer Cell），因其细胞质中有嗜天青颗粒，且细胞较大，故也称大颗粒淋巴细胞（Large Granular Lymphocyte, LGL）。其细胞核呈肾形，并有显著的凹痕，细胞质内有几个大型线粒体。NK 细胞可在无抗体、无补体或无抗原致敏的情况下杀伤某些肿瘤细胞或被病毒感染的细胞。NK 细胞在机体内分布较广，是机体抗肿瘤的第一道防线（属非特异性免疫）。NK 细胞起源于骨髓干细胞，然后分布于脾脏和外周血中，数量可占淋巴细胞总数的 5%～10%。

2. K 细胞

K 细胞即杀伤细胞（Killer Cell），是一类与 NK 细胞相似的大颗粒淋巴细胞。通过 IgG 分子中的 Fc 片段与 K 细胞表面的 Fc 受体的结合，可触发 K 细胞的杀伤活性，故它能专一但非特异地杀伤被 IgG 覆盖的靶细胞。由于这种杀伤作用要以特异性的抗体作为媒介，故被称作抗体依赖性细胞介导的细胞毒作用（Antibody-Dependent Cell-Mediated Cytotoxity, ADCC）。K 细胞有很高的 ADCC 效应，它可在微量特异性抗体的环境中发挥对靶细胞的杀伤作用，包括可对不易被吞噬的寄生虫等较大型的病原体、恶性肿瘤细胞、受病毒感染的宿主细胞或对同种组织或器官移植物发挥杀伤作用。

（四）NKT 细胞

1990 年，日本学者发现一种同时具备 T 细胞和 NK 细胞特征的淋巴细胞，称为 NKT 细胞。这是继 T 细胞、B 细胞、NK 细胞和 K 细胞之后的第四类淋巴细胞。在每个人的体内，都存在少量具有自身免疫性的 T_D 细胞，它有时会对自身组织产生攻击性，并导致自身免疫病,如全身性红斑狼疮、皮肤和内脏硬化症、慢性风湿性关节炎及口舌眼球干燥综合征等。研究已证明,NKT 细胞可抑制这些自身免疫病,还能抑制癌症转移和延缓人体衰老。

三、免疫分子及其在体液免疫中的作用

免疫分子主要是指抗原及抗体,是现代分子免疫学的主要研究对象。现代免疫学实质上就是分子免疫学,其前沿研究课题主要包括免疫特异性的分子基础、免疫多样性的分子遗传学本质、免疫应答的机制及区分"自身"和"异己"分子的原理等。自从 19 世纪末德国学者 Emil von Behring 发现抗体以来,历经 K. Landsteiner(1917 年)对抗原特性的研究,N. Jrne 和 M. Burnet(1950 年)对抗体形成克隆选择学说的提出,R. R. Porter 和 Edelman(1960 年)对抗体分子及其酶解片段分子结构的研究,G. Kohler 和 C. Milstein(1975 年)创造了获得单克隆抗体的淋巴细胞杂交瘤技术,以及利根川进(1980 年)提出的抗体结构多样性的基因结构理论等几个重大发展阶段,使免疫分子的研究成为现代免疫学甚至是现代生命科学中发展最快、影响最大的领域之一。

免疫分子的种类很多,其中有些具有结构和进化上的同源性,主要包括膜表面抗原受体、主要组织相容性复合物抗原、白细胞分化抗原、黏附分子、抗体、补体、细胞因子、抗原等(图 10—17)。现选择其主要的阐述如下。

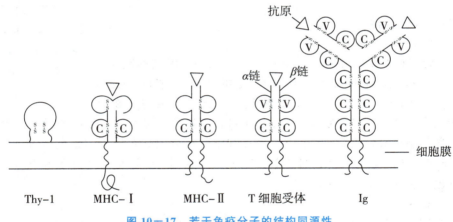

图 10—17 若干免疫分子的结构同源性

(1)膜表面抗原受体:如前所述,T 细胞和 B 细胞表面都存在膜表面抗原受体,它们能识别相应的抗原并相互结合,以启动特异性免疫应答。

(2)主要组织相容性复合物抗原:组织相容性(Histocompatibility)是指在不同高等动物个体间进行组织或器官移植时,供体与受体双方彼此可接受的程度。这类代表个体组织特异性的抗原,是一类特殊的细胞表面蛋白,称作组织相容性抗原(Histocompatibility Antigen),它是由称作主要组织相容性复合物(Major Histocompatibility Complex,MHC)即位于染色体上的一组具有高度多态性、含有多个基因座位并紧密连锁的基因群所编码。每个位点上的基因可编码一种抗原成分,其表达产物可以分布在细胞膜上,也可以可溶性状态存在于血液或体液中,它们是机体的自身标志性分子,参与 T 细胞识别相应抗

原及免疫应答中各类免疫细胞间的相互作用,还可限制 NK 细胞不致误伤自身组织,故是机体免疫系统中识别"自身"或"异己"分子的重要分子基础。为此,还可认为 MHC 是一组重要的免疫应答基因。不同生物中的 MHC 有不同的名称。根据人体 MHC 抗原的分布、结构和功能,已将这类抗原分为 MHC-Ⅰ、MHC-Ⅱ和 MHC-Ⅲ 3 类。

(3)白细胞分化抗原(Cluster of Differentiation,CD):是各类白细胞表达其不同发育分化阶段所特有的膜表面分子,种类极多,迄今已知道的就有近 200 种(分别标以 CD1、CD2……)。CD 的功能是参与活化、介导细胞迁移等多种功能。

(4)黏附分子(Adhesion Molecules,AM):是广泛分布于免疫细胞和非免疫细胞表面、介导细胞间、细胞与基质间相互接触和结合的分子,具有参与活化信号转导、细胞迁移或炎症反应等功能。

(5)抗体。
(6)补体。
(7)细胞因子。
(8)抗原。

第四节　免疫学方法及其应用

传统的免疫学方法仅局限于用体液免疫产生的抗体与各种抗原在体外进行反应,因所用抗体均采自免疫后的血清,故称作血清学反应(Serological Reaction)。现代免疫学方法和免疫学检测等分支技术学科在疾病诊断、法医和基础理论等的研究与应用中,作用重大。

一、抗原、抗体反应的一般规律

(1)特异性。抗原决定簇和抗体分子 V 区间的各种分子引力,是它们间特异性的物质基础。这种高度特异性是各种血清学反应及其应用的理论依据。

(2)可逆性。抗原、抗体间的结合仅是一种物理结合,故在一定条件下是可逆的。

(3)定比性。抗原物质表面的抗原决定簇数目一般较多,故是多价的,而抗体一般仅以 Ig 单体形式存在,故是双价的。所以,只有当两者比例合适时,才会出现可见反应,如图 10-18(a)所示。

(4)阶段性。抗原与抗体的反应一般有两个明显的阶段,第一阶段的特点是时间短(一般仅数秒),不可见;第二阶段的特点是时间长(从数分钟至数小时或数天),可见。第二阶段的出现受多种因子影响,如抗原和抗体的比例、pH、温度电解质和补体等。两个阶段之间并无严格的界限。

(5)条件依赖性。最佳条件:pH 为 6~8,温度为 37~45 ℃,适当振荡,以及用生理盐水作电解质等。

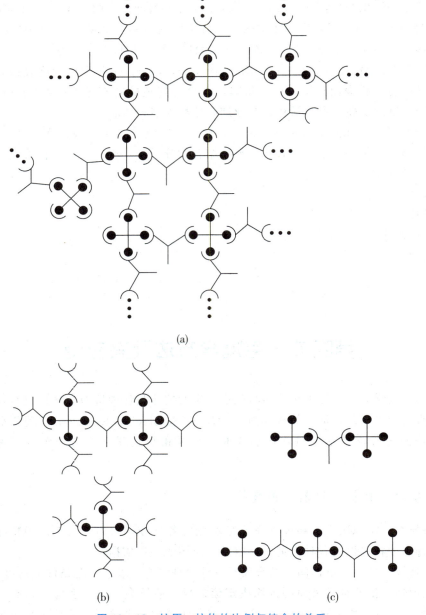

图 10−18 抗原、抗体的比例与结合的关系
(a)两者比例适合时形成网络;(b)抗体过量时仅形成可溶性复合物;(c)抗原过量时仅形成可溶性复合物

二、抗原、抗体间的主要反应

抗原、抗体间主要有八类反应(表 10−5),以下选择其中四类进行介绍。

表 10-5 抗原与抗体间的各种反应

抗原种类	所需辅助因子	发生的反应
可溶性抗原	无	沉淀
细胞或颗粒抗原	无	凝集
鞭毛	无	固定或凝集
细菌细胞	补体	溶菌或杀菌
细菌细胞	吞噬细胞＋补体	吞噬（调理＊）
红细胞	补体	溶血
细菌外毒素	无	毒素被中和
病毒体	无	病毒被纯化

＊调理是指抗体（调理素）与细菌表面的抗原结合后，促进吞噬细胞吞噬的作用

(一)凝集反应

粒性抗原（完整的细菌细胞或血细胞等）与相应的抗体在合适的条件下反应并出现肉眼可见的凝集团现象，称为凝集反应（Agglutination）或直接凝集反应（Direct Agglutination）。用于此反应中的抗原又称凝集原（Agglutinogen），抗体则称为凝集素（Agglutinin）。在做凝集反应试验时，一般应稀释抗体（即抗血清），以使其与抗原有一合适比例。因为抗原的体积较大，其上的抗原决定簇相对较少。具体方法如下。

(1)直接法：包括玻片法和试管法等，如诊断伤寒或副伤寒症的试管定量试验——肥达氏试验（Widal's Test）、菌种鉴定或定型中的玻片凝集试验等。

(2)间接法：典型的间接凝集试验又称被动凝集反应。其基本原理是将可溶性抗原吸附到适当载体上，使其成为人工的"颗粒性抗原"，从而也会产生凝集反应而可用肉眼检测出（图 10-19），可用作载体的材料有人和动物的红细胞、活性炭或白陶土颗粒及聚苯乙烯乳胶微球等。使用此法测定的对象有细菌抗体、病毒抗体、钩端螺旋体（*Leptospira*）抗体及梅毒螺旋体[又称苍白密螺旋体（Treponema Pallidum）抗体]等。运用同样原理，还可将抗体吸附于红细胞等颗粒上，以检测出相应的抗原，这就是反相间接凝集试验，如用于血液中乙型肝炎表面抗原（HBsAg）、甲胎蛋白钩端螺旋体的诊断等。

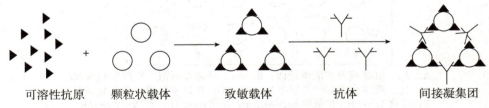

图 10-19 间接凝集试验示意

(二)沉淀反应

可溶性抗原与其相应的抗体在合适条件下反应，并出现肉眼可见的沉淀物现象，称为沉淀反应（Precipitation）。用于此反应中的抗原又称沉淀原（Precipitinogen），抗体又称沉

淀素(Precipitin)。常见的可溶性抗原如蛋白质、多糖或类脂溶液、血清、细菌抽提液和组织浸出液等。做沉淀反应时，为使抗原与抗体间达到最合适的比例，一般先要稀释抗原，原因是可溶性抗原的分子小，其抗原决定簇的相对数较高。用于沉淀反应的具体方法很多，现选择主要简介如下。

1. 测沉淀反应的经典方法

(1)环状沉淀反应。环状沉淀反应(Ring Precipitation)又称环状试验(Ring Test)，是一种试管法。先在小口径试管内加入已知抗血清(抗体)，然后仔细地将已稀释好的待检抗原加在抗血清层之上，务必使两层界限分明。数分钟后，在界面上出现白色沉淀环者，为阳性。此法可用于抗原的定性，如法医学上鉴定血迹、食品卫生上鉴定肉的种类，以及做病畜炭疽病检验的 Ascoli 氏试验或媒介昆虫的嗜血种类的检验等。

(2)絮状沉淀反应。絮状沉淀反应(Flocculation Precipitation)又称絮状反应。把抗原与相应抗体在试管内或凹玻片上混匀，经一段时间后，凡出现肉眼可见的絮状沉淀颗粒者，即阳性反应。例如，诊断梅毒的康氏试验(Kahn Test)和测定抗毒素的絮状沉淀单位(Flocculation Unit)等都采用本法。

2. 测沉淀反应的现代方法

沉淀反应的用途极广，因此各种新方法不断涌现。现代方法的共同原理是使抗原与抗体在半固体凝胶介质中做相对方向的自由扩散或在电场中进行电泳，由于反应物的分子大小、形状和电荷的不同，导致两者的扩散或泳动速度的差异，于是会在合适的比例处形成特异的沉淀带。这类方法具有灵敏度高、分辨力强等优点。其主要方法如下：

(1)单向琼脂扩散法。单向琼脂扩散法(Simple Agar Diffusion)又称单向免疫扩散法(Radial Immuno Diffusion)。将抗原溶液滴加在混有抗体的琼脂介质小孔中，抗原经扩散后，可在小孔周围适当位置形成一沉淀环，根据环的面积可进行抗原的定量测定。

(2)双向琼脂扩散法。双向琼脂扩散法(Double Agar Diffusion)又称 Ouchterlony 法或双向免扩放法(Double Immuno-Diffusion)。将抗原、抗体分别滴加在琼脂介质的不同小孔中，做相对方向扩散，在两孔之间合适的部位会形成沉淀线。此法灵敏度较差，工作时间较长(18～24 h)，但对进行抗原分析有益。从图 10－20 中可见，根据沉淀线形状可知抗原之间是否存在着共同的抗原决定簇。

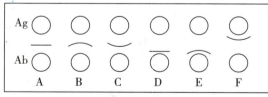

A：Ag、Ab浓度及扩散率近似；B：Ag、Ab浓度近似，扩散率Ag>Ab；
C：Ag、Ab浓度近似，扩散率Ag<Ab；D：扩散率近似，浓度Ag>Ab；
E：浓度Ag>Ab，扩散率Ag>Ab；F：浓度Ag<Ab，扩散率Ag<Ab

图 10－20　双向琼脂扩散法示意

1)两个抗原完全相同时，两沉淀线完全融合。

2)两个抗原无共同抗原决定簇，但抗血清中存在针对两种抗原的抗体时，出现两条互不干扰、呈交叉状的沉淀线。

3）两个抗原只有部分抗原决定簇相同，另有其他抗原决定簇的存在，于是出现沉淀线在后者一方形成一凸出的小刺状。

(3) 对流免疫电泳法。对流免疫电泳法（Counter Immuno-Electrophoresis，CIE）是一种将双向琼脂扩散法与电泳技术相结合的方法。其原理是抗原与抗体分别置于凝胶板电场负、正极附近的小孔中，通电后，抗原向正极移动，而抗体向负极移动，结果在两孔间合适的抗原、抗体滴度处会形成一条沉淀线。此法具有速度快、灵敏度较高等优点，可用于乙型肝炎表面抗原（HBsAg）和甲种胎儿蛋白（α–Fetoprotein，AFP 或 αAFP）等的检测。AFP 检测是原发性肝癌早期诊断的一种有效方法，具体检测方法很多，可根据条件选用，其中尤以后面要介绍的放射免疫测定法最灵敏且检出率高。

(4) 火箭电泳法。火箭电泳法（Rocket Electrophoresis）是一种单向琼脂扩散法与电泳技术相结合的方法。在已混有抗体的凝胶板上挖一小孔，向孔内滴加抗原并进行电泳，结果是沿着电泳方向形成火箭形沉淀线。沉淀线的高度与抗原量成正比，可用于 AFP 等定量测定。

(5) 双向免疫电泳法。双向免疫电泳法（Two Dimentional Immuno-Electrophoresis）是一种将火箭电泳与血清免疫电泳相结合的方法。先将血清用电泳分离出各成分，然后切下凝胶板转移至另一已加有抗血清的凝胶上，进入垂直方向的第二次电泳，形成呈连续火箭形的沉淀线（图 10–21）。

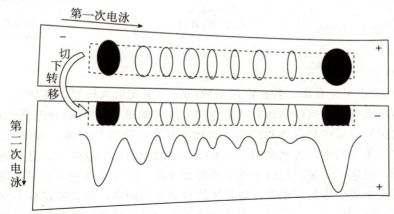

图 10–21　双向免疫电泳法

(三)补体结合试验

补体结合试验（Complement Fixation Test，CFT）是一种有补体参与、以绵羊红细胞和溶血素（红细胞的特异抗体）是否发生溶血反应作为指示的高灵敏度的抗原与抗体结合反应。其中共有 2 个系统和 5 种成分参与反应，如图 10–22 所示。

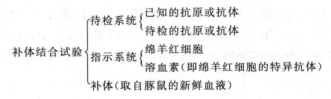

图 10–22　补体结合试验组成图解

本反应的基本原理有以下两条：

(1)补体可与任何抗原和抗体的复合物相结合。

(2)指示系统如遇还未被抗原和抗体复合物所结合的游离补体，就会出现肉眼易见的溶血反应。其原理和基本操作可形象地表示在图10-23中。

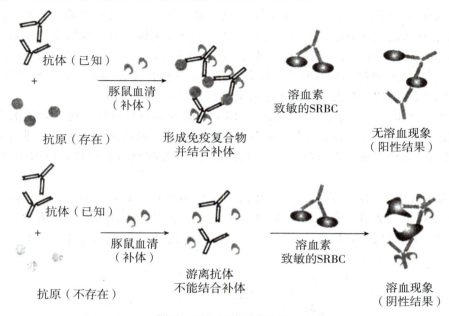

图10-23　补体结合试验

从图10-23中可以看出，若在试验系统(试管)中先加入抗原，再加入含有抗体的试样，就会立即形成抗原与抗体结合后的复合物。这时如加入补体(新鲜的豚鼠血清)，则因补体可与任何抗原、抗体复合物相结合，故形成抗原、抗体与补体三者的复合物。这时，如再加入含有绵羊红细胞和溶血素的指示系统，因其中的红细胞(抗原)已与溶血素(抗体)发生特异结合，而这一新复合物由于得不到游离补体，因而红细胞不会发生溶血反应。因此，凡指示系统未发生溶血现象者，即补体结合试验呈阳性，即说明试样中存在着待验证的抗体(也可试验有否抗原)；反之，若该试验系统中缺乏抗体，则补体就会以游离状态存在。这时如加入指示系统，则此补体就可与绵羊红细胞和溶血素的复合物结合成三者的复合物，从而使红细胞破裂，于是就会出现可见的溶血现象。若见到此结果，则补体结合试验为阴性。

本试验的优点：既可测未知抗体，也可测未知抗原；既适合做沉淀反应，也适合做凝集反应；尤其适合检测微量抗原与抗体之间出现的肉眼看不见的反应，因此，可提高血清学反应的灵敏度。其缺点是操作复杂、影响因素较多。本试验可用于检测梅毒(称华氏试验，即Wasserman Test)、Ig、Ig的L链、抗DNA抗体、抗血小板抗体、乙型肝炎表面抗原(HBsAg)，对若干病毒(虫媒病毒、埃可病毒)的分型，以及对某些病毒病和钩端螺旋体病的诊断等。

(四)中和试验

由特异性抗体抑制相应抗原的生物学活性的反应称为中和试验(Neutralization Test)。

属于本试验中有生物学活性的抗原包括细菌外毒素的毒性、酶的催化活性和病毒的感染性等。在临床诊断中，测定风湿病患者体内是否存在抗链球菌O抗体的反应，就是利用中和试验来进行的。

三、免疫标记技术

上述各项技术，一般局限于几类经典的抗原与抗体之间的血清学反应。现代免疫学技术发展极快，其内容已扩大到许多方面，包括免疫标记技术（Immunolabelling Technique）、免疫定位分析（Immunolocalization）、免疫亲和层析（Immunoaffinity Chromatography）和免疫生物传感器技术（Immunobiosensor Technique）等，其中尤其以免疫标记技术的发展最快、应用最广。免疫标记技术就是将抗原或抗体用小分子的标记剂如荧光素、酶、放射性同位素或电子致密物质等加以标记，借以提高其灵敏度和便于检测出的一类新技术。其优点是特异分子定位等。以下介绍几类主要的免疫标记技术。

(一) 免疫荧光技术

免疫荧光技术又称荧光抗体法（Fluorescent Antibody Technique，FAT），是一种将结合有荧光素的荧光抗体与抗原进行反应，借以提高免疫反应灵敏度和适合显微镜观察的免疫标记技术。常用的荧光素有异硫氰酸荧光素（Fluorescein Isothiocyanate，FITC）、罗丹明（Rhodamine）等，它们可与Ig中的赖氨酸的氨基结合，在蓝紫光激发下，可分别发出鲜明的黄绿色和玫瑰红色光线。后又发展了一种更好的荧光素，即二氯三嗪基氨基荧光素（Dichlorotriazine Amino Fluorescein，DTAF）。近年来更有用镧系稀土元素包括铕离子（Eu^{3+}）和铽离子（Tb^{3+}）等取代荧光素去标记抗体，进一步明显提高了本法的灵敏度和特异性。免疫荧光技术已被广泛用于疾病快速诊断和各种生物学研究工作中。

(二) 免疫酶技术 (Immunoenzymatic Technique)

免疫酶技术又称为酶免疫测定法（Enzyme Immunoassay），其是一种利用酶作标记的抗体或抗原以进行抗原、抗体反应的高灵敏度的免疫标记技术。其原理与免疫荧光技术相似，所不同的只是用酶代替荧光素作标记，以及用酶的特殊底物处理标本来显示酶标记的抗体。由于酶的催化作用，原来无色的底物通过水解、氧化或还原反应而显示出颜色。此法优点：由于是显色反应，故可用普通显微镜观察结果；标本经酶标记的抗体染色后，可用其他染料复染，以显示细胞的形态构造；标本可长久保存、随时查看；特异性强、灵敏度高。用于此法中的标记酶应具备的特点：纯度高、特异性强、稳定性和溶解度好；测定方法简单、敏感、快速；与底物作用后会呈现颜色；与抗体交联后仍保持酶活性。最常用的是辣根过氧化物酶（Horseradish Peroxidase，HRP），它是一种糖蛋白，主要成分是酶蛋白和铁卟啉，相对分子质量为40 000，等电点为pH=3～9，底物为二苯基联苯胺（Diaminobenzidine，DAB）。DAB经水解后可产生棕褐色沉淀物，故可用目测或比色法测定。此外，还可用碱性磷酸酶（Alkaline Phosphatase，AP）、脲酶（Urease）和β-D-半乳糖苷酶（β-D-galactosidase）等。此法可用于组织切片、细胞培养标本等组织或细胞抗原的定性、定位，也可用于可溶性抗原或抗体的测定。主要方法如下。

1. 酶联免疫吸附法

酶联免疫吸附法（Enzyme Linked Immunosorbant Assay，ELISA）简称酶标法。被广

泛用于检测各种抗原或抗体。

(1) 双抗体夹心法。双抗体夹心法(Double Antibody Sandwich Method, Sandwich ELISA)是一种测定待测标本中是否含抗原的方法。其具体步骤：将含已知抗体的抗血清吸附在微量滴定板(Microtiter Plate, 聚苯乙烯酶标板, 有 9%6 孔)上的小孔内, 洗涤一次；加待测抗原，如两者是特异的，则发生结合, 然后把多余抗体洗除；加入与待测抗原呈特异的酶联抗体(或称第二抗体, Secondary Antibody), 使形成"夹心"；加入该酶的底物(图 10-24 中的小方块)后, 若见到有色酶解产物(黑圆点)产生, 则说明在孔壁上存在相应的抗原。

(2) 间接免疫吸附测定法。间接免疫吸附测定法(Indirect Immunosorbant Assay, Indirect ELISA)是一种检测血清中是否含特定抗体的方法。其具体步骤：将已知抗原吸附在微量滴定板的小孔内, 用缓冲液洗涤 3 次；加待检抗血清, 如其中含特异抗体, 则与抗原发生特异结合, 随即用缓冲液洗涤 3 次, 洗去多余抗体；加入酶联抗体(抗人球蛋白抗体), 使它与已吸附的抗原和抗体的复合物相结合, 再洗 3 次, 以除去未吸附的酶联抗体；加入该酶的底物, 使底物分解并产生颜色, 待终止反应后, 依底物颜色深浅得到样品中的抗体含量(图 10-24)。

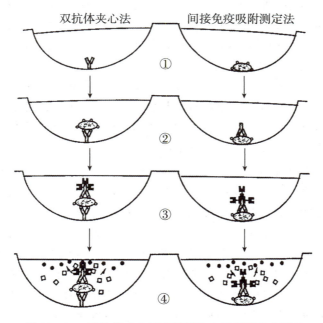

图 10-24 双抗体夹心法和间接免疫吸附测定法原理

(3) 斑点酶免疫吸附法。以上的 ELISA 都是在液相中进行酶底物的显色及其应用反应的, 其产物均为可溶性有色化合物, 故也可用分光度法测定其含量。本法在原理上与以上两法相同, 方法上的不同之处是：用硝酸纤维薄膜取代上述微量滴定板；最终显色反应是用不溶于水的有色沉淀物。例如, 碱性磷酸酶的底物不能用对硝基酚磷酸盐(Pnit Ropheny Phosphate, PNPP), 而要用氮蓝四唑(Nitroblue Tetrazolium, NBT)等。最终可从薄膜上沉淀物颜色的有无或多少确定结果。此法的优点是灵敏度高(比普通 ELISA 高

10～100倍),与放射免疫测定法相当。

2. 酶标记免疫定位

(1) 免疫组织化学。免疫组织化学(Immuno-Histochemistry)又称酶标免疫组织化学,其原理与上述斑点酶免疫吸附法相同,不同处为用组织切片或细胞样品代替固相抗原。

(2) 免疫印迹(Immunoblot 或 Westernblot)。几种相对分子质量不同的蛋白质先经 SDS-PAGE 凝胶电泳分离出不同的条带,再转印至硝酸纤维膜上,然后用酶标记的抗体对条带进行显色和鉴定。此法兼有 SDS-PAGE 的高分辨率和免疫反应的高特异性等优点,常用于检测不同基因所表达的各种微量蛋白质抗原。

(三) 放射免疫测定法

放射免疫测定法(Radioimmuno-Assay,RIA)是一种利用放射性同位素标记的抗原或抗体来检测相应抗体或抗原的高灵敏度免疫分析法。其具有灵敏度高(达 10^{-9} g 或 10^{-12} g)和特异性高等优点。常用的同位素有 ^{125}I、^{131}I、^{3}H、^{35}S 等。放射性强度可用液体闪烁仪(用于溶液)或 X 线胶片自显影(用于固相)计出。本法广泛用于激素、核酸病毒抗原或肿瘤抗原等微量物质的测定。本法若用于检测原发性肝癌早期诊断的 AFP,则灵敏度极高(表 10-6)。

表 10-6 几种 AFP 检测法的比较

方法	灵敏度/ng	所需时间/h	阳性符合率/%
双向琼脂扩散法	2 000～3 000	24	～70
对流免疫电泳法	300～500	2	～80
火箭电泳法	20～30	24～48	～90
反向间接血凝法	10～25	1	～90
放射免疫测定法	10	2	>90

(四) 免疫电镜技术

免疫电镜技术(Immuno-Electron Microscopy,IEM)是一种采用电子致密物质标记的抗体与其相应抗原发生特异性结合后,借电镜检测出这一标记复合物的技术。如辣根过氧化物酶和铁蛋白等可作为标记抗体的电子致密物质。检出对象包括细菌、病毒或动植物细胞的超薄切片等。近年来又进一步发展出用胶体金(Colloidal Gold)或金、银的微粒来对抗体进行标记,以进行细胞表面标志定位、免疫细胞亚群计数或白血病分型等。免疫电镜技术大大提高了电镜观察特异性、分辨率和对生物大分子的定位能力。

(五) 发光免疫测定法

发光免疫测定法(Luminescent Immuno-Assay,LIA)是一种把化学发光(Chemiluminescence)反应或生物发光(Biluminescence)反应与免疫测定结合后的高灵敏度分析方法。发光反应一般为氧化反应。化学发光剂如荧光醇(Luminol)、异荧光醇(Isoluminol)、吖啶酯或光泽精(Lucigenin,双-N 甲基吖啶硝酸盐)等,生物发光剂如虫荧光素(Luciferin)等。此法的优点是可定量检测抗原或抗体;灵敏度高(约比酶免疫技术高 1 000 倍);试剂稳定,无毒;检测操作简便、快速(半个小时至数小时)。

第五节 生物制品及其应用

在人工免疫中,可作为预防、治疗和诊断用的来自生物体的各种制剂,都称为生物制品(Biologics,Biologic Products)。生物制品可以是特异性的抗原(疫苗、菌苗、类毒素)、抗体(治疗、诊断用血清,免疫球蛋白,单克隆抗体等),细胞免疫制剂也可以是各种非特异性的免疫调节剂(Immunoregulative Preparation)。如前所述,人工免疫有人工自动免疫(Artificial Active Immunization)和人工被动免疫(Artificial Passive Immunization)两类,现列表(表10-7)介绍如下。

表10-7 两类人工免疫的比较

比较项目	人工自动免疫	人工被动免疫
输入物	抗原(疫苗、类毒素等)	抗体(现成的)
免疫力出现时间	较慢(需1~4周)	立即
免疫力维持时间	较长(数月至数年)	较短(2周~数月)
免疫记忆	有	无
对免疫系统作用	激活	不明显
主要用途	传染病的预防	传染病的治疗或应急预防

一、人工自动免疫类生物制品

人工自动免疫类生物制品是一类专用于预防传染病的生物制品。在传染病的各类预防措施中,免疫预防是一类较方便、经济和有效的措施。从历史发展来看,免疫防治对人类的健康和进步已发挥过难以估量的贡献,而且将会发挥不可取代的重大贡献。目前世界各国常用的一些疫苗概况可见表10-8。

表10-8 常见疾病所对应的防治疫苗

传染病名称		使用的疫苗
细菌性传染	白喉	类毒素
	破伤风	类毒素
	百日咳	死菌体(Bordetellapertussis)
	伤寒	死菌体(Salmonellatyphi)
	副伤寒	死菌体(Salmonellaparatyphi)
	霍乱	死菌体或其抽提物(Vibriocholerae)
	鼠疫	死菌体或其抽提物(Yersiniapestis)
	肺结核	减毒株"卡介苗"(Mycobacteriumtuberculosis BCG)

续表

传染病名称		使用的疫苗
细菌性传染	脑膜炎	纯化后的多糖(Neisseriameningitidis)
	肺炎（细菌性）	纯化后的多糖(Streptococcuspneumoniae)
	斑疹伤寒	死菌体(Rickettsiaprowazekii)
病毒性传染	黄热病	减毒株
	麻疹	减毒株
	流行性腮腺炎	减毒株
	风疹	减毒株
	脊髓灰质炎	减毒株(Sabin疫苗)或灭活病毒(Salk疫苗)
	流行性感冒	灭活病毒
	狂犬病	灭活病毒(人用)或减毒株(犬或兽用)
	乙型肝炎	重组DNA疫苗

(一) 常规疫苗

1. 疫苗(Vaccine)

用于预防传染病的抗原制剂称为疫苗。广义的疫苗包括菌苗和疫苗两类生物制品；狭义的疫苗仅指用病毒、立克次氏体或螺旋体等微生物制成的生物制品，而菌苗仅指用细菌制成的生物制品。疫苗又可分为活疫苗和死疫苗两类。

(1) 活疫苗。活疫苗(Live Vaccine)是指用人工方法使病原体减毒或从自然界筛选某病原体的无毒株或微毒株所制成的活微生物制剂，有时称减毒活疫苗(Attenuated Vaccine)，如卡介苗(Bacille Calmette-Guerin，BCG)、鼠疫菌苗、脊髓灰质炎疫苗和甲型肝炎疫苗等。活疫苗的优点是进入机体后能继续繁殖，故一般接种剂量低，作用持久（一般3～5年）、可靠；缺点是不易保存，有时还会发生增毒变异。若要同时接种多种疫苗，为节省人力、物力、时间和减轻患者痛苦，可制成混合多联多价疫苗，如含有4种减毒活疫苗的麻疹、腮腺炎、风疹、脊髓灰质炎四联疫苗等。

(2) 死疫苗。用理化因子杀死病原体，但仍保留免疫原性的疫苗，称为死疫苗(Dead Vaccine)，如百日咳、伤寒、副伤寒、霍乱、炭疽、流行性脑脊膜炎、流行性乙型脑炎、乙型肝炎、森林脑炎、钩端螺旋体病、斑疹伤寒、狂犬病和流行性感冒的死疫苗等。死疫苗的优点是使用安全，保存容易；缺点是使用剂量较大，须多次接种，持续时间短（数月至1年），有时会引起机体发热、全身或局部肿痛等副作用。常用的有伤寒、副伤寒甲、副伤寒乙三联菌苗等。

2. 类毒素

如前所述，类毒素(Toxoid)是细菌的外毒素经甲醛脱毒后仍保留免疫原性的预防用生物制品。目前已使用精制的吸附类毒素，它是将类毒素吸附在明矾或磷酸铝等佐剂(Adjuvant)上，以延缓它在体内的吸收、延长作用时间和增强免疫效果。常用的类毒素有破伤风类毒素和白喉类毒素等，它们常与百日咳死菌苗一起，制成百-白-破三联制剂使用。此外，由霍乱弧菌（*Vibrio cholerae*）、志贺氏菌（*Shigella dysenteriae*）、金黄色葡萄球菌（*Staphylococcus aureus*）和大肠埃希菌（*E. coli*）的一些菌株产生的肠毒素（Enterotoxin）经甲醛脱毒后，也可制成类毒素和进一步制成抗毒素。

3. 自身疫苗（Autovaccine，Autogenous Vaccine）

自身疫苗又称自体疫苗，是指用从患者自身病灶中分离出来的病原体所制成的死疫苗。例如，由葡萄球菌引起的反复发作的慢性化脓性感染，或是由大肠埃希菌引起的尿路感染等疾病，当用抗生素治疗无效时，就可设法从其自身病灶中分离病原菌，待制成死疫苗并做多次皮下注射后，有可能治愈该病。

（二）新型疫苗

1. 亚单位疫苗（Subunit Vaccine）

亚单位疫苗（Subunit Vaccine）是保留病原体中有效免疫原成分，而去除其无效或有害成分的化学纯品疫苗。例如，只含流感病毒血凝素、神经氨酸酶成分的流感亚单位疫苗；只含腺病毒衣壳的腺病毒亚单位疫苗；用乙型肝炎病毒表面抗原制成的乙肝亚单位疫苗；用大肠埃希菌（*E. coli*）菌毛制成的大肠埃希菌亚单位疫苗；用霍乱毒素 B 亚单位制成的霍乱毒素 B 亚单位疫苗；用狂犬病毒主要抗原黏附在脂质体上制成的狂犬病毒免疫体亚单位疫苗及麻疹病毒亚单位疫苗等。

2. 化学疫苗（Chemical Vaccine）

化学疫苗（Chemical Vaccine）是用化学方法提取病原体中有效免疫成分制成的化学纯品疫苗。其成分一般比亚单位疫苗更为简单。例如，肺炎链球菌（*Streptococcus pneumoniae*）的荚膜多糖或脑膜炎奈瑟氏球菌（*Neisseria meningitidis*）的荚膜多糖都可制成多糖化学疫苗。

3. 多肽疫苗（Polypeptide Vaccine）

多肽疫苗（Polypeptide Vaccine）又称化学合成疫苗，是指用人工合成的高免疫原性多肽片段制成的疫苗，如乙型肝炎表面抗原（HBsAg）的各种合成肽段、白喉毒素的 14 肽及流感病毒血凝素的 18 肽等。

4. 基因工程疫苗

基因工程疫苗又称 DNA 重组疫苗，是一种利用基因工程构建重组基因序列，并用它表达的免疫原性较强、无毒性的多肽制成的疫苗。例如，乙型肝炎基因工程疫苗就是由编码 HBsAg 的基因插入 *Saccharomyces cerevisiae*（酿酒酵母）基因组而表达的产物；其他如口蹄疫病毒疫苗（仅含衣壳蛋白）等。

5. DNA 疫苗（DNA Vaccine）

DNA 疫苗（DNA Vaccine）又称核酸疫苗或基因疫苗，是一种用编码抗原的基因制成的疫苗。1990 年，J. Woli 等在做小鼠基因治疗研究时，偶然发现用裸露的 DNA 直接注入肌肉，也可使免疫细胞产生抗体及细胞免疫因子。这种将一段编码抗原的基因直接注射给患者，利用患者自身细胞作为"疫苗工厂"，不断制造抗原，并进一步刺激机体发生相应保护性免疫应答的科学发现，为新疫苗的设计开辟了一个新纪元。如流感病毒核蛋白 DNA 疫苗和丙型肝炎病毒核心抗原 DNA 疫苗等。DNA 疫苗的优点是制备容易，只需克隆 DNA 即可；稳定性强，可长期保存（干粉）；DNA 提纯容易；同一质粒上可插入多个疫苗基因片段，故一次注射可获得对多种疾病的免疫力；免疫期长；安全、稳定；为治疗癌症和其他疑难疾病提供了新的可能。其缺点是必须注入较大剂量的DNA才可克服免疫效率较低的困难。

6. 独特型抗体疫苗（Anti-Idiotype Antibody Vaccine）

位于抗体分子可变区中高变区的抗原决定簇称为独特型决定簇（Anti-Idiotype Antibody Vaccine）或简称独特型（Idiotype），它代表一个抗体分子独特的遗传型。抗体分子的成分是糖蛋白，故又可作良好的抗原，由它刺激机体产生的抗体就是抗体或抗独特型抗体。用这种抗独特型抗体作疫苗代替最初的抗原具有以下优点：克服抗原物质难以获得的困难；避开目标分子或抗原（或始动抗原）自身免疫原性较弱的不利条件；避免使用有害或危险的病原体抗原；取代蛋白质。用此法已制成抗寄生虫罗德西亚锥体虫（Trypanosoma Rhodesiense）和抗柔嫩艾美耳球虫（Eimeria Tenella）等抗独特型抗体疫苗。前者可抗人类昏睡病；后者可抗人类的球虫病。

二、人工被动免疫类生物制品

人工被动免疫类生物制品是一类专用于免疫治疗的生物制品。可分为以下两大类。

（一）特异性免疫治疗剂

1. 抗毒素

抗毒素（Antitoxin）是一类用类毒素多次注射马等大型动物，待其产生大量特异性抗体后，经采血、分离血清并经浓缩、纯化后制成的生物制品。主要用于治疗由细菌外毒素引起的疾病，也可用于应急预防，如破伤风抗毒素、白喉抗毒素、肉毒抗毒素和气性坏疽多价抗毒素等。被毒蛇咬伤也可用毒蛇抗毒素来治疗。

2. 抗病毒血清（Antiviral Serum）

抗病毒血清（Antiviral Serum）是一类用病毒作抗原去免疫动物后，取其含抗体的血清配制成的精制治疗用生物制品。由于当前还缺乏能治疗病毒病的有效药物，故在某些病毒感染的早期或潜伏期时，如儿童腺病毒病、狂犬病和乙型脑炎等，可用相应的抗病毒血清进行治疗。

3. 抗菌血清

在磺胺药和抗生素还未应用时，抗菌血清（Antibacterial Serum）曾用于治疗肺炎、鼠疫、百日咳和炭疽等细菌性传染病。目前仅用于治疗由耐药性铜绿假单胞菌[俗称绿脓杆菌（*Pseudomonas aeruginosa*）]菌株引起的疾病。

4. 免疫球蛋白制剂

（1）血浆丙种球蛋白（γ-globulin）：由健康人的血浆中提取，主要含IgG和IgM，属精制的多价抗体，可抗多种病原体及其有毒产物，用于对麻疹、脊髓灰质炎和甲型肝炎等多种病毒病的潜伏期治疗或应急预防。

（2）胎盘球蛋白（Placental Globulin）：是一种从健康产妇的胎盘中提取的免疫球蛋白精制品，主要含IgG，其作用与上述血浆丙种球蛋白相同。

（3）单克隆抗体（Monoclonal Antibody，McAb）：其研究和应用发展很快，目前已从第一代（指直接由杂交瘤分泌的McAb）、第二代（指利用细胞杂交和基因工程技术制备的McAb）发展到了第三代（指利用抗体库技术可筛选出针对任何抗原的McAb），其中属于第二代的单克隆抗体有嵌合抗体[(Chimeric Antibody)，由小鼠 Ig 的 V 区与人 Ig 的 C 区经重组 DNA 技术合成]和双功能抗体[(Bifunctional Antibody)，又称双特异性抗体，是指 Ig 的两臂可同时与不同抗原相结合的抗体]，它们比一般 McAb 具有更多的优点。

5. 免疫核糖核酸

免疫核糖核酸(Immune RNA，iRNA)是一类特异性的免疫触发剂，可使机体的正常淋巴细胞转化为致敏淋巴细胞以发挥其免疫作用。通常可从肿瘤患者的淋巴细胞中提取，也可用人肿瘤细胞(自身或他人同种肿瘤)或微生物细胞等作为抗原去免疫动物，然后从其脾或淋巴结等部位分离淋巴细胞，再提取其中的 iRNA。iRNA 没有明显的种属特异性，因此可从动物体中获得，以治疗人体的某些病毒、真菌或细菌性的慢性传染病或若干恶性肿瘤。

(二)非特异性免疫治疗剂——免疫调节剂

免疫调节剂(Immunoregulative Preparation)是一类能增强、促进和调节免疫功能的非特异性生物制品。它对治疗免疫功能低下、某些继发性免疫缺陷征和某些恶性肿瘤等疾病具有一定的作用。但对免疫功能正常的人不起作用。其主要机制是通过非特异性方式增强 T、B 淋巴细胞的反应性，或促进巨噬细胞的活性，也可以激活补体或诱导干扰素的产生。现简介若干常见种类。

1. 转移因子

转移因子(Transfer Factor，TF)是一种由淋巴细胞产生的低分子核苷酸和多肽的复合物，无免疫原性，有种属特异性。该制剂有以下两类。

(1)特异性 TF：自某种疾病康复者或治愈者的淋巴细胞中提取，能把供者的某一特定细胞免疫能力特异地转移给受者。

(2)非特异性 TF：从健康人的淋巴细胞中提取，可非特异地增强机体的细胞免疫功能，促进干扰素的释放，刺激 T 细胞的增殖，并使它产生各种介导细胞免疫的介质，如移动抑制因子等。

TF 已被用于治疗麻疹后肺炎、单纯疱疹和带状疱疹等病毒性疾病，播散性念珠菌(假丝酵母)病、球孢子菌病和组织胞浆病等真菌性疾病，以及原发性肝癌、白血病和肺癌等恶性肿瘤等。

2. 白细胞介素-2

白细胞介素-2(Interleukin-2，IL-2)的旧名为胸腺细胞刺激因子(TST)或 T 细胞生长因子(TCGF)，是一种由活化 T 细胞产生的多效能淋巴因子，具有促进 T 细胞、B 细胞和 NK 细胞的增生、分化，增强效应细胞的活性，诱导干扰素的产生，进行免疫调节，以及促使 T_C 细胞的前身分化为成熟 T_C 细胞以发挥抗病毒和抗肿瘤等多种功能。目前已可用遗传工程和生物工程高科技手段进行产业化生产。

3. 胸腺素

胸腺素(Thymosin)是一种从小牛、羊或猪的胸腺中提取的可溶性多肽，具有促进 T 细胞分化、成熟及增强 T 细胞免疫功能的作用。可用于治疗细胞免疫功能缺陷或低下等疾病，如先天性或获得性 T 细胞缺陷症、艾滋病、某些自身免疫病、肿瘤及由于免疫缺陷而引起的病毒感染等病症。

4. 细胞毒 T 细胞

细胞毒 T 细胞（Cytotoxic T Cell，T_C）又称杀伤性 T 淋巴细胞（Cytolytic T Lymphocyte，T-killer Cell，CTL），是一种在病毒性感染和肿瘤性疾病中能杀伤带抗原的靶细胞的效应性淋巴细胞，是宿主清除病原因子的主要力量。由于在疾病发展过程中，宿主 T_C 细胞的增殖常落后于病情的发展，故及时输入外源性抗原特异的 T_C，有助于疾病的治疗。目前，T_C 来源尚待研究。

5. 卡介苗

前已述及，卡介苗（BCG）是一种历史悠久、预防肺结核病的优良减毒活菌苗。近年来发现它还有许多非特异性的免疫调节功能，包括激活体内巨噬细胞等多种免疫细胞，增强 T 细胞和 B 细胞的功能，刺激 NK 细胞的活性，促进造血细胞生成，引起某些肿瘤坏死，阻止肿瘤转移，以及消除机体对肿瘤抗原的耐受性等，因此，目前已用它作为许多肿瘤的辅助治疗剂，包括黑色素瘤、急性白血病、肺癌、淋巴瘤、结肠（或直肠）癌、膀胱癌和乳腺癌等。

6. 小棒杆菌

活的小棒杆菌（*Corynebacterium parvum*）经加热或用甲醛处理后的死细胞具有激活巨噬细胞、增强其吞噬和细胞毒性的作用。动物试验证明，如用作口服或局部注射，对试验性肿瘤包括肉瘤、乳腺癌、白血病和肝癌的治疗有一定作用；缺点是副作用较严重。

7. 干扰素（Interferon，IFN）

有关干扰素（Interferon，IFN）的一般内容可见本章第二节介绍。其中的 γ-干扰素主要由 T 细胞受抗原或诱生物刺激而产生，故又称免疫干扰素。它不仅有广谱性抑制病毒和某些细胞分裂的作用，而且有非特异性免疫调节剂的作用，故已被用于治疗多种肿瘤病毒病、一般病毒病和若干肿瘤疾病等。自 1979 年通过基因工程手段获得 IFN-β 以来，随后，IFN-α（1980 年）、IFN-γ（1982）和 IFN-ω（1992 年）都已在 *E.coli* 或酿酒酵母（*Saccharomyces cerevisiae*）中表达成功，许多产品已能大规模生产，这就为治疗有关疾病提供了良好的条件。

目标测试

参考答案

第十一章 免疫系统

◎ **知识目标**

1. 掌握免疫分子、免疫器官及免疫细胞等知识点。
2. 熟悉 T 细胞和 B 细胞的表面标志的定义。

◎ **技能目标**

能够掌握免疫器官及免疫细胞的定义、组成，提高人体免疫能力。

◎ **素质目标**

以中国古代传统免疫事件防治传染病的事迹培养民族自豪感。

◎ **案例导入**

骨髓是存在于长骨（如肱骨、股骨）的骨髓腔、扁平骨（如髂骨、肋骨）和不规则骨（胸骨、脊椎骨等）的松质骨间网眼中的一种海绵状的组织，能产生血细胞的骨髓略呈红色，称为红骨髓。成人的一些骨髓腔中的骨髓含有很多脂肪细胞，呈黄色，且不能产生血细胞，称为黄骨髓。人出生时，全身骨髓腔内充满红骨髓，随着年龄增长，骨髓中脂肪细胞增多，相当一部分红骨髓被黄骨髓取代，最后几乎只有扁平骨、松质骨中有红骨髓。此变化可能是由于成人不需要用全部骨髓腔造血，部分骨髓腔造血已足够补充所需血细胞。当机体严重缺血时，部分黄骨髓可转变为红骨髓，重新恢复造血的能力。

骨髓移植（Bone Marrow Transplantation，BMT）是器官移植的一种，即将正常骨髓由静脉输入患者体内、以取代病变骨髓的治疗方法。用以治疗造血功能异常、免疫功能缺陷、血液系统恶性肿瘤及其他一些恶性肿瘤。用此疗法均可提高疗效，改善预后，延长生存期乃至根治。

机体承担免疫功能的组织、器官、细胞和分子统称为免疫系统，由完成机体免疫功能的物质基础、免疫器官、免疫细胞和免疫分子等构成（图11—1）。

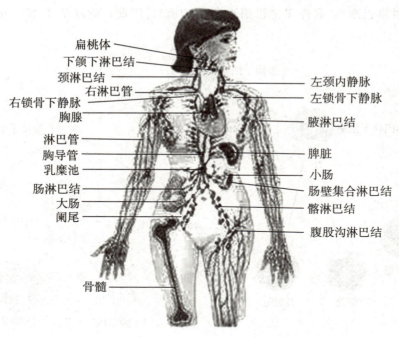

图 11-1 机体的免疫系统

第一节 免疫器官

免疫器官是完成免疫功能的器官和组织，按执行功能不同可分为中枢免疫器官和外周免疫器官。

一、中枢免疫器官

中枢免疫器官是免疫细胞产生、增殖、分化、成熟的场所，同时，对外周免疫器官的发育和全身免疫功能起调节作用。人和哺乳动物的中枢免疫器官主要由骨髓和胸腺组成。

微课：中枢免疫器官

1. 骨髓

骨髓是各种免疫细胞和血细胞发生、发育的场所，是机体重要的中枢免疫器官。骨髓的多能干细胞经过增殖和分化，成为髓样干细胞和淋巴样干细胞。前者发育为红细胞系、粒细胞系、单核巨噬细胞系和巨核细胞系等；后者发育为淋巴细胞系。除造血功能外，骨髓也是 B 细胞分化、发育与成熟的唯一场所（图 11-2）。

2. 胸腺

胸腺出现于胚胎第 9 周，第 20 周发育成熟，是出现最早的免疫器官。骨髓产生的淋巴干细胞随血流运输到胸腺网状上皮细胞，在其产生的胸腺素等因子的作用下，分化成熟为胸腺依赖性淋巴细胞(简称 T 淋巴细胞或 T 细胞)。因此，胸腺是 T 细胞分化、发育和成熟的场所。

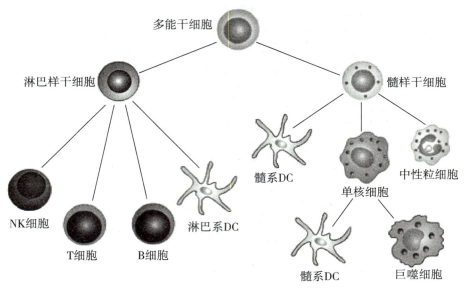

图 11－2 骨髓多能干细胞的分化

二、外周免疫器官

外周免疫器官由脾脏、淋巴结及黏膜相关淋巴组织构成，是 T 淋巴细胞和 B 淋巴细胞定居和发生免疫应答的场所。

1. 脾脏

脾脏是最大的外周免疫器官(图 11－3)，有过滤血液、对血源性抗原产生免疫应答及提供免疫细胞居住场所等重要功能。

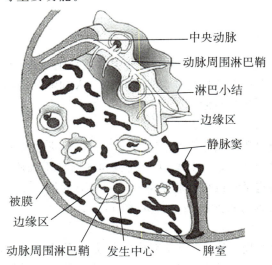

图 11－3 脾脏结构模拟图

2. 淋巴结

淋巴结是结构最完备的外周免疫器官,广泛分布于全身非黏膜部位的淋巴通道上。淋巴结即成熟 T 细胞和 B 细胞的主要定居部位,也是免疫应答发生的场所(图 11-4)。同时,淋巴结还起到使淋巴细胞再循环和过滤病原微生物与毒素的作用。

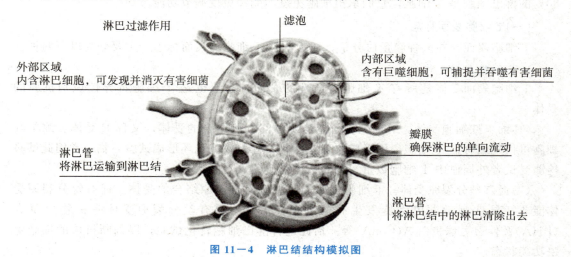

图 11-4 淋巴结结构模拟图

第二节 免疫细胞

免疫细胞是指参与免疫应答或与免疫应答有关的所有细胞,包括造血干细胞、淋巴细胞和单核巨噬细胞等(图 11-5)。T 细胞和 B 细胞能接受抗原刺激并发生特异性免疫反应,称为免疫活性细胞。

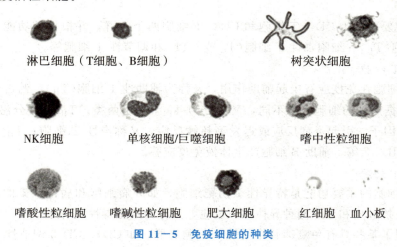

图 11-5 免疫细胞的种类

一、T 淋巴细胞

T 淋巴细胞简称 T 细胞,来源于髓样干细胞,在胸腺中发育成熟,外周血中 65%～80% 的淋巴细胞是 T 细胞,它们承担细胞免疫功能和免疫调节功能。

(一) T 细胞表面标志

T 细胞表面存在多种膜蛋白分子,成为鉴别 T 细胞的表面标志,主要分为以下两种。

1. T 细胞表面受体

T 细胞表面受体是所有 T 细胞特征性的表面标志,也是 T 细胞特异性识别抗原的受体。

(1)绵羊红细胞受体。T 细胞表面能与绵羊红细胞结合的受体,又称 E 受体。绵羊红细胞可借此结合在 T 细胞周围形成玫瑰花环状,称为玫瑰花环形成试验。临床常用此试验检测受试者外周血中 T 细胞数量,判断机体细胞免疫功能状态。

(2)促有丝分裂原受体。T 细胞表面能与促有丝分裂原结合的受体。促有丝分裂原受体能非特异性刺激淋巴细胞发生有丝分裂,常见的促有丝分裂原受体有植物血凝素(PHA)及伴刀豆球蛋白 A(ConA)等。借此进行淋巴细胞转化试验,以判断机体的细胞免疫功能状态。

(3)细胞因子受体(CKR)。T 细胞表面能与细胞因子结合的受体,如 IL-1R、IL-2R、IL-4R、IL-6R 及 IL-8R 等。

2. T 细胞表面抗原

(1)白细胞分化抗原。存在于 T 细胞表面的分化抗原有 CD3、CD4、CD8 等分子,在 T 细胞特异性识别、激活和鉴别中发挥不同的生物学作用。

(2)HLA 抗原。HLA 抗原是人类主要组织相容性抗原,属同种异体抗原,与器官移植关系密切。

(二) T 细胞亚群

分化抗原(CD)不同的 T 细胞,执行的免疫功能也不同,借此对 T 细胞进行分群,称为 T 细胞亚群。

T 细胞主要可分为 $CD4^+$ T 细胞和 $CD8^+$ T 细胞两个亚群,并根据其功能不同可分为辅助性 T 细胞(T_H)、细胞毒性 T 细胞(T_C 或 CTL)和调节性 T 细胞等。

1. $CD4^+$ T 细胞

$CD4^+$ T 细胞在免疫应答中起辅助作用,又称为辅助性 T 细胞(T_H),约占外周血 T 细胞的 2/3。根据产生的细胞因子不同,又可分为 T_{H1} 和 T_{H2} 两类。T_{H1} 主要分泌 IFN-γ 和 TNF-α 细胞因子,引起炎症反应或迟发型超敏反应,又称炎性 T 细胞;T_{H2} 释放细胞因子如 IL-4、IL-5 等,辅助 B 细胞产生体液免疫应答。

2. $CD8^+$ T 细胞

$CD8^+$ T 细胞的主要功能是特异性杀伤靶细胞,如肿瘤细胞和病毒感染的细胞,参与抗病毒感染、抗肿瘤和介导同种异体移植反应,又称为细胞毒性 T 细胞。

近年发现了某些具有免疫抑制作用的 T 细胞亚群,如 CD4、CD25 调节性 T 细胞,在免疫应答中起调节作用。

二、B 淋巴细胞

B 淋巴细胞简称 B 细胞,在骨髓中发育、分化、成熟,其表型特征是同时表达 mIgM 和 mIgD 等。在外周血中的含量占 10%~15%,主要功能是参与体液免疫、递呈抗原和免疫调节作用。

(一)B 细胞表面标志

B 细胞表面有许多标志性的膜分子,具有参与抗原识别、介导免疫细胞间及与细胞因子之间相互作用的功能,也是鉴别、分离 B 细胞的重要依据。这些膜分子分为 B 细胞表面受体和 B 细胞表面抗原。

1. B 细胞表面受体

(1)抗原受体(BCR)。B 细胞表面有与相应抗原特异性结合的受体。其本质是 B 细胞膜上的免疫球蛋白,又称为膜表面免疫球蛋白(SmIg)。

(2)IgG Fc 受体。大多数 B 细胞具有与 IgG Fc 段结合的受体,有利于 B 细胞捕获结合抗原。

(3)补体 C3 受体(CR)。补体 C3 受体表达于成熟的 B 细胞表面,该受体(CR1、CR2)与 C3b、C3d 结合,促进 B 细胞的活化,CR2 是 EB 病毒的受体。

(4)丝裂原受体。B 细胞表面有与促有丝分裂原结合的受体,主要是脂多糖(LPS)等,B 细胞受丝裂原受体刺激后可进行有丝分裂。

2. B 细胞表面抗原

(1)HLA 抗原。B 细胞表面高效表达 HLA-Ⅰ类和 HLA-Ⅱ类抗原。HLA-Ⅱ类抗原对 B 细胞的活化及产生免疫应答具有重要作用。

(2)白细胞分化抗原(CD 抗原)。多种分化抗原参与 B 细胞活化、增殖和分化,包括 CD40、CD19、CD20、CD21、CD81 等。

(二)B 细胞的亚群

根据 B 细胞表面是否表达 CD5 分子将其分为 B1 亚群和 B2 亚群。B2 亚群接受抗原刺激产生抗体时需要 T 细胞辅助,而 B1 亚群不需要 T 细胞辅助。B 细胞主要功能有产生抗体、递呈抗原及分泌细胞因子参与免疫调节。产生的抗体通过中和作用、调理作用及形成抗原-抗体-补体复合物等方式参与免疫反应。

三、自然杀伤细胞

自然杀伤细胞(NK 细胞)是一群不需抗原刺激就能直接杀伤肿瘤细胞、被病毒或细菌感染的细胞和异体移植的组织细胞等的一类细胞。自然杀伤细胞主要分布于外周血(占淋巴细胞总数的 5%~10%)和脾脏中。NK 细胞杀伤靶细胞的机制为:释放穿孔素溶解靶细胞;释放颗粒酶(丝氨酸蛋白酶)诱导靶细胞凋亡;NK 细胞表面带有 IgG 的 Fc 受体,IgG 与带抗原的靶细胞结合后,NK 细胞借助 Fc 受体与 IgG 结合,发挥抗体依赖细胞介导的细胞毒作用(ADCC)等。

四、抗原递呈细胞

抗原递呈细胞（APC）是指能摄取抗原，对抗原进行加工、处理并递呈给特异性淋巴细胞，对免疫应答的发生和调节起重要作用的一类免疫细胞。专职APC包括单核吞噬细胞、树突状细胞和B细胞（图11-6）。

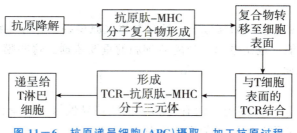

图11-6　抗原递呈细胞（APC）摄取、加工抗原过程

1. 单核吞噬细胞

单核吞噬细胞主要功能：有吞噬杀伤作用，通过胞内的溶酶体酶、溶菌酶和髓样过氧化物酶消化或杀灭被吞噬的异物或病原体；抗原处理与递呈作用，通过其表面的MHC-Ⅰ分子和MHC-Ⅱ分子起到抗原递呈作用；免疫调节作用，通过分泌多种细胞因子进行免疫调节。

2. 树突状细胞（DC）

树突状细胞向外伸出许多很长的树状凸起，通过胞饮作用摄取抗原，或利用其树突捕捉和滞留抗原递呈能力最强的APC。DC起源于多能干细胞，广泛分布于机体所有组织和器官。淋巴组织中的DC可分为以下两种：

（1）并指状DC：是参与初次免疫应答的主要抗原递呈细胞，通过其凸起与周围T细胞密切接触，将抗原递呈给T细胞。

（2）滤泡DC：参加再次免疫应答的主要抗原递呈细胞。可与抗原-抗体复合物等结合，使抗原长期滞留在细胞表面。DC还参与T细胞在胸腺的分化发育，通过分泌细胞因子参与生理功能。

第三节　免疫分子

免疫分子是指参与免疫应答和免疫调节的一类分子，主要包括免疫球蛋白、各种细胞因子和补体，这里介绍细胞因子。

细胞因子（CK）是指活化的淋巴细胞或其他非免疫细胞（如血管内皮细胞、成纤维细胞、基质细胞等）合成、分泌的一类具有多种生物效应的小分子多肽，主要功能有调节细胞生理功能、介导炎症反应、参与免疫应答和组织修复等。根据功能不同可将目前已知的细胞因子分为白细胞介素、干扰素、肿瘤坏死因子、集落刺激因子、趋化性细胞因子、生长因子。

细胞因子的作用与特点如下。

(1)高效性：通常极低浓度下(pM mol/L，即 10^{-12} mol/L)就能发挥显著的生物学效应。

(2)多效性和重叠性：一种细胞因子作用于不同的靶细胞可出现多种生物学活性。多种细胞因子作用于同一细胞表面具有相同或相似的生物学效应。

(3)协同性和拮抗性：一种细胞因子可强化另一种细胞因子的功能称为协同性。不同细胞因子对同一靶细胞的作用相反称为拮抗性。

(4)作用方式的多样性：CK 可通过内分泌即作用于自身产生的细胞，或通过旁分泌作用于邻近的靶细胞短暂地在局部发挥作用。极少数 CK 以内分泌方式作用于远端的靶细胞发挥作用。

目标测试

参考答案

第十二章 抗原

◎ 知识目标

1. 掌握抗原的概念和抗原的两个基本性质。
2. 熟悉决定抗原免疫原性的因素和抗原特异性的决定因素。
3. 了解医学上常见的抗原种类。

◎ 技能目标

能够掌握佐剂的概念及应用。

◎ 素质目标

培养学生养成严谨的科学态度。

◎ 案例导入

微课：抗原

大多数人都使用过青霉素，在每次注射青霉素之前都必须常规做皮肤试验，防止发生过敏反应。经皮内注射未出现过敏者，一般用其他注射途径给药都是安全的。要想知道其中更深层次的原因，我们来学习关于抗原的内容。

抗原是能刺激机体免疫系统产生特异性免疫应答、并能与相应的应答产物在体内或体外发生特异性结合的物质。抗原具有两个重要性质，即免疫原性与免疫反应性。免疫原性是指抗原刺激机体产生抗体或免疫活性细胞的性能；免疫反应性又称抗原性，是指抗原分子与抗体或致敏淋巴细胞发生特异性结合的性能。一般来说，既有免疫原性又有免疫反应性的抗原称为免疫原，如病原微生物、异种血清及异种蛋白等，又称完全抗原；仅具备免疫反应性无免疫原性的抗原称为不完全抗原，又称半抗原，如大多数的多糖、类脂和某些相对分子质量小的药物等。不完全抗原与载体蛋白质结合后，可获得免疫原性而成为完全抗原。

第一节 抗原的特性

一、抗原的异物性

抗原的异物性是指非自身的物质，是抗原的重要性质之一。一般认为，凡是胚胎时期未与免疫系统接触过的物质，都可视为异物。异物性有以下三类。

(1) 异种物质。异种物质就是来源于另一物种的物质，如微生物及其代谢产物、异种蛋白质等对人体而言均属于异种物质，具有很强的免疫原性。一般来说，抗原与机体之间的亲缘关系越远，组织结构差异越大，其免疫原性越强。

(2) 同种异体物质。同种异体物质是指同种不同个体之间，由于遗传基因不同，组织成分结构存在差异。因此，同种异体物质也是抗原物质，如人类血型抗原、主要组织相容性抗原等。

(3) 自身物质。自身物质即机体自身组织成分。在机体受到外界因素影响时，导致体内某些原本隐蔽性成分暴露或自身成分的结构发生改变，就会成为自身抗原，引起免疫系统对自身物质进行排斥，发生自身免疫病，如感染、烧伤、外伤等。

二、抗原的特异性

抗原的特异性是指某一特定抗原刺激机体产生特异性抗体或致敏淋巴细胞，而且只能与其相应的抗体或致敏淋巴细胞特异性结合发生免疫反应。抗原的特异性是免疫应答的最基本特点，决定抗原特异性的结构基础是抗原分子中的抗原表位。抗原特异性也是免疫学诊断与防治的理论基础。

抗原表位（Epitope）即抗原分子表面的决定抗原特异性的特殊化学基团，又称抗原决定簇（Antigenic Determinant，AD）。抗原表位决定了抗原的特异性，它是抗原与抗体或抗原受体（TCR、BCR）特异性结合的基本结构单位，通常由5～15个氨基酸残基或5～7个多糖残基或核苷酸构成。不同的抗原物质因其抗原表位的性质、数目和空间构象的不同，特异性不同。淋巴细胞可通过识别抗原表位被激活引起免疫应答。

一个抗原分子常带有多种抗原表位，如果不同抗原分子之间含有相同或相似的抗原表位，称为共同抗原；抗体或致敏淋巴细胞对具有相同或相似抗原表位的不同抗原的反应称为交叉反应。亲缘关系很近的生物之间的共同抗原称为类属抗原；不同种属生物之间的共同抗原称为异嗜性抗原。

三、抗原分子的理化性质

1. 相对分子质量

抗原的相对分子质量一般在10 kDa以上，在一定范围内，相对分子质量越大，免疫原性越强。而低于4 kDa的抗原一般无免疫原性。这是因为相对分子质量越大，其表面的抗原表位越多，对免疫细胞的刺激就越强；而且大分子胶体物质的化学结构稳定，不易被机体破坏或清除，有利于持续刺激免疫系统产生免疫应答。

2. 化学性质

抗原分子的化学性质影响其免疫原性。一般认为，蛋白质是良好的抗原，糖蛋白、脂蛋白、多糖类脂也有免疫原性，而核酸、脂类成分的免疫原性较弱。

3. 结构的复杂性

抗原分子的空间构象影响免疫原性的强弱，结构越复杂，其免疫原性越强。如明胶相对分子质量为100 kDa，但为支链氨基酸结构，结构简单，在体内易降解为低相对分子质量物质，故免疫原性极弱；胰岛素为低分子多肽结构，相对分子质量只有5 734 Da，但因含有芳香族氨基酸，故其免疫原性较强。

4. 物理性状

抗原分子的物理性状与免疫原性有关，一般聚合状态的蛋白质较单体蛋白质免疫原性强；有环状结构的蛋白质比直链分子蛋白质免疫原性强；颗粒性抗原较可溶性抗原免疫原性强。

第二节 医学上重要的抗原

一、异种抗原

1. 病原微生物及其代谢产物

病原微生物含有多种蛋白质、多糖、类脂等抗原成分，是医学上常见的异种抗原。依据抗原抗体的特异性，可鉴别从患者体内分离的病原微生物、测定患者血清中的特异性抗体，可帮助诊断传染病。

细菌外毒素为蛋白质，免疫原性强，能刺激机体产生抗毒素（抗体）。外毒素经甲醛处理后失去毒性但保留了免疫原性，称为类毒素。类毒素能刺激机体产生抗毒素，可作为人工自动免疫制剂。用外毒素和类毒素刺激机体产生的抗体即抗毒素，能起到中和外毒素毒性的作用。

2. 动物免疫血清

临床使用的各种抗毒素血清都是用马等动物制备的，这种动物来源的免疫血清对人体来说是异种抗原，能刺激人体免疫系统产生抗马血清蛋白的抗体，当再次注射此血清时，可能发生过敏性休克，因此在应用免疫血清前必须做皮肤过敏试验。

3. 其他抗原

某些食物（如海鲜品）、药物（如青霉素、磺胺）、花粉和化工原料等都可以作为完全抗原或半抗原，进入人体可引起超敏反应。

二、同种异型抗原

同种不同个体之间的组织细胞表面存在不同的抗原表位，称为同种异型抗原。医学上有意义的同种异型抗原有血型抗原和人类白细胞抗原两种。

1. 血型抗原

人的红细胞表面存在有 ABO 血型抗原（据此可将人类血型分为四种）与 Rh 血型抗原。

ABO 血型不符的个体之间相互输血可引起严重的输血反应，因此在输血时必须进行配血。当孕妇为 Rh 阴性血型，而胎儿为 Rh 阳性时，可引起流产或新生儿溶血。

2. 人类白细胞抗原（HLA）

人的白细胞、血小板及各种有核细胞膜表面，存在着组织相容性抗原，即 HLA。除同卵双生外，不同个体之间 HLA 不完全相同，这种抗原与移植排斥反应的发生有关。

三、自身抗原

机体免疫系统在正常情况下不会对自身组织细胞产生免疫应答，但在某些外在因素影响下可形成自身抗原。当外伤、感染、手术等情况发生时,与免疫系统相隔离的抗原分子被释放进入血液或改变和修饰了自身组织细胞,进而引起免疫系统对自身组织细胞产生免疫应答,引起自身免疫性疾病。例如,精子进入血液,可导致男性不育症;甲状腺球蛋白释入血液,可引起变态反应性甲状腺炎;有的患者服用甲基多巴后,可引起红细胞抗原改变,而出现自身免疫溶血性贫血等。

四、T_D抗原和T_I抗原

根据抗原在刺激机体产生抗体时是否需要T_H细胞参与,将抗原分为胸腺依赖性抗原(T_D-Ag)和胸腺非依赖性抗原(T_I-Ag)。前者刺激机体产生抗体时需要T_H细胞辅助,后者则不需要T_H细胞辅助。绝大多数病原微生物、血清蛋白质和细胞都是T_D-Ag,如细菌脂多糖、荚膜多糖和聚合糖鞭毛等。

五、异嗜性抗原

异嗜性抗原是一种存在于人、动物、植物、微生物之间的共同抗原,与种属无关。

溶血性链球菌与人体的心肌及肾小球基底膜之间有共同抗原,人感染溶血性链球菌后产生的抗体,可与心肌、肾小球基底膜结合,引起心肌炎与肾小球肾炎。临床上也常借助异嗜性抗原作辅助诊断。

六、肿瘤抗原

1. 肿瘤特异性抗原

肿瘤特异性抗原(TSA)是指只存在于某种肿瘤细胞表面的抗原分子,而正常细胞没有。如人黑色素瘤细胞表面的特异性抗原 MAGE、BAGE、MART、gp100。

2. 肿瘤相关抗原

正常人体内的某些蛋白分子,在发生肿瘤时含量明显增加,原因为无严格的肿瘤特异性,称为肿瘤相关抗原(TAA)。如甲种胎儿球蛋白(AFP)在原发性肝癌患者血清中含量明显增高,因此,测定 AFP 含量可作为原发性肝癌的辅助诊断。

目标测试

七、超抗原

超抗原(Super Antigen,SAg)是一类只需极低浓度($\leqslant 10^{-9}$ mol/L)即可激活大量的 T 细胞克隆,产生极强免疫应答的物质。超抗原与普通抗原相比,不需要常规的细胞内抗原递呈,无 MHC 限制性。超抗原一端与 APC 表面的 MHC-Ⅱ类分子抗原结合槽外的非多肽区结合,另一端与 TCR 的 V_β 外侧区结合,通过这两种结合,活化 T 细胞、B 细胞,以及执行促进 T 细胞、B 细胞增殖等功能。有些细菌外毒素和逆转录病毒蛋白等抗原性物质,具有超抗原性质。

参考答案

第十三章 免疫球蛋白与抗体

◉ **知识目标**

1. 掌握免疫球蛋白与抗体的概念、免疫球蛋白的生物学活性。
2. 熟悉免疫球蛋白的基本结构、水解片段。

◉ **技能目标**

能够掌握基因工程抗体的概念和抗体的制备。

◉ **素质目标**

通过学习单克隆抗体等知识，培养学生养成严谨的科学态度。

◉ **案例导入**

在日常生活中人们都听说过单克隆抗体，那么到底单克隆抗体与多克隆抗体有什么区别？两者和抗体的关系又是如何的？怎么制备单克隆抗体？要想回答这些问题，下面我们一起来学习相关内容。

第一节 免疫球蛋白与抗体的概念

抗体（Antibody，Ab）是抗原刺激机体免疫系统后，由 B 细胞增殖分化为浆细胞所产生的一类能与相应抗原发生特异性结合的球蛋白。它存在于血清、体液和其他分泌液中。在电泳图谱上抗体主要分布于球蛋白区，因此抗体曾被称为 γ-球蛋白。1972 年，国际免疫学会将具有抗体活性或化学结构与抗体类似的球蛋白统一命名为免疫球蛋白（Ig），Ig 除了存在于体液内，还存在于 B 细胞膜上，称为膜表面免疫球蛋白（SmIg）。

抗体与免疫球蛋白两者既有联系又有区别，简而言之，抗体都是免疫球蛋白，但免疫球蛋白并非都是抗体。例如，多发性骨髓瘤患者血清中的免疫球蛋白通常无抗体活性。抗体是生物学上的功能概念，而免疫球蛋白是化学结构上的概念，范围更广。

第二节　免疫球蛋白的分子结构

一、免疫球蛋白的基本结构

免疫球蛋白是由两对多肽链通过二硫键连接起来的单体分子。长的一对肽链称为重链（H 链），由 450～550 个氨基酸残基组成；短的一对肽链称为轻链（L 链），约有 214 个氨基酸残基。两条 L 链靠双二硫键连接在 H 链 N 端的两侧。各种 Ig 在多肽链的 N 端 L 链的 1/2 与 H 链的 1/4 或 1/5 区域，其氨基酸的组成和排列次序多变，称为可变区（V 区）；而多肽链的 C 端即 L 链剩余的 1/2 及 H 链剩余的 3/4 或 4/5 区域，在同一种属动物中，氨基酸的数量、种类及排列顺序都比较稳定，称为恒定区（C 区）。

在 V 区中，一些特定位置的氨基酸残基种类和顺序呈现极大的变异性，这个区域称为高变区（HVR），也称为补体结合区（CDR），H 链与 L 链各有三个 HVR，它们构成了 Ig 分子和抗原分子发生特异性结合的关键部位。不同免疫球蛋白的 HVR，氨基酸序列不相同，并因此决定其特异性。VH 和 VL 的 HVR 共同构成抗原的结合位点，因此一个抗体分子有两个抗原结合位点。CH1 和 CH2 之间的肽链称为铰链区，该区肽链富含脯氨酸，富有弹性和伸展性，可自由折叠，可展开至 180°或合拢，使免疫球蛋白呈 T 形或 Y 形（图 13-1）。根据免疫球蛋白的 H 链 CH 区氨基酸的组成和排列顺序不同，可将 H 链分为 μ 链、γ 链、α 链、δ 链和 ε 链五类，与之相应的免疫球蛋白即分为 IgG、IgA、IgM、IgD 和 IgE 五类，其中 IgG、IgD、IgE 和 IgA 血清型皆由 1 个单体组成，分泌型 IgA（SIgA）和 IgM 则分别由 2 个和 5 个单体通过 J 链、分泌片和二硫键连接成双聚体与五聚体（图 13-2）。

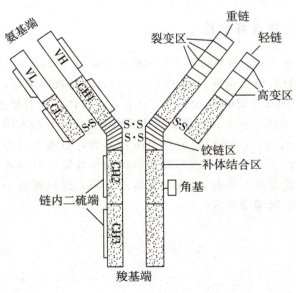

图 13-1　免疫球蛋白结构模式

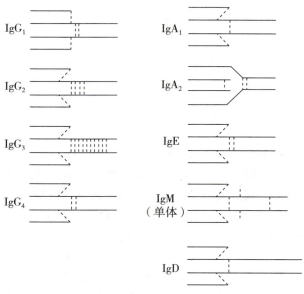

图 13-2 免疫球蛋白种类

二、免疫球蛋白的功能区

免疫球蛋白的功能区都是由多肽链内部二硫键折叠成的球状结构，分别有不同的功能。由 N 端向 C 端可将 L 链分为 VL 和 CL 两区，将 H 链分为 VH、CH1、CH2 和 CH3 四个区，有些 Ig 有 CH4。其中，VH 和 VL 区是与相应抗原结合的部位；CH1、CL 区与 H、L 链的连接有关；CH2 区是补体结合部位；CH3 区是与细胞表面 Fc 受体结合的部位 (图 13-1)。

三、免疫球蛋白的水解片段

用木瓜蛋白酶水解 IgG，可获得两个相同的抗原结合片段即 Fab 段和 1 个可结晶的 Fc 段。Fab 段含有完整的 L 链及重链 N 端的 1/2 部分，可与抗原结合；Fc 段含有两条 H 链 C 端的 1/2 及 H 链间的双硫键的 C 端部分，具有活化补体、结合细胞等其他生物学活性。用胃蛋白酶水解 Ig，可获得一个具有双价抗体活性的 F(ab')2 段和不具有任何生物活性的多个小分子碎片(PFc)。F(ab')2 段功能与 Fab 段相同，有两个抗原结合位点；PFc 不具有任何生物学活性(图 13-3)。研究免疫球蛋白的酶解片段，对制备免疫血清有重要的临床意义。如用酶降解抗毒素，除去 Fc 段而保留 Fab 段，这样就减小了相对分子质量，降低了免疫原性，避免引起超敏反应。

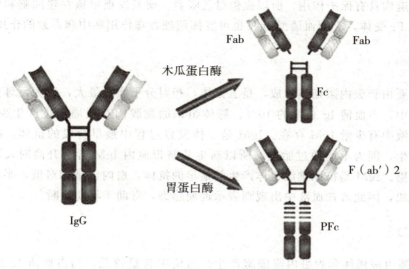

图 13-3　免疫球蛋白水解片段

第三节　免疫球蛋白的特性

五类 Ig 的共性是能特异性结合抗原,但它们在分子结构、体内分布、生物学功能等方面又各不相同。

一、IgG

IgG 于出生后 3 个月开始合成,3~5 岁接近成人水平,是血清中含量最高的免疫球蛋白,占血清 Ig 总量的 75%~80%,半衰期为 20~23 d,是再次免疫应答的主要 Ig。IgG 主要由脾脏和淋巴结中的浆细胞合成分泌,是血液和细胞外液中的主要抗体成分。Ig 主要功能:中和作用;通过经典途径活化补体;免疫调理作用;ADC 作用;结合 SPA。IgG 是唯一能通过胎盘的 Ig,新生儿血液中有从母体中带来的 Ig,6 个月内对新生儿预防感染有重要作用。大多数抗菌、抗病毒、抗毒素的抗体都是 IgG。某些自身抗体如甲状腺蛋白抗体、抗核抗体及引起 Ⅱ、Ⅲ 型超敏反应的抗体也属于 IgG。

二、IgA

按分布部位不同,IgA 可分为血清型(sIgA)和分泌型(SIgA)两类。sIgA 主要以单体形式存在,占血清 Ig 总量的 10%~20%;SIgA 由 J 链连接的二聚体和分泌片组成,由胃肠道、呼吸道、泌尿生殖道等处黏膜固有层中的浆细胞合成,主要分布于唾液、初乳、呼吸道分泌液、胃肠液和泌尿生殖道的分泌液中,是黏膜局部免疫的主要抗体。SIgA 的主要功能:阻止病原体黏附于细胞表面;调理作用;溶解作用;在局部抗感染中发挥重要作用。婴儿出生半年左右开始合成 SIgA。在此期间,母乳是 SIgA 的主要来源,对婴幼儿呼吸道和消化道病具有保护作用，所以提倡母乳喂养。研究发现单核吞噬细胞和中性粒细胞表面有 IgA Fc 受体，表明血清型 IgA 也可发挥调理吞噬作用和中和毒素的作用。

三、IgM

IgM 主要由脾脏内浆细胞合成，是五聚体，相对分子质量最大，称为巨球蛋白。主要存在于血液中，占血清 Ig 总量的 10%。腺体组织的黏膜固有层局部也产生少量的 IgM，因此在分泌液中有少量 IgM 存在。IgM 是个体发育过程中最早合成的抗体，在胚胎发育晚期就能产生，因为不能通过胎盘，所以新生儿脐带血内 IgM 含量升高时，即表明已发生子宫内感染。IgM 是抗原刺激机体产生的最早的抗体，血内含量相对低，半衰期短，出现早、消失快，因此若在血液中出现则表示近期感染，有助于早期诊断。

四、IgD

IgD 主要由扁桃体和脾脏内浆细胞产生，血清中含量较低，约占血清 Ig 总量的 1%，IgD 出现较晚，性能尚不清楚。B 细胞在分化过程中，表面先表达 mIgM，后表达 mIgD，因此，IgD 可作为 B 细胞成熟的标志。

五、IgE

IgE 主要由鼻咽部、扁桃体、支气管、胃肠黏膜固有层的浆细胞合成，这些部位也是变应原侵入和Ⅰ型超敏反应最常见的部位。血清内 IgE 含量极低，约占血清 Ig 总量的 0.002%，Ⅰ型超敏反应及寄生虫感染时，血清中 IgE 含量明显增加，是血清中最不稳定的一类免疫球蛋白，56 ℃、30 min 即丧失生物活性。它能与组织中的肥大细胞及血液中嗜碱性粒细胞的 IgEFcR 受体结合，可引起Ⅰ型超敏反应。

第四节　免疫球蛋白的功能

免疫球蛋白是体液免疫的主要参与者，具有以下的生物学作用。

一、结合抗原

抗体的首要功能是特异性与相应抗原结合，这种特异性结合是由免疫球蛋白 HVR 的空间构型所决定的，即抗体分子与抗原结合时，其 CD 区必须与抗原表位的立体结构吻合，特别是与 HVR 的氨基酸残基直接对应，故具有高度的特异性。抗原与抗体结合后，产生其他的生物学活性物质。

二、活化补体

当抗体与相应抗原特异性结合后，抗体发生变化，使 CH 链恒定区 CHD 功能区即补体结合区暴露（结合位点约在其氨基酸侧链上），Cq 与之结合，从而导致补体经典途径活化。IgM 的补体结合区为 CH3 功能区，且其激活补体的能力最强。

三、结合 Fc 受体

不同细胞表面有不同抗体的 Fc 受体，抗体与这些细胞表面 Fc 受体结合的部位由抗体的类别决定，如 IgG 为 CH3 功能区，IgE 为 CH4 功能区。不同的抗体可通过其 Fc 段与不同细胞表面的 Fc 受体结合，产生不同的免疫效应。

（1）调理作用（Opsonization）：又称调理素作用、调理化作用，是指抗体、补体与吞噬细胞表面结合，促进吞噬细胞吞噬细菌等颗粒性抗原的作用。抗体的调理作用主要是通过 IgG（IgG1 和 IgG3）的 Fc 段与中性粒细胞、巨噬细胞表面的 IgMFcR、IgGFcR 结合，从而增强其吞噬作用的；IgM 的 Fc 段不能被吞噬细胞识别，故不能直接诱导吞噬作用，但其可以激活补体系统，间接行使调理作用。

（2）ADCC 作用：当 IgG 的 Fc 段与 NK 细胞表面的 Fc 受体结合可引发抗体依赖性细胞介导的细胞毒作用（ADCC 作用）。

（3）引起 I 型超敏反应：IgE 的 Fc 段与肥大细胞、嗜碱性粒细胞表面 Fc 受体结合，使细胞致敏，当致敏的细胞表面结合的 IgE 与相应的抗原结合后，触发这些细胞脱颗粒并释放多种生物活性介质，引起 I 型超敏反应。

（4）通过胎盘和黏膜：IgG 是唯一能从母体通过胎盘到胎儿体内的抗体。母体的 IgG 的 Fc 段选择性地与胎盘微血管发生可逆性结合，而通过胎盘在胎儿体内起到重要的抗感染作用。

四、局部保护作用

IgA 主要在黏膜淋巴样组织中产生，有选择地穿过肠或其他部位黏膜并覆盖其表面，并与 J 链和分泌片形成二聚体 SIgA，在呼吸道、消化道黏膜局部发挥重要的免疫功能。另外，当母乳喂养时，母乳中的 SIgA 通过乳汁到达新生儿肠道，在局部可以起到抗感染的作用。

第五节　人工制备的抗体

微课：人工制备的抗体

抗体可用于疾病的诊断、治疗及预防。所以，人工制备抗体具有重要的意义。按制备原理和方法可将人工制备抗体分为多克隆抗体、单克隆抗体、基因工程抗体等。

一、多克隆抗体

用抗原物质免疫动物时，由于每种抗原有多种抗原表位，可刺激机体多种 B 细胞克隆，合成、分泌针对各个抗原表位的抗体，并分泌到血清或体液中，所以，血清中存在的抗体是针对多种抗原表位的混合物，称为多克隆抗体，这是第一代抗体。

二、单克隆抗体

所谓单克隆抗体，是通过细胞融合和克隆化技术获得的，由单一 B 细胞克隆分化增殖的杂交瘤细胞分泌产生的、识别抗原分子上某一特定抗原表位的抗体，简称单抗，为第二代抗体。单克隆抗体结构均一，每种单克隆抗体只能识别一种抗原表位，具有特异性强、效价高、交叉反应少等特点，在蛋白质研究和临床诊断上有很大的应用价值（图 13—4）。

三、基因工程抗体

基因工程抗体就是利用基因重组技术对鼠源性单克隆抗体（鼠源性单抗）进行改造，将鼠源性单抗的 Fab 段或 CDR 区域基因与人 Ig 的 Fc 段或 C 区基因进行重组，构建成嵌合抗体或人源化抗体的高效表达载体，转染哺乳动物细胞后即可合成分泌嵌合抗体或人源化抗体，这些抗体降低了鼠源性单克隆抗体在人体内应用时的抗原性，但保留了鼠源性单抗的特异性和抗体活性，也称第三代抗体。基因工程抗体已广泛应用于人体疾病治疗，取得了满意疗效。

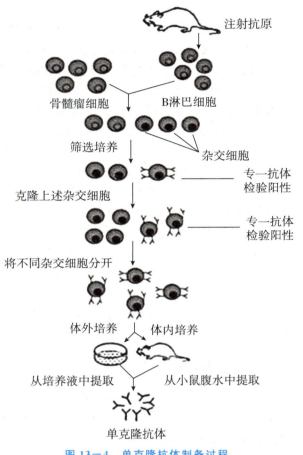

图 13—4 单克隆抗体制备过程

目标测试

参考答案

第十四章 补体系统

◎ **知识目标**

掌握补体的概念及其生物学功能。

◎ **技能目标**

能够掌握补体的组成和理论性质及补体的激活途径。

◎ **素质目标**

培养学生严谨的科学态度。

微课：补体的生物学意义

◎ **案例导入**

患儿，男，10 岁，4 年来反复出现水肿，每年发作 4~5 次，每次发作持续 3~4 d。查体：眼睑、手背轻度水肿，压之无凹陷，喉镜检查显示喉头水肿。血液补体检查显示 C4 降低，为 0.65 μmol/L（参考值为 0.98~2.43 μmol/L），C1 INH 为 25%（参考值 70%~130%）。

临床诊断：遗传性血管神经性水肿，是由补体异常引起的。为了弄清楚补体的生物学作用，我们一起来学习相关内容。

补体是存在于人和脊椎动物血清及组织液中的一组经活化后具有酶活性的与免疫有关的蛋白质，由 30 余种可溶性蛋白和膜结合蛋白组成，称为补体系统。在体内广泛参与免疫防御和免疫调节。

第一节 补体的组成和理化性质

一、补体的组成

构成补体系统的 30 余种可溶性蛋白和膜结合蛋白，按生物学功能可分为以下三类。

1. 补体的固有成分

补体的固有成分是指存在于体液中参与补体各种激活途径的补体成分，如参加经典激活途径的 C1、C2、C9，以及旁路激活途径的 B 因子、D 因子、P 因子等。

2. 补体调节蛋白

补体调节蛋白是指存在于血浆中或细胞膜表面能够调控补体活化强度的补体成分，包括血浆中的 C1 抑制物、C4 结合蛋白等，以及细胞膜表面的衰变加速因子、膜辅助因子、同源抑制因子等。

3. 补体受体

补体受体是存在于细胞膜表面，能与补体活性片段或调节蛋白结合的受体，包括 CR1～CR5、C3aR、C5aR 等。补体受体可介导多种生物学效应。

二、补体的理化性质

补体成分大多为糖蛋白，属于 β 球蛋白，主要由肝细胞、巨噬细胞合成。含量相对稳定，占血清蛋白总量的 5%～6%，以 C3 含量最高。补体性质不稳定，易受各种理化因素影响，如加热、机械振荡、酸碱、酒精等均可使其失活，56℃、30 min 即灭活，室温下很快失活，在 －10～0℃时，其活性只能保持 3～4 d，经过冷冻干燥才能较长时间保持活性。故检测补体时，须用新鲜血清，且补体应保存在 －20℃以下。

第二节 补体的激活途径

正常生理情况下，补体的固有组分以酶原的形式存在，被激活后才能发挥免疫作用。补体的激活属联级反应，有三条激活途径：由抗原-抗体免疫复合物启动 C 激活的途径称为经典途径；由病原微生物等提供接触表面，从 C3 开始激活的途径称为旁路途径；由甘露聚糖结合凝聚素(简称甘露凝素)(MBL)、丝氨酸蛋白酶启动 C2、C4 激活的途径称为 MBL 途径。

一、经典途径

补体激活的经典途径是抗体介导的体液免疫应答的主要效应途径。

(一)激活条件和激活物

抗原-抗体免疫复合物是经典途径的主要激活物。补体 C1 与抗原-抗体免疫复合物中抗体 Fc 段结合是经典途径的第一步。激活 C1 的条件：每个 C1 分子必须与 2 个以上的 Fc 段结合；C1 分子必须与 IgMCH3 区域或 IgG 类(IgG1、IgG2、IgG3)CH2 结合；C1 分子必须与抗原-抗体免疫复合物中的抗体结合。

(二)补体激活顺序

参与补体经典激活途径的成分包括 C1(Cq、C1rC1)、C2、C3、C4、C5、C6、C7、C8。激活过程分识别阶段、活化阶段和攻膜阶段。

1. 识别阶段

识别阶段即补体 C1 与抗原-抗体免疫复合物中抗体 Fc 段结合阶段，此时 Fc 段构型改变，暴露出补体结合位点，便于补体识别和结合。

2. 活化阶段

C1 与抗原-抗体免疫复合物中抗体 Fc 段结合后，按下列顺序依次激活 C1q、C1r、C1s、C2、C4、C3、C5，最后形成 C5 转化酶（图 14-1）。

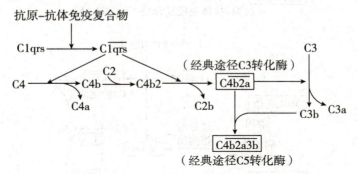

图 14-1 补体激活的经典途径

3. 攻膜阶段

C5 在 $\overline{C4b2a3b}$ 的作用下裂解为 C5a 和 C5b，C5b 与细胞膜和 C6、C7 结合，形成 C5b67 复合物，进而与 C8、C9 分子连接成 C5b6789 复合体，即攻膜复合体，造成细胞膜溶解。

二、旁路途径

不经 C1q、C1r、C1s、C2、C4 途径，而由 C3、B 因子和 D 因子参与的激活过程称为旁路途径。某些物质如内毒素、酵母多糖和凝聚的 IgA，不经 C1q 活化，直接激活 C3、B 因子和 D 因子，进而激活 C5，形成 C5 转化酶（图 14-2）。

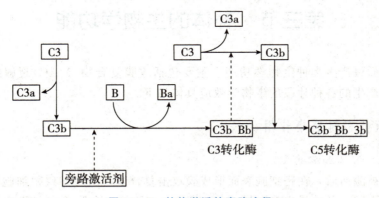

图 14-2 补体激活的旁路途径

三、MBL 途径

补体激活的 MBL 途径又称凝集素途径，与经典途径的过程基本相同，所不同的是其激活物是甘露凝素（MBL）与病原体的结合物，而不是抗原-抗体免疫复合物。正常情况下，血清中 MBL 含量很低，生物感染的早期促使 MBL 水平明显升高。MBL 首先与病原体的糖类配体结合，发生构型改变，激活与之相连的丝氨酸蛋白酶，后者水解 C4 和 C2 分子，继而水解 C3，形成 C3 转化酶，此后与经典途径的过程相同（图 14－3）。

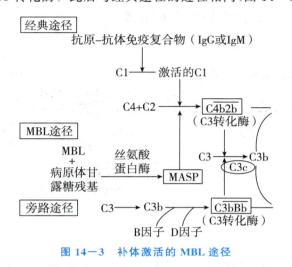

图 14－3　补体激活的 MBL 途径

四、补体激活的共同终末过程

三条补体激活途径有共同的终末过程，即形成 $C5667 89n$ 复合物、插入细胞膜形成跨膜通道，溶解细胞。故 $C566789n$ 复合物又称为攻膜复合物（MAC），该过程也称为攻膜阶段。

第三节　补体的生物学功能

补体活化后可产生多种生物学功能，主要包括攻膜复合物（MAC）裂解细胞作用和补体活化过程中产生的各种片段的生物学效应具体如下。

一、参与宿主抗感染作用

1. 溶细胞、溶菌和溶病毒

补体系统被激活后，在靶细胞表面形成膜攻击复合体，从而导致靶细胞溶解，这种作用因细胞种类不同，其效果也有差异，如 G^- 菌、支原体、含脂蛋白包膜的病毒及异体红细胞和血小板等对补体敏感；G^+ 菌则不敏感。被溶解的靶细胞既可以是细菌等病原微生物，也可以是被病毒感染的组织细胞或各种自身血细胞。

2. 调理作用

细菌、免疫复合物、病毒或其他细胞等颗粒物质与补体结合（如 C3b、C4b 等），可促进吞噬细胞的吞噬作用，称为补体的调理作用。补体一端与靶细胞结合，另一端与带有相应受体的吞噬细胞结合,这些补体裂解片段将靶细胞和吞噬细胞两者连接起来,促进吞噬。

3. 引起炎症反应

C3a、C4a、C5a 与具有相应受体的嗜碱性粒细胞、肥大细胞表面结合后,使细胞脱颗粒、释放组胺等血管活性介质,从而增强血管通透性、刺激内脏平滑肌收缩,因此被称为过敏毒素。过敏毒素也可直接与平滑肌结合并刺激其收缩。在三种过敏毒素中,以 C5a 的作用最强。C5a 又是中性粒细胞的趋化因子,吸引中性粒细胞随 C5a 的浓度变化而定向移动。补体介导的急性炎症反应既有利于消除病原,也可能造成损害(如Ⅲ型超敏反应)。

二、维护机体内环境稳定

1. 清除免疫复合物

正常机体随时都可能形成少量的免疫复合物(IC),循环系统中免疫复合物达到中等大小时沉积于血管壁,通过激活补体造成周围组织损伤。补体成分可参与免疫复合物的清除,因为补体与 Ig 结合可干扰 IgFc-Fc 段之间的相互作用,从而抑制新的免疫复合物形成,或使已形成的免疫复合物发生解离;循环中的免疫复合物可激活补体,产生的 C3b 与抗体共价结合,免疫复合物借助 C3b 与具有相应受体的红细胞结合,并通过血流运送到肝、脾等处而被清除。

2. 清除凋亡细胞

在生理条件下,机体经常产生一些凋亡细胞,这些细胞表面表达多种自身抗原,若不及时清除,可能引起自身免疫性疾病。多种补体成分(如 C3b)可识别和结合凋亡细胞,通过与吞噬细胞补体受体结合,参与这些凋亡细胞的清除。

3. 免疫调节作用

补体对免疫应答的调节通过以下几个环节实现。

(1) C3 可参与捕捉、固定抗原,使抗原易被抗原递呈细胞处理和递呈。

(2) 补体成分可与多种免疫细胞相互作用,调节细胞的增殖分化。如 C3b 与 B 细胞表面 CR 结合,可使 B 细胞增殖分化为浆细胞。

(3) 补体参与调节多种免疫细胞效应功能。如与 NK 细胞结合后,C3b 可增强对靶细胞的 ADCC 作用。

目标测试

参考答案

第十五章 人类主要组织相容性复合体

知识目标
掌握MHC的概念、结构、分布和功能。

技能目标
能够了解MHC在医学上的意义。

素质目标
培养学生严谨的科学态度。

案例导入
亲子鉴定的依据是HLA系统具有多基因性和多态性，无亲缘关系的个体，HLA完全相同的概率几乎是零，并且每个人的HLA基因一般终身不变。由此，HLA被广泛地应用于亲子鉴定。为了进一步认识HLA，下面学习人类主要组织相容性复合体知识。

早期研究发现，在不同种属或同一种属不同个体间进行正常组织或肿瘤移植时会发生排斥反应。后来证明这种排斥现象本质是一种免疫应答，它是由细胞表面的同种异型抗原所导致的。这种代表个体特异性的同种异型抗原，称为组织相容性抗原。机体内与排斥反应有关的抗原系统有20多种，其中能引起强而迅速排斥反应的抗原称为主要组织相容性抗原（MHA）；编码主要组织相容性抗原的一组紧密连锁的基因群，称为主要组织相容性复合体（MHC）。人类MHC又称为人类白细胞抗原复合体。MHC不仅与移植排斥反应有关，而且广泛参与免疫应答的诱导与调节。

第一节 MHC结构及其多基因特性

微课：固有免疫

MHC结构十分复杂，其多样性由多基因性和多态性两个方面构成。多基因性是指MHC由多个位置相邻的基因座位所组成，编码产物具有相同或相似的功能。根据结构和功能特点，将MHC概括为经典的MHC Ⅰ类和MHC Ⅱ类基因及免疫相关基因。前者参与抗原递呈和特异性免疫应答，有丰富的多态性；后者参与调控固有免疫应答，多态性有限（图15-1）。

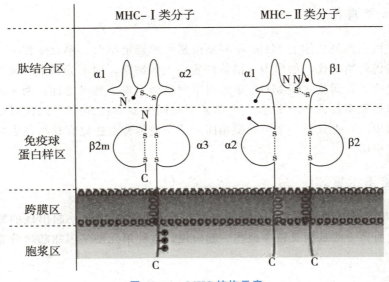

图 15-1 MHC 结构示意

一、经典的 MHC I 类和 MHC II 类基因

人类的 MHC 位于第六对染色体的短臂（6p21、31），全长为 3 600 kb，共有 224 个基因座位，其中 128 个经典的 MHC I 类和 MHC II 类基因为功能基因，96 个为假基因，又称 HLA 复合体，主要包括 6 个经典的基因亚区，其中 A、B、C 位点编码 MHC-I 类分子，DP、DQ、DR 编码 MHC-II 类分子。

二、MHC I 类和 MHC II 类基因的表达产物——HLA-分子

经典的 HLA-I 类分子和 HLA-II 类分子在结构、组织分布和功能上各有特点。I 类分子由重链（α链）和 β2m 组成，分布于体内所有有核细胞表面；II 类分子由 α 链和 β 链组成，主要分布于抗原递呈细胞表面，如 B 细胞、巨噬细胞、树突状细胞、胸腺上皮细胞和活化的 T 细胞。

三、MHC 的多态性

多态性是指在一随机婚配的群体中一个基因座位上存在多个等位基因，可编码多种基因产物的现象，它是一个群体概念，即在一个群体中，位于一对同源染色体上同一对应基因位点上的基因不是两种，而是存在多种复等位基因。但是对每个个体来说，只能具有其中的任何两个等位基因，这是 MHC 高度多态性的最主要的原因。MHC 是多态性最丰富的基因系统，这种多态性从基因的储备上，造就了对病原体入侵的反应性和易感性。不同的个体，赋予物种极大的应变能力。MHC 中每一对等位基因同为显性表达，则为共显性，从而大大增加了人群中 HLA 表型的多样性。

四、单元型遗传

单元型是指一条染色体上 MHC 不同座位基因的特定组合。单元型作为一个完整的遗传单倍体由亲代传给子代，如作为二倍体细胞的人体细胞，两个分别来自父母双方。根据孟德尔遗传定律，在同胞之间 MHC 单元型型别只会出现下列可能性：两个单元型完全相同或完全不同的概率各占 25%；有一个单元型相同的概率占 50%。亲代与子代之间必然有一个单元型相同，也只有一个单元型相同。这一遗传特点在器官移植供者的选择及亲子鉴定中得到了应用。

五、连锁不平衡

MHC 各单元型基因并不是完全随机分布，而是某些基因在一起出现的概率高于随机出现的概率，而另一些基因又较少地在一起出现，这种单元型基因非随机分布现象称为连锁不平衡。

第二节 MHC 分子的作用

一、引起移植排斥反应

在同种异体间进行器官移植时，MHC-Ⅰ类和 MHC-Ⅱ类分子可作为同种异型抗原刺激机体产生移植排斥反应。

二、参与加工递呈抗原

TCR 不能直接识别抗原，须经 APC 加工处理方可识别。这种抗原递呈分为以下两种情况。

(1) 细菌、外毒素等存在于细胞外的抗原，经 APC 摄取后在细胞内水解为抗原肽与 MHC-Ⅱ类分子，结合表达于细胞表面才能被 CD4T 细胞识别。

(2) 细胞内合成的肿瘤抗原和病毒蛋白等通过特异的抗原加工处理与 MHC-Ⅰ类分子结合，然后移行并以抗原肽-MHC-Ⅰ类分子复合物表达在细胞表面，将抗原肽递呈给 CD8T 细胞识别。

三、制约细胞间的相互作用

MHC 另一个重要的生物学功能是约束免疫应答过程中各类免疫细胞的相互作用，又称为 MHC 的约束性（MHC Restriction），包括免疫应答感应阶段 $M\varphi-T_H$ 之间、反应阶段 T_H-B 之间，以及效应阶段 T_C-靶细胞之间的相互作用。MHC-Ⅰ类和 MHC-Ⅱ类抗原分别对不同细胞起约束作用。

另外，MHC 分子还参与 T 细胞在胸腺内的分化、成熟，参与免疫应答的调节。

第三节　HLA 的医学意义

微课：HLA 的医学意义

一、HLA 与器官

多年的临床研究证明，同种异体器官移植成功与否，主要取决于供者与受者之间 HLA 型别相容性程度，其中 HLA 等位基因的匹配程度起关键作用。近年来，PCR 基因分型技术的普及、造血干细胞库和脐血干细胞库的建立及血清中可溶性 HLA 分子含量的测定，以及移植物排斥现象的检测，保证了 HLA 配型的准确性和选择性。

二、HLA 与疾病的相关性

HLA 是与疾病有明确关联的遗传系统。遗传因素决定了不同个体对疾病的易感性。如强直性脊柱炎患者中 90% 以上带有 HLA-B27 抗原，而健康对照人群中仅为 1%～8%；有 HLA-DR4 者易患类风湿性关节炎。研究 HLA 复合体与疾病相关性，有助于对某些疾病进行诊断、分类、干预及预后的判断。目前已发现与 HLA 关联的疾病达 500 余种，大部分为自身免疫疾病。

三、HLA 表达异常与疾病

所有有核细胞表面都表达 HLA-Ⅰ类分子，但某些肿瘤细胞表面 MHC-Ⅰ类分子密度降低或表面缺失，以致不能有效地激活特异性 CTL，若将Ⅰ类基因传染给肿瘤细胞株，则恶变细胞可发生逆转。这可能是由于 MHC-Ⅰ类分子缺失的肿瘤细胞不能被 CTL 细胞识别攻击，从而导致肿瘤免疫逃逸。与此相反，不表达 HLA-Ⅱ类分子的细胞，如果表达了 HLA-Ⅱ类分子，将会引起自身免疫性疾病，如 1 型糖尿病患者就是胰岛细胞上表达了 HLA-Ⅱ类分子。

四、HLA 与法医

由于 HLA 复合体高度多态性，意味着两个无亲缘关系的个体间在 HLA 基因座位上拥有完全相同等位基因的概率几乎等于零，同时，每个人所拥有的 HLA 等位基因型别一般终身不变，特定性等位基因及其以共显性形式表达的产物可作为个体性的遗传标记。所以，HLA 复合体基因型与表型检测可用于个体识别，这也是法医学上鉴定亲子关系的重要依据。

另外，MHC 是多位点的共显性复等位基因系统，具有高度多态性。因而，在远交人群中，有数以百亿计的 HLA 单倍型和基因型，这给同种移植时供体的选择工作造成了极大的困难。

目标测试　　　参考答案

第十六章　免疫应答

◎ 知识目标
1. 掌握免疫应答定义。
2. 熟悉免疫应答的过程和特点。

◎ 技能目标
能够掌握体液免疫应答和细胞免疫应答过程。

◎ 素质目标
培养学生严谨的科学态度。

◎ 案例导入
首先，免疫力的高低直接影响着人体对疾病的抵抗能力。免疫力强的人体充满活力，能够更加迅速、有效地应对各种病原微生物的攻击，从而减少疾病的发生。相比之下，免疫力低下的人容易感染细菌、病毒等病原体，导致各种疾病的发展。其次，了解免疫反应对于维持免疫力的重要性也至关重要。当病原微生物侵入人体后，人体免疫系统会立即发出警报，启动免疫反应。

第一节　免疫应答概述

免疫应答是指机体受抗原刺激后，免疫细胞（主要是 T、B 淋巴细胞）进行活化、增殖、分化及产生免疫效应的全过程。

一、免疫应答的类型

1. 细胞免疫和体液免疫

以 T 细胞为主的免疫应答称为细胞免疫；以 B 细胞为主的免疫应答称为体液免疫。

2. 正免疫应答和负免疫应答

正免疫应答是指免疫活性细胞受抗原刺激后活化、增殖、分化，并产生特异性免疫效应物质，最终表现对抗原的排异效应；负免疫应答即免疫无应答，是指免疫活性细胞对抗原特异性不应答。

二、免疫应答的基本过程

依据免疫应答反应过程的性质可将其分为感应阶段、反应阶段和效应阶段(图16-1)。

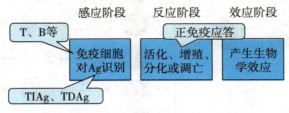

图16-1　抗体产生的一般规律

1. 感应阶段

感应阶段是指抗原侵入机体后，经 APC 摄取、处理、加工、递呈抗原给 T 细胞、B 细胞，后者通过抗原受体识别抗原后而启动活化的阶段。

2. 反应阶段（增殖、分化阶段）

反应阶段是指 T 细胞和 B 细胞接受抗原刺激后，开始活化、增殖、分化，产生效应细胞或抗体的过程。此时会有部分 T 细胞、B 细胞中途停止分化，转化为寿命较长的记忆细胞。当记忆细胞再次遇到同一抗原时可迅速增殖、分化为效应 T 细胞或浆细胞，产生免疫效应。

3. 效应阶段

效应阶段是指抗体和效应 T 细胞与相应抗原发生特异性结合，并通过各种机制对结合的抗原进行清除的过程。

三、免疫应答的特点

免疫应答具有特异性、记忆性和 MHC 限制性三大特点。

(1)特异性：是指免疫活细胞接受相应的抗原刺激活化后，产生的免疫效应细胞和抗体只能与相应的抗原发生反应。

(2)记忆性：是指机体再次接触同一抗原时，所发生的免疫应答比初次接触抗原时反应快而强烈。

(3)MHC 限制性：是指免疫细胞间或与靶细胞相互作用时，在识别细胞表面的抗原表位的同时，还需识别细胞上的 MHC 分子，受到 MHC 约束，即具有相同 MHC 表型的细胞之间才能有效地进行相互作用。

第二节　体液免疫应答

体液免疫应答是指机体在抗原刺激下，B 细胞分化、增殖为浆细胞，浆细胞合成并分泌抗体，抗体发挥特异性免疫效应的过程。T_D 和抗原均可诱导体液免疫，但 T_D 需 T_H 细胞辅助(图16-2)。

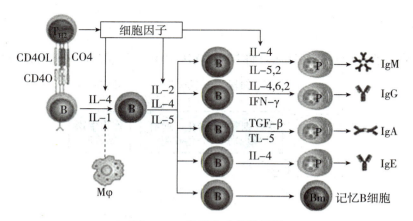

图 16－2 体液免疫应答过程

一、体液免疫应答的过程

(一)B 细胞对 T_D 抗原

1. 抗原识别阶段

细胞主要通过其表面的 BCR 复合体与抗原特异结合，产生第一信号，内化其结合的抗原，并进行加工处理，抗原降解后产生的抗原肽与 MHC-Ⅱ类分子结合，递呈给 T 细胞。前一个作用对后一个作用是必需的，抗原只有与 BCR 结合，才能被 B 细胞内化。

2. 活化、增殖、分化阶段

B 细胞活化需双信号刺激。BCR 与抗原特异性结合产生第一活化信号，第二活化信号（协同刺激信号）则由 B 细胞表面 CD4O 与活化 T_H 细胞上 CD4OL 的结合产生。某些细胞因子也是 B 细胞充分活化的必要条件，如巨噬细胞分泌的 IL-1、T_{H2} 细胞分泌的 IL-4 等。B 细胞活化后，可相继表达 IL-2、IL-4、IFN-γ 等细胞因子受体，在 T_H 细胞产生的相应细胞因子作用下，B 细胞增殖分化。大部分分化成合成分泌抗体的浆细胞，少数分化为长寿的记忆性 B 细胞。

3. 效应阶段

效应阶段是浆细胞分泌抗体、发挥免疫保护作用或引起免疫病理损伤的阶段。免疫应答最终效应是将侵入机体的非己细胞或分子加以清除，即排异效应。但抗体分子本身只具有识别结合作用，并不具有杀伤或排异作用，因此，体液免疫最终必须借助机体的其他免疫细胞或分子的协同作用，才能达到排异的效果。

(二)B 细胞对 T_I 抗原的应答

T_I 抗原引起的体液免疫应答与 T_D 抗原不同，不需要 T 细胞辅助，可直接刺激 B 细胞活化并产生抗体，但主要产生 IgM 抗体，一般无抗体类别转换及亲和力的成熟，也无记忆 B 细胞的产生。

二、抗体的生物学效应

特异性抗体的生物学效应包括以下几项。

(1)中和病毒,中和外毒素。
(2)激活补体溶细胞、溶菌作用。
(3)促进吞噬细胞的吞噬作用。
(4)抗体依赖性细胞介导的细胞毒作用。
(5)参与免疫病理损伤:抗体可参与Ⅰ、Ⅱ、Ⅲ型超敏反应。

三、抗体产生的一般规律

1. 初次应答

初次应答是指抗原首次进入机体引起的免疫应答。其抗体生成有以下规律。
(1)抗原首次进入机体,需经一定的潜伏期(5~10 d)才产生抗体。
(2)产生抗体的滴度低。
(3)在体内维持时间短。
(4)产生抗体的类型首先是IgM,随后出现IgG。
(5)抗体的亲和力低。

2. 再次应答

再次应答是指相同抗原再次进入机体引起的免疫应答。其抗体生成的规律特点:抗原进入机体,经较短的潜伏期(1~3 d)就产生抗体,抗体滴度高,在体内维持时间长;抗体以IgG为主;抗体的亲和力高。再次应答的细胞学基础是在初次应答的过程中形成了记忆B细胞(图16-3)。

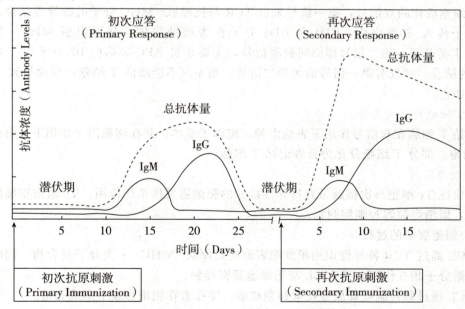

图16-3 抗体产生的一般规律

掌握抗体产生的规律在医学上具有重要的意义。疫苗接种或制备免疫血清,应采用再次或多次加强以产生高浓度、高亲和力的抗体,获得较好的免疫效果;免疫学诊断时,特异性IgM的检测可用于传染病的早期诊断。

第三节　细胞免疫应答

微课：细胞免疫应答

细胞免疫是指 T 细胞接受抗原刺激后，分化、增殖为效应 T 细胞（T_{H1}、T_C）。效应 T 细胞与相应抗原接触时，通过 T_H 释放细胞因子与 T_C 的细胞毒作用而产生免疫效应。

一、细胞免疫过程

1. T 细胞对抗原的识别

引起细胞免疫的天然抗原主要为 TD-Ag，但初始 T 细胞的 TCR 不能直接识别 T_D 抗原，只有被 APC 加工成抗原肽-MHC 分子复合物，方可被 T 细胞识别。APC 对外源性抗原和内源性抗原的加工、处理和递呈方式不同，外源性抗原如微生物及其产物，主要通过 MHC-Ⅱ类分子途径进行加工、DC 递呈作用，巨噬细胞通过吞噬、吞饮和受体介导的内吞作用摄入抗原，B 细胞通过 BCR 特异性结合、捕捉抗原，所摄入的外源性抗原形成内体并与 APC 胞质内的溶酶体融合成吞噬溶酶体，然后被蛋白酶水解成具有 12～20 个氨基酸残基的抗原肽，再与新合成的 MHC-Ⅱ类分子形成抗原肽-MHC-Ⅱ类分子复合物运至 APC 表面递呈给 $CD4^+$ T 细胞。内源性抗原如病毒编码的蛋白质、肿瘤细胞表达的肿瘤抗原等，通过 MHC-Ⅰ类分子途径递呈。

T 细胞活化的双信号：第一信号来自 TCR 与抗原肽-MHC 分子的特异性结合。通过 CD3 分子传入 T 细胞内，CD4 和 CD8 分子作为辅助受体，分别识别 MHC-Ⅱ类和 MHC-Ⅰ类分子。第二信号即协同刺激信号，主要来自 APC 表达的 B7 分子与 T 细胞上 CD28 的结合。如仅有第一信号而无第二信号，则不仅不能激活 T 细胞，反而导致 T 细胞无能而凋亡。

2. T 细胞的增殖与分化

初始 T 细胞在双信号作用下表达多种细胞因子受体，并在细胞因子作用下，分化为效应 T 细胞。部分 T 细胞分化为长寿记忆 T 细胞。

3. 效应阶段

效应性 Tc 细胞再次接触带有特异性抗原的靶细胞发挥杀伤作用。Tc 杀伤靶细胞有两种机制，即细胞裂解和细胞凋亡。

（1）细胞裂解的过程。

1）CL 通过 TCR 特异性识别靶细胞表面的抗原肽-MHC-Ⅰ类分子复合物，同时两者表面黏附分子相互作用，导致 CL 与靶细胞紧密接触。

2）CL 通过颗粒胞吐释放穿孔素和颗粒酶，穿孔素在靶细胞膜上形成孔道。

3）当靶细胞膜上出现大量小孔后，水分子通过小孔进入靶细胞内，导致靶细胞裂解死亡。此外，CT 释放的颗粒酶也可通过穿孔素形成的孔道进入靶细胞，使之溶解破坏。

（2）细胞凋亡的机制。活化后的 CT 大量表达 FasL（Fas 配体），FasL 和靶细胞表面的 Fas 分子结合引发死亡信号的逐级转导，最终激活内源性 DNA 内切酶，使 DNA 断裂，导致靶细胞死亡。细胞免疫应答过程如图 16-4 所示。

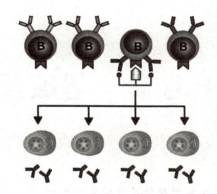

图 16-4 细胞免疫应答过程

二、细胞免疫的生物学效应

1. 抗感染作用

细胞免疫主要针对的是胞内感染的病原体，如病毒、细菌（结核分枝杆菌、麻风分枝杆菌、伤寒沙菌、真菌和原虫等）。通过 C 细胞杀死病原体感染的细胞，达到清除病原体的作用。

2. 抗肿瘤作用

CTL 可直接杀伤带有相应抗原的肿瘤细胞，多种细胞因子可增强巨噬细胞、NK 细胞的抗肿瘤作用。

3. 引起免疫病理损伤

如Ⅳ型超敏反应、移植排斥反应等。

负免疫应答是指免疫系统针对某种抗原产生的特异性无应答状态。在生理条件下，机体免疫系统对外来抗原产生正免疫应答，以清除病原体等抗原异物，对自身组织产生负免疫应答，避免发生自身免疫性疾病。

对负免疫应答的研究在医学上具有重要的意义。目前已知许多疾病的发生与机体免疫耐受的异常改变密切相关。例如，对自身组织耐受的终止可致自身免疫性疾病，对肿瘤细胞的耐受可致肿瘤的发生。因此，若能通过人为干预重建或终止耐受，将具有十分重要的临床意义。

目标测试

参考答案

第十七章 超敏反应

知识目标
1. 掌握超敏反应的概念及各型超敏反应的发病机理。
2. 熟悉临床上各种变态反应性疾病。

技能目标
能够掌握各种超敏反应的防治原则。

素质目标
培养学生不断探索的科学精神。

微课：超敏反应

案例导入
大家知道青霉素过敏性休克是什么原因吗？为何有的人吃了海鲜会皮肤红肿呢？这都是超敏反应惹的祸。为了弄清楚超敏反应，让我们来学习本章节内容。

超敏反应又称变态反应，是指机体受到某些抗原刺激时，发生的一种以机体生理紊乱或组织损伤为特征的病理性的特异性免疫应答，其本质是异型或病理性免疫应答。因此，其具有特异性和记忆性。引起超敏反应的抗原称为变应原。根据发生机制和临床特点，可将超敏反应分为Ⅰ型（速发型）、Ⅱ型（细胞毒型）、Ⅲ型（免疫复合物型）、Ⅳ型（迟发型）。其中，Ⅰ型、Ⅱ型、Ⅲ型超敏反应均由抗体介导，而Ⅳ型由效应T细胞介导。

第一节 Ⅰ型超敏反应

Ⅰ型超敏反应又称速发型超敏反应或过敏反应，是由特异性IgE抗体介导发生。其主要特征是发作快、消退快；以生理功能紊乱为主，一般无明显组织细胞损伤；有明显的个体差异和遗传倾向；易发生超敏反应者称为过敏体质。

一、发生机制

1. 致敏阶段
变应原通过不同途径（吸入、食入、注射、接触、叮咬等）进入机体，刺激机体产生

IgE 抗体，IgE 抗体称为反应素，主要由鼻咽、扁桃体、气管和胃肠道黏膜固有层中的浆细胞产生，这些部位也是变应原易于侵入的部位。通过其 Fc 段与肥大细胞和嗜碱性粒细胞表面的 IgEFc 受体(IgE-FcR)结合，使机体处于致敏状态，这种状态可持续数月以上。引起Ⅰ型超敏反应的变应原种类繁多，常见的有药物(如青霉素、链霉素、普鲁卡因等)、异种蛋白(如海鲜类)、寄生虫及其代谢产物、尘螨、真菌孢子粉、异种动物血清等。

2. 激发阶段

处于致敏状态的机体再次接触同一变应原时，变应原迅速与吸附在细胞上的 IgE 结合，使膜表面 IgE FcR 交联，并传递活化信号诱导致敏细胞脱颗粒，释放组胺、缓激肽、白三烯等生物活性介质。

3. 效应阶段

上述活性物质引起毛细血管扩张、通透性增加、腺体分泌增多、平滑肌收缩，从而产生各种过敏症状。在Ⅰ型超敏反应发生的早期，组织器官并无病理损伤，如能及时阻止变应原的刺激，给予对症处理，临床症状可迅速消退(图 17-1)。

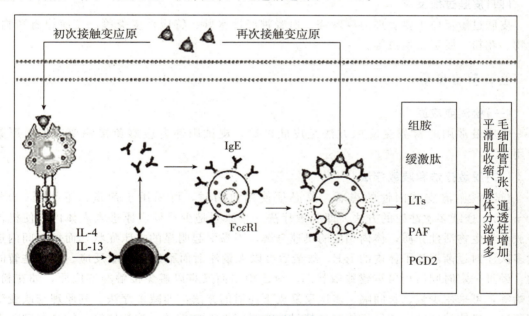

图 17-1 Ⅰ型超敏反应机制

二、临床常见疾病

(一)全身性过敏性反应

全身性过敏性反应是最严重的一种过敏反应，致敏者可在接触变应原数分钟内即出现胸闷、呼吸困难、面色苍白、出冷汗、脉搏加速、血压下降等症状，如抢救不及时，可致死亡。常见的有药物过敏性休克和血清过敏性休克。

1. 药物过敏性休克

药物过敏性休克以青霉素引发最为常见。此外，链霉素、先锋霉素、普鲁卡因和有机碘也可引起过敏性休克。青霉素降解产物、青霉烯酸或青霉噻唑酸作为半抗原与组织蛋白结合构成变应原。少数人在初次注射青霉素时就可发生过敏性休克，这可能与其曾经使用过青霉素污染的注射器等或吸入空气中青霉菌孢子使机体处于致敏状态有关。

2. 血清过敏性休克

临床用动物免疫血清治疗或紧急预防疾病时，有些患者可因再次注射同种动物免疫血清，出现过敏性休克，重者可致死亡。

(二)呼吸道过敏反应

过敏性鼻炎或过敏性哮喘是临床上常见的呼吸道过敏反应。变应原有花粉、真菌孢子、尘螨等，因吸入引起患者发病。

(三)消化道过敏反应

少数人食入鱼、虾、蛋、乳等食物后出现的呕吐、腹痛、腹泻等急性胃肠炎症状，严重者可发生过敏性休克。

(四)皮肤过敏反应

皮肤过敏反应主要表现为荨麻疹、血管神经性水肿、特应性皮炎等。变应原有药物、食物、花粉、肠道寄生虫等。

三、防治原则

(一)检测变应原

临床最常用的检测变应原方法是皮肤试验。皮试阳性者应避免接触变应原，严禁使用。

(二)脱敏疗法和减敏疗法

抗毒素血清皮试阳性的患者，又必须使用血清时，可采用小剂量、短间隔(20～30 min)、连续多次注射的方法，即脱敏疗法。其原理是少量变应原进入人体内，使机体释放少量生物活性介质，体内相应酶迅速分解，不易引起明显的临床症状，而短时间内连续多次注射逐渐消耗了体内的IgE，故最后可以大量注射而不发生过敏反应。脱敏是暂时的，经过一定时间后仍可重建致敏状态。对已检出而又难以避免接触的变应原，如花粉、尘螨等，可采用少量、长间隔、多次反复皮下注射的方法，即减敏疗法。其原理与改变变应原进入机体的途径、诱导机体产生特异性和封闭性IgG有关。该抗体能与结合在肥大细胞和嗜碱性粒细胞表面的IgE类抗体竞争进入体内，从而减轻过敏反应发生的程度。

(三)治疗原则

1. 抑制活性介质合成与释放

抑制活性介质合成与释放药物：阿司匹林能抑制环氧合酶，阻断前列腺素生成；肾上腺素和前列腺素E等能促进cAMP合成；色苷酸钠稳定细胞膜，使致敏细胞不能脱颗粒释放活性介质；甲基嘌呤和氨茶碱可阻止cAMP的分解，两者的作用均可使细胞内cAMP浓度升高，抑制致敏靶细胞脱颗粒释放生物活性介质。

2. 拮抗活性介质作用

苯海拉明、异丙嗪、氯苯那敏(扑尔敏)等抗组胺药，可通过与组胺竞争结合效应器官上的组胺受体而发挥拮抗组胺的作用，阿司匹林可拮抗缓激肽，多根皮苷酊磷酸盐可拮抗白三烯。

3. 改善效应器官反应性

肾上腺素可解除支气管平滑肌痉挛,减少腺体分泌并使外周毛细血管收缩,升高血压,可用于抢救过敏性休克。葡萄糖酸钙、氯化钙、维生素C可以缓解痉挛,降低毛细血管通透性和减轻皮肤黏膜的炎症反应。

第二节 Ⅱ型超敏反应

Ⅱ型超敏反应是在 IgG 或 IgM 抗体与靶细胞表面相应抗原结合后,在补体、吞噬细胞和 NK 细胞作用下发生的免疫病理反应,又称为细胞毒型或细胞溶解型超敏反应。Ⅱ型超敏反应的主要特征是溶解、破坏靶细胞。

一、发生机制

1. 靶细胞及表面抗原

靶细胞表面参与Ⅱ型超敏反应的抗原有细胞表面的固有抗原,如血型抗原;感染或外伤所至的自身改变的抗原;外来的抗原或半抗原吸附在细胞上,如药物半抗原吸附在血细胞上。

2. 效应机制

靶细胞表面抗原刺激机体产生 IgG、IgM 抗体,与细胞表面的相应抗原通过以下三种方式导致细胞溶解死亡、组织损伤:激活补体的溶细胞作用、吞噬细胞的调理吞噬作用、NK 细胞的 ADCC 作用(图 17-2)。

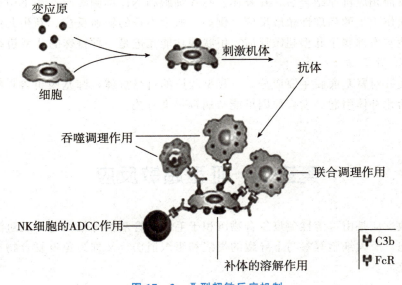

图 17-2 Ⅱ型超敏反应机制

二、临床常见疾病

1. 输血反应

多发生于 ABO 血型不符的输血。例如，将 A 型供血者的血误输给 B 型受血者，A 型红细胞表面的 A 抗原与受血者血清中的天然抗 A 抗体结合，激活补体溶解红细胞，发生溶血性输血反应。

2. 新生儿溶血症

母子间 Rh 血型不符是引起新生儿溶血的主要原因。血型为 Rh 的母亲因流产或分娩 Rh 血型的胎儿时，Rh 红细胞进入母体内产生了抗 Rh 抗体（IgG 类），当再次妊娠 Rh 血型的胎儿时，母体内的抗 Rh 抗体可通过胎盘进入胎儿体内，与胎儿 Rh 红细胞结合，使胎儿红细胞溶解破坏，引起流产或新生儿溶血症。产后 72 h 内给母体注射抗 Rh 抗体，可有效地预防再次妊娠时发生新生儿溶血症。

3. 药物过敏性血细胞减少症

药物作为半抗原吸附于红细胞、白细胞或血小板表面，刺激机体产生抗体而致血细胞破坏。如氨基比林引起的粒细胞减少症。药物引起的血细胞减少症属于Ⅱ型超敏反应。

超敏反应即异常的、过高的免疫应答，又称变态反应，是机体与抗原性物质在一定条件下相互作用，产生致敏淋巴细胞或特异性抗体，如与再次进入的抗原结合，可引起导致机体生理功能紊乱和组织损害的免疫病理反应。引起超敏反应的抗原性物质叫作变应原，可以是完全抗原（如异种动物血清、组织细胞、微生物、寄生虫、植物花粉、兽类皮毛等），也可以是半抗原（如青霉素、磺胺、非那西汀等药物，或生漆等低分子物质）；可以是外源性的，也可以是内源性的。超敏反应的临床表现多种多样，可因变应原的性质、进入机体的途径、参与因素、发生机制和个体反应性的差异而不同。

Ⅱ型超敏反应又称细胞溶解型超敏反应或细胞毒型超敏反应，是由 IgG 或 IgM 类抗体与靶细胞表面相应抗原结合后，在补体、吞噬细胞和 NK 细胞参与作用下引起的以细胞溶解或组织损伤为主的病理性超敏反应。例如，血型不符的输血反应、新生儿溶血反应和药物性溶血性贫血都属于Ⅱ型超敏反应。甲状腺功能亢进是一种特殊的Ⅱ型超敏反应。

4. 肺出血-肾炎综合征

患者产生针对肾基底膜主要成分——Ⅳ型胶原的自身抗体，肺基膜也含Ⅳ型胶原，抗原抗体结合活化补体引起。发病原因可能与病毒感染有关。

第三节　Ⅲ型超敏反应

Ⅲ型超敏反应是由可溶性免疫复合物沉积于毛细血管基膜等处引起，通过激活补体并在中性粒细胞、肥大细胞等参与下导致的炎症和组织损伤，又称为免疫复合物型或血管炎症型超敏反应。

一、可溶性免疫复合物的形成与沉积

体内形成的抗原-抗体免疫复合物又称免疫复合物(IC),是经常发生的,但大多数情况下可被机体及时清除,不会导致组织损伤。当可溶性抗原在体内持续存在时(如乙肝病毒表面抗原的持续存在),刺激机体产生 IgG、IgM 或 IgA,且当抗原量略多于抗体量时,可形成中等大小、可溶性的 IC,不能被机体及时清除。而沉积在血流缓慢、血管迂回曲折部位的血管基底膜,可激活补体引起组织损伤。

二、补体被激活后引起组织损伤的机制

1. 补体作用

IC 通过经典途径激活补体,产生补体裂解片段 C3a 和 C5a,后者可与肥大细胞、嗜碱性粒细胞上的受体结合,使其释放组胺等生物活性介质,最终使血管通透性增加、组织水肿。

2. 中性粒细胞的作用

C5a 对中性粒细胞有很强的趋化活性,并可刺激中性粒细胞产生氧自由基、前列腺素和花生四烯酸等。

3. 血小板的作用

肥大细胞、嗜碱性粒细胞活化释放的血小板活化因子(PAF),可活化聚集血小板,形成血栓,导致局部组织缺血性坏死。血小板活化释放出的血管活性胺类物质,还加重局部水肿(图17-3)。

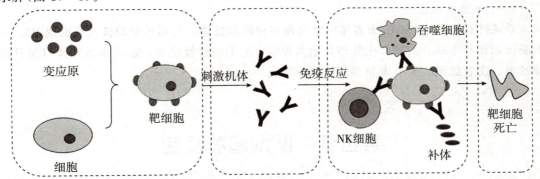

图 17-3 Ⅲ型超敏反应机制

三、临床常见疾病

(一)局部免疫复合物病

1. Arthus 反应

Arthus 反应是一种试验性皮肤局部的Ⅲ型过敏反应。1903年,阿瑟斯(Arthus)发现用马血清经皮下反复免疫家兔数周后,当再次注射马血清时,可在局部出现红肿、出血和坏死等剧烈炎症反应,即 Arthus 反应。

2. 类 Arthus 反应

胰岛素依赖型糖尿病患者,因局部反复注射胰岛素后刺激机体产生相应的 IgG 抗体,再次注射胰岛素即可在注射局部出现红肿、出血和坏死,称为类 Arthus 反应。

(二)全身免疫复合物病

1. 血清病

通常,在初次接受大剂量抗毒素血清(如含破伤风抗毒素的马血清)1~2 周后,出现发炎、皮疹、关节肿痛、全身淋巴结肿大、一过性尿蛋白等症状。其发病原因是体内马血清尚未清除就产生了相应抗体,两者结合形成中等大小的可溶性循环免疫复合物。该病为自限性,停用异种血清后可自然恢复。长期应用青霉素、磺胺等药物也可能出现类似症状。

血清病一般发生于 A 族溶血性链球菌感染后 2~3 周,体内产生抗链球菌抗体与链球菌可溶性抗原,如 M 蛋白。

2. 链球菌感染后肾小球肾炎

一般发生于 A 族溶血性链球菌感染后 2~3 周,由体内产生的相应抗体与链球菌可溶性抗原(如 M 蛋白)结合后沉积在肾小球基底膜所致。其他病原体如乙肝病毒、疟原虫等感染也可引起免疫复合物型肾炎。

3. 类风湿关节炎

可能因病毒感染等因素使体内 IgG 分子变性,变性的 IgG 分子作为自身抗原,刺激机体产生抗变性 IgG 的自身抗体(IgM 类为主),临床上称类风湿因子,两者结合形成免疫复合物,沉积在小关节滑膜,引起类风湿关节炎。

4. 系统性红斑狼疮

系统性红斑狼疮(SLE)患者体内常出现多种抗核抗体,与循环中的核抗原形成 IC,并不断沉积在肾小球、关节、皮肤和其他多种器官的毛细血管壁中,通过激活补体引起肾小球肾炎、皮肤红斑、关节炎和多部位的脉管炎。

第四节　Ⅳ型超敏反应

Ⅳ型超敏反应是由 T 细胞参与的一种细胞免疫应答,是以单个核细胞浸润和组织损伤为主要特征的炎症反应,发生机制与细胞免疫一致。不同的是,Ⅳ型超敏反应主要引起组织损伤,而细胞免疫以清除抗原为主。因反应发生较慢,又称为迟发型超敏反应。

一、发生机制

(一)抗原与相关细胞

引起Ⅳ型超敏反应的抗原主要是胞内寄生菌、病毒、寄生虫等,这些抗原经 APC 摄取、加工、递呈给 $CD4^+T_{H1}$ 或 $CD8^+CTL$,使之活化并分化为效应性的 $CD4^+T_{H1}$ 或 $CD8^+CTL$,再次接触变应原,引起Ⅳ型超敏反应。

(二) T细胞介导的炎症反应和组织损伤

1. CD4$^+$T$_{H1}$介导的炎症反应和组织损伤

效应性CD4$^+$T$_{H1}$再次接触变应原，释放各种细胞因子，如TNF、IFN-γ、IFN-α、IL-3等引起以淋巴细胞单核浸润为主的炎症反应。

2. CD8$^+$CTL介导的细胞毒作用

活化后CD8$^+$CTL细胞通过分泌穿孔素和颗粒酶，杀伤靶细胞，或C细胞表面表达的高水平FasL与靶细胞表面的Fas相互识别，使靶细胞发生细胞凋亡（图17-4）。

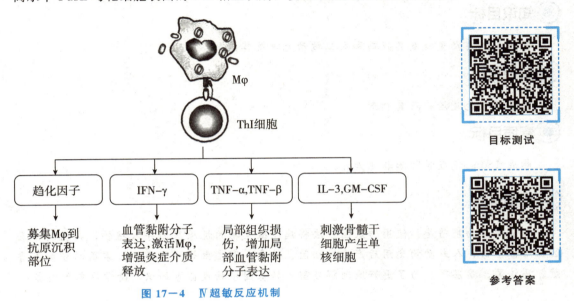

图17-4 Ⅳ超敏反应机制

二、Ⅳ型超敏反应的常见疾病

1. 传染性迟发型超敏反应

传染性迟发型超敏反应多发生于胞内寄生感染，这种超敏反应是在感染过程中发生的，且发生缓慢，故称为传染性迟发型超敏反应。如肺结核患者的干酪样坏死、麻风患者的皮肤肉芽肿等病变均为传染性迟发型超敏反应的表现。

2. 接触性迟发型超敏反应

接触性皮炎是典型的接触性迟发型超敏反应。一些小分子半抗原化学物质如油漆、化妆品、青霉素等首次与皮肤接触后，与角质蛋白结合成完全抗原使机体致敏。当机体再次接触相同变应原时，接触的局部皮肤可在24 h后发生皮炎，48～96 h炎症达到高峰，局部皮肤呈现红斑、水疱，严重者甚至发生剥脱性皮炎。

3. 移植排斥反应

器官移植时由于供者与受者的HLA不同，在移植后2周左右，受者体内形成效应T细胞，与移植的组织器官发生Ⅳ型超敏反应，使移植的组织器官发生坏死、脱落。移植排斥反应发生的速度和程度同供者与受者之间HLA配型有关，配型相差越远，则排斥反应越快、越严重。

第十八章　免疫学防治

知识目标

掌握人工自动免疫及其疫苗和人工被动免疫及其制剂。

技能目标

能够掌握免疫治疗及其制剂。

素质目标

养成良好的免疫学防治职业素养。

案例导入

转基因植物疫苗是指使用转基因方法将病原微生物的抗原基因导入植物，在植物中表达出活性蛋白，人或动物食用后产生对细菌、病毒、寄生虫等的免疫力。常用的植物有香蕉、马铃薯、番茄等。为了更好地理解疫苗、转基因植物疫苗等知识，请学习本章内容。

免疫学防治的理论基础是体内特异性抗体或活化的免疫细胞能有效地结合、中和、清除入侵体内的病原体或毒素。机体特异性免疫的获得方式有两种，即人工免疫和自然免疫。

第一节　免疫预防

微课：免疫预防

免疫预防是指应用人工免疫的方法使机体获得特异性免疫力，防止传染病的发生。免疫预防有人工自动免疫和人工被动免疫两种方法（表18-1）。前者是用疫苗等抗原物质接种于机体，使之产生特异性免疫，从而预防传染病；后者是指机体直接接受抗体或淋巴因子所获得的免疫。

表18-1　人工自动免疫与人工被动免疫的比较

项目	人工自动免疫	人工被动免疫
输入物质	抗原	抗体
产生免疫力时间	慢（2~3周）	快（输注即生效）

续表

项目	人工自动免疫	人工被动免疫
免疫力维持时间	数月至数年	2～3周
主要用途	预防	治疗或紧急预防

一、疫苗的基本要求

免疫预防的主要措施是疫苗接种,细菌性制剂、病毒性制剂和类毒素统称为疫苗。用于预防接种的疫苗要满足下列要求。

1. 安全性

疫苗用于健康人群,特别是婴幼儿,因此疫苗的安全性尤为重要。对于致病性很强的病原微生物必须彻底灭活,减毒活疫苗必须遗传性稳定、无恢复突变和无致癌性。

2. 有效性

疫苗应该具有很强的免疫原性,接种后要使大多数人获得保护性免疫。当模拟自然感染途径接种时除引起特异性体液免疫和细胞免疫外,还可引起黏膜免疫。

3. 实用性

在保证安全有效的前提下,要求疫苗接种程序尽量简化、易于保藏和运输、价格低。

二、人工自动免疫

人工自动免疫就是用各种疫苗接种于机体,使其产生特异性免疫,从而预防传染病的措施。其特点是免疫力产生慢,但维持时间长,多用于预防传染病。随着免疫学理论与技术的发展,人工自动免疫已从单纯预防急性传染病领域向预防非传染病领域发展,从免疫预防向免疫治疗发展。人工自动免疫的制剂有以下几种。

1. 灭活疫苗

灭活疫苗又称死疫苗,是用抗原性很强的病原体微生物,经人工大量培养后,用理化方法灭活制成。为维持体内抗体水平,需反复接种灭活疫苗,而且只能诱导体液免疫应答,免疫效果具有一定的局限性。

2. 减毒活疫苗

减毒活疫苗是用无毒或高度减毒的活病原微生物加工制成的疫苗,又称活疫苗。接种活疫苗,类似自然感染,微生物在体内有一定的繁殖力,并持续刺激机体引起免疫应答,故免疫效果较灭活疫苗好,如卡介苗、麻疹疫苗等。其缺点是存在毒力返祖的危险,需警惕。免疫缺陷病患者和孕妇一般不宜接种减毒活疫苗。灭活疫苗与减毒活疫苗的比较见表18-2。

表18-2 灭活疫苗与减毒活疫苗的比较

项目	灭活疫苗	减毒活疫苗
制剂特点	灭活的强毒株	无毒株或弱毒株
接种量及次数	较大,2～3次	较小,1次
保存及有效期	易保存,1年	不易保存,4℃数周
免疫效果	较差,维持数月～2年	较好,维持3～5年甚至更长

3. 类毒素

细菌外毒素经 0.3%～0.4% 甲醛处理后，丧失毒性，但保留免疫原性，称为类毒素。类毒素接种后能刺激机体产生抗毒素，如破伤风类毒素、白喉类毒素等。

4. 亚单位疫苗

去除病原微生物体内与免疫无关或有害的部分，保留有效的抗原组分即亚单位疫苗。亚单位疫苗副作用小，如肺炎球菌多糖疫苗、无细胞百日咳疫苗等。

5. 基因工程疫苗

将病原微生物中编码保护性抗原基因（目的基因）与表达载体重组，注射体内可转染宿主细胞，表达产生大量的抗原，由此制备的疫苗称为基因工程疫苗，如乙肝基因工程疫苗。

6. DNA 疫苗

将病原微生物中编码保护性抗原基因（目的基因）与细菌质粒重组，注射体内可转染宿主细胞并表达相应的目的蛋白，刺激机体产生特异性免疫应答，称为 DNA 疫苗。

三、人工被动免疫

人工被动免疫是指给人体直接注射特异性抗体或淋巴因子，使其立刻获得免疫力，用来紧急治疗或预防感染的措施。其特点是立即获得免疫力，但维持的时间短。用于人工被动免疫的制剂有以下三种。

1. 抗毒素

抗毒素用于外毒素所致疾病的紧急治疗或预防，如白喉抗毒素、破伤风抗毒素等。使用时要注意防止超敏反应发生。抗毒素是用类毒素反复免疫马等动物，待其产生大量抗体（抗毒素）后，采血并分离血清获得，主要用于制造抗毒素。

2. 人免疫球蛋白

人免疫球蛋白包括从正常人血浆中提取的血浆丙种球蛋白和从健康产妇胎盘血中提取的胎盘丙种球蛋白。因为成年人曾隐性或显性感染过各种病原微生物，如麻疹病毒、脊髓灰质炎病毒、甲型肝炎病毒等，所以体内有多种 IgG 类抗体，用其制备的人免疫球蛋白可用于上述疾病的治疗或紧急预防。

3. 细胞因子和单克隆抗体制剂

细胞因子和单克隆抗体制剂是近年来研制的新型免疫治疗制剂，是对恶性肿瘤和病毒性疾病有效的治疗方法。

四、计划免疫

计划免疫是指有计划地进行预防接种。其措施是根据人群的免疫状况和传染病的流行情况，以及各种生物制品的性能和免疫期限，科学地安排接种对象和时间。小儿计划免疫是根据儿童的免疫特点和传染病发生的情况制定的免疫程序。利用安全有效的疫苗对不同年龄的儿童进行有计划的预防接种，可以提高儿童的免疫水平，达到控制和消灭传染病的目的。我国推荐的儿童免疫程序见表 18－3。

表18-3 国家免疫规划疫苗儿童免疫程序表（2021年版）

可预防疾病	疫苗种类	接种途径	剂量	英文缩写	接种年龄															
					出生时	1月	2月	3月	4月	5月	6月	8月	9月	18月	2岁	3岁	4岁	5岁	6岁
乙型病毒性肝炎	乙肝疫苗	肌内注射	10或20 μg	HepB	1	2					3								
结核病[1]	卡介苗	皮内注射	0.1 mL	BCG	1														
脊髓灰质炎	脊灰灭活疫苗	肌内注射	0.5 mL	IPV			1	2											
脊髓灰质炎	脊灰减毒活疫苗	口服	1粒或2滴	bOPV					3								4		
百日咳、白喉、破伤风	百白破疫苗	肌内注射	0.5 mL	DTaP				1	2	3				4					
白喉、破伤风	白破疫苗	肌内注射	0.5 mL	DT															5
麻疹、风疹、流行性腮腺炎	麻腮风疫苗	皮下注射	0.5 mL	MMR								1		2					
流行性乙型脑炎[2]	乙脑减毒活疫苗	皮下注射	0.5 mL	JE-L								1			2				
流行性乙型脑炎[2]	乙脑灭活疫苗	肌内注射	0.5 mL	JE-I								1,2			3,4				
流行性脑脊髓膜炎	A群流脑多糖疫苗	皮下注射	0.5 mL	MPSV-A							1		2						
流行性脑脊髓膜炎	A群C群流脑多糖疫苗	皮下注射	0.5 mL	MPSV-AC												3			4
甲型病毒性肝炎[3]	甲肝减毒活疫苗	皮下注射	0.5或1.0 mL	HepA-L										1					
甲型病毒性肝炎[3]	甲肝灭活疫苗	肌内注射	0.5 mL	HepA-I										1	2				

注：1. 主要指结核性脑膜炎、粟粒性肺结核等。
2. 选择乙脑减毒活疫苗接种时，采用两剂次接种程序。选择乙脑灭活疫苗接种时，采用四剂次接种程序；乙脑灭活疫苗第1、第2剂间隔7～10 d。
3. 选择甲肝减毒活疫苗接种时，采用一剂次接种程序。选择甲肝灭活疫苗接种时，采用两剂次接种程序。

国家免疫规划疫苗儿童免疫程序说明

第二节 免疫治疗

免疫治疗是针对疾病的发病机制及其与免疫病理关系,通过调理机体的免疫功能而达到治疗效果的治疗方法。

一、免疫分子治疗

免疫分子治疗是指给机体输入免疫分子制剂,调节机体的特异性免疫应答。用于免疫分子治疗的制剂包括多克隆抗体和单克隆抗体及基因工程抗体等。

1. 多克隆抗体

多克隆抗体是指用传统方法免疫动物制备的免疫血清制剂,包括抗病原微生物的免疫血清(抗毒素)和抗淋巴细胞的免疫球蛋白。前者用来治疗或紧急预防病原微生物的感染;后者主要用来治疗器官移植排斥反应及自身免疫性疾病。

2. 单克隆抗体及基因工程抗体

近年来,人源化抗体和全人单克隆抗体已经全面用于人体的免疫治疗,取得良好的治疗效果。治疗的疾病包括抗淋巴细胞表面分子的单抗,如抗 CD3 单抗治疗器官移植排斥反应;抗细胞因子单抗,如抗 TNF-α 单抗用于治疗类风湿关节炎;抗体靶向治疗,如肿瘤特异性单抗标记毒素或核素后用于肿瘤的靶向治疗。

二、细胞因子治疗

各种重组细胞因子已广泛应用于临床各种疾病的治疗。

1. 外源性细胞因子

利用重组的细胞因子刺激机体提高免疫细胞数量和提高细胞功能。如 EPO 可以提高机体造血功能和红细胞数量;IL-2 不仅可以增加淋巴细胞数量,还可以增强淋巴细胞的活性。

2. 细胞因子拮抗疗法

通过直接与细胞因子结合或与其受体结合来阻断细胞因子的作用。如用重组可溶性 IL-1 受体可抑制器官移植排斥反应。

三、细胞治疗

细胞治疗是指给机体输入人细胞制剂,以增强机体的免疫应答能力。目前,常用的细胞治疗有过继免疫治疗和造血干细胞治疗。

1. 过继免疫治疗

过继免疫治疗是指将自体的淋巴细胞在体外扩增、激活后再输回体内,可激发机体的抗肿瘤免疫效应或直接杀死肿瘤细胞。如目前临床常用的细胞因子诱导的杀伤细胞(CK)就是外周血淋巴细胞经 IFN-γ、IL-2、抗 CD3 单抗等多种细胞因子诱导增殖后的活性淋巴细胞,对杀伤肿瘤细胞有一定疗效。

2. 造血干细胞治疗

干细胞是具有多种分化功能和自我更新能力的细胞,在适宜的培养条件下可分化为多种组织细胞。目前,造血干细胞移植已经成为治疗白血病、自身免疫性疾病和进行各种组织修复性治疗的重要手段。造血干细胞的来源有骨髓、外周血和脐带血,可以是自体的,也可以是异体的,但异体造血干细胞必须符合 HLA 配型方可使用。

目标测试

参考答案

第十九章 免疫学检测

知识目标

掌握抗原抗体反应的特点和类型。

技能目标

能够掌握免疫细胞功能的检查方法。

素质目标

培养学生养成良好的免疫学职业素养。

案例导入

什么是免疫学检测？其在临床医学上起到什么作用？为了能很好地回答此问题，我们来学习本章内容。

微课：检测抗原或抗体的体外试验

免疫学检测是以免疫学原理为基础，检测与疾病相关的抗原、抗体、免疫细胞、细胞因子及其功能等的试验方法，还可进行体液中微量物质如激素、酶、血浆蛋白、药物的检测。免疫学检测技术在临床诊断、病情分析、治疗和判断预后等领域得到广泛应用。新技术不断更新和发展，新方法层出不穷。

第一节 抗原抗体反应

一、抗原抗体反应的特点

1. 高度特异性

抗原抗体结合反应具有高度特异性，这种高度特异性的分子基础是抗原分子上的抗原表位和抗体分子中超变区（CDR）在分子结构上高度互补。抗原抗体分子结构互补性越高，抗原抗体间的特异性越强、亲和力也越高，借此可用已知抗原或抗体检测未知抗体或抗原。但当有共同抗原时，会出现交叉反应。

2. 可逆性

抗原抗体间的结合具有可逆性，即抗原抗体结合形成抗原-抗体免疫复合物后，在一定条件下又可解离为游离的抗原和抗体。这是因为抗原抗体间的结合不是以共价键结合的。

3. 可见性

当抗原抗体两者的浓度比例适当时,抗原抗体结合形成的抗原-抗体免疫复合物具有可见性,出现肉眼可见的现象,借此建立了多种检测抗原或抗体的方法。

4. 抗原抗体反应影响因素

抗原抗体反应受反应物自身因素(如抗原的理化性质,表面决定簇的种类、数目等)、电解质、酸碱度、温度等因素的影响。一般的抗原抗体反应处于以下环境条件下较好。

(1)电解质:抗原抗体反应时常用0.85% NaCl或各种缓冲液作为抗原及抗体的稀释液。

(2)酸碱度:抗原抗体反应一般在pH值为6~9时进行。

(3)温度:一般为15~40 ℃,常用反应温度为37 ℃,如高于56 ℃,可导致已结合的抗原抗体解离,甚至变性或破坏。

(4)振荡:适当振荡也可加速反应。

二、抗原抗体反应的种类

1. 凝集反应

颗粒性抗原(如细菌、细胞)与相应抗体结合时,在一定条件下,出现肉眼可见的凝集物,参加凝集反应的抗原称为凝集原,抗体称为凝集素(图19-1)。

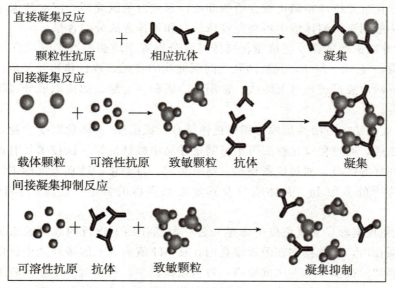

图19-1 凝集反应原理

(1)直接凝集反应。颗粒性抗原与相应抗体直接结合所出现的凝集现象,主要有玻片法和试管法。玻片法为定性试验,常用已知抗体检测未知抗原,如鉴定ABO血型等;试管法多用已知抗原检测血清中相应抗体的量,属于半定量试验,如临床上用于辅助诊断伤寒、副伤寒的肥达氏反应。

(2)间接凝集反应。先将可溶性抗原或抗体吸附于微球载体(如 Rh-O 型红细胞、聚苯乙烯乳胶颗粒等)上形成免疫微球,再与相应抗体或抗原进行凝集反应,称为间接凝集反应或被动凝集。若用已知抗原吸附于载体上测未知抗体,称为正向间接凝集反应。若用已知抗体吸附于载体上测未知抗原,称为反向间接凝集反应。如果用红细胞作为载体,称为血凝试验。

(3)协同凝集试验。利用金黄色葡萄球菌细胞壁的葡萄球菌 A 蛋白(SPA)能与人及哺乳动物 IgG 的 Fc 段结合,其 Fab 段仍能与特异性抗原结合并出现凝集现象原理,以金黄色葡萄球菌载体建立的间接凝集反应称为协同凝集试验。本试验可用于检测脑脊液、血液和其他分泌液中的微量抗原,如流脑、菌痢等的早期诊断。

(4)抗球蛋白试验。抗球蛋白试验又称 Coombs 试验,可分为直接法和间接法。前者用于检测结合状态的不完全抗体,如新生儿溶血症自身免疫溶血性贫血等的检测;后者用于检测血清中游离的不完全抗体,如母体 Rh 抗体的检测。

2. 沉淀反应

可溶性抗原(病毒抗原、细菌毒素或组织浸液)与相应抗体结合时,在一定的条件下,可出现肉眼可见的沉淀物质,称为沉淀反应。参与沉淀反应的抗原称为沉淀原,抗体称为沉淀素。沉淀反应包括琼脂扩散试验、免疫比浊法、环状沉淀试验、絮状沉淀试验等。目前以前两种方法较常用。因此,以下重点介绍单向琼脂扩散试验、双向琼脂扩散试验、免疫比浊法(免疫浊度法),考虑到对流免疫电泳在实际中应用也较多,以下也加以阐述。

(1)单向琼脂扩散试验。将一定量的抗体混匀在琼脂凝胶中,加待测抗原于孔中,置湿盒内扩散,在抗原抗体相遇比例合适的部位,形成白色沉淀环。沉淀环大小与抗原浓度呈正相关。一般用于检测体液中各类免疫球蛋白和补体各成分的含量。

(2)双向琼脂扩散试验。把抗原、抗体溶液分别置于琼脂凝胶上对应孔中,置湿盒内两者相互扩散,经 18~24 h,观察两孔之间沉淀线的有无、数目和相互关系。不同抗原抗体系统可在不同位置形成各自沉淀线。常用来分析和鉴定复杂的抗原成分或测定抗原、抗体相对浓度等。

(3)免疫比浊法。可溶性抗原与相应抗体结合形成抗原-抗体免疫复合物,在反应液体系中可出现浊度,通过免疫比浊法可定量测定样品中微量抗原。该技术具有速度快、敏感性高、稳定性好等优点,通过仪器检测,结果客观、自动化,适宜大批标本的检测;还可同时测定血清中的多种 Ig、补体成分及其他血浆蛋白的含量。已逐渐被有条件的医院采用。

(4)对流免疫电泳。对流免疫电泳是一种在电场作用下进行的双向琼脂扩散试验,抗原加在阴极端孔内,将抗体加在阳极端孔内,在 pH 值为 8.6 的缓冲液中抗原带负电荷较多,向阳极移动。抗体等电点比抗原高,带负电荷较少,且相对分子质量较大,在电渗作用下向阴极移动。这样抗原抗体在两孔间相遇即可形成沉淀线。本法敏感度是普通双向琼脂扩散的 10~16 倍,只需 1 h 即可出结果。对流免疫电泳常用于一些病原微生物抗原的检测,作为某些传染病早期的辅助诊断方法。

3. 免疫标记技术

用示踪物(如荧光素、放射性核素、酶及化学发光物质等)标记抗体或抗原后,再进行抗原抗体反应,放大了反应信号,是目前应用最广泛的免疫学检测技术。此技术同时具有抗原抗体反应特异性强和示踪物敏感性高的优点，可定性和定量，也可定位观察抗原、抗体及免疫复合物在组织细胞中的分布图(图19－2)。

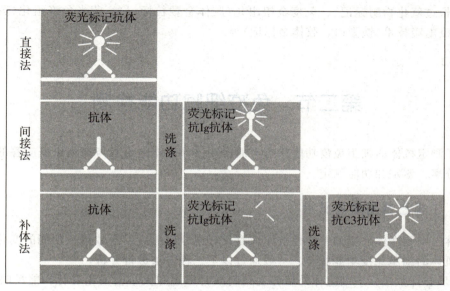

图19－2 免疫标记技术原理

(1)免疫荧光技术：用荧光素标记抗原或抗体，与相应的抗体或抗原反应，在光学显微镜下观察结果。常用的荧光素有异硫氰酸荧光素(FTC)和藻红蛋白。前者发黄绿色荧光；后者发红色荧光。免疫荧光技术包括直接法和间接法。前者用于检测标本中的抗原；后者既可检测抗原又可检测抗体。

(2)放射免疫分析(RIA)：用放射性核素标记抗原或抗体，通过射线分析检测免疫反应，检测的灵敏度可达 pg/mL 水平，常用于标记抗原的放射性同位素有 ^{3}H、^{125}I、^{131}I 等，^{3}H 可以置换有机化合物中的氢，且不影响原有化学性质。^{3}H 半衰期长、能量低，便于防护，常用的标记化合物有 ^{3}H 环磷酸鸟苷、^{3}H 环磷酸腺苷、^{3}H 睾酮等。^{125}I 和 ^{131}I 原子的化学性质比较活泼，标记方法简便，多肽、蛋白质或小分子半抗原均可进行碘标记。有些半抗原不能直接用碘标记，常常接上一个酪氨酸再以碘标记，以减少标记抗原免疫化学活性的损失。常用的偶联试剂有碳化二亚胺类、异噁唑盐类、烷基氯甲酸酯类、二异氰酸盐类及亚氨酸酯等。该技术常用于人体各种微量蛋白质、激素、药物和肿瘤标志物的定量分析；缺点是设备要求高，有一定的放射性污染。

(3)酶免疫分析：用酶标记抗体或抗原，将抗原抗体反应的特异性与酶催化作用的高效性相结合，通过酶催化底物后的显色程度来判断结果。常用的有辣根过氧化物酶(HRP)和碱性磷酸酶(AP)等。其中，酶联免疫吸附试验(ELSA)是酶免疫分析技术中应用最广泛的技术。可定性、定量测定，敏感度可达 ng/mL 甚至 pg/mL 的水平。常用的基本方法包括：双抗体夹心法，用来检测特异性抗原，将已知抗体包被在固相载体表面，加入待测抗原标本，洗去未结合部分，再加入该抗原特异的酶标抗体，洗涤，加底物显色；间接法，用于检测特异性抗体，用已知抗原包被固相，加入待测标本，再加酶标记的二抗，加底物显色。

(4)免疫组织化学技术：用标志物标记的抗体与组织切片或其他标本中的抗原反应，结合形态学检查，对抗原进行定性、定量、定位检测的技术。常用的基本方法包括酶免疫组化(辣根过氧化物酶标记)、免疫金银组化(胶体金颗粒标记)、荧光免疫组化(荧光素标记)、免疫电镜技术(铁蛋白、胶体金标记)等。

第二节 免疫细胞功能检测

为了测定机体的细胞免疫功能状态，通常在体外或体内对参与细胞免疫应答的免疫细胞进行分离、鉴定和功能测定。

一、T淋巴细胞增殖试验

T淋巴细胞在体外受到特异性抗原或有丝分裂原刺激后发生数量、功能的变化，借此可评价机体的细胞免疫功能状态。一般通过以下三种方法进行分析。

(1)形态计数法：T细胞体外培养受到刺激时形态和大小会发生变化，能反映T细胞的活力。

(2)H-TdR掺入法：T细胞体外增殖时会摄取H-TdR，增殖水平越高，摄入量越多，通过液闪仪测定T细胞摄取H-TdR多少反映其增殖能力。

(3)MT比色法：T细胞增殖时摄取MT，增殖水平越高，摄入量越多，通过酶标仪测定T细胞摄取MT多少反映其增殖能力。此方法简单易行，无核污染，但灵敏度比较低。

二、迟发型超敏反应(DTH)的检测

DTH是体内检测细胞免疫功能简单易行的皮肤试验方法。其原理是抗原刺激机体产生免疫应答后再用相同抗原做皮肤试验可导致DTH，典型例子是结核菌素试验。

三、B细胞功能测定

1. 抗体形成细胞测定

用绵羊红细胞(SRBC)免疫动物，4 d后取动物的脾脏，分离B细胞，与SRBC适量混合后加入琼脂糖平皿中，抗体形成细胞(AFC)分泌的抗体与SRBC结合，在补体参与下SRBC溶解，出现溶血空斑，一个空斑代表一个AFC，通过空斑数量反映机体的抗体产生能力。

2. Ig含量测定

通过测定体内免疫球蛋白(Ig)含量，如IgG、IgM和IgA等，评价机体B细胞的抗体生成能力。所用的方法有ELISA、单向琼脂扩散法和速率比浊法等。

四、细胞毒性试验

1. 乳酸脱氢酶释放试验

乳酸脱氢酶释放试验用来测定 NK 细胞和 CT 细胞的杀伤活性,原理是乳酸脱氢酶(LDH)存在于细胞内,正常情况下不能透过细胞膜,当细胞受到损伤时,LDH 可从细胞内释放到培养液中,用分光光度计测定培养液中 LDH 的含量,可间接反映效应细胞(如 NK)的杀伤活性。

2. 细胞染色法

用台盼蓝进行细胞染色时,由于活细胞抗染而不着色,而损伤细胞因膜通透性增加,染料可进入细胞并将其染成蓝色,通过死细胞的数量,可判断细胞的死亡率。

五、巨噬细胞吞噬功能测定

巨噬细胞吞噬试验是将待测巨噬细胞与某种可被吞噬的颗粒性物质(如鸡红细胞)混合温浴后,颗粒物质被吞噬,根据吞噬百分率可反映巨噬细胞的吞噬能力。

目标测试

参考答案

医学免疫学课程素养

第四篇

未来的应用微生物与免疫学

当全书即将掩卷之时，恰逢应用微生物与免疫学发展的大好时机。因此，再写一篇展望未来微生物学前景作为结束语，既切题又有必要，它可扩大青年学子的知识面，启发和引导他们去思考、去实践、去追求、去奋斗，即使有一定难度，还是值得尝试的。

知识链接：微生物在解决人类面临的五大危机中的作用

微课：微生物在解决人类面临的五大危机中的作用

目标测试（微生物在解决人类面临的五大危机中的作用）

参考答案（微生物在解决人类面临的五大危机中的作用）

微课：新技术新方法在微生物学发展中的广泛应用

附　录

附录 1　革兰氏染色法操作考核评分标准

附录 2　职业院校学生专业技能大赛(高职组)
鸡新城疫抗体水平测定赛项竞赛规程

附录 3　2024一带一路暨金砖国家技能发展
与技术创新首届生物制品检验技术职业技能
赛项(BRICS2024—ST－031 高职组)

附录 4　菌种传代与复苏

附录 5　菌种的保藏方法

参 考 文 献

[1] 周德庆. 微生物学教程[M]. 北京：高等教育出版社，1993.
[2] Prescott L M, Harley J P, Klein D A. 微生物学[M]. 5 版. 沈萍，彭珍荣，译. 北京：高等教育出版社，2000.
[3] 李阜棣，胡正嘉. 微生物学[M]. 5 版. 北京：中国农业出版社，2000.
[4] 黄秀梨. 微生物学[M]. 北京：高等教育出版社，1998.
[5] 施莱杰. 普通微生物学[M]. 陆卫平，周德庆，郭杰炎，等，译. 上海：复旦大学出版社，1990.
[6] 武汉大学、复旦大学生物系微生物学教研室. 微生物学[M]. 2 版. 北京：高等教育出版社，1987.
[7] 国家自然科学基金委员会. 细胞生物学(自然科学学科发展战略调研报告)[M]. 北京：科学出版社，1996.
[8] 翟中和. 生命科学和生物技术[M]. 济南：山东教育出版社，2000.
[9] 谢正旸，吴挹芳. 现代微生物培养基和试剂手册[M]. 福州：福建科学技术出版社，1994.
[10] 陈声明，贾小明，赵宇华. 经济微生物学[M]. 成都：成都科技大学出版社，1997.
[11] 周德庆. 微生物学实验手册[M]. 上海：上海科学技术出版社，1986.
[12] 祖若夫，胡宝龙，周德庆. 微生物学实验教程[M]. 上海：复旦大学出版社，1993.
[13] 焦瑞身，周德庆. 微生物生理代谢实验技术[M]. 北京：科学出版社，1990.
[14] 褚志义. 生物合成药物学[M]. 北京：化学工业出版社，2000.
[15] 裘维蕃. 菌物学大全[M]. 北京：科学出版社，1998.
[16] 卢礼亚，丹尼尔，巴尔梯摩. 普通病毒学[M]. 王顺德，周德庆，等，译. 上海：上海科学技术出版社，1987.
[17] 李季伦，张伟心，杨启瑞，等. 微生物生理学[M]. 北京：北京农业大学出版社，1993.
[18] 卫扬保. 微生物生理学[M]. 北京：高等教育出版社，1989.
[19] 盛祖嘉. 微生物遗传学[M]. 2 版. 北京：科学出版社，1993.
[20] 盛祖嘉，沈仁权. 分子遗传学[M]. 上海：复旦大学出版社，1988.
[21] 沈萍. 微生物遗传学[M]. 武汉：武汉大学出版社，1995.
[22] 高东. 微生物遗传学[M]. 济南：山东大学出版社，1996.
[23] 李阜棣. 土壤微生物学[M]. 北京：中国农业出版社，1996.
[24] 杨洁彬，郭兴华，李芳，等. 乳酸菌——生物学基础及应用[M]. 北京：中国轻工业出版社，1996.

[25] 瞿礼嘉,顾红雅,胡苹,等. 现代生物技术导论[M]. 北京:高等教育出版社,1998.
[26] 郑武飞. 医学免疫学[M]. 北京:人民卫生出版社,1989.
[27] 刘如林. 微生物工程概论[M]. 天津:南开大学出版社,1995.
[28] 尹光琳,占立克,赵根楠,等. 发酵工业全书[M]. 北京:中国医药科技出版社,1992.
[29] 于善谦,王洪海,朱乃硕,等. 免疫学导论[M]. 北京:高等教育出版社,1999.
[30] 喻子牛,何绍江,朱火堂. 微生物学——教学研究与改革[M]. 北京:科学出版社,2000.
[31] "生物学类专业教学内容和体系改革研究"课题组. 面向21世纪生物学教学改革研究[M]. 北京:高等教育出版社,2000.
[32] 翟中和,丁明孝,王喜忠. 高等学校生物学试题库研究组、高等学校生物学试题库·生物化学与微生物学卷(光盘版)[M]. 北京:高等教育出版社,1999.
[33] 海洋,董萍,叶群芳. 病原生物与免疫学[M]. 天津:天津科学技术出版社,2016.
[34] 夏克栋,陈廷. 病原生物与免疫学[M]. 3版. 北京:人民卫生出版社,2013.